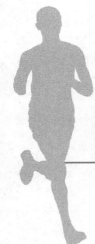

中医养生康复

《中医养生康复》编写组　编

U0251419

北京体育大学出版社

出 版 人　李　飞
责任编辑　佟　晖
审稿编辑　董英双
责任校对　末　茗
版式设计　佟　晖　博文宏图

图书在版编目（CIP）数据

中医养生康复/中医养生康复编写组编．－－北京：北京
体育大学出版社,2018.6
ISBN 978－7－5644－2943－0

Ⅰ.①中⋯　Ⅱ.①中⋯　Ⅲ.①养生（中医）－康复医学
－教材　Ⅳ.①R247.9

中国版本图书馆 CIP 数据核字（2018）第 130458 号

中医养生康复　《中医养生康复》编写组　编

出　　　版　北京体育大学出版社
地　　　址　北京海淀区信息路 48 号
邮　　　编　100084
邮 购 部　北京体育大学出版社读者服务部 010－62989432
发 行 部　010－62989320
网　　　址　http://cbs.bsu.edu.cn
印　　　刷　北京昌联印刷有限公司
开　　　本　787mm×1092mm　1/16
成品尺寸　260mm×185mm
印　　　张　26.75
字　　　数　685 千字

2018 年 12 月第 1 版第 1 次印刷
定　价　65.00 元
（本书因印制装订质量不合格本社发行部负责调换）

序

  人才培养是高等学校的根本任务，对处于学校工作中心地位的教学工作来说，其质量建设是高等学校的永恒主题。作为传授知识、掌握技能、提高素质的载体，教材在人才培养过程中起着非常重要的作用，是高等学校提高教学质量，促进内涵发展的有力抓手。

  一本好的教材，不仅要充分体现教材应有的基础性、示范性和权威性，还要正确把握教学内容和课程体系的改革和创新方向，充分反映学科的教育思想观念、人才培养模式以及教学科研的最新成果，集中展现教材体系的创新，教材内容的更新和教学方法、手段的革新，善于处理好理论与实践、继承与创新、广度与深度、知识与技能、利学与利教的关系，成为开拓学生视野、引导学生探索、鼓励学生奋进的学业与人生兼备的"工具书"。

  从中央体育学院到北京体育学院再到北京体育大学，这60年的办学历程，是继承发展的60年，是改革创新的60年，也是教材建设硕果累累的60年。学校不断探索教材建设的内在规律，引领高等体育教育教材建设的创新之路，发展了具有自身特色的教材体系，形成了特色鲜明的三个发展阶段。第一阶段是在上世纪50年代至60年代，我校教师在苏联专家的指导下，制定和编写了各专业的教育计划、大纲和主要教材。这批教师在主持和参与1961年国家体委组织的体育院校18门课程教材编著工作中发挥了重要作用；而这批教材也成为我国独立编写的、对苏联教材模式有所突破的第一批体育院校教材。第二阶段是上世纪70年代末至90年代，我校教师在大量承担第二次重编体育院校教材牵头组织工作的同时，针对学校"三结合"的办学目标和人才培养模式，开始了多学科、多专业的自编教材建设。第三阶段是进入21世纪以后，特别是国家体育总局于2002年下拨教材建设专款480万元之后，我校教材建设在数量和质量上都取得了重大突破。至2010年共立项建设了涵盖我校各专业课程的187项教材，其中有4项教材获得国家级优秀（精品）教材称号，14项教材获得北京市精品教材称号。可以说上述三个阶段的发展，使我校教材建设水平达到了一个空前的高度，为高等体育人才的培养发挥了重要的作用。

  为全面提高高等体育教育质量，深化高等体育教育教学改革，继续加强体育学精品教材建设，2012年初，在北京体育大学教学指导与教材建设委员会的具体指导下，我们启动了高等教育体育学精品教材建设工程。学校遴选教育部新颁布的体育学类所属的体育教育、运动训练、社会体育指导与管理、武术与民族传统体育、休闲体育、运动康复、运动人体科学7个本科专业的部分基础课程和主干课程开展精品教材建设。我们整合了全校的优质资源，组织专家、教授全程参与教材的规划、编写、初审、终审等过程。按照精品教材的要求，以优秀的教学团队编写优质的教材，出精品、出人才为建设思路，编委会优选学术水平与教学水平兼备、具有创新精神的专家、教授担任教材主编，组织优秀教学团队成员参与教材编写；精确定位教材适用对象，准确把握专业知识结构、能力结构和综合素质要求，深刻领会课程内涵，简洁洗练地表达知识点、能力点和素质点；融入最新的教改成果和科研成果，吸收国外优秀教材的先进理念和成果，创新利于学生自学和教师讲授的教材体例；学校还投入专项资金，对教材进行一体规划、一体设计、一体编审，并采用多色印刷技术增加教材的可读性；为全力保证教材编写质量，北京体育大学出版社资深编辑深度介入教材编写的所有环节。当这批教材展现在读者面前时，我们充满了期待。

岁月如流，薪火相传。60年的教材建设成绩斐然，推动着体育学教材建设步入新的起点、站在新的高度。展望未来，一批批体育学精品教材将随世界一流体育大学的建设进程应运而生，不仅在学校内涵式发展的改革进程中发挥重要作用，而且在全国高等体育院校人才培养中做出积极贡献，在高等教育教材建设中留下浓墨重彩的一笔。

北京体育大学校长

校教学指导与教材建设委员会主任

2013 年 9 月

教材编写组

组　　长：白震民

副组长：张恩铭　闫妙娥

成　　员（按姓氏笔画排序）

白震民　刘　波　刘冬森　闫妙娥

汪　毅　李新建　李君芳　张恩铭

贾　晁　崔　海

序

中医养生康复是祖国瑰宝的重要组成部分，也是康复医学的重要组成部分。总结、挖掘、整理中医养生康复的理念方法，对于继承和传承祖国医学的优秀文化；为老百姓提供全方位、多元化的医疗和健康服务；丰富康复医学的内容及方法，有重要的理论和实践意义。

21 世纪是人人享有康复的世纪。运动康复专业方向的学生不仅要掌握现代的康复理论及方法，也必须掌握中国老百姓喜爱、且有可靠疗效的中医养生康复的理论及技术。

《中医养生康复》主要介绍中医养生康复的基本理念、作用原理以及基本操作要领和临床应用等。本课程在介绍中医养生康复的基础上，结合运动康复专业特征，开展中医养生康复的理论与实践教学，使运动康复专业的学生了解中医养生康复理论，掌握中医养生康复的基本技能，并能够为临床医疗、运动训练、全民健身、社区康复及休闲养生等领域提供中医养生康复服务。

对传统养生康复认同的前提是对中华民族的哲学及中国传统文化的认同。鉴于中医养生康复是中医学的一个分支，也是康复医学的重要内容，结合在非中医院校开展中医相关课程教学的特点，本教材力图体现本学科理论基础与实践技术的完整性与教学逻辑的合理性，内容涵盖中医理法方药等养生康复理论的概述，针灸推拿导引等技术的阐释及养生康复技术的临床应用。

在教材编写过程中，我们的基本指导思想是：其一，本科生不但要掌握技术，还要熟悉技术产生的道理，即所谓"知其然，还要知其所以然"。其二，所学技术要和临床实践紧密结合，即所谓"知行合一"。同时，本教材突出了我们运动康复专业的培养方向和专业特色之一——对传统运动养生康复在运动康复领域的应用进行了较为系统的介绍，并结合现代研究对传统的中医康复方法做了阐述。

在践行实现中华民族复兴梦想的时代大潮中，传承弘扬民族传统养生康复技术，使之与时俱进，历久弥新是运动康复教学工作者的使命。白震民博士毕业于中医药大学，并发展为三甲教学医院的副主任医师。近十年来工作、成长、历练在体育大学，期间在挪威卑尔根大学的孔子学院做中医康复的研究推广工作一年，且在立陶宛维尔纽斯大学、斯洛伐克医科大学等地讲学，对中医养生康复有了更深刻的认识。白震民老师及其团队编写的这本教材，是一个很好的尝试。该教材既是一本运动康复专业课程教材，也是非中医院校学生及康复领域从业者关于中医养生康复的入门书。

　　作为白震民老师的导师，能为本书作序，深感荣幸。本人相信该书将为提高中医养生康复的教学质量，为中医养生康复理念及方法的推广做出贡献，也会为今后中医养生康复方面的研究提供重要参考。

北京体育大学运动医学与康复学院原院长

2018 年 6 月

前　言

　　本教材是依据北京体育大学教学培养计划的要求并结合教学的实际需要，在总结及参考现有中医养生康复类相关教材的基础上编写而成的。《中医养生康复》课程是为北京体育大学运动康复专业方向学生开设的专业必修课。教学目标是使学生通过本课程的学习，熟悉中医基础理论概要，掌握中医养生康复的基本原则；使学生在理解和掌握中医养生康复的相关基础知识和操作方法的基础上，通过实践课的操作练习，能够初步运用中医养生康复的方法解决临床中的实际问题。本教材理论部分包括：中医基础理论概要，中医养生康复技术的理论基础和经络腧穴的介绍。操作技术包括：刺灸疗法、推拿疗法、药食疗法和传统运动疗法。临床应用主要包括常见骨骼肌肉和神经病损功能障碍的中医康复治疗。目前教学所参考的教材主要包括两类：其一为中医院校的专用教材，这类教材用于运动康复专业，明显有科目分类和所需教学学时相对偏多的特点。另一类为医学院校康复专业参考教材，这类教材多偏重于理论教学，比如关于导引养生相关理论及实践的论述欠充分。而对传统运动养生康复进行系统的介绍并结合现代研究的探讨——这正是我们运动康复专业的培养方向和专业特色之一。因此，教材编写组希望本教材能够体现运动康复专业培养方案并在一定程度上突出运动康复专业教学特点。

　　本教材由北京体育大学运动康复教研室副教授白震民博士主持，与下列教师、医生同仁协作编写完成：北京体育大学运动康复教研室张恩铭副教授、刘冬森博士和贾冕博士后；北京体育大学校医院副主任医师、运动医学科主任汪毅博士和骨科副主任医师李新建博士；北京市东城区妇幼保健院中医科副主任医师闫妙娥博士；首都医科大学中医药学院副教授、针灸教研室主任崔海博士；郑州大学体育学院运动康复教研室李君芳副教授；黑龙江中医药大学附属第二医院主任医师、哈南分院康复科主任刘波博士。本教材第一章由闫妙娥和张恩铭编写；第二章由贾冕和白震民编写；第三章由崔海和闫妙娥编写；第四章由李君芳和崔海编写；第五章由刘冬森和白震民编写；第六章由张恩铭和闫妙娥编写；第七章由汪毅和白震民编写；第八章由李新建和张恩铭编写；第九章由刘波编写。全书的统稿审校等工作由白震民组织协调完成。

感谢北京体育大学教材建设与指导委员会在教材编写过程中的指导和大力支持。感谢武道国术俱乐部教练李路硕士和北京体育大学武术与民族传统体育学院硕士研究生戴安银同学对传统运动套路相关部分的内容审校并提供视频和插图的演示示范；感谢北京体育大学运动医学与康复学院硕士研究生徐敏、王祎、王哲培、杨建宇、徐继来等同学对本教材的协助统稿和校对；感谢北京体育大学运动医学与康复学院本科生邢娜和甘燎延同学对本教材插图拍摄的协助；特别感谢北京体育大学运动医学与康复学院王安利教授和运动康复教研室主任高颀教授给予本教材的指导。

教材编写工作是科学严谨且有重要意义的工作，限于编者的水平，书中错误及不足之处在所难免，敬请读者指正，以备日后修订。

《中医养生康复》教材编写组

2018 年 6 月

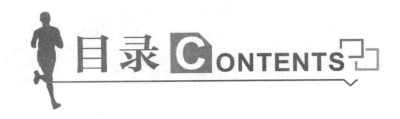

目录 CONTENTS

第一章　中医基础理论概要

本章教学提示

　　本章节主要介绍中医学的概念以及整体观念和辨证论治的特点，以中华哲学（阴阳五行等）为哲学基础，阐述藏象及气血津液的理论体系（经络理论参见第三章），介绍体质、病因和一些防治原则。所谓"闻道在先，术业在后"，本章内容虽较为概要，但可帮助学习者从整体上了解中医的内涵，为相关中医养生康复技术的学习正本清源。

第一节　中医学概述

中国医药学有着悠久的历史，是中国人民长期同疾病作斗争的经验总结，是中国优秀文化的重要组成部分。在长期的医疗实践中，她逐步形成并发展为独特的、完整的医学理论体系，为中国人民的卫生保健事业和中华民族的繁衍昌盛做出了巨大的贡献。

一、中医学理论体系的形成与发展

中医学理论体系的形成可以追溯到战国至秦汉时期，经历了漫长的历史过程。包括长期医疗经验的积累、古代哲学思想的影响、古代自然科学的渗透等多方面相互影响而成。中医理论体系的形成与发展大致经历了五个阶段。

（一）春秋两汉的奠基

春秋战国、两汉时期中医由感性认识走向理性认识，是中医理论体系的奠基阶段。先秦"诸子蜂起，百家争鸣"，学术思想空前活跃，对后世影响巨大，与中医理论密切相关的哲学思想以及医学理论已具雏形。秦始皇统一中国后，文化一统成了的基本趋势，中华医学亦在其中。在此时期相继问世的中医学四大经典为国内历代医家所重视且对世界医学发展有着重要影响，包括：①《黄帝内经》，简称为《内经》，分为《素问》和《灵枢》两部分；②在《内经》的基础上有所发展的《难经》；③由张仲景结合自身医疗实践撰成的我国第一部临床医学专著《伤寒杂病论》；奠定中药学理论体系基础的《神农本草经》。《黄帝内经》《难经》《伤寒杂病论》和《神农百草经》等医学典籍的问世，标志着中医学理论体系的初步形成。

（二）两晋隋唐的学术争鸣、理论突破和流派系林立

从两晋至隋唐五代，中医理论体系的构建，为医学的发展奠定了良好的基础。这一时期中医理论体系的不断充实，一批分支学科在分化中日趋成熟，一些著名医家的专著的相继涌现，如孙思邈的《备急千金要方》和《千金翼方》。此时中国医学曾传到日本、朝鲜及东南亚诸国，且佛教的传入让中国医药学得以丰富，临床医学的发展逐步走向专科化。

（三）宋、金、元的充实、融合和临床学科发展

经过长期发展，宋代我国医学已有了良好的基础，且又积累了丰富的新经验。此时各专科日趋成熟，同时涌现出一些新的医学流派，极大地推动了中医理论的创新和发展，"金元四大家"是当时卓有成就的学派代表。"寒凉派"刘完素治病擅用寒凉药物清泻火热，"攻下派"张从正临证时善于攻下，"补土派"李杲善用补上、中、下三焦元气而以补

脾胃为主的原则，"滋阴派"朱震亨治病以滋阴降火为主。"金元四大家"的理论主张与临床实践，学术争鸣，改变了以往"泥古不化"的保守局面，活跃了当时的中医理论研究气氛，开创了医学发展的新局面，对祖国医学的发展产生了深远的影响。

（四）　明清时期的综合集成和深化发展

明清时期是中医理论的集成和深化发展阶段，但由于中国封建社会走向成熟和停滞，中医学理论的发展也有类似的特征。此期既有对前期中医学理论和经验的综合整理，又出现了大批的集成性医学全书、丛书和类书，这一综合集成趋势，主要体现在脏象理论、病源学说和温病学说。临床方面医学家们潜心于某些常见病症的研究，涌现出了一批治虚劳、中风、吐血、郁证、痘疹的专家及专著。明代的李时珍编撰出在国内外都产生及其深远影响的中药学巨著《本草纲目》。清朝末期，西医学陆续传入我国，中西医学的论争和汇通思潮也就由此而生。

（五）　近现代在坎坷中继承发展与时俱进

近代西方医学在中国迅速传播，传统中医学受到了猛烈的冲击，形成了中医与西医并存、混处、冲突的复杂局面。这一时期流传千年的中医不仅受到了西医的挑战，还受到了部分国人的质疑。但中医药在历史和现实中的医疗功能，以及"中医是科学"的理论不容争辩。在广大志士仁人的认可和支持下，加之中医学自身不容忽视的医疗价值的影响，中医仍然坚挺地生存下来，在坎坷中发展和进步。新中国成立以来，党和政府重视和支持中医药事业的发展并将发展中医药确定为我国卫生工作的主要方针之一，此外中医药还被世界卫生组织（WHO）郑重地向世界推荐。这一时期中医不断前进，发展自我，更新自我，中医学有了长足进展，不少学术研究取得了令人瞩目的成果。

二、中医学的概念和特点

（一）　中医学的概念

中医学（Traditional Chinese Medicine，TCM），是发祥于中国古代的研究人体生命、健康、疾病的科学。它具有独特的理论体系、丰富的临床经验和科学的思维方法，是以自然科学知识为主体、与人文社会科学知识相交融的科学知识体系。

中医学有着悠久的历史和丰富的内涵，它包括中医基础理论，中医诊断学、中医方药学，中医临床各科、针灸推拿和保健等内容。中医学的理论以整体观念和辨证论治为基础，它在临床中的治疗作用显著。

（二）中医学的特点

1. 整体观念

（1）人是一个有机的整体：人体由若干脏腑组织构成，各个脏腑组织功能各不相同，而这些功能又是整体活动的组成部分，从而决定了机体的整体统一性。机体整体统一性的形成是以五脏为中心，配以六腑，通过经络系统的联络作用，把五脏、官窍、四肢百骸等全身组织器官联结，形成一个有机的整体，人的正常生理活动一方面依靠脏腑组织发挥各自的功能作用，另一方面又要依靠脏腑组织之间相辅相成的协同作用和相反相成的制约作用，才能维持其生理平衡。每个脏腑都有其各自不同的功能，但又是整体活动下的分工合作与有机配合，这就是局部与整体的统一。

（2）人与环境密切相关：包含了两个方面，即人与自然的统一性、人与社会的统一性。人生活在自然界中，自然界是人类生存的必要条件。大自然的变化都直接或间接地影响人体的生命活动。因此，人体的生理活动和自然环境之间保持着平衡和协调的关系。中医学始终关注着人的社会属性，重视精神活动与脏腑形体的联系，并将其纳入自身的理论体系之中。

（三）辨证论治

1. 辨证论治

是中医诊断和治病的基本方法，它是中医学的一个临床特点和基本特征之一。

2. 辨证的关键是"辨"

"辨"是指区分、判定以及其他要素的辨析。所谓"证"，包含"症状"和"证据"，即在疾病发展过程中某一阶段的人体的疾病病理的总和。辨证就是将四诊（望、闻、问、切）所收集的有关疾病的所有资料，运用中医学理论进行分析、综合，辨清疾病的原因、性质、部位及发展趋向，然后概括、判断为某种性质的证候的过程。因此，辨证就是综合分析、推理、判断和诊断疾病的全过程。如肝肾阴虚、风寒表证等。

3. 论 治

是在辨证的基础上选择适当的治疗，确立相应的治疗原则和方法。论治是治疗的原则和方法。如滋补肝肾、解表散寒等。辨证是论治的前提和基础，而论治是治疗疾病的一种方法。它们都是紧密联系的。

4. 辨证论治的本质

辨证论治不仅需要辨证准确，抓住疾病的本质，论治的灵活和原则，而且也强调人与人之间、疾病和证候的关系。强调个体的差异性；注重辨病与辨证、整体与局部；强调宏观和微观之间的关系。在疾病的发展的不同过程中，可适当抓住主要矛盾，并在依据时间、地点和体质的基础上选择最佳的治疗方案才是辨证论治的本质所在。

第二节 中医学的中华哲学基础

一、阴 阳

（一）阴阳的定义

阴阳学说认为自然世界是物质的，而物质世界的产生、发展和不断变化是由阴阳双方相互作用的结果。

阴和阳的原义是简单而具体的，主要是面对阳光的正反方向，也就是说，任何面向阳光的一方属于阳而背向阳光的一方属于阴。随后阴阳的含义发展为象征着在自然世界中两个相反的相关方，如冷和热；下行和上行；白天和黑夜；黑暗与光明；水和火；动与静等。总之，如果事物是温暖的，明亮的，积极的，外部的、向上的就属于阳；反之冰冷的，黑暗的，静态的，内部和向下就属阴。

阴阳是描述自然世界中两个对立方的抽象理论。它既可以代表两个对立的事物也可以代表一个事物内部相反的两个方面。宇宙中所有的事物均可以划分为阴或阳，而事物的阴阳属性是相对的，不是绝对的，任何事物分为阴或阳之后，又可再进一步分为另一对阴阳。

（二）阴阳学说的基本内容

包括阴阳对立、阴阳互根、阴阳消长、阴阳转化。

1. 阴阳相互对立

是指自然界一切相互关联的事物和现象，都存在着相互矛盾和相互制约的两个方面，也称为阴阳"相反"。所谓对立，即矛盾的双方。

2. 阴阳互根

是指虽然阴阳双方是对立的，但也是相互依存的。换句话说，无论阴或阳，如果没有对方的存在，任何一方都不可能单独存在。没有无阴的阳，也没有无阳的阴，没有上就没有下的存在，没有冷也就没有热的存在，反之亦然，所以阴阳双方是相互依存的。

3. 阴阳消长

是指对立而互根的阴阳双方不是始终处在一个静止的状态而是不断发生着变化，或阴消阳长或阳消阴长的状态。消意味着减少、减弱，而长意味着增加、增长，具体的说就是阴阳双方一方的力量减弱而另一方的力量就会随之增加；一方的力量增加而另一方的力量就会随之减弱。

4. 阴阳转化

是指一切事物或现象对立的双方，在一定条件的作用下向其各自相反的方向转化的运动方式。它主要是指事物或现象的阴阳属性的改变。说明阴阳双方不仅可以呈现量变的消长过程，在一定内、外因，即一定条件的作用下，量变的正常消长会超越一定的范围，发生由"化"至"极"的量变到质变，致使事物向着相反的方向转化。

（三） 阴阳学说阐述正常的人体

中医学认为人体的所有组织和器官之间保持着有机的相互联系，人体的组织和器官同样也可以划分为阴或阳。通常位于身体上部的属于阳，下部的为阴；体表属阳，体内属阴；背属阳，腹属阴；四肢外侧属阳，内侧属阴。阴阳学说认为，人的生命活动是由阴阳双方保持协调的结果。相互促进的物质和功能中具有温暖、兴奋作用的属阳如气；反之，具有营养、滋润作用的属于阴如血。

（四） 阴阳学说说明病理变化和指导治疗

当人体的阴阳平衡失调时，体内各种疾病就可能发生。阴阳学说认为疾病的发生、发展、变化在于阴阳失调。

1．阴阳偏盛

阴阳偏盛所导致的病理变化包括两个方面：

（1）阳偏盛：指阳邪侵犯人体所致的实热病证。如高热、烦躁、面赤、脉数等症状。在阳气亢盛时必然要致使津液减少即所谓"阳胜则阴病"。

（2）阴偏盛：指阴邪侵犯人体所致的实寒病证。如形寒，面白，局部冷痛，泻下物、分泌物清稀等症状。在阴气亢盛时必然会损耗和制约机体的阳气即所谓"阴胜则阳病"。

2．阴阳偏衰

阴阳偏衰是指阴阳任何一方低于正常水平的病理状态，它包括以下方面：

（1）阳偏衰：阳虚是指由于阳气虚衰，人体推动、温煦功能显著不足的病理状态。阳虚会出现寒象，如畏寒肢冷且加衣被可缓解，大便稀溏，小便清长，胖大舌，白苔，脉沉迟等。这种寒象是以虚寒症状为特点的虚寒证。

（2）阴偏衰：阴虚是指由于阴气虚衰，人体滋润、营养功能明显低下的病理状态。阴虚会出现阳偏盛的热象，如午后或夜间潮热，五心烦热，口渴不欲饮，便秘，小便短少，舌红，少苔，脉细数等。这种热象是以虚热症状为特点的虚热证。

由于阴阳之间互根互用，所以在阴阳偏盛、偏衰的病理状态下，阴阳双方常相互影响。例如，阳或阴的偏盛会相应的导致阴或阳的损伤，阴或阳的日久虚衰会相对应的导致阳或阴的虚衰并最终导致阴阳两虚甚或阴阳虚脱而引发阴阳离绝，生命终止。

阴阳学说用来指导治疗疾病主要是确定治疗原则。阴阳偏盛的治疗原则是"实则泻之"。阳偏盛而导致的实热证，则用"热者寒之"的治疗方法。阴偏盛而导致的寒实证，则用"寒者热之"的治疗方法。阴阳偏衰的治疗原则是"虚则补之"。阳偏衰产生的虚寒证，治疗当扶阳。阴偏衰产生的虚热证，治疗当滋阴。

二、五　行

五行指的是五类自然世界中的事物，即木，火，土，金，水，以及它们的运动、变化及其相互关系。中国古代先民在长期生活实践中，认识到木、火、土、金、水五种物质是人类生活中不可或缺的物质，故称其为"五材"。五行学说认为，自然界的一切事物都可以用木，火，土，金，水进行分类并维持平衡。中医学运用五行特性、归类以及生克规律，来概括脏腑组织的功能属性，阐述五脏系统的内在联系，藉以说明人的生理、病理及其与外在环境的相互关系等，从而指导辨证论治，达到预防和治疗疾病的目的。

（一）五行特性

1. 木的特性

木曰曲直。曲直，是指树木的枝干能屈能直，向上向外舒展。因而引申为具有生长、升发、条达舒畅等作用或性质的事物，均归属于木。

2. 火的特性

火曰炎上。炎上，是指火具有温热、上升的特性。因而引申为具有温热、升腾等作用或性质的事物，均归属于火。

3. 土的特性

土爰稼穑。爰，通"曰"。稼穑，是指土地可播种和收获农作物。因而引申为具有生化、承载、受纳等作用或性质的事物，均归属于土。

4. 金的特性

金曰从革。从革，是指金可顺从人意，改变其状。因而引申为具有清洁、肃降收敛等作用或性质的事物，均归属于金。

5. 水的特性

水曰润下。润下，是指水具有滋润和向下的特性。因而引申为具有寒凉、滋润、向下运行等作用或性质的事物，均归属于水。

（二）五行归类

对事物及现象进行五行归类的依据是五行特性，方法包括直接归类和间接推衍两种。直接归类是将某事物及现象的部分特性直接与五行特性相类比，从而得出该事物及现象的五行属性。当某事物及现象已被纳入某一行之后，与该事物及现象存在密切联系者均可随之一并纳入为间接推衍，如表1-1所示。

表1-1 事物五行属性归类表

自然界									五	人体								
五音	五时	五味	五色	五谷	五化	五气	五方	五季	行	五脏	五腑	五官	五体	五华	五志	五液	五神	五声
角	平旦	酸	青	麦	生	风	东	春	木	肝	胆	目	筋	爪	怒	泪	魂	呼
徵	日中	苦	赤	黍	长	暑	南	夏	火	心	小肠	舌	脉	面	喜	汗	神	笑
宫	日西	甘	黄	稷	化	湿	中	长夏	土	脾	胃	口	肉	唇	思	涎	意	歌
商	日入	辛	白	谷	收	燥	西	秋	金	肺	大肠	鼻	皮	毛	悲	涕	魄	哭
羽	夜半	咸	黑	豆	藏	寒	北	冬	水	肾	膀胱	耳	骨	发	恐	唾	志	呻

（三）五行关系

1. 五行生克制化

（1）五行相生：指五行中的某一行对另一行的资生和助长。次序依次是：木生火、火生土、土生金、金生水、水生木。任何一行都有"生我"和"我生"两个方面的关系，生我者为"母"，我生者为"子"，所以五行相生关系也称为"母子关系"。

（2）五行相克：指五行中的某一行对另一行的克制和约束。次序依次是：木克土、土克水、水克火、火克金、金克木。任何一行都有"克我"和"我克"两个方面的关系。

五行的相生相克关系是不可分割的，具体体现为"生中有克"和"克中有生"。如木能生火，也能克土；土能生金，又能克水。这种生中寓制，制中寓生，相反相成，并保持生克相对平衡，是事物正常发生和发展的保证。

（二）五行生克异常

1. 相生异常

由于五行相生关系异常是发生在母子之间的，又称"母子相及"。包括母病及子和子病及母两种情况。

2. 相克异常

主要表现为相乘和相侮两种情况。五行相乘是指五行中某一行对被克的一行克制太过，从而引起一系列的异常相克反应；五行相侮是指五行中某一行对克我的一行实行反向克制，从而引起一系列的异常相克反应。

第三节　藏　象

一、藏象的概述

藏指藏于体内的内脏，象指表现于外的生理、病理现象。藏象包括各个内脏实体及其生理活动和病理变化表现于外的各种征象。藏象学说是研究人体各个脏腑的生理功能、病理变化及其相互关系的学说。它是在历代医家在医疗实践的基础上，在阴阳五行学说的指导下，概括总结而成的，是中医学理论体系中极其重要的组成部分。

藏象学说以内脏为其主要的研究内容。根据内脏的生理功能特点，可分为脏、腑和奇恒之腑。脏，即肝、心、脾、肺、肾五脏，其共同的生理功能是化生和贮存精气，特点是"满而不实"；腑，即胆、胃、小肠、大肠、膀胱、三焦，合称为六腑，其共同的生理功能是受盛和传化水谷，特点是"实而不满"。奇恒之腑，即脑、髓、骨、脉、胆和女子胞。奇者异也，恒者常也。奇恒之腑的形态大多为中空而似腑，但生理特点却为贮存精气而似脏，故称"奇恒之腑"。

二、五脏的功能及联署关系

（一）心

心位于胸中，主要生理功能为主血和藏神。心与小肠通过经脉相互络属，构成表里关系。心在体合脉，其华在面，在志为喜，在窍为舌，在液为汗。心对整个人体生命活动起着主宰的作用，称为"君主之官""五脏六腑之大主"。心的主要生理功能包含了心主血和心藏神两个方面。

1. 主　血

包括了心主行血、心主生血两个方面。

心主行血指的是心气可以推动和调控血液在脉道中运行的作用，心气通过推动血液的运行和调控脉道的收缩，维持血流顺畅、脉道通利。心主生血指的是血液由营气和津液所化生，而营气和津液在化生为血液的过程中需要心阳的作用，即"奉心化赤"。

2. 藏　神

神，有广义和狭义之分。广义之神，是指整个人体的生命活动及其外在表现；狭义之神，是指人的精神、意识、思维活动。

心藏神是指心具有主司人的精神情志等心理活动和主宰全身生命活动的作用。心藏神的功能正常，人体则会精神振奋，神志清晰，思维敏捷，脏腑组织功能协调；反之，功能异常，可出现失眠，多梦，谵狂或健忘、昏迷等表现，同时可以影响其他脏腑组织的功能活动。

心藏神的生理功能与心主血的生理功能密切相关。心藏神，能调节心气推动血液在脉道中运行的作用，有助于心主血；而心主血，为神志活动提供了物质基础，有助于心藏神，因为血液是神志活动的主要物质基础。

（二）肺

肺位于胸腔，左右各一，肺的生理功能主要为主呼吸之气、主全身之气、通调水道、朝百脉。肺与大肠通过经脉相互络属，构成表里关系。肺在体合皮，其华在毛，在志为悲（忧），在窍为鼻，在液为涕。肺在脏腑中位置最高，覆盖诸脏，又称为"华盖"。肺叶较为娇嫩，与外界息息相通，易受邪侵，有"娇脏"之称。

肺气的主要运动表现为宣发、肃降两方面。肺气的宣发是指肺气能向上升宣和向外发散。肺气通过宣发作用可以排出体内的浊气、将脾转输来的水谷精微和津液上输于头面并外达肌表、宣发卫气于肌肤而调节腠理开阖。肺气肃降指的是肺气能向下通降，并保持呼吸道清肃洁净。肺气通过肃降作用可以吸入自然界的清气、将脾转输至肺的水谷精微和津液向下、向内布散至其他脏腑等组织、肃清肺和呼吸道内的异物。

肺气的宣发肃降是相反相成的两个方面，相互依存和相互制约，肺气宣发肃降正常，方可呼吸均匀调畅，水液输布正常。一旦功能失去协调，则会发生肺气失宣、肺失肃降的病变，出现胸闷、气喘等症状。

（三）脾

脾位于膈下，主要生理功能为主运化、升清和统血。脾和胃通过经脉相互络属，构成了表里关系，脾在体合肉，主四肢，其华在唇，在志为思，在窍为口，在液为涎。脾将水谷化为精微，为后天生命活动及气血的生成提供物质基础，又称为"后天之本""气血生化之源"。脾的生理功能是主运化和统血。

1. 脾主运化

是指脾把饮食水谷转化为水谷精微和津液，并把水谷精微和津液吸收、转输到心和肺的生理功能。

2. 脾主升清

是指脾气上升，将其运化所得的水谷精微等营养物质上输于心、肺、头目，并通过心、肺的作用，化生气血来荣养全身。脾主升清，是和胃主降浊相对而言的。"脾宜升则健，胃宜降则和"。脾气与胃气的升降相因，人体消化吸收的功能才会正常。脾气上升同时是维持人体内脏位置恒定的关键，若中气不足则会出现脏器脱垂的中气下陷之证。

3. 脾主统血

是指脾气有控制血液在脉中正常运行而不逸出脉外的功能。

（四）肝

肝位于上腹部，右胁之内，主要生理功能是主疏泄与主藏血。肝和胆通过经脉相互络属，构成了表里关系。肝在体为筋，其华在爪，在志为怒，在窍为目，在液为泪。肝性主升、主动，喜条达恶抑郁，因此又称"刚脏"。肝的生理功能是主疏泄和藏血。

1. 肝主疏泄

疏是指疏通，泄是指调达。肝主疏泄是指肝具有调畅全身气的运动，使气畅达周身。肝主疏泄功能对各个脏腑组织之气升降出入运动起着重要的调节作用，可保持全身气机的通畅，促进精血津液的输布、脾胃运化等作用。它包含三个方面：调畅情志，促进血液与津液的运行输布和助脾胃运化。

2. 肝藏血

是指肝脏具有贮藏血液、调节血量、防止出血的功能。肝通过贮存一定量的血来制约自身的肝阳，防止升发太过，稳定肝主疏泄功能的正常。

肝主藏血，其体属阴；肝主疏泄，其用属阳，所以有"肝体阴而用阳"一说。肝主疏泄功能与肝主藏血功能相互为用，肝主疏泄，气机调畅，则血能正常地归藏和调节肝主藏血，血藏于肝，涵养肝气，勿使肝之阳气过亢，肝方可正常疏泄。

（五）肾

肾位于腰部，左右各一，主要生理功能为藏精、主水和主纳气。肾与膀胱通过经脉相互络属，构成表里关系。肾在体合骨，其华在发，在志为恐，在窍为耳及二阴，在液为唾。肾藏先天之精，为生命之源，故称为"先天之本"。肾的生理功能包含三个方面：肾藏精（主生长发育，主生殖，主生髓和健脑，化血，温煦和滋养内脏），主水，主纳气。

1. 肾藏精

是指肾具有贮存精气的作用。肾所藏的精气分"先天之精"和"后天之精"。人体的生长和发育依赖于肾精。人体的生殖也与肾精密切相关。《素问·上古天真论》说："女子七岁，肾气盛，齿更发长。二七而天癸至，任脉通，太冲脉盛，月事以时下，故有子。三七，肾气平均，故真牙生而长极。四七，筋骨坚，发长极，身体盛壮。五七，阳明脉衰，面始焦，发始堕。六七，三阳脉衰于上，面皆焦，发始白。七七，任脉虚，太冲脉衰少，天癸竭，地道不通，故形坏而无子也。丈夫八岁，肾气实，发长齿更。二八，肾气盛，天癸至，精气溢泻，阴阳和，故能有子。三八，肾气平均，筋骨劲强，故真牙生而长极。四八，筋骨隆盛，肌肉满壮。五八，肾气衰，发堕齿槁。六八，阳气衰竭于上，面焦，发鬓斑白。七八，肝气衰，筋不能动，天癸竭，精少，肾藏衰，形体皆极。八八，则齿发去"。

2. 肾主水

是指肾主管全身的水液代谢，调节体内水液的输布及排泄，维持水液代谢平衡的作用。

3. 肾主纳气

是指肾具有摄纳肺所吸入的自然界清气，保持肺吸气的深度。呼吸功能虽为肺主，但只有通过肾气的纳摄，肺吸入的清气才可保持一定深度。因此"肺为气之主，肾为气之根。肺主出气，肾主纳气"。

第四节　精气血津液

精、气、血、津液是构成人体和维持人体生命活动的基本物质，是脏腑经络、形体官窍进行生理活动的物质基础，也是脏腑生理活动的产物。机体的脏腑、经络等组织器官进行生理活动，其能量来源于精、气、血、津液；而精、气、血、津液的生成和代谢，又依赖于脏腑、经络等组织器官的正常生理活动。因此，精、气、血、津液与脏腑经络、形体官窍之间，始终存在着密切的关系，它们在生理上相互为用，在病理上相互影响，共同维持人体正常的生理功能活动。

一、精

（一）精的基本概念

精，是禀受于父母的生命物质与后天水谷精微相融合而形成的一种精华物质，是人体生命的本原，是构成人体和维持人体生命活动的最基本物质。精可以分为狭义之精和广义之精两类：狭义之精，是指具有繁衍后代作用的生殖之精；广义之精，是指人体内一切有形的精微物质，包括血、津液、生殖之精以及水谷精微等。

（二）精的生成

精的概念的范畴，包括先天之精、水谷之精、生殖之精及脏腑之精，并不包含血、津液。从精的生成来源而言，可分为精有先天之精和后天之精：先天之精来源于父母的生殖之精，与生俱来，藏于肾中；后天之精主要来源于脾胃运化所生的水谷之精。两者虽然来源有异，但两者相互依存，相互为用。人体之精，以先天之精为本，但先天之精需要后天之精的不断培育和充养，才能充分发挥其生理效应；而后天之精则需要先天之精的活力资助，才能源泉不绝。

（三）精的功能

精，既是脏腑功能活动的物质基础，又是脏腑功能活动的产物。精的生理功能主要有三个方面：①繁衍生命，促进生长发育和生殖；②濡养脏腑，促进机体生理功能；③精能滋润濡养人体各脏腑形体官窍，化生气血。

二、气

（一）气的基本概念

气，作为一个医学概念，是指人体之气。人体之气，是人体内活力很强运行不息的极精微物质，是构成人体和维持人体生命活动的基本物质之一。

中医学气的概念，既有物质属性，又有功能属性。气既是人体赖以生存的具体物质，循行于全身，无处不到，又是人体脏腑组织功能活动的总称。由于其生成来源、分布部位和功能特点的不同，而有各种不同的名称，如水谷之气、呼吸之气、元气、经络之气、脏腑之气等。气的分类主要有以下四种：元气、宗气、营气和卫气。

（二）气的生成

人体之气，来源于父母的先天之精气、饮食物中的水谷之精气和存在于自然界的清气，通过肺、脾胃和肾等脏腑功能的综合作用而生成。在人体内，气的生成主要依靠肾、肺和脾胃等脏腑生理功能的综合作用，将后天之精与先天之精结合起来而生成为人体之气。其中，自然清气受制于肺，水谷精气有赖脾胃，先天精气藏之于肾。肺、脾胃、肾三个环节的生理功能正常与否，相互间协调和谐与否，往往直接影响着气的生成。其中，脾胃最为关键。

（三）气的功能

气的生理功能主要有以下五个方面。

1. 推动作用

气具有很强的活力，能够推动、激发各脏腑经络形体官窍的功能活动。如脾胃之气推动饮食的消化和精微的吸收；肾气可激发、推动人体的生长发育和生殖功能；心气能推动血液的运行；肺、脾、肾三脏之气推动津液的代谢等。若气虚可出现生长发育障碍、消化吸收不良、血液运行迟缓及津液代谢失常、生殖功能低下等病理变化。

2. 防御作用

气的防御作用是指气护卫肌肤、抗御邪气的作用。气的防御作用主要体现为：一是未病之前，卫气充足，肌表腠理固密，能够抗御外邪的侵袭；二是发病之后，机体的正气奋起抗邪，驱邪外出，促进康复，所以气盛者不仅邪气不易侵袭，即使得病也较易治愈。若气虚不足者，抵抗力下降，易被邪气侵犯，或致病邪久留，难以治愈。

3. 温煦作用

气是人体热量的来源，具有温煦机体的作用。气的温煦作用表现在以下几个方面：一是产生热量，维持人体相对恒定的体温；二是有助于精、血、津液等液态物质的运行，使其输布于周身；三是温煦脏腑、形体、经络、官窍，维持其生理功能。气虚常见畏寒喜暖、四肢不温，血和津液运行迟缓，脏腑功能衰退等病变。

4. 固摄作用

是指气能够防止血液、津液、精等液态物质异常流失。它包含三个方面：首先，气能摄血，约束血液，使之循行于脉中，而不至于逸出脉外；第二，气能摄津，约束汗液、尿液、唾液、胃肠液等，调控其分泌量或排泄量，防止其异常丢失；第三，固摄精液，使之不因妄动而频繁遗泄。气不摄血，可以引起各种出血；气不摄津，可以引起自汗、多尿、小便失禁、流涎、泄泻滑脱等等；气不固精，可以引起遗精、滑精、早泄等病症。

5. 气化作用

气化，指由气的运动而产生的各种变化。脏腑经络等组织器官的功能活动，精、气、血、津液等物质的新陈代谢及其相互转化，都是气化作用的结果。如饮食物的消化，水谷精微的吸收，气、血、津液的生成、运行及相互转化，汗液、二便的排泄等，这一系列新陈代谢的过程都是气化作用的具体体现。气无处不在，升降出入运动无处不有，故所有的生命活动都是气化作用的体现；人体的疾病则是气化作用异常的结果。

三、血

（一）血的基本概念和运行

血，即血液，是循行于脉中的富有营养的红色液态物质，是构成人体和维持人体生命活动的基本物质之一。脉是血液运行的管道，血液在脉中循环于全身，所以又将脉称为血之府。血液必须在脉管内有规律地正常循行而流于全身，才能充分发挥生理作用，其正常运行与五脏的生理功能皆相关，血主于心，藏于肝，统于脾，布于肺，根于肾，但与心、肺、肝、脾四脏的关系尤为密切。

（二）血的生成和功能

血主要由营气和津液所组成，肾精也是化生血液的基本物质。精和血之间存在着相互滋生和转化的关系。血的生理功能主要有两个方面：①营养滋润全身；②神志活动的物质基础。

（三）气与血的关系

气属阳，主煦之；血属阴，主濡之。"气为血之帅，血为气之母"。

1. 气能生血

是指血的生成离不开气和气化作用，气能生血包含两个方面：一方面营气直接参与血的生成并成为血的组成部分；另一方面气化作用是化生血液的动力，水谷与水谷精微以及水谷精微与血液之间的转化依赖于脾胃、肺、肾的气化作用。因而说气能生血，气旺则血充，气虚则血虚。气虚引发血虚的表现有：气短、面色苍白、眩晕、心悸，临床上常以补气药配合补血药使用，即是源于气能生血的理论。

2. 气能行血

是指气的推动作用是血液循行的动力。血属阴，主静，因而血本身不能流行。气的推动作用使血向内达于全身的血脉、脏腑，向外达于肌肤、筋、骨。如气滞则血瘀，血液的运行特别依赖于心气的推动、肺气的宣散及肝气的疏泄调畅，只有心、肺、肝功能正常，血才能正常流到全身各处。气虚则血瘀，气虚则血流减速，血瘀生成。此外，气的运动异常（升降出入异常）也能引起血的运动异常，如血随气逆出现面红目赤、头痛、出血，血随气陷会出现胃肠出血、便血、崩漏。故临床上常配合调气药活血，配合降气药治疗血行异常。

3. 气能摄血

是指使血液正常循行于脉管之中而不逸于脉外。它是气对血的统摄作用。血液能够正常循行于脉管之中依赖于气的固摄，特别是脾气的统血功能。若气虚导致气固摄血液功能降低则会出现出血症状如尿血和便血、呕血、月经过多、崩漏。临床上常配合应用补气药治疗出血疾患。

4. 血能载气

是指血是气的载体。活力很强且容易耗散的气在体内必须依附于血。如果血不能载气，气将耗散。在临床上，血虚容易引起气虚。大出血之时，气亦随之而涣散。

5. 血能养气

是指气的充盛及其功能发挥离不开血液的濡养。因此气必须依赖于血的濡养，在气的运动过程中，血提供足够的营养，故血足则气旺。如血虚即可出现气虚衰少。

四、津　液

（一）津液的基本概念

津液，是机体一切正常水液的总称，是构成人体和维持人体生命活动的基本物质之一。包括各脏腑组织器官的内在体液及其正常的分泌物，如胃液、肠液、关节液和涕、泪等。

（二）津液的生成、输布与排泄

津液代谢依赖于诸多脏腑功能的协调配合，其中以脾、肺、肾尤为重要。若各相关脏腑特别是脾肺肾的功能失调，则会影响津液的生成、输布和排泄，从而破坏津液代谢的平衡，导致津液生成不足或耗损过多的病证，或导致津液输布与排泄障碍而形成内湿、痰饮、水肿等水液停滞的病证。

（三）津液的生理功能

主要有四个方面：①滋润濡养；②化生血液；③调节机体阴阳平衡；④排泄代谢产物。

第五节　体　质

　　体质是一个重要的医学命题。中医学对于体质的认识由来已久，始见于《黄帝内经》，基本成熟于明清时期。中医学的体质学说，融生物学、医学、人类学、社会学和心理学于一体，以中医理论为指导，以研究人体体质的形成、特征、类型、差异及其与疾病发生、发展、演变过程的关系等为主要内容。体质学说，是中医学对人体认识的一个部分，在养生保健和防治疾病等方面均具有重要意义。

　　本节主要阐述体质的基本概念、体质的形成因素、体质的分类及体质学说的应用。

一、体质的基本概念

　　体质的"体"，指形体、身体，可引申为躯体和生理；"质"指特质、性质。体质，是指人类个体，禀受于先天，调养于后天，在生长、发育和衰老过程中所形成的形态结构、生理功能和心理状态等综合方面与自然、社会环境相适应的相对稳定的人体个性特征。理想健康体质，是指人体在充分发挥先天禀赋（遗传）潜力的基础上，经过后天的积极培育，使机体的形态结构、生理功能、心理状态以及对环境的适应能力等各方面得到全面发展，处于相对良好的状态，即形神统一的状态。

二、体质的形成因素

　　体质的形成，是机体内外环境多种复杂因素共同作用的结果。不同的体质由形态结构、生理功能和心理状态三个方面的差异性所构成，并表现于外。实质上，体质是通过脏腑经络、形体官窍及其精气血津液的盛衰偏倾和功能活动的强弱差异而表现出来。体质的形成因素，主要有先天因素和后天因素两个方面。

（一）先天因素

　　体质形成的先天因素，即先天禀赋，是指子代出生以前在母体内所禀受的一切。先天禀赋是体质形成的基础，是人体体质强弱的前提条件。父母生殖之精的盛衰和体质特征，决定着子代禀赋的厚薄强弱，影响着子代的体质；父母形质精血的偏倾和生理功能的差异，可使子代也有同样的倾向性。先天因素只对体质的发展提供了可能性，而体质的发育和强弱与否，还有赖于后天各种因素的综合作用。

（二）后天因素

　　后天是指人从出生到死亡前的生命历程。后天因素可分为机体内在因素及外界环境因素两类，包括年龄因素、性别差异、饮食因素、劳逸所伤、情志因素、地理因素，以及疾病针药的影响等。人的体质在后天各种因素的综合影响下可不断发生变化，对体质的形成与发展始终起着重要作用。改善后天体质形成的条件，可弥补先天禀赋之不足，从而使弱者的体质得到增强。

综上所述，体质禀赋于先天，受制于后天。在先天因素与后天因素的共同作用下，影响体质的内外环境，从而形成了个体不同的体质特征。

三、体质的分类

（一）体质的分类方法

体质的分类方法，是认识和掌握体质差异性的重要手段。中医学体质的分类，是以整体观念为指导思想，主要是根据阴阳五行、脏腑、精气血津液等基本理论，来确定人群中不同个体的体质差异。古代医家从不同角度对体质作了不同的分类，如阴阳分类法、五行分类法、脏腑分类法、体型肥瘦分类法以及禀性勇怯分类法等。而运用阴阳的分类方法对体质进行分类，是体质分类的基本方法。

（二）常用体质分类及其特征

理想的体质，应是阴阳平和体质。但是，人体的阴阳在正常生理状态下，总是处于动态的消长变化之中，使正常体质出现偏阴或偏阳的状态。一般而言，人体正常体质大致可分为阴阳平和体质、偏阳体质和偏阴体质三种类型。

1. 阴阳平和体质

阴阳平和体质，是功能较为协调的体质类型。其体质特征为：身体强壮，胖瘦适度；面色与肤色虽有五色之偏，但都明润含蓄；目光有神，性格开朗、随和；食量适中，二便通畅；舌质红润，脉象和缓有力；夜眠安和，精力充沛，反应灵活，思维敏捷；自身调节和对外适应能力强。具有这种体质特征的人，不易感受外邪，很少患病。即使患病，往往自愈或易于治愈。若后天调养得宜，无暴力外伤、慢性疾患及不良生活习惯，则易获长寿。

2. 偏阳体质

偏阳体质，是指具有偏于亢奋、偏热、多动等特性的体质类型。其体质特征为：多见形体偏瘦，但较结实；面色多略偏红或微苍黑，或呈油性皮肤；性格外向，喜动好强而少静，易急躁，自制力较差；食量较大，消化吸收功能健旺，大便易干燥，小便易黄赤；平时畏热喜冷，或体温略偏高，动则易出汗，喜饮水；唇舌偏红，脉多滑数；精力旺盛，动作敏捷，反应灵敏，性欲较强。具有这种体质特征的人，阳气偏亢，受邪发病后多表现为热证、实证，并易化燥伤阴；皮肤易生疖疮；内伤杂病多见火旺、阳亢或兼阴虚之证；易发生眩晕、头痛、心悸、失眠及出血等病证。

3. 偏阴体质

偏阴体质，是指具有偏于抑制、偏寒、多静等特性的体质类型。其体质特征为：形体偏胖，但较弱，易疲劳；面色偏白而少华；性格内向，喜静少动，或胆小易惊；食量较小，消化吸收功能一般；平时畏寒喜热，或体温偏低；唇舌偏白偏淡，脉多迟缓；精力偏弱，动作迟缓，反应较慢，性欲偏弱。具有这种体质特征的人，阳气偏弱，受邪发病后多表现为寒证、虚证。冬天易生冻疮；内伤杂病多见阴盛、阳虚之证；易发生湿滞、水肿、痰饮、血瘀等病证。

第六节　病　因

凡能破坏人体相对平衡状态而引起疾病发生的原因，称为病因，即致病因素。致病因素是多种多样的，如六气（风、寒、暑、湿、燥、火）、七情（喜、怒、忧、思、悲、恐、惊）及饮食劳逸等在异常情况下会演变成为致病因素，还有病理产物（如痰饮、瘀血和结石等）、气候的异常、疫疠的传染、饮食劳倦、跌仆金刃外伤以及虫兽所伤等。中医认识病因，主要是以病证的临床表现为依据，通过分析疾病的症状、体征来推求病因，即所谓"辨证求因"，为治疗用药提供依据。

一、外感病因

外感病因指的是由外而入，或者从肌表、口鼻侵入人体，引起外感疾病的致病因素。外感病是由外感病因而引起的一类疾病，一般发病较急，病初见恶寒发热等症。外感病因分六淫和疠气两类。

（一）六　淫

六淫是风、寒、暑、湿、燥、热（火）六种外感病邪的合称。在正常情况下，风、寒、暑、湿、燥、热（火）是自然界六种不同的气候变化，简称"六气"。若六气变化异常，如暴寒暴热、严寒酷热等，超越了人体正常的调节适应能力；或由于个体正气不足，抵抗力下降，不能适应正常范围内的气候变化而引发病变时，六气便成为"六淫"。由于六淫是致病邪气，故又称"六邪"。

1. 六淫致病的特性

（1）季节性。六淫致病常有明显的季节性。如春季多风病，夏季多暑病，长夏多湿病，秋季多燥病，冬季多寒病等。

（2）地域性。六淫致病常与生活、工作的地域和环境密切相关。如东南沿海地区多湿病、热病，西北高原地区多寒病、燥病。长期高温环境作业者，易患火热病，久居潮湿环境多患湿病等。

（3）相兼性。六淫邪气既可单独侵袭人体发病，又可两种以上相兼同时侵犯人体而致病。如风寒湿痹、暑湿感冒、寒湿困脾等。

（4）转化性。六淫在发病的过程中，在一定的条件下其证候性质可以发生转化。如寒邪入里可以化热，暑湿日久可以化燥伤阴等

（5）外感性。六淫多从口鼻、肌表侵犯人体而发病，故六淫所致疾病称为"外感病"。六淫致病的初起阶段，每以恶寒发热、舌苔薄白、脉浮为主要临床特征，称为表证。

2. 六淫的致病特点

（1）风：风为春季的主气，但四季皆有风。故风邪致病除春季多见外，其他季节亦均可发生。风邪外袭多从皮毛肌腠而入，从而产生外风病证。风邪的性质和致病特点如下：

①风为阳邪，其性开泄。

风邪善动不居，具有升发、向上、向外的特性，故属于阳邪。其性开泄，是指易使腠理疏泄开张。正因其能升发，并善于向上向外，所以风邪侵袭常伤害人体的肌表和上部（头面），使皮毛腠理开泄，常出现恶风、头痛、汗出等症状。

②风性善行而数变。

善行，是指风邪致病具有病位行无定处的特性而言。如风寒湿三气杂至而引起的"痹证"，若见游走性关节疼痛，痛无定处，即属于风气偏盛的表现，故又称谓"风痹"或"行痹"。数变，是指风邪致病具有变幻无常和发病迅速的特性而言。如风疹就有皮肤瘙痒、发无定处、此起彼伏的特点。同时，由风邪为先导的外感疾病，一般发病多急，传变也较快。

③风性主动

风邪致病具有动摇不定的特点，常具有眩晕、震颤、四肢抽搐、角弓反张等症状。如外感热病中热极生风，又如临床上刀伤后感受风邪，会出现四肢抽搐、角弓反张等都为风性主动的表现。

④风为百病之长。

风邪为六淫病邪中主要的致病因素，是外邪致病的先导，其他病邪多依附于风而侵犯人体。如外感风热、风寒、风湿等。

（2）寒邪：寒为冬季的主气，故冬季多寒病。其他季节也可见到感受寒邪，如空调致冷、贪凉露宿等因素均属外寒。寒邪的性质和致病特点：

①寒为阴邪，易伤阳气

寒邪属于阴邪。阴寒偏盛，则阳气不足以驱除寒邪，阳气受到阴寒之邪所伤，因而寒邪最易损伤人体阳气。阳气受损，失于温煦，全身或局部可出现明显的寒象。如伤及脾胃阳气，则纳运升降失常导致出现脘腹冷痛、吐泻清稀等症；寒伤脾肾，则温运气化失职，表现为腰脊冷痛、畏寒肢冷、水肿腹水、小便清稀、大便溏、腹水、水肿等。

②寒性凝滞

寒性凝滞是指寒邪具有凝结、阻滞不通的性质。寒邪致病使人体气血津液运行迟滞，甚或凝结不通，不通则痛，出现各种疼痛的病证。寒邪侵犯的部位不同，症状不同。若寒客肌表，凝滞经脉，则头身肢节疼痛；寒邪客于经络关节，可见关节疼痛剧烈、遇寒痛甚等症，称为"寒痹"或"痛痹"。

③寒性收引

寒性收引是指寒邪具有收敛拘急之特性。故寒邪侵袭人体，可表现为气机收敛、腠理闭塞、筋脉收缩而挛急的致病特点。若寒客经络关节，则筋脉收缩拘急，以致拘挛作痛、屈伸不利，若寒邪侵袭肌表，则毛窍收缩，汗孔闭塞，可见恶寒、无汗等。

（3）暑邪：夏至以后，立秋之前，暑为主气，独见于夏令，具有明显的季节性。暑邪的性质和致病特点：

①暑为阳邪，其性炎热

暑邪为盛夏火热之气所化，火热属阳，故暑为阳邪。暑邪伤人，多表现出一系列阳热症状，如肌肤灼热、高热、面赤、脉洪大等。暑性炎热，易上扰心神，出现心烦、突然昏倒、不省人事，为暑邪内扰心神所致。

②暑性升散，伤津耗气

暑邪上升，侵犯头目，常见面赤、头昏、目眩等。暑邪发散，致腠理开泄而多汗。汗出过多，伤津的同时也耗气，故常见口渴喜冷饮、小便短赤、气短乏力等。

③暑多挟湿

暑热季节里，炎热的气候多雨而潮湿，故暑多挟湿邪而为患。暑湿致病，临床表现除有肌肤灼热、高热、烦渴等暑热症状之外，常兼见身热不扬、烦渴、胸闷、恶心、呕吐、便溏不爽、四肢困倦、苔黄腻等暑湿夹杂证。

（4）湿：湿为长夏的主气，夏秋之交，为一年中湿气最盛的季节。湿邪的性质及致病特点：

①湿为阴邪，易伤阳气，阻遏气机。

湿邪侵犯人体，最易损伤阳气。湿邪困脾，脾阳不振，运化无权，水湿停聚，发为泄泻、少尿、水肿等症。湿邪侵及人体，留滞于脏腑经络，最易阻遏气机，经络阻滞不畅，出现胸闷脘痞，大便不爽，小便短涩等症。

②湿性重浊趋下。

湿邪为病，多见头身困重，四肢酸懒沉重等症状。浊，即秽浊，多指分泌物或排泄物秽浊不清而言。其症状如面垢眵多，小便浑浊，下利赤白，湿疹流水，白带过多等病。趋下，是指湿邪为病，多见于下部，如泄利、淋浊、带下等症。

③湿性黏滞。

黏，即黏腻；滞，即停滞。湿性黏滞主要表现在两方面：一是湿病症状多黏腻不爽，如分泌物及排泄物多滞涩，排泄不畅；二是湿邪为病多缠绵难愈，反复发作或病程较长，如湿疹、湿痹、湿温病等

（5）燥：燥为秋季的主气。此时气候干燥，水分亏乏，故多燥病。燥邪感染途径，多从口鼻而入，侵犯肺卫。燥邪的性质及致病特点：

①燥性干涩，易伤津液。

外感燥邪最易耗伤人体的津液，造成阴津亏虚的病变. 而出现种种津亏干涩的症状和体征，如咽干口渴、口鼻干燥、皮肤干涩甚则皲裂、毛发不荣、小便短少、便秘等症。

②燥易伤肺。

肺喜润而恶燥。燥邪伤人，多从口鼻而入，伤及肺津，影响肺的宣发肃降功能，出现干咳少痰、或痰液胶黏难咯、或痰中带血以及胸痛、喘息等症。

（6）火：火旺于夏季，不像暑具有明显的季节性，亦不受季节气候的局限，故火热之邪致病，四季均可发生。火邪的性质和致病特点

①火为阳邪，其性炎上。

火热为阳邪，阳盛则热，故致病多见高热、烦躁、面赤、舌红、脉洪数等阳热症状。火性炎上，故致病易侵犯人体上部，多见头面部症状，如目赤肿痛、咽肿齿痛、牙龈肿痛等。

②火易扰乱心神。

火热致病，易导致心神不宁，如心烦、失眠，甚至心神错乱，出现狂躁、谵语、神昏等。

③火易伤津耗气。

火邪内盛，迫津外泄，以致汗出，故临床表现除高热外，常见咽干舌燥、口渴喜冷饮、小便短赤、便秘等。气随津泄，故兼见体倦乏力、少气懒言等气虚症状，甚则气随津脱。

④火邪易生风动血。

"生风"，是指热邪侵犯人体，耗劫津液，筋脉失养，易引起风动的病证，故称为"热极生风"。临床表现为高热、神昏、两目上视、四肢抽搐、角弓反张等。"动血"，指热邪入于血脉，加速血行，甚则灼伤脉络，迫血妄行，引起各种出血证，如皮肤发斑、衄血、吐血、便血、尿血、月经过多等。

⑤火邪易致疮痈。

热邪入于血分壅聚于局部，使肉腐成脓，而发生疮疡痈肿。临床表现以局部红、肿、热、痛为特点

（二）疠　气

疠气，指的是一类具有强烈传染性的外邪。又有"瘟疫""疫毒"等称。疠气所致疾病，一般具有发病骤急、病情严重症状相似、流行性强等特点。疠气可通过空气或者接触而感染。

疠气的发生多与几个因素有关：（1）气候因素。自然气候的反常变化，例如洪涝、旱灾、酷暑及地震等自然灾害后，（2）环境与饮食。空气和食物受到污染。（3）社会因素。战乱、社会动荡、不良卫生习惯等均可导致疠气的流行。（4）预防隔离工作不及时。

二、内伤七情

七情是指喜、怒、忧、思、悲、恐、惊等七种正常的情志活动，是人的精神意识对外界事物的反应。在正常的活动范围内，七情是脏腑功能活动的外在反映，不会使人致病。

只有突然强烈或长期持久的情志刺激，超过人体本身的正常生理活动范围，使人体气机紊乱，脏腑、气血失调，才会导致疾病的发生。七情成为致病因素时，七情则称之为"七情内伤"。

肝与怒，心与喜，脾与思，肺与悲，肾与恐相应。因而七情的刺激超过了个人的承受能力就会引起相应脏腑的病变，反之脏腑气血功能的失调也会引起相应情志的变化。

三、病理产物

在疾病复杂的病理过程当中，每个阶段都有特有的病理变化及临床表现。痰饮、瘀血都是在疾病过程当中形成的病理产物。这些产物形成后，会直接或间接的作用于人体某些脏腑组织，发生多种病证，因此病理产物也属于致病因素。

（一）痰 饮

痰饮是机体水液代谢障碍所形成的病理产物。这种病理产物一经形成，就作为一种致病因素可进一步导致经络阻滞，气血运行障碍，脏腑功能失调。一般以较稠浊的称为痰，清稀的称为饮。狭义而言，痰是指呼吸道内的分泌物，如咳出之痰；广义而言，是指无形之痰，水液代谢障碍所形成的病理产物，它可聚集在体内任何一个部位，引起各种病变。饮是可流动的，它多停留在脏腑组织间隙和有缝隙的部位。

痰饮的形成，多为外感六淫，或七情内伤，或饮食不节等导致脏腑功能失调，水液代谢障碍，水液停聚而形成。由于肺、脾、肾、肝及三焦等对水液代谢起着重要作用，故痰饮的形成，多与它们的功能失常密切相关。

（二）瘀 血

瘀血指的是体内有血液停滞，包括溢出脉外尚未消散之血，或血行不畅所致瘀滞之血。瘀血的形成主要分两方面，一是气虚、气滞、血寒等原因导致血行不畅；二是因内外伤、气虚失摄或者血热妄行等造成血溢脉外，未能及时消散而停留体，形成瘀血。凡外感六淫、内伤七情、跌仆损伤等原因，一旦引起心、肺、肝、脾等脏腑功能失常，血液运行不畅，或致血离经脉而瘀积体内，均可导致瘀血的形成。

瘀血的治病特点主要有三个方面：

1. 阻碍气血运行

血能载气，瘀血形成后，导致气机失畅；气能行血，气机失畅，进而引起血行不畅。

2. 影响新血生成

瘀血内阻，气滞血瘀，脏腑失于濡养，功能失常，进而可影响新血的生成。

3. 病位固定，病证繁多

瘀血常停留在身体某一部位，不易及时消散，表现出病位相对固定的特征。

第七节 病机与防治原则

一、病机概述

病机是指疾病发生、发展与变化的机制。病机是疾病的临床表现、发展转归和诊断治疗的内在根据。病邪作用于人体，机体正气奋起抗邪，正邪相争，人体阴阳失去相对平衡，使脏腑、经络、气血的功能失常，从而产生全身或局部多种多样的病理变化。虽然病证种类繁多，临床表现亦错综复杂，但从总体来说，大多数的病证都有某些共同的病机过程。病机的分类包括正邪相争、阴阳失调和气机失常三个大的方面。

二、防治原则举要

（一）预　防

预防，指的是采取措施从而防止疾病的发生与发展。在《内经》中，预防又称"治未病"，指的是在预防疾病和治疗疾病时，主张未病先防、既病防变。未病先防是指在疾病发生以前，采取各种措施以防止疾病的发生。疾病的发生和正气、邪气的强弱有关。正气指的是体内的功能活动及抗病能力等，邪气指的是引发疾病的各种原因。当人体正气充足时，抗病的能力会较强，不易受到邪气侵害，若有邪气侵犯时也可抗邪外出，不致发病，因此，正气不足是疾病发生的根本所在，而邪气是引起疾病发生的重要条件。

1. 未病先防

（1）提高正气的抗邪能力：主要包括了调养形体、调摄精神、饮食有节、药物预防几个方面，来增强机体的健康，同时注意意志方面的锻炼，稳定情志，规律的饮食，并运用中草药来预防疾病。

（2）避免邪气侵害：邪气是疾病发生的重要条件，在某些特殊情况下还可能会主导疾病发展方向，如外伤等，疠气在特殊情况下会成为疾病发生决定因素，因而，避免邪气侵害也是防止疾病发生的重要方面。

2. 既病防变

当疾病已经发生的时候，应力争做到早期诊断、早期治疗，以防止疾病的发展与传变。在防治疾病的过程中，要了解疾病发生发展的规律及其传变的途径，从而进行有效的治疗，控制疾病的传变，清代医家叶天士提出"务在先安未受邪之地"的防治原则。

二、治则

治则，即治疗疾病的法则，是在整体观念和辨证论治精神指导下所制定的。治法，是指具体疾病治疗的方法。治则是针对病证总的治疗原则，治法是针对某一具体病证所适用的具体方法，是治则的具体细化。

1. 治病求本

治病求本，即治病时寻求疾病的根本，采取有针对性的治疗，这是辨证论治的根本原则，"标本缓急""正治反治"则体现了这一原则。"本"和"标"是相对而言的，"本"指的是病变主要矛盾或者矛盾的主要方面，起主导作用；"标"是指病变次要矛盾或矛盾的次要方面，为从属地位。充分的判断症状、了解疾病的发生发展，综合分析，透过现象看本质，找到根本病因，确立合适的治法。

2. 扶正祛邪

疾病的过程，是正气与邪气矛盾双方相互斗争的过程，邪胜于正气，疾病会进一步加重，正胜于邪气，疾病会向好的方向转归。疾病的治疗，就是扶正祛邪，改变邪正双方力量，使整体向有利于疾病愈合的方向转化。"邪气盛则实，精气夺则虚"，邪气与正气的盛衰决定着病证的虚实。"虚则补之，实则泻之"，补虚泻实即是扶正祛邪法则的具体应用。正邪双方的主次在疾病发生发展过程中是变化的，因此分为以下几种情况：

（1）扶正以祛邪

运用药物、营养疗法等治疗手段来扶助正气，增强机体的体质，提高机体抗病能力和自我修复能力，达到祛除邪气，恢复健康的目的。扶正的目的是补虚，适用于正虚而邪不盛，或者有外邪但以正虚为主要矛盾的病证。

（2）祛邪以扶正

运用药物、针灸等治疗方法祛除病邪，达到邪去正复的目的。"祛邪以扶正""邪去正自安"，这种方法适用于邪盛而正气不虚，或虽有正虚，但仍以邪盛为主要矛盾的病证。

（3）先攻后补

适用于病邪亢盛，急需祛除邪气，或正气虽虚，但尚未到不耐攻伐的严重程度的病证，尤其是对于由于病邪存在所直接引起正气虚弱者，则更应先攻后补。

（4）先补后攻

适用于病邪虽盛，但正气虚损已经严重到阳衰或者阴竭的程度，由于正气不能耐受攻伐，则应当先补后攻，等正气恢复，再祛除邪气。

（5）攻补兼施

扶正和祛邪同时应用在疾病治疗，主要适用于正虚与邪实并重的病证。在具体应用时，应当分清楚是以正虚为主还是邪实为主。攻补兼施的治疗原则在临床上应用最为常见，处方用药应当根据具体病情，分清主次，灵活运用。

○ **思考题**

1. 中医理论体系的主要特点包括哪些内容?
2. 什么是整体观念? 整体观念包括哪些内容?
3. 阴阳的含义及其相互关系分别有哪些?
4. 阴阳学说在中医学中的应用具体体现在哪些方面?
5. 五行的关系分别有哪些?
6. 何谓五脏、六腑、奇恒之腑? 五脏和六腑各有何共同的生理功能?
7. 心、肺、脾、肝、肾各自的生理功能分别是什么?
8. 气、血、津、液的相互作用分别有哪些?

○ **参考文献**

[1] 李德新. 中医基础理论讲稿. 北京:人民卫生出版社,北京:2008.
[2] 印会河. 中医基础理论. 上海:上海科学技术出版社,上海:2009.
[3] 吴敦序. 中医基础理论. 上海:上海科学技术出版社,上海:1995.
[4] 孙广仁. 中医基础理论. 北京:中国中医药出版社,北京:2007.
[5] 李家邦. 中医学. 北京:人民卫生出版社,北京:2008.
[6] 甄志亚. 中国医学史. 北京:人民卫生出版社,北京:2008.

第二章 中医养生康复技术的理论基础

○ **本章教学提示**

　　本章主要介绍中医养生康复的目的、基本观点、评定的原则和方法，并介绍了中医养生康复的基本理论和应用原则，以帮助学习者更好地了解中医养生康复的整体框架，为进一步深入学习各种养生康复技术打下理论基础。

第一节　中医养生康复概述

中医养生康复包括养生和康复两部分，包括未病先防、病后防变、瘥后防复等内容，在我国古代并无严格的界限，就适用对象而言，养生适用于所有人，而康复主要针对患有疾病或病后遗留功能障碍者；就选用方法而言，健康人手段可稍激烈、强度稍大，患有疾病或病后则相对柔和，或更有针对性。但是，二者都是以中医理论为指导的，采用的方法多有交叉，仅适用对象和目的有所区别，因此共同探讨。

一、中医养生的目的与基本观点

（一）中医养生的目的

养生，最早见于《庄子》，古也称"摄生"。"养"有保养、补养、调养、养护之意，而"生"指生命、生长、生存。简而言之，养生，就是生命发展的自然规律，通过各种措施保养生命，延长寿命。中医养生学是中医学的重要组成部分，以中医理论为指导，又涉及多种学科领域，具有系统化的理论观点、丰富多样的操作方法、大众化的行为模式等特点，以预防为主，采用综合调摄的手段，达到各系统、功能间，以及阴阳的平衡。对于养生而言，防重于治，未病先防，既病防变，瘥后防复。

（二）中医养生的基本观点

中医养生综合了中医科古代哲学的基本思想，对世界、生命、衰老、寿命、健康及其规律有着独特的认识，可见于《周易》《道德经》《黄帝内经》等诸多古籍。

1. 世界

《道德经》载："有物混成，先天地生。寂兮寥兮，独立而不改，周行而不殆，可以为天下母。吾不知其名，字之曰道"，并言"人法地，地法天，天法道，道法自然"。认为道是世界的本源。《周易·系辞》载："易有太极，是生两仪。两仪生四象。四象生八卦。八卦定吉凶，吉凶生大业。"这里的太极便是世界之始的混沌状态。"法象莫大乎天地，变通莫大乎四时"，天地、四时的变化都遵循自然规律。对于万事万物的认知，重在寻找并遵循其规律。《素问·阴阳应象大论》告诉我们："智者察同，愚者察异"，中医养生重要的观点之一"天人相应"，便是参照世界的规律理解人体生命的规律。世界的规律可以通过对立双方进行认知，阴阳便是对立双方的概括。

2. 生命

中国古籍中"生命"一词，最早见于《战国策》："万秀各得其所，生命寿长，其年而不夭伤"。《素问·宝命全形论》："人以天地之气生，四时之法成"。关于生命的本源，中医认为，同样来源于天地精气，即，天之阳气和地之阴气。天地阴阳提供了物质条件和适宜的环境，提供了生机，生命便在天地阴阳的交互作用下形成了。也正因为生命源于天地精气，生命便具有了同自然界相类似的时空特性。作为生命的物质基础和原动力——气，其聚散离合、升降出入，是气化功能的具体体现，也是生命"生、长、壮、老、已"的基础。所以，中医养生理论讲求顺应自然，顺应生长壮老已的规律，将体内外环境协调平衡，以宝命全形，颐养天年。

3. 衰 老

生长壮老已是生命的基本规律，随着生命的延续，衰老是一种生理性的必然过程。伴随着衰老，人体脏腑精气逐步衰退，其中脾肾起了重要作用。肾藏精，为先天之本，与生殖功能密切相关。人体生殖功能衰退乃至消失，常作为衰老进程的里程碑，标示着肾精耗损的程度。作为后天之本的脾胃，因其运化水谷精微，濡养四肢百骸，是后天脏腑精气的重要来源。因此，脾胃功能和肾精的保养，便成为延缓衰老的重要方法。

然而在生命周期中，也有很多病理因素可以加速衰老的过程。《素问·经脉别论》云："春秋冬夏、四时阴阳，生病起于过用，此为常也。"饮食、起居、劳逸、情志、精神等的不加节制，常是加快精气耗损的原因；而感受"虚邪贼风"发病，各种病邪的侵害损伤，也是促进衰老进程的重要因素。

4. 寿 命

寿命常以出生到死亡前机体生存的时间来定义。古代中医对人的寿命有一个特殊的认识："天年"，即理论上的自然寿命。天年的决定因素在于先天禀赋，这是人生命的根本。虽然先天有着重要作用，后天却也是起着不可或缺的作用。比如生存环境的寒热温凉、水土物产，或是饮食起居、劳逸情志等诸多因素，均能影响实际寿命的长短。

5. 健 康

人们追求的，并非仅仅是生命的延续，还要健康地活着。健康在不同的年龄段，特点各有不同，但都是脏腑精气充足的表现。从身体上的骨高肉满，形气相得，肌肤、须发润泽，面色红润，耳聪目明，牙齿坚固，声音洪亮，呼吸从容，腰腿灵便，纳可眠佳，二便通畅，天癸不竭，到精神心理层面的精神愉悦，思维敏捷，记忆力好等，便是身心健康的具体表现，均从不同的角度反映了脏腑精气的充盛。

基于以上这些认识，中医养生便是以健康、长寿为目的，遵循自然规律，更好地生存。正如《素问·上古天真论》描述的上古之人，了解天地万物的规律，能合于道，能"法于阴阳，和于术数，食饮有节，起居有常，不妄作劳，故能形与神俱，而尽终其天年，度百岁乃去。"

二、中医康复的目的与基本观点

（一）中医康复的目的

康复一词，在《黄帝内经·素问》中已见端倪，而在《旧唐书》《万病回春》等书中均使用该词来描述疾病的治愈和身体健康的恢复。随着社会的发展，中医康复受到现代康复学的影响，其内涵有了一定的变化，并不仅指身体健康的恢复，而是贴近了现代康复医学，立足功能康复。中医康复技术，即在中医理论指导下，采用各种方法，恢复功能，改善生活质量。

（二）　中医康复的基本观点

中医康复可以概括为注重全面康复，以功能为导向，进行"辨证治疗"。其基本观点包括整体性、功能性、辨证性三部分。

1. 整体性

在"天人相应"的理论指导下，中医对康复的认识同样有其整体性的特点。"相应"的前提的遵循同样的规律，即相适应、协调，在外表现为人与自然、社会环境间的协调，在内则为形与神的统一。中医康复将人看作环境中的个体，形体、精气神以及对环境适应性的康复均是重要组成部分，即"全面康复"。这种整体性体现在康复的评定、治疗、调摄等的各个方面。

2. 功能性

功能性的特点是中医康复的独特之处，建立在"阴平阳秘"的动态平衡基础之上，以最大限度地保留或恢复功能为目标。在康复过程中，不仅要求形体的修复，更要求脏腑精气、肢体功能，乃至心理等方面的康复。在形体修复的特定阶段，需酌情配以适当的功能训练，促进精气的恢复和运行，避免长期制动导致的肢体僵化或脏腑功能虚弱。与此同时，应注重心理调适和生活能力的恢复，如起居、工作等，最大限度地促使患者具备原有的生理功能，恢复原有的生活状态。

3. 辨证性

中医康复同样具有辨证性的特点。从临床资料的采集开始，到评定、分析、诊断、治疗，均体现了其辨证性。在整体状态的评定、诊断时，需要将大量临床资料进行分析、提炼、归纳、整理，辨别其病因、病位、病机、病性，又需结合个体及其环境特点，确定个体化的治疗目标，选择适宜的治疗方法。因此，中医康复仍以扎实的中医辨证为基础。

第二节　中医养生康复的评定

中医养生康复的评定是以四诊为基础，对人的状态进行的综合评定。一般通过望、闻、问、切等四诊的方法进行信息的采集，采用适宜的辨证方法进行诊断。中医康复则在此基础上，借鉴了现代康复医学功能评估和分析方法，还包括了功能评定和疗效评定部分。

一、中医养生康复评定的基础——四诊

（一） 四诊的目的

人体是一个有机的整体，局部的病变可以影响全身，也可以通过五官、四肢、体表的各个方面反映出来。中医诊察疾病，"以不病查病人"，四诊作为采集信息的基本手段和诊察疾病的基本方法，通过医生的视觉、触觉、嗅觉、听觉等多种感知，搜集所有与疾病有关的资料，为综合评定患者的功能和康复状态打下良好的基础，也可以了解疾病的病因和病及转化，为辨证论治和养生康复提供依据。

（二） 四诊的内容

四诊指望、闻、问、切等四种诊察疾病的基本方法。望诊，指医生运用视觉观察病人全身和局部的神色形态变化；闻诊，指医生凭借听觉和嗅觉来辨别病人声音和气味的变化；问诊，指医生仔细询问患者或陪诊者，以了解疾病发生和发展的诱因、过程、症状及相关情况；切诊指医生通过切按患者的脉搏、脘腹、手足或触按患病部位以了解患者的状态。

望、闻、问、切是诊察疾病的四种方法，各有作用，不能相互取代，应综合运用，"四诊合参"。同时，现代康复学的一些测评方法，也应借鉴，以期更全面地评估病情，指导诊疗和养生康复。

1. 望　诊

望诊，可分为整体望诊和分部望诊，临床中常结合应用。常用的包括望神、色、形、态、头颈五官、舌、皮肤、络脉、排泄物和分泌物等。

（1） 望神

神是人体生命活动的总称。广义的神，指整个人体生命活动的外在表现，狭义的神指人体的精神活动。望神应包括这两方面。神来源于先天之精，也靠后天之精的滋养。望神可以了解精气的盈亏、五脏的盛衰。

接触患者时，应首先注意患者的目光神态、言谈举止、应答反应、面部表情等，这些都能表现人的精神状态和情志变化，通过短暂的观察，就能对患者的神气有一个初步的印象。神的表现是多方面的，如色、声、脉等，有神的状态是最好的，但不局限于望诊，而是综合判定的。望神的重点在于目光、神志、面色和形态等方面。

首先是得神、失神或假神的判断。得神即有神，是精气充足神气旺盛的表现。其具体表现为：神志清楚，言语清晰，面色荣润，表情丰富自然，目光明亮，反应灵敏，动作灵活，体态自如，呼吸平稳，肌肉不削等。这些表现均为正常人五脏精气充足之象，即使患病，则为身虽病而正气未伤，属于轻病，也提示脏腑功能不衰，预后良好。而失神则是精气亏损的表现，病至失神，已属病情严重，脏腑衰败，预后不良。假神为垂危病人出现精神暂时好转的假象，是阴阳即将离绝的危候，临终前的预兆。

神气不足常见于虚证患者，可有轻度失神的表现，是正气不足的缘故。可见精神不振，健忘，嗜睡，声低懒言，倦怠乏力，动作迟缓等。精神异常如烦躁不安，闷闷不乐等，也属于望神的范畴。

（2）望面色

望面色指医生观察患者面部的颜色与光泽。可整体观察，也可分部观察。

中医常以五色诊进行诊查。《灵枢·邪气脏腑病形篇》："十二经脉，三百六十五络，其血气皆上于面而走空窍"，说明面色可反映脏腑气血盛衰的情况。颜色与五脏的对应为：青与肝、赤与心、黄与脾、白与肺、黑与肾。望面色时，如果面色荣润，脏腑之色隐藏在皮肤之内，则属神气内藏，是为佳兆。

部位的划分是望诊的基础。分部观察时，则应考虑面部各部位的分属脏腑。根据《灵枢·五色篇》，面部分属为：鼻——明堂，眉间——阙，额——庭（颜），颊侧——藩，耳门——蔽；对应五脏见图2-1。另据《素问·刺热篇》，面部与五脏的对应关系为：左颊——肝；右颊——肺；额——心；颏——肾；鼻——脾。在应用时，多以前种方法为主，后种作为参考。

《望诊遵经》提出"望色十法"：浮沉、清浊、微甚、散抟、泽夭。其中，浮沉显示病的表里，清浊显示病的阴阳属性，微甚显示正邪的虚实，散抟显示病势走向和病程，泽夭则体现生死成败。在面诊时，可以此十法为纲进行评估。

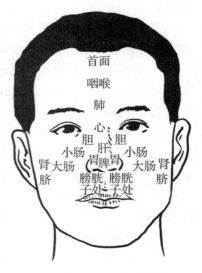

图2-1　面部色诊分属部位图

（3）望形态

望形态指通过观察患者的形体和姿态进行评估和诊断。人体五脏分属五行，构成形体的皮、脉、肉、筋、骨五体则内合于五脏，因此形体可体现脏腑的强弱。而人体阴阳气血的分布和消长，又与人的动静、身体姿态紧密结合。因此，可通过望形态来探知脏腑气血阴阳的盛衰。

望形体主要观察患者的强弱、胖瘦、体型和肢体情况。强弱指体格，如骨骼粗大、胸廓宽厚、肌肉充实等即为强壮的征象，提示脏腑气血旺盛，即便患病，也容易恢复健康。胖瘦皆非正常，胖人多痰湿，瘦人多阴虚。体型与人的体质有关，以阴阳来分，阳盛阴虚体型偏瘦长，头颈长，肩窄胸狭，常身体前屈；阴盛阳虚体型偏矮胖，头圆、颈短，肩、胸宽，身体多后仰；阴阳平和者气血调匀，体型适中，无明显偏盛偏衰。肢体方面，常见肌肉骨骼关节形变、损伤，或是先天不足、后天失养导致的畸形等，也可因内脏疾病日久引发形体的改变，如肺气肿、单腹鼓胀等。望形体在康复中的运用，则有分动、静之分，常与测评相结合。

望姿态指观察患者的动静姿态，重点在由不同疾病引发的不同病态。如肢体颤抖、痉挛、摇动不安，或是僵直、无力、不能自主支配，或是以手保护特定部位，或弯曲身体到特定姿势，或处于固定体位等。其原因常见肌肉骨骼疾病，各种原因导致的疼痛，内脏疾病引发正气不足、邪实内停等。

（4）望头颈五官九窍

头指头颅，颈指颈项，五官为眼耳口鼻舌，九窍为五官加前后二阴。根据藏象学说，内在的五脏与在外的五官九窍相联系，而五官均集中在头部，因此望头颈五官九窍，可探知脏腑经络的状态。

望头面颈项头发主要了解心、肾和气血的盛衰。头形与发育有关，头摇多因风所致。面部常见水肿，根据肿起速度和顺序可判断阴阳属性。口眼舌的歪斜或不能自控，常提示中风、面瘫或神经病变。局部红肿可见于传染性疾病或热毒上攻。颈项部主要观察体表征象是否改变、颈项强软及颈动脉的脉动情况，涉及疾病如瘿瘤、瘰疬、颈静脉怒张等。头发色黑浓密润泽，是肾气充盛、精血充足的表现。头发色黄、干枯、稀少、脱发、白发等可见于精血不足，突然大片脱发也可见于血虚、血热或情志因素等。

目虽为肝之窍，但"五脏六腑之精气，皆上注于目而为之精"，说明目与五脏六腑均有联系。望目在望神中有重要意义，也有"五轮"学说等诊察方法：目内眦和目外眦为"血轮"属心，黑睛为"风轮"属肝，白睛为"气轮"属肺，瞳孔为"水轮"属肾，眼睑为"肉轮"属脾。除脏腑定位外，目的颜色、形态等也可反应特定的疾病。

耳部望诊主要观察色泽、形态、分泌物等，可体现肾的状态，基于耳针理论，更可与全身相联系。色泽上，荣枯反映了肾气的充足与否，白为寒，红为热，黑则多为久病所致。形态上，厚薄反应肾气盈亏，局部肿大、增生，或是有皮屑、分泌物等，可依据发生部位和具体表现判断其病理属性和发生原因。

鼻为肺之窍，属脾经，与胃经有联系。《灵枢·五色》："五色决于明堂"。因此鼻的望诊重在肺、脾胃，以观察色泽、形体为主。色泽上，鼻头色青，腹中痛，色黄为湿热，色白为亡血，色赤为肺脾有热，色微黑为有水气。鼻色明润为无病或病将愈。形态上，肿为邪气盛，红肿为血热，鼻塞而胀可为热客阳明，鼻头粉刺为酒皶鼻，多因血热入肺所致。邪热壅肺时，也可见鼻翼煽动。

望口唇常用来判断脾胃的病变，以形、色、润燥为主。形态上，口角闭合不严，常流涎，多为脾虚湿盛。口唇糜烂生疮，常因热邪上蒸心脾所致。色泽上，唇色红润为胃气充足，气血平和，是正常人的表现。唇色淡白为血亏，淡红为虚或寒，深红为实或热，青黑多见于冷极，唇色黯常见于气滞血瘀。如口唇干裂，则提示津液损伤。

望齿、龈则借以探知肾、胃、大肠的状态，仍以润燥、色泽、形态为主。牙齿应洁白润泽，提示津液充足，肾气充盛。牙齿黄而干燥，常见于热盛津伤。牙齿松动、稀疏，则多属肾气不足。牙龈淡白提示血虚，红肿多为胃火，红肿疼痛、甚或出血，则提示微热伤血络。而如不痛不红微肿出血，常为气虚不摄。

咽喉常可反映肺、胃、肾的病变。正常的咽喉色泽淡红润滑，不肿不痛，发声、吞咽、呼吸等均畅通无阻。如红肿而痛，或见黄白脓点，常因肺胃热毒所致；如为嫩红，肿痛不甚，可为肾阴虚所致。若色淡红、漫肿，常为痰湿；淡红不肿而微痛，可为气阴不足。疾病较重时，咽喉也可见伪膜或脓液，更应谨慎辨治。

前后二阴与多脏腑、经络有密切联系，通过其形态改变、色泽或局部皮肤黏膜改变等，推断相应脏腑经络的状态。

（5）望舌

舌黏膜上皮薄而透明，血供充足，舌乳头变化非常灵敏，因此，舌象是反映体内变化的灵敏的标尺，可反映正气盛衰、邪气性质深浅、病情进退等。望舌包括舌质和舌苔两部分。舌质指舌体，包括神、色、形、态等方面，舌苔是舌体上附着的苔状物，为胃气所生，可显示胃气的存亡。望舌时，常分部观察。如图2-2所示，按五脏划分，舌尖属心肺，舌中心属脾胃，舌根属肾，舌边属肝胆，细分则舌左边属肝，右边属胆，观察不同部位的表现，可探知病变脏腑。

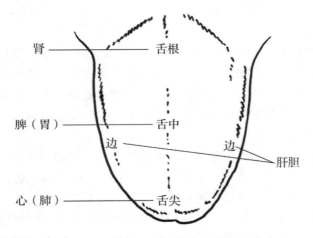

图2-2　舌诊脏腑部位分属图

正常的舌象，应为淡红舌、薄白苔，即舌体柔软灵活，色淡红而鲜明，大小适中，舌苔色白，颗粒均匀而薄，干湿适中，不黏不腻，其下有根，揩之不去。舌质红润为气血旺盛，淡白为气血虚衰；舌苔薄白而润为胃气旺盛，光滑无苔为胃阴亏耗或胃气衰败。舌苔的色、质也可反映病邪的性质。黄苔多为热邪，白滑苔主寒邪，黄厚腻苔为湿热，腐腻苔则为食积或痰浊。若伸舌歪向一侧提示有风邪，舌黯或见瘀点瘀斑则为瘀血。舌苔的厚薄可反映邪气的深浅。苔薄多为疾病初期，邪气刚入，病位在表；苔厚则病邪入里，病位较深。如舌质绛，则提示热入营血，病情更重。舌苔的性质、颜色、津液、薄厚变化迅速，能较为及时的反映病情，可借此探知病情的进退。

但是，临床上也可见到病情与舌象不相符，应综合其他信息分析。另需注意的是，有些患者就诊前常自己刷舌苔，或吃了有颜色的食物，或舌苔上留有食物残渣，如见到舌象与病情不符，应仔细询问，排除染苔等情况。

（6）望皮肤

皮肤为人体之表，有卫外的作用，内合于肺，可反映各经络气血的盛衰和人体津液情况，也可通过皮肤的改变反映邪气的性质和正邪的盛衰。皮肤的色诊可参考五色诊。其中，全身皮肤发黄伴有目黄为黄疸病。皮肤的荣枯反应的津液的盈亏，皮毛可反映肺气的虚实，皮肤局部的改变，如斑、疹、疮、肿、痈、疖、疔、疽、水泡等，可反映邪气的性质，其色泽荣枯的变化，常可反映病情的顺逆走向。

（7）望络脉

望食指络脉现常用于诊小儿病，尤其三岁以内的小儿，以补充小儿脉诊的不足。食指络脉的分布，从近端到远端关节，依次为风、气、命三关，络脉显现的部位反映了邪气的盛衰，络脉所达越远，病情越重。正常的食指络脉，色泽浅红，红黄相兼，隐于风关内，多为粗细适中、单枝，甚或络脉不明显。络脉的浮沉位置，常反映病位的表里；其颜色浅深，常反映病情的轻重；其色泽变化，可反映病邪的性质；而其形状可体现病情的进退。

望鱼际络脉可判断脾胃气血。《灵枢·经脉》："凡诊络脉，脉色青则寒且痛，赤则有热"。鱼际络脉的色泽可反映脾胃的寒热。

（8）望指甲

指甲可反映肝血的盈亏和气血循行的情况。正常的指甲红润、坚韧、有光泽，压其指端再放开，血色马上恢复。甲床的色泽可反映病性，同五色诊。爪甲形态的改变，常可因其出现手指的不同，反映疾病所关联的脏腑。因为指甲是缓慢地、不断地生长的，通过指甲表面凹凸、斑点等出现的时间，也可在一定程度上推断疾病时间。

（9）望排泄物和分泌物

排泄物指人体排出体外的代谢废物，分泌物是官窍分泌的液体，二者同为排出物，包括汗、泪、痰、涎、涕、唾、经、带、二便、呕吐物、脓液等。通过对这些排出物形、色、质、量及其变化的观察，可以了解相关脏腑及邪气的情况。

腠理的密实程度、卫气、肺气的盈亏均可影响排汗的难易，汗液的性质也会随病邪而发生变化。同时，汗也为邪正双方斗争的结果，根据汗出后体温、精神状态等的变化，可以判断疾病的转归。

痰可分有形之痰和无形之痰。排出物中的痰一般指有形之痰，指由肺和气管通过口腔排出的黏液，其稠浊为痰、清稀为饮。涕指鼻腔分泌的黏液。痰与涕常可反映肺的状态。其黄且稠多为热，白而稀则多为寒，滑而量大多兼湿，少粘难出多为燥，夹带血丝则伤络。涎为口腔流出的清稀黏液，而唾指口腔吐出的带有泡沫的黏液。脾在液为涎，肾在液为唾，二者可反映脾肾的状态。其质的清、粘，示脏腑寒热，量多不能自控，提示气虚夹寒，不能收摄。

通过呕吐物的内容、性质等，可推测呕吐原因。如呕吐物清晰且气味不大，常为寒；呕吐物酸臭秽浊，多为热。若为未消化的食物，常因食积，可参考其他性质判断是否有寒热或气滞等因素兼夹其中。如呕吐物为痰涎，常为痰饮；见黄绿苦水，提示肝胆犯胃；见鲜血或咖啡色物，提示消化道出血。

经带为女性特有，经指月经，带指带下，经带正常与否是女性身体是否健康的重要体现。二便的性质、颜色、量、频次等，可反映脾、胃、肾等脏腑功能，以及邪气的性质。泪的量、性质、分泌原因等，也可反映人体津液和肝的状态。脓液多见于伤口或疮疡等处，可参考五色诊判断病性。值得注意的是，脓的产生与人体的正气充足与否有关，若清晰无脓或脓液突然变稀、疮口塌陷，常为邪盛正衰的表现。

望诊居于四诊之首，是医者获取患者信息的第一步，通过整体和局部神、色、形、态的观察，探知脏腑气血功能状态。其中色诊常用五色诊，概括为"青黑为痛，黄赤为热，白为寒"，可参考应用。临床中，整体、局部的望诊应综合分析，不可以一概全。

2. 闻　诊

闻诊包括两方面内容：听声音、嗅气味。听声音指听患者的言语、呼吸、咳嗽等发出的各种声音。嗅气味指患者身体上发出的，口气，以及一些分泌物或排泄物等的气味。

（1）听声音

声音是由多种器官协调运作的共同结果，最主要可反映肺、肾等气的状态，肠鸣、嗳气等声音，也可反映脾胃大肠等的功能。一般情况下，新病或小病，声音常无明显变化，而重病、久病，或直接影响发声器官的疾病，则可见声音的变化。正常的声音有个体差异，男性多声低而浊，女性多声高而清，儿童常清脆尖利，老人则浑厚低沉，但其均具有发声自然、音调和畅、刚柔相济的特点。如因情志变化触动音声发生一时的改变，也是正常的。

角、徵、宫、商、羽五音与呼、笑、歌、哭、呻五声，分别对应于肝、心、脾、肺、肾，可为人们情志及脏腑的体现。从发声的角度来看，如高亢有力，多为形气充足，常见于实证、热证；如声低细弱，常为形体怯弱，常见于虚证、寒证；如声音重浊伴鼻塞，常因感受风寒湿邪所致；如发音异常，喑哑或失声，可结合发病新久辨别虚实。睡时打鼾，并非完全病态，多是气道不利所致。小儿夜啼常为惊恐或身体不适，常见心脾有热或脾胃虚寒。

语言方面，如沉默寡言，多为虚证、寒证，烦躁不安，多语多言常为热证、实证，如想说但气息不足以支持，语声低微不能接续，提示中气大亏。若言语艰涩难出，可因风痰阻络所致；如言语错乱，当为心神被扰所致；如自言自语，喃喃不休，则属心气不足，神失所养。

常人呼吸多无明显声音。如呼吸困难，短促急迫，气粗声高，常为实喘，反之喘声低微，动则喘甚，则为虚喘。哮病则可闻及喉间痰鸣"如水鸡声"，常时发时止，缠绵难愈。咳嗽常见于肺病，与其他脏腑也有联系。通过咳嗽的声音，结合症状，可以辨别病证的寒热虚实。咳声紧闷多为寒湿，如声音重浊或声低痰多等。咳声清脆常为燥热，多见干咳无痰。咳声低微无力，咳出白沫，气息不足，属肺虚；夜间咳甚，多肾阴不足；天亮咳甚多脾虚，或寒湿在大肠所致。

除观察呕吐物外，呕吐时发出的声音也可鉴别寒热虚实。呕吐有呕、干呕、吐三种，呕指有声有物，干呕为有声无物，吐为有物无声。通常虚寒所致的呕吐声音低弱，而湿热者则声音较大，吐势较强。呃逆俗称"打嗝"，呃声有力，病程短，常为邪气客于胃；如久病之人呃逆声低，常为胃气衰败之征，预后不佳。呃声连续独断，声音高亢，多为实热；良久一声，低弱无力，则属虚寒。如呃声不高不低，持续时间短暂，无他兼症，或为进食仓促，或为偶遇风寒，多为一时气逆，常可自愈。

太息是情志压抑时的长吁短叹，属肝气郁结。嗳气是胃中气体上溢而出发出的声音。食后嗳气常见，并非病态。如嗳气声音不大气味酸腐，常为食积；如嗳气响亮频发，嗳气后或矢气后觉舒适，则多为气滞；而嗳气声音低沉而无味，常为脾胃虚弱所致。肠鸣，指腹中漉漉有声。声在胃脘部，似有囊中有水，多为痰饮留聚于胃；声在脘腹，如饥饿之声，则为中气虚，肠胃不实；如肠鸣如雷，则属实证，常因风寒湿邪侵袭脘腹所致。

（2）嗅气味

嗅气味，主要是指患者身体上或排出物发出的气味，如病情较重，患者所处的房间也可有特定的气味，同样需要关注。

最常见的是口气。正常人说话时并无明显口气，如有口臭，多为消化不良，或口腔病变；如口气酸臭，提示宿食不化；口气臭秽则多见于胃热。正常排汗也无明显气味，大汗出后可有些许汗气；如湿热蕴于皮肤，蒸腾津液，则汗液可嗅及腥味。正常呼吸也无特殊气味，如嗅及腥浊气味，常由鼻渊所致。如患者身体有疮疡溃破之处，腥臭等气味提示创面感染的可能。有些气味的异常可由患者本人及其家属觉察，如痰、大小便、矢气、月经、带下等的气味，如酸腐臭秽多以热为主，而腥气常由寒所致。如房间充斥特殊气味，常提示病情危重：如腐臭则脏腑衰败，血腥则失血过多，尿臊常见于肾病终末期，烂苹果味则提示糖尿病酮症酸中毒等。

总体上，声音主要与气的盛衰相关，而气味则与排出物有关。闻诊的这两个方面可用以辨别病性的寒热虚实以及正气的盛衰。

3. 问 诊

问诊是现代医学最常用的方法，对于患者平素生活状态、诱因、发病过程、自我感受、诊治经过、既往健康状况、家族史等方面，均需问诊进行信息的采集。同时，问诊也是医者有目的、有重点地采集信息的一种方式，具有重要意义。

问诊需包括以下几方面内容：一般情况、生活史、既往病史、家族病史、诱因、现症状、诊疗经过等。

一般情况包括姓名、性别、年龄、民族、婚否、职业、籍贯、现住址等。不同年龄、性别易患疾病类型不同，问诊的重点也有差异。特殊的习惯，常居环境的特点，或工作类型特点等，常可为病因病机病性分析及调护的注意事项等提供参考。

生活史包括起居、饮食、劳逸、情志、旅居经历等，尤其是生活习惯，如饮食不节，寒热不调，情志失常，久坐不动或过劳，久居湿地等等，常为病因的重要组成部分。既往病史和家族病史常可作为当前患者状态判定的参考。疾病过程的问诊非常重要，如感受风寒邪气，或大喜大怒，或饥饱不调，或过食寒凉，或跌扑损伤等等，有助于我们了解疾病的全过程，也可为病因的寻找提供依据。

目前的症状是中医辨证的重要依据，历代医家极其重视。明代张景岳在前人的基础上总结了《十问歌》，又经后人完善，可借鉴应用："一问寒热二问汗，三问头身四问便，五问饮食六问胸，七聋八渴俱当辨，九问旧病十问因，再兼服药参机变，妇女尤必问经期，迟速闭崩皆可见，再添片语告儿科，天花麻疹全占验。"

（1）问寒热

问寒热指询问有无寒热的感觉。常见恶寒发热、但热不寒、但寒不热、寒热往来等。恶寒指寒冷的感觉，虽加衣被仍不能缓解；发热指全身或局部有发热的感觉，不论体温升高或正常，均可有发热的感觉，应注意的是，此为患者感受的发热，不同于西医学诊断。恶寒发热指自觉冷又有体温升高，常因外邪侵袭肌表，正邪相争所致。感受寒邪常恶寒重，发热轻；感受热邪常发热重，恶寒轻；感受风邪常发热轻，恶风自汗。另外，发热恶寒总体上也与病邪轻重有关，邪气重则恶寒发热俱重。

寒热往来即恶寒发热交替发作，多因正邪交争所致，也可见于疟疾。如但寒不热，常见于里寒证，自觉怕冷，但加衣被可以缓解，多为阳气不足、久病体虚或寒邪直接侵袭所致。如但热不寒，常见于里热证。壮热，即高热不退，常高于39℃，多为里实热，常见面红口渴、大汗出等症。微热，即轻度发热，常见于疾病后期，多在37～38℃，常责之于虚，或见于小儿夏季热。潮热即定时发热，如下午3～5时日晡时刻发热，热势较高，常为邪热在胃与大肠，称阳明潮热；如午后热甚，肌肤刚触摸不觉热，触摸稍久便觉灼手，多伴见头身困重，属于湿温，称湿温潮热；如午后或入夜低热，觉热自骨内透发，兼见颧红盗汗，则属阴虚，称阴虚潮热。

（2）问汗

汗是由阳气蒸化津液出于体表而来，正常的排汗有调和营卫、滋润皮肤的作用。人体阴阳气血、营卫失和，都会影响汗的排出。问汗需关注汗的有无、多少、部位、时间、伴见症状等。

外感后无汗，多因寒邪收束肌表，而有汗多因感受风邪、热邪。如平日白天即不断汗出，稍动及大汗淋漓，多为阳气不足，肌表开泄，称自汗。如夜间睡着时汗出，醒即汗止，属阴虚，称盗汗。另有大汗、黄汗、战汗等见于特殊疾病状态。

有些仅表现于局部的出汗异常，也有助于诊断。仅头部出汗较多，常为上焦热盛，或中焦湿热上蒸；仅半侧身体出汗，常为经络不通，气血运行不畅；手足心出汗常与脾胃运化失常有关。

（3）问头身

头身等的疼痛不适也属于常见症状，应询问症状的诱因、时间、部位、缓解因素、寒热、感觉等，以便于鉴别。

头痛的部位，可反映病变经络。前额及眉棱骨属阳明经，两侧为少阳经，后头部连项部属太阳经，巅顶属厥阴经，头痛连齿属少阴经，头痛晕沉、腹泻自汗属太阴经。如发病急骤，病程短、痛剧无休，多为外感，属实证；凡发病缓慢，病程短、痛缓时作，多为内伤，属虚证。如出现眩晕，或有视物旋转，则可有风、火、痰、瘀、虚等原因，另需仔细分辨。

如有身体疼痛，也可参照具体部位，判断经络属性。如全身痛，多因邪气束缚肌表，阻滞经络气血；如身重无力，常为湿邪阻遏阳气。感受风寒湿等邪气，阻滞经络，也可出现局部疼痛，称痹症。痛位走蹿属风，痛剧属寒，痛处沉重不移属湿，痛处灼热红肿属热。如四肢百骸失养，或是跌打损伤，也可因虚或瘀而见"不荣则痛""不通则痛"的表现。

（4）问胸胁脘腹

胸部的疾患多属心肺，或以气血为主，其疼痛的原因可为痰瘀阻滞、气血凝滞、热毒伤肺等。胸闷则可因痰湿壅盛、气机不畅导致。两胁肋则为肝胆经循行所过，肝胆疾病、水饮停聚或情志不畅，常可见胁肋部疼痛。胃脘部主要反映胃府疾病，可依具体表现，判断寒热虚实。而腹部范围较广，任脉、冲脉、脾经、胃经、肾经、肝经等均过腹部。绕脐疼痛，包块按之可移动，常为虫积；大腹隐痛、喜温喜按，为脾胃虚寒；小腹不适多为膀胱或女性子宫病变。

（5）问饮食

问饮食可重点了解脾胃功能，对体内津液、脏腑虚实等也有一定的提示作用，具体包括饮水、进食、口味喜好三方面。

问饮水情况常需结合是否存在口渴。口渴与否可提示体内津液是否充足，或是否存在津液输布的障碍；因水为阴邪，也可测知寒热。口渴多饮常见于津液大伤。饮水的冷热，提示相反的寒热属性。口渴，但不喜喝水，常见于水湿或痰饮内停，津液输布不畅。

问进食需要考虑"是否想吃"和"是否能吃"。食欲与食量，分别与脾和胃的关系更为密切。不想吃，或兼有腹胀，常为脾虚。吃得少，尤其厌油腻，提示肝胆疾患。厌食、腹胀、嗳气酸腐，提示积食。如已婚妇女停经后出现厌食呕吐，应考虑妊娠的可能。如食欲过剩，进食量多，人反消瘦，提示胃火亢盛。总觉饥饿，但不想进食，多为胃阴不足。如有嗜食异物，小儿常见虫积。妊娠女性嗜食酸物，多为正常态。食欲与食量的转变，也可作为病情转归和预后的参考。

口味，指口中异常的味觉，可反映内在脏腑情况。脾虚常见口淡，吃东西缺少味道。脾胃湿热常见口中粘腻，或有甜味。酸味常见于肝气克脾，或是食积反酸。肝胆系疾病常见口苦，而肾系疾病多见咸味。

（6）问睡眠

睡眠情况可以反映人体阴阳的平衡状态。正常情况下，卫气昼行于阳经，夜行于阴经，所有白天阳气盛，人则醒来，夜间阴气盛，人则入睡。如果阴阳失衡，影响心神，则容易导致失眠或嗜睡。因此，常可通过问睡眠来了解体内阴阳和心神的状态。

失眠的主要特征是入睡困难，或睡眠轻浅易醒，甚至彻夜不眠，常伴有多梦。如不易入睡、心烦多梦，又有潮热盗汗、腰膝酸软等，则为心肾不交。如睡眠轻浅，心悸乏力，则为心脾两虚。如噩梦纷纭，时时惊醒，常为痰火或胆热。而若兼见腹胀、嗳气，多为食积影响阴阳升降所致。嗜睡与失眠相反，指白天精神困倦，失常不由自主入睡。常见脾虚、湿盛、心肾阳虚或重病等，多与阳气亏虚，或阳气补虚但不能顺利外出有关。

（7）问二便

大便的排泄虽与肠道密切相关，但却与多脏腑有联系：脾胃的运化、肝的疏泄、大肠主津、小肠升清泌浊、肾的统摄、三焦通调等等。小便则可直接反映肺、脾肾、三焦、膀胱等脏腑对水液代谢和气化作用的功能状态。因此，许多疾病需问二便的情况。

询问大便情况，主要包括排便习惯和便的状态。如有便次异常、粪质异常、排便量及排便时自我感觉异常等，都需关注。常见疾病包括便秘、泄泻、痢疾等。询问小便情况，主要包括尿量、频次、颜色、气味的变化和排尿感觉等，对于夜间排尿情况也许注意，夜尿频多常见于肾阳虚衰之人。一般情况下，日间 3~5 次，夜间 0~1 次，昼夜 1000~1800ml。但是，小便量和频次与饮水、出汗、环境温度、湿度等均有关系，当根据具体情况判定。如果小便见血或排出砂石，或排尿困难，或排尿疼痛，则需尽快治疗。常见小便疾病有淋证、癃闭、失禁、尿崩症等。

（8）问耳目

问耳、目可以了解肝、胆、三焦、肾和其他脏腑的情况。耳的常见自觉症状有耳鸣、耳聋等。耳鸣指耳中有蝉鸣或潮水或雷鸣之音，可单侧或双侧，持续或时发时止。如声音大，用手按之更甚，多为实热，可见于肝胆、三焦之火循经上扰。如声音较小，手按可减轻，一般为虚证，常见于肾精亏虚。脾湿上扰清阳也可导致耳鸣。耳聋指不同程度的听力减退，甚至丧失听觉，也分虚实。一般突发的实证相对容易治疗，久病、虚证难以治愈。

目的常见症状有疼痛、目眩、目昏、雀目等。疼痛剧烈伴头痛，恶心呕吐，可见于青光眼等。目眩为视物旋转，好似在舟车之上，可见于痰湿上扰，或肝阳上亢。目昏多见于老年人，指两眼昏花，视物不清；而雀目即夜盲症，一般黄昏后视力减退。这两种多与肝血不足有关。

（9）问女性

对于女性来说，因有经、带、胎、产等生理特性，诊断、治疗等必须考虑其特定生理状态，在问诊时都应进行询问。

月经初潮年龄一般为 13~15 岁，周期 28 天左右，周期规律，21~35 天，也属正常。月经持续时间 3~5 天，经血暗红色，可夹有脱落的子宫内膜，49 岁左右绝经。一般问月经，需考虑其期、量、色、质，如发生异常，称为月经不调。周期上，提前 8~9 天称月经先期，常因血热或气虚不摄所致。延后 8~9 天，称月经后期，血虚、血瘀等原因常见。另有月经前后不定期，与肝的疏泄失常，脾肾不足有关。正常来月经时无明显疼痛，或小腹略有不适，不影响生活或工作。如周期性的经期前后或期间阵发性下腹疼痛，甚或疼痛难忍，称痛经，常为气滞、血瘀、寒凝等导致的"不通则痛"。如经后小腹酸痛，多为气血不足或肾虚导致的"不荣则痛"。月经量大不止，称"崩中"，长期淋漓不尽称"漏下"。除妊娠、哺乳期外，育龄女性月经应到不到，或曾来又中断三个月以上时，称闭经。均应结合其他四诊信息诊断治疗。

带下属于女性正常的分泌物。如分泌量大、淋漓不断，或颜色黄赤，或有腐臭气味，则需及时诊治。如已婚女性平日月经规律，突然停经，没有明显疾病指征，应考虑妊娠的可能，在诊治上需特别注意。对于妊娠或产后妇女，因其特殊生理特点，治疗方法和用药等的选择不同于一般人，应由专科医师诊治。

（10）问小儿

小儿同样为特殊人群，在问诊上尤其明显。因年龄小，或不善于表达，问诊有很大困难，常依靠父母等的表述。除一般发病过程和症状等的询问外，还需了解母亲妊娠期间、孩子出生前后情况、预防接种等内容，综合判断。其具体诊治，也应由专科医生进行。

4. 切 诊

中医的切诊包括脉诊和按诊，主要为医师通过双手的触摸和按压，获得信息的一种诊察方法。

（1）脉诊

古代的脉诊常为遍诊法，切脉部位有头、手、足之分，后逐渐演化为寸口脉诊，依据脉的位置、频次、形态、脉势等，分为二十八种脉象，可候疾病的阴阳、表里、寒热、虚实，以及脏腑的生理功能状态等。

寸口脉诊也有"三部九候"，即寸、关、尺三部位的浮、中、沉。寸关尺部位如图2-3所示。寸关尺所候脏腑的对应关系，以《内经》为基础，后世不同著作，略有不同。依据《素问·脉要精微论》，左寸外候心，内候膻中；右寸外候肺，内候胸中；左关外候肝，内候膈；右关外候胃，内候脾；左尺外候肾，内候腹中；右尺外候肾，内候腹中，可供参考。

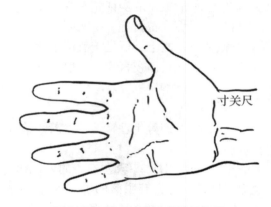

图2-3　寸口诊脉寸关尺部位图

诊脉的时间最好在清晨，此时收饮食、活动等因素影响最小，气血受到的干扰最少，最容易判断。通常诊脉时，应将手臂置于心脏同水平，直腕，手心向上，可在腕关节的背侧垫上脉枕。医者左手诊患者右手脉，右手诊左手脉。医者的食指、中指、无名指，分别按于寸、关、尺部。诊脉时，轻按称"举"，应心肺；重按称"按"，应肝肾；不轻不重称"寻"，应脾胃。医者可用自身平静呼吸的时间来计算患者的脉动。诊脉时间通常应不少于"五十动"，以细致分辨脉象，尤其是结、代、促等脉动节律不均衡的脉象，才能准确判断。

正常人的脉象称"平脉"，医者一个呼吸周期（即，一息）四至，大约72~80次/分左右，浮沉、大小适中，节律一致，从容和缓，柔和有力，随外界环境和人体自身状态有一定变化。不同的季节、地理环境、性别、年龄、体格、饮食、情志、劳逸等状态，脉象均有区别，但都可为正常表现，也称平脉。平脉特点可概括为胃、神、根三点。胃，指有徐和之象，体现胃气的有无；神，指柔和有力，体现心神的充盛；根，指尺脉沉取应指有力，体现肾气的充盛。如有疾患，脉象则会发生相应的改变，称病脉。不同脉象可体现疾病的病位、病性、病程、病因、转归等。《濒湖脉学》有27种脉象，《诊家正眼》补充疾脉，近代多以28种脉象论述。

（2）按诊

常用的按诊包括按肌肤、手足、胸腹、穴位等。

按肌肤可以探知肌表的寒热、润燥，以及是否有肿胀等情况。比如"按尺肤"，即小臂内侧尺骨侧的皮肤，常在外感疾病时热甚，可借此探察。如局部肿起，可按知肿处的温度、软硬程度、肿起范围等，依据手下感觉，还可探知是否有脓液。按手足多用于探察寒热。手足俱热多为阳盛或阴虚，手足俱冷见于阴盛、阳虚，或阳气被郁。同时，如外感疾病，手足背热于手足心，反之则多为内伤所致。

胸腹部的按诊多用于诊察内脏疾患，具体应用与脏腑的解剖位置有一定关系。胸腹的分区：膈肌以上为胸部，以下为腹部。心尖投射区为虚里，常用于探察宗气的盛衰。心肺居于胸中，胸部按诊常候心肺。腋下到11、12肋骨间的侧胸部为胁，用以候肝胆。剑突下方为心下。胃脘为胃的体表投射区，即上腹部。以肚脐划分，脐上为大腹，脐下为小腹，小腹两侧为少腹。按诊时需关注寒热、局部软硬、有否肿块等情况。

按压某些特定的穴位也可推知身体情况。穴位局部可有压痛、结节、条索等表现。常用的如背俞穴，可参考"胸三肺俞四厥阴，心五肝九胆十临，十一脾俞十二胃，腰一三焦腰二肾，腰四骶一大小肠，膀胱骶二椎外寻"进行定位。五腧穴、下合穴、募穴等特定穴，也有协助诊治的作用。

5. 测 评

借鉴现代康复技术，使用简单的工具，对肢体的长度、周径、肌力、感觉、形态、生活状态，以及关节活动范围等进行测量的方法，称为测评。其中，肢体的长度、周径的测量需要注意健侧和患侧的对比；关节活动度需包括主动活动和被动活动；肌力从弱到强分0－5级，通过观察及施加一定的阻力测评。人体形态、步态、关节活动等，常需要动静结合的方式进行测评。日常生活状态可通过生存质量、活动能力等相关的量表进行评定。

（三） 四诊的应用

望、闻、问、切四诊与测评可采集大量与疾病有关的信息，是中医养生康复评定的基础。在应用上，应注意四诊合参，全面而系统地掌握、整理并分析采集到的信息，分析其病因病机，进行辨证论治。四诊信息的采集将应用于诊断、治疗、评定等各阶段，对患病前后、治疗前后、康复过程中等的四诊信息进行对比分析，更有利于评价康复的状态，判定疾病的转归。

1. 辨证的方法

我们知道，辨证包括综合分析、推理、判断和诊断疾病的全过程。辨证的方法有多种，每种方法都从一个特定的角度反映了人体的生理功能，适用于不同疾病的分析。常用的辨证方法包括：八纲辨证、脏腑辨证、气血津液辨证、病因辨证、经络辨证、六经辨证、三焦辨证、卫气营血辨证等。

（1）八纲辨证

八纲，即阴、阳、表、里、寒、热、虚、实，是对病位、病性、邪正盛衰进行综合分析后，归纳出的八类证候，其中，阴阳又可为总纲，里、虚、寒属阴，表、实、热属阳。

阴阳有消长离合的关系，可反映疾病的类别，用于探究疾病的属性和变化。表里体现病位的浅深，寒热反映疾病的性质，虚实体现邪正的盛衰。八纲辨证分析的是疾病的共性问题，所以，其他辨证常在八纲辨证的基础上进一步深化。

然而，八纲辨证并非意味着八类截然分开的证候，证候之间是互相联系的，可相互夹杂出现，也可在疾病过程中出现不同程度的转化。比如寒热是相互对立的，但同一个个体，又可出现上热下寒、外寒里热等寒热错杂的情况，也可能出现真寒假热、真热夹寒等重证。如最初是外感风寒，可因患者体质偏热或未及时施治，寒邪入里化热，转为热证，或"寒包火"等证。证候间的转化方向也可体现疾病的转归和预后。如实热证过用寒凉之剂，伤及脾阳，反伤正气，此时证候可由实转虚或虚实夹杂，应防止对身体的进一步损伤，如继续予寒凉之品，将影响预后。因此临床应用时，不仅要熟练各类证候的特点，还要注意其相互兼夹、转化、真假，才能全面、准确地分析、诊断。

（2）脏腑辨证

脏腑辨证是依据脏腑的生理功能、病理表现对疾病证候进行的归纳分析，是辨证体系的重要组成部分。因脏腑存在表里关系，互为表里的脏腑在生理功能上有一定联系，常共同分析。

肝的病证常见胸胁胀痛、烦躁易怒、肢体震颤、眩晕头痛、目疾、月经不调等。情志失调，肝失疏泄，则肝气郁结，肝经所过之处易胀闷疼痛，或见月经不调。如郁而化火，肝火上炎，则见口干口苦、面红目赤、头痛眩晕等症。肝藏血，如肝血不足，则面白无华，视力减退，月经量减少，肢体麻木。肝阴不足多头晕耳鸣，阴虚症状明显。如肝阴亏耗，不能涵养肝阳，肝阳上亢，则容易头晕目眩，失眠健忘，急躁易怒。如肝阳化风，可见肢体震颤、中风证病证。如寒凝肝脉，循行所过部位抽引冷痛，如少腹、阴囊等，或见痛经。胆病常见口苦、惊悸失眠、身目发黄等。常见肝胆湿热或痰蕴胆腑等证候。

心的病证常见心悸、心烦、失眠、多梦、健忘、怔忡等，有虚有实。心气虚以心脏和全身机能活动减弱为主，心阳虚则在此基础上出现虚寒症状。心的生理功能受损，与血虚共见即为心血虚，与阴虚共见则属心阴虚。阴血不足时，常使心神不安，见心烦、失眠、多梦等。如情志不畅，气郁化火，心火亢盛，可见心中烦热，口舌生疮。如气血运行不畅，痹阻心脉，可引发胸闷、疼痛，甚者危及生命。如痰浊蒙蔽心窍，常影响神志；如痰浊郁而化火，则可伴见热证。心热可下移小肠，表现为小便热赤疼痛，口舌生疮等。

脾胃的病证主要体现在饮食物的消化、吸收和输布上，常见腹胀、腹痛、嗳气、呕吐、呃逆、水肿或出血等。脾气虚为气虚伴有脾运化功能减退的表现，脾阳虚则兼见四肢不温，腹痛喜温喜按。脾升清的作用失常，则中气下陷；收摄力不足，则见出血。如寒湿阻遏中阳，或湿热蕴脾，可见头身困重，肢体浮肿，脘腹痞闷胀痛等，伴见寒证或热证。胃病久久不愈，可损伤胃阴，使胃脘隐痛，饥不欲食，伴见阴虚诸症。饮食不节，摄入过量寒凉或湿热之品，也可引发胃寒或胃热的病证。

肺的病证常见咳嗽、气喘、胸痛、咯血等，也有虚实之分。肺气虚则呼吸、肃降等功能减弱，气短、咳喘无力。肺阴虚即肺病症状与阴虚症状并见。肺为娇脏，易感外邪。风寒、风热、痰湿、燥邪、热邪等侵袭肺脏，均可出现相应证候。大肠传导功能失常，表现为便秘或泄泻。常见大肠湿热、津亏、滑泻等病证。

肾病多虚，常见腰膝酸软、耳鸣耳聋、须发早白、齿牙动摇、阳痿遗精、月经迟发或闭经、水肿或二便失司等症状。肾藏元阴元阳，故肾的阴阳亏虚、肾气、肾精不足，常见全身机能下降，尤其是生殖功能。当肾气虚衰，不能纳气时，可见久病喘咳，呼多吸少，气不能接续，动则喘甚。肾司二便功能失常，也可见二便失禁。膀胱病证常见的如尿频、尿急、尿痛、遗尿、癃闭、小便失禁等，常见证候为膀胱湿热。

各脏腑在生理上既相互协助，又相互制约，病理上也可相互影响，可结合实际，辨别主次先后，予以治疗。

（3）病因辨证

病因辨证是从患病原因的角度进行归纳分析的，通过症状、体征等表现，综合四诊信息，参考各种病因致病的特点，来推导患病的原因所在。临床上，导致疾病的原因多种多样，但概括起来，可分为内因、外因和不内外因。其中外因如感受六淫、疫疠邪气等，内因包括七情、饮食、劳逸等，不内外因指不含在两者之内的，如外伤、虫毒等。

六淫包括风、寒、暑、湿、燥、火。风性轻扬，善行而数变，发病迅速，消退亦快，患处游走不定。寒为阴邪，清冷、凝滞、收引，容易伤阳气，阻滞气血运行。暑性升散炎热，病必见热象，最容易伤津耗气，且常与湿邪兼夹为病。湿性黏滞、重着，病常缠绵难愈，常影响脾胃功能。燥邪有凉热之分，但都易伤津液。火与热同类，但较热更重。疫疠之邪即瘟疫邪毒，可致传染病，危害巨大。

七情，指喜、怒、忧、思、悲、恐、惊。七情致病，即各种原因刺激导致精神变化，情志兴奋或抑制过度，损伤相关脏腑，进而引发的各种疾病，常以气血阴阳变化为主，也可直接伤及五脏。其中，大喜伤心，心神不安；大怒伤肝，气逆而上；忧则情志抑郁，神疲纳差；思则气结，健忘失眠；大悲伤肺，神气消散；大恐伤肾，怵惕不安；惊则气乱，情绪不宁。七情证候与内伤病有密切联系，需在四诊资料采集时关注情志因素，并结合脏腑、气血辨证分析。

饮食所伤多在脾胃、大小肠，一般伤食舌苔黄或厚腻，胃痛或腹痛，腹胀，纳差，可有恶心或泄泻。过劳则倦怠无力，嗜卧懒言，过逸则易体胖，动则少气。另有过行房事，精气受损，而致虚劳的情况。

外伤的原因繁多，跌打损伤、金刃所伤、毒虫叮咬、兽类咬伤，或是各种理化损伤等等。应查明原因，结合受损局部症状及人体的整体反应，分析其脏腑、气血、经络等的病变，予以相应处理。

（4）气血津液辨证

气、血、津液与脏腑密切相关，因此，气血津液辨证常与脏腑辨证结合进行。气病广泛，《素问·举痛论》有"百病生于气也"的论述。常见的气病包括气虚、气陷、气滞、气逆等。气虚证是脏腑组织机能衰退时表现的证候，以全身机能活动低下为特点，如神疲乏力、少气懒言等。气陷为气虚升举无力，反而下陷所致的证候，常以内脏下垂为主要特征，也可因清阳不升见头晕等症。气滞为气机运行不畅，阻滞于人体脏腑、经络等表现出的证候，常见局部胀闷或疼痛，与情志关系密切。气逆指气机升降失常，应向下行的气机反而向上所引发的证候，常见肺气上逆的咳喘，胃气上逆的呃逆、呕吐，肝气上逆的眩晕、头痛等。

血行于脉中，濡养四肢百骸，如运行无力或受阻，或血溢脉外，即为血病，常见血虚、血瘀、血热、血寒等。血虚即血液不足以濡养百脉而见的全身虚弱的证候，常因化源不足、久病消耗、出血等原因导致，可见肌表黏膜颜色淡白。血瘀即血液运行不畅，或离开血脉的血液不能及时排出等引发的证候，常表现为刺痛，夜间痛剧，肿痛部位颜色紫黯等，引发的常见原因有寒凝、气虚、气滞、外伤等。血热多因脏腑热蒸腾而致，甚或迫血外出而见各种出血病证，伴有全身的热象。血寒常因受寒引起，寒凝气滞使血行不畅，多见肢体冷凉或痛，喜温恶寒等。气血二者相生相依，气为血帅，血为气母。气血病证常相互影响或相兼为病，治疗应注意气血同调。

津液为人体内所有正常水液的总称，可以濡润脏腑，滑利关节，滋养肌肤，与肺、脾、肾、三焦、膀胱、大肠、小肠等脏腑关系最为密切。其病变主要两方面：津液不足和水液停聚。津液不足即体内津液亏少，或因运化不足、生成较少，或因热盛耗伤、消耗过度。水液过多，停聚于体内，可引发水肿或痰饮等病证。另可见津液无明显亏耗或停聚，但输布不均，表现为痰湿、津亏相兼的病证。

（5）经络辨证

人体的十二经脉，内联脏腑，外络肢体，既可以将内脏疾病通过经络反映于体表，也可以将病邪传入脏腑之中。掌握经络系统与病证的关系，为推断疾病的病位、传变规律等，有重要意义。

经络辨证主要依靠以下三方面：其一，经络的循行走向规律。通过分析通过患病部位的经络、经筋，或该部位所属的皮部，进而推知病变经络。如同一部位有多条经络相关，则应结合其他症状判断。其二，经络所联络的脏腑。脏腑各有功能，通过症状、体征等，可推测功能失常的脏腑，结合经络走向判断。其三，经络本身病变。经络为人体气血运行的通道，经络通畅与否，气血是否充足，均可影响人体健康。《灵枢·经脉》中，对经络的是动病、所生病做了具体描述，可供参考。奇经八脉与十二经脉联系密切，各司其职，尤其任、督、冲、带，与肝、脾、肾等经脉尤为密切，生殖系统相关诸病证，从此入手往往效果较好。（经络腧穴的具体内容详见第三章）

（6）六经辨证

六经辨证是在《伤寒论》《素问·热论》等的基础上，结合伤寒病证的传变规律总结的一种辨证方法。其以阴阳为纲，再分三阴三阳，以六经概括经络、脏腑的生理功能和病理变化，又有疾病的传变规律蕴含其中。因侧重点不同，不能等同于脏腑辨证加经络辨证，多在外感病辨证时应用。

太阳为人身的藩篱，为肌表，抵御外邪，有中风和伤寒之分。阳气亢盛，邪热最盛则属阳明，是正邪激烈对抗的阶段。少阳在病位上，属于半表半里，临床表现以口苦、咽干、目眩为提纲，常见寒热往来。太阴病性属于里虚寒湿，与阳明相对，常以脾阳不足为主。少阴病则以心肾为主，有寒化、热化之分。厥阴病处于疾病较后的阶段，病情常错综复杂，寒热交错。

六经可见两经或三经同时发病，也可因一经未愈而传变。六经传变有其规律。一般来说，阳证多起始于太阳，然后传入阳明、少阳，如正气不足，也可传入三阴。阴证多从太阴开始，然后传入少阴、厥阴，如邪气强或体虚甚，也有直中三阴的可能。一般病邪的传变是自表向里，由实而虚的，反之则为病情向愈的转归。

（7）卫气营血辨证

卫气营血辨证是在六经辨证的基础上形成的，弥补了六经辨证的不足，主要用于外感温热病邪的辨证。卫、气、营、血，代表了四种证候，又有层次之别，是温热病发展过程中，病情由轻到重的四个阶段。卫分证为温热邪气初犯肌表，卫气功能失常。气分证则温热病邪已经内入脏腑，正邪交争剧烈。营分证时，温热病邪内陷深重，损伤营阴，扰及心神。血分证则为最后最深重的阶段，热入血分，心肝受损，常见血证。温病多以卫、气、营、血的顺序深入、传变。如治疗正确、及时，可停止传变而向痊愈转变。如失治误治，常传变迅速，或可跳跃传变。临床也可见到卫气、气营、营血同病。

（8）三焦辨证

三焦即上、中、下焦。三焦辨证结合了脏腑分布规律，也用于温病初、中、末期不同发展阶段的辨证。上焦病证主要以肺和心包经证候为主，中焦以脾胃经证候为主，下焦则以肝肾经证候为主。一般情况下，温病初期以上焦病证为主，逐渐发展为下焦病证，按此顺序即为顺传。如病邪重而抵抗力差，可由肺卫直接传入心包经，则为逆传，病情危重。

2. 辨证方法的选择

（1）选择辨证方法的原则

根据病情选择辨证方法。各种辨证方法都是为了对疾病的病因病机进行分析，确定病位并探求疾病发展规律。每种方法各有侧重，因此适用于不同疾病的诊治。八纲辨证是其他辨证的基础；病因辨证以求其致病原因为主；气血津液、脏腑、经络辨证则可明确病位所在；六经、卫气营血、三焦病证则在证候的基础上涵盖了疾病发展的规律。因此，对于辨证方法应全面掌握，根据具体疾病，选择适当的方法。

辨证时要抓主症。中医诊治常以典型症状为核心。临床上，单一症状出现的可能性甚小，常多种症状掺杂、交替，要区分主次，以主要症状为核心，结合四诊信息进行分析。有时，个别有特点的症状对病情发展有重要提示作用，也应关注。

（2）辨证方法的应用

外感病的病邪来源于外部，其他内、外、妇、儿科等疾病统称杂病。患病时存在正邪两方面，正气虚则虚，邪气盛则实。

常见辨证方法的应用范围如下表：

表2-1　常见辨证方法的应用范围

辨证方法	应用范围
八纲辨证	总纲，其他辨证方法的基础，常结合应用，对治疗方法的选择有指导作用
病因辨证	着重于探察病因，尤其多用于外感病辨证
气血津液辨证	杂病气血津液表现突出时，常用脏腑辨证结合运用
脏腑辨证	杂病辨证的重要方法，应与病因辨证结合应用
经络辨证	杂病有肢体经络等部位相关症状时，常与脏腑辨证结合应用
六经辨证	常用于外感病中"伤寒"的辨证，一些医家也将其用于内伤杂病的诊治
卫气营血辨证	常用于外感病中"温病"的辨证
三焦辨证	常用于外感病中"温病"的辨证

二、中医养生康复评定的原则

中医养生康复的评定的基本原则包括两方面：全面的综合评定和系统的分期评定。

（一）　综合评定

综合评定要求我们，对四诊、测评等采集到的各种信息，选用适宜的辨证方法，全面地进行整理分析。这种评定不仅在于患者的形体上，也包括精神状态及其社会属性。只有准确、全面的评定，才能制定合理的目标和适宜的养生康复方案，取得良好的结果。

（二）　分期评定

养生、康复，都是对功能的失调或缺失进行修复，进而趋于协调的状态。基于评定的结果，对处于不同状态的患者应予以不同的养生康复方案，因此需分期评定。如形体损伤，当以形体修复为先，在特定阶段增加局部功能训练，再进行其他相关脏腑等的功能训练。如脏腑精气不足，则应辨别原因，区分主次，分阶段进行调整，根据每个阶段的评定结果，进行具体方案的设计。尤其对于病情复杂、病程长、年龄偏大者，分期评定尤为重要。

第三节　经典中医养生康复理论举要

一、天人相应

天人相应是中医养生康复的基本理论，即人与环境的协调统一。这种协调统一体现在各个方面。

（一）顺应自然

中医认为，人处天地之间，是自然的一部分，人的一切活动都遵循着自然的变化规律。自然有四季的更替，月亮的盈亏，昼夜的交替，人的气血也会随之发生规律的变化。这种内外相应，协调变化，是人与自然协调统一的具体体现。人与自然界中的生物，都有生长壮老已的生命过程，花草树木一岁一枯荣，人也随之有着春生、夏长、秋收、冬藏的变化。顺应自然的规律，有助于人们获取源于自然的补养。春夏养阳，秋冬养阴便因于此。许多时候，人们往往不需要借助药物，仅依靠自然便可补养神气，恢复健康。养生如此，治疗、康复同样需要顺应自然。比如施针时机的选择，人体经穴有子午流注开穴的变化，气血运行有昼夜交替的规律，补泻的应用需顾及月亮的圆缺。取法天地，则人常安。

（二）法于阴阳

凡是对立的双方，均可分阴阳，在给出一定的"判定标准"后，事物也随之有了阴阳的划分。因此，阴阳可以看作是中医对自然规律认识的手段。虽然阴阳具备了相互对立的基本属性，但二者却互根互用，相互依存，相互转化，消长平衡。察色按脉，先别阴阳；八纲辨证，作为总纲。阴阳在中医学中有着重要地位。在养生康复中，同样要取法阴阳，需要补养阳气，保养阴精。比如导引功法的动静结合，既可补充精气神，又可活血行气，利于气血输布。再如用药，阴阳互根互用，常阴阳双补而有所侧重；阴阳对立制约，常用以祛除亢盛的病邪。就形神而言，神为阳，形为阴；从构成生命的基本物质来看，气为阳、血为阴，阳在外推动，是生命的动力，阴在内，是阳所依附的基础。阳气昼行于外，夜潜于内，人则晨醒昏定。"阳气者若天与日，失其所则折寿而不彰"，阳气占据了主导地位，因而有养生便是养阳气的说法。借阴阳认识世界，认识人本身，并遵循其相互作用的规律，维持"阴平阳秘"的状态，是中医养生康复的基本理论之一。

（三）动态平衡

阴阳有消长的变化，五行有生克制化的规律，气机有升降出入的运动。静止是相对的，而世界是恒动的，在动态变化中趋于平衡。譬如当寒邪侵犯肌表，人体的阳气便会外出保护，与之交争，人便有恶寒发热的症状，而当寒邪祛除，便又恢复脉静身凉。再如立秋后天气转凉，外界环境的改变促使人体内阳气的涌动，以增强抗寒能力，尽快达到新的平衡，因而有"春捂秋冻"的俗语。养生，便是顺应规律，保持或帮助人体达到这种动态的平衡。而康复的重点，则在于恢复原有的生理功能，无损无过。

二、精气神与形体的统一

精气神与形体有着密切的联系，中医的养生康复要求精气神与形体的协调统一。主要体现在协调脏腑、形神共养、气血调和、避邪养正等四个方面。

（一）协调脏腑

五脏居于体内，各具功能，外与五体九窍相联系，藏神、主情志，其脏腑精气是人体完成各种生理活动的动力，又是培补正气，抵御外邪的物质基础。因此，脏腑精气充沛、功能完善是健康的前提。养生康复中，常针对五脏、气血阴阳的不足，采用补养的方法，既可单一使用，如健脾、补血等，也可综合应用，如气血双补等。

脏腑可有气血阴阳的不足，也可因有相对偏盛的状态，各具功能，相互协调、促进，又相互制约，处在动态的平衡中。对于脏腑，不能一味滋补，而应根据脏腑的虚实进行调整，补虚泄实。如感受外邪，或因自身脏腑功能失调导致病理产物蓄积，则应扶正祛邪并用。但需注意的是，人体应以正气为本，故应扶正为主。各种祛邪法的应用均应适度，以防过用，损伤正气。

在协调脏腑功能时，需要关照脏腑间的联系。如水液代谢，以肺、脾、肾、三焦、膀胱等为主；食物的消化、吸收，则以脾、胃、肝、胆、小肠等为主；涉及情志或神志，则应在调理相应脏腑时，辅以安心神、疏肝胆；女子月经相关病证，则以肝、脾、肾为主。脏腑之间除功能的协同外，还存在五行生克制化的关系，可结合补泻应用。如肝肾阴虚时"滋水涵木"，肺脾气虚时"培土生金"；肝阳过亢可导致"木火刑金"，引发咳嗽、咯血，可以"实则泻其子"，选用清心泻火之法治疗。

肾为先天之本，脾为后天之本，二者的功能对于养生康复而言有着至关重要的作用。肾中蕴有元阴元阳，人的生长、发育、生殖本于肾，衰老也由肾而始，各种重症、慢性病后期的虚损，也多波及肾。因此，养生时要注重培补肾元、减少消耗，疾病康复过程中，也应重视固护肾精。脾胃为气血生化之源，为人体提供最基础的物质，后天培补各脏腑的食物、药物，均需要通过脾胃的运化而发挥作用。因此，调养时尤其需要关照脾胃功能。对虚弱的脏腑进行滋补时，要防止过于滋腻，酌加健脾行气之品；对相对偏盛的脏腑进行清热、燥湿等治疗时，也应注意固护脾胃，防止苦寒伤及脾阳；对久病体虚者，尤当从脾胃入手，缓慢补养。

（二）形神共养

形指形体，包括五脏六腑、五体、九窍等，是人体的物质基础。神则包括所有精神、意识、思维等。神对形体起着主导作用，而形体健康是精神健康的基础，二者相互依存。健康包含身、心两方面，形神共养，也即身心同调。因此，历代医家均强调形神共养的重要性。

精、气、血、津液等，均是构成形体的基本物质，濡润、滋养、气化，以及气机的升降出入，维系了形体的功能，也为神提供了依附。因此，形体的保养是养生康复中最为基础的，充沛的精气、津液，利于五脏六腑、四肢百骸的协调为用。《素问·上古天真论》云："恬惔虚无，真气从之，精神内守，病安从来"；《素问·灵兰秘典论》云："主明则下安，以此养生则寿……主不明则十二官危，使道闭塞而不通，形乃大伤，以此养生则殃。"因此，在形神共养时，更强调了养神的重要性。

养神的一个重要方面是调畅情志。在诸多致病因素中，情志因素可导致很多内伤杂病，也影响疾病的转归。《素问·举痛论》谓"百病生于气"，情志可影响气机的运行，进而伤及五脏。《中庸》谓："喜怒哀乐之未发谓之中，发而皆中节谓之和"，指出喜怒哀乐均可出现，但皆需适度，可为"精神内守"的具体体现。

（三）　气血调和

气血不仅能濡养五脏六腑、四肢百骸，更是脏腑功能完成协调、转化的通道。只有经气通利，血脉畅通，才能保障脏腑功能的协调、完善。气血调和首先要求充沛的来源，即脾胃的运化。对气机有调整作用的脏腑，如主升的脾、肝，主降的肺、胃等，要注重相互间功能的协调。气血运行于经脉之中，经络的通畅是气血调和的保障。十二正经与脏腑密切联系，不仅有输送气血的作用，还可联络其相关的五体、九窍，将脏腑的状态反映在体表。当气血不足或运行不畅时，常见"不荣则痛"或"不通则痛"等病理反映。因此在调理气血时，常需通经活络，活血行气，对血脉瘀阻者，更需活血化瘀。

如果十二正经是江河，奇经八脉则为湖泊，在十二经气血充盛时储存，亏欠时溢出补充，对于气血的调和起着重要作用。比如任脉为阴经之海，督脉为阳经之海，冲脉为血海，带脉收束所有纵行经络等，奇经八脉常为养生康复者所重视。

（四）　避邪养正

《素问·上古天真论》提出，应"虚邪贼风，避之有时"，指出了预防的重要性。这里的避邪不同于祛邪。祛邪是在已经感受邪气之后，将其清除出体外，而避邪这是固护正气，避免感受邪气。这里的避邪包括两方面。其一，是对疫疠之邪，如各种传染病、虫毒、不洁的饮食物等，所有"四时八方不正之气"，采取防护措施。其二则是减少对自然规律的违背，如按时作息，调畅情志，劳逸适度等，减少损伤的机会。避邪和养正相辅相成，防重于治，则更利于养生康复。

三、三因制宜

三因制宜，即因时、因地、因人制宜。应根据时间、地点、个体特点综合分析，选择最适宜的方法，制定个性化的养生康复具体方案。

（一）因时制宜

因时制宜指的是根据时间的不同，予以不同的调养方法。常根据不同的季节、节气、时辰等，予以相适合的养生康复手段。

1. 季 节

季节养生是依据四季阴阳更替的特点，有针对地调整起居、饮食、运动、服饰等，以适应外界环境的变化，保持内外环境的相对平衡。总体上可概括为：春夏养阳，秋冬养阴。

（1）春季

春季的特点是阳气始生，万物复苏，气候变化较大。此阶段应晚睡早起，舒缓形体，沐浴阳光，适当保暖，调畅情志，适合食用辛甘发散之品，少食酸涩之物，适当运动，以帮助体内阳气的升发。

（2）夏季

夏季的特点是阳盛，雨水充足，万物长养。此阶段应注意固护阳气，增加室外活动，促进汗液排出。暑热时节，需防暑降温，但也应尽量少食生冷，或久居空调房，以防寒湿伤及脾阳。饮食物在夏季容易腐败变质，要讲求饮食卫生，防止"病从口入"。情志上，应保持神清气和，减少发怒，乐观向上。夏季可选择的运动方式多种多样，要及时补充水分，预防中暑，避免大汗后冷水刺激。

（3）秋季

秋季以收养为主，阴气渐生，由热转凉，气候相对干燥。此阶段需调整作息，早睡早起，适当运动，增加抗寒能力。秋季是收获的季节，也是花木凋零的时间，应调畅情志，应对不良刺激，减少忧郁、悲伤等情感。饮食上，应减少辛辣刺激之品，多使用一些养阴润燥的食物。应当注意的是，虽然秋季是大量瓜果上市的季节，但水果大多性偏寒凉，不可过食。

（4）冬季

冬季是一年中最寒冷的季节，阴气盛极，阳气潜藏，人体的代谢随之减缓。此阶段应避寒就温，藏养阳气，固护肾气。作息上，应早睡晚起，适宜日出后活动。如因上学、上班等不可改变的因素必须外出，则更应注意保养精气。冬季进行适当运动有利于促进气血运行和御寒，但应注意，日落后不宜进行剧烈运动，防止阳气的耗散。情志上也宜内敛，可通过晒太阳等方式防止懒散嗜睡。饮食上，冬季是进补的最佳时机，养阴、温阳、固肾等药膳的熬制，有利于人体精气的补充，为来年的升发打下基础。

2. 节 气

节气即二十四节气，指春季的立春、雨水、惊蛰、春分、清明、谷雨，夏季的立夏、小满、芒种、夏至、小暑、大暑，秋季的立秋、处暑、白露、秋分、寒露、霜降，以及冬季的立冬、小雪、大雪、冬至、小寒、大寒。节气交换之际，往往气温变化较大，常为人们发病的诱因。一些重症、急症，也常在节气前后发病或加重。因此，节气养生，尤其是节气交替时的调护，非常重要。针对每个节气的特点，有适宜的饮食、药物及精神调摄。运动方面，有《二十四节气导引坐功》，以调整体内气机运行，适应外界环境的变化。总体上，节气交替前后，应规律作息，放松心情，适时地增减衣物。对于四立、二分、二至等大的节气前后，更应慎重。

3. 时　辰

时辰指的是以十二地支命名的十二个时辰，每个时辰 2 小时。时辰养生常与经络循行和子午流注等相结合。凌晨 3:00 ~ 5:00 为寅时，肺经当令，此阶段人们常进入深度睡眠，脑皮层开始活跃，是从静到动转化的时间。5:00 ~ 7:00 为卯时，大肠经当令，此时应起床，稍微活动，排便，开始新的一天。7:00 ~ 9:00 为辰时，胃经当令，是补充营养的最佳时间。早餐应进食有营养、易消化的食物。9:00 ~ 11:00 为巳时，脾经当令，不仅开始运化水谷精微，也开始进行人体阳气的提升。有些人每到这个时间段便没有精神，便是脾虚的缘故。11:00 ~ 13:00 为午时，心经当令，是阳极阴生的转换点，这段时间闭目小憩，有利于心神的保养。13:00 ~ 15:00 为未时，小肠经当令，人体分清泌浊的工作主要在此阶段完成。同时，心与小肠相表里，此时有些人会觉得胸闷心慌，多为心脏功能失常的先兆。15:00 ~ 17:00 为申时，膀胱经当令，此时犯困提示阳虚。因阳气入里，有些人此时易发潮热，称之为日晡潮热。此时可适当活动，利于阳气的运行。17:00 ~ 19:00 为酉时，肾经当令，此时是补养肾精的好时间，应避免重体力劳动。19:00 ~ 21:00 为戌时，心包经当令，此时阴气渐盛，应放松心情，进行一些休闲、娱乐活动。21:00 ~ 23:00 为亥时，三焦经当令，最佳的养生应在此时入睡。即便不能入睡，也应尽量避免耗散阳气的剧烈运动，或是激烈刺激的娱乐项目，应安神定志，准备休息。23:00 ~ 1:00 为子时，胆经当令，此时为阴阳交汇之时，最好睡觉，即人们常说的子午觉，有助于胆气调达，情志舒畅。1:00 ~ 3:00 为丑时，肝经当令，此时也应睡觉，以助肝更好地疏泄气机，长养肝血。

（二）　因地制宜

人生活中相对固定的环境中，环境对人的影响不容忽视。因地制宜，即根据地理环境特点选择养生方法，具体包括地域、居住环境等。其应用可本着就近原则，采用当地的饮食物、药物，或借助特有的工具。

1. 地　域

一方水土养一方人。人体随时进行着调节，以适应环境，人们气血阴阳的动态平衡随之变化，因此不同地域环境造就了人群间普遍存在的差异。平原地区物产相对丰富，气候适宜，大多利于养生保健。海滨地区雨量充足，空气清新，湿度大，海产品的摄入相对偏多，新鲜果蔬也较为丰富，营养摄入相对均衡。而高原地区氧气相对稀薄人们常年高原劳作，常形体壮实，但蔬果相对不足，易积内热。

环境条件不同，高发疾病也不同，所需的治疗方法也有差异。《素问·异法方宜论》提出，应根据地域特点，选择治疗方法。东方气候温热，痈疡多发，适宜砭石治疗；西方天气寒凉，病发于体内，应以药物内治为主；北方寒冷，适宜灸法；南方炎热适宜针刺；中央气候则相对温和，适宜导引按跷。因此，在制定养生康复方案时，应考虑个体久居的地域特点。

2. 居住环境

居住环境对人有直接的影响，在工作、生活的地理环境无法改变时，居住环境的改善相对容易实现，比如室内清新的空气，适宜的温度和湿度，充足的阳光，良好的通风情况，周边较弱的声音、光线，或是辐射等。营造一个洁净、舒适、安静的环境，有利于放松心情，安养精神。

（三）因人制宜

因人制宜是养生康复方法选择时最重要的，也是最有特色的，是在综合考虑时间、地点、环境、人体基本状态等各方面因素后，进行个性化的方法选择。常考虑的因素包括出生或久居地，体质、疾病、脏腑功能、证候、症状等，结合所处时间、地理环境、居住环境和个人喜好，可有针对性地选择适宜的方法，如起居调整，饮食、药膳，各种现代运动或导引功法，针灸、刮痧、拔罐、药浴，或是书法、传统音乐疗法等。

1. 体 质

体质是人禀赋于先天，受后天、环境等影响，在生命过程中形成的相对稳定的固有特征。《灵枢·五变》记载了匠人伐木的故事：不同的树木，坚脆不一，即使同一棵树，阴阳朝向不同，坚脆也不同。对于人体而言，脏腑、气血阴阳、精气等的分布不均，便导致了人体各生理系统功能的不平衡，正是这种不平衡，造成了人们体质的差异。

中医学对体质进行分类的方法很多。分型的依据不同，所分种类不同。《灵枢·阴阳二十五人》中记载了运用五行学说，结合肤色、形体、禀赋、态度、适应能力等特点，将人分为木、火、土、金、水五种体质类型。《灵枢·通天》则根据人体阴阳的盛衰，分为太阴、少阴、太阳、少阳、阴阳平和等五种体质类型。现代医家也提出了一些体质分类方法，各有特色，现简要介绍。

（1）九种体质分类

王琦教授创立体质九分类法，将人的体质分为平和质、气虚质、阳虚质、阴虚质、痰湿质、湿热质、血瘀质、气郁质、特禀质等九类。平和质者体形匀称，面色润泽，精力充沛，纳眠佳，二便正常，总体属于健康范畴。气虚质者常气短懒言语声低，精神不振易疲劳，常自汗出易感冒，需培补元气。阳虚质者怕冷喜暖，手足欠温，大便时稀，小便清长，精神不佳，需温肾助阳。阴虚质者形体消瘦，性情急躁，常心烦少眠，潮热、口干，需养阴安神。痰湿质者形体肥胖，尤其腹部肥满，嗜食肥甘，体倦嗜睡，口中粘腻，需调整饮食作息，调补肺脾肾。湿热质者面垢油光，易生粉刺，急躁易怒，身重困倦，大便粘腻，男性阴囊潮湿，女性带下增多，需清热利湿。气郁质者常情志压抑，情感脆弱，形体偏瘦，时有太息，尤需调畅情志，疏肝理气。血瘀质者肤色晦暗，唇舌黯淡，可见瘀点瘀斑，舌下脉络迂曲，需活血行气。特禀质常见先天性、家族性特征，多见过敏体质者，需培补先天精气，做好预防保健。

（2）三阴三阳体质分类

赵进喜教授根据《伤寒论》中的生理系统功能的偏盛状态，结合形态、社会心理、发病倾向等，提出了三阴三阳六大类体质分类方法，并进一步细分，各自包含甲乙丙三型，共为十八种体质类型。太阳系统是人体肌表抵御外邪及调和营卫功能的概括，又可分为体格壮实，不易生病的卫阳充实型；体虚易感冒的卫阳不足型；以及感受邪气后容易热化的卫阳太过型。阳明系统是人体胃肠通降、传导、化物功能的概括，又可分为能吃能干能睡的胃阳亢盛型；多食易饥的胃阳亢盛兼有阴虚型；以及胃肠偏实、体质偏寒的阳明寒化型。少阳系统是人体调节情志，生发阳气，疏利气机功能的概括，又可分为情志抑郁、怕冷的少阳气虚型；性格内向的少阳气郁型；以及性格内向但易急躁的少阳郁热型。太阴系统是脾胃运化、输布水谷精微功能的概括，又可分为纳食不佳，容易腹泻的脾胃气虚型；食欲差，怕冷，腹泻的脾胃阳虚型；以及形体偏胖，大便偏稀，食欲较差的脾虚湿盛型。少阴系统是人体内部阴阳固秘，水火交济功能的概括，又可分为失眠、怕热、善于思考，容易兴奋的心肾阴虚型；嗜睡、怕冷，性欲淡漠，记忆力差的心肾阳虚型；以及思维能力不足，精神不佳，睡眠质量差、既怕冷又怕热的少阴阴阳俱虚型。厥阴系统是人体控制情绪、潜藏阳气、平调气机功能的概括，又可分为体壮怕热，好发怒的肝旺阳亢型；体格偏弱，怕热，易激动的肝旺阴虚型；以及体格偏弱，怕冷，易激动的肝旺阳虚型。每种体质因其生理功能的强弱不同，有其多发疾病的倾向，也有其相适应的饮食、运动、起居等的调养方法。

2. 年　龄

不同年龄的人群特点不同。婴幼儿时期身体处于快速生长发育状态，应保障充足的睡眠，适当活动，营养丰富、易消化的饮食，做好传染病的预防工作。学龄前期和学龄期儿童逐渐开始并适应集体生活，应引导其养成良好的生活习惯，合理营养、加强运动，避免暴饮暴食、挑食、熬夜等不利于健康的行为。青春期少年生长发育迅速，第二性征逐步出现，应及时引导，避免惊慌。同时，应补充营养，以供给体格增长高峰的需求。此阶段少年常有叛逆心理，应予以关注，适时疏导。成年人的各项生理功能趋于稳定，但逐渐会面临学业、工作、家庭等各种压力，此阶段的生活习惯和生活状态，对身体有着至关重要的影响，是养生不可忽视的阶段。老年人脏腑的生理功能逐渐衰退，则以畅情志、节饮食、慎起居、避外邪为先，减少元气的耗损，辅以培补元气、健脾益肾，以养天年。

3. 性　别

男性和女性在生理上有很大区别。男性阳气偏旺，体格相对强壮，情感多含蓄。在养生康复中，以保养阳气为主，应养成良好的生活习惯，少食肥甘厚味，戒烟限酒，减少不必要的熬夜，适当节制房事。对于不善于表露情感的人，应寻找适合的疏泄途径。女性在保养阳气的同时，还应补养阴血，尤其青春期后到绝经前，经、带、胎、产、乳等不同方面均应顾及。女性情感细腻，更容易受情绪影响，因此古人有"女子以肝为先天"的说法。

4. 职　业

职业的特点也需要考虑。脑力劳动者应补充大量的营养物质，但也应适当增加运动量，减少静坐少动的时间。体力劳动者则以补充足够的热量为基础，做好防护，防止过劳损伤。对于一些特殊工种，如可能接触理化刺激、过敏源，或长期夜班、加班，或精神压力大等，需考虑职业环境与身心健康的关系。

5. 异法方宜，综合为用

中医养生康复技术多种多样，常见的包括生活方式干预，如起居、劳逸、饮食、运动等；针灸、推拿、刮痧、拔罐等是具有中医特色的技术；陶冶性情、调畅情志的方法，如书法、绘画、手工、香薰，或是传统的音乐疗法等。在综合体质、疾病、证候、症状等评定结果和个人身体特点、兴趣等因素后，根据因时、因地、因人制宜的原则，选择最适宜的方法，综合应用。具体方法阐述参见本书后续相关章节。

思考题

1. 如何理解中医养生、康复的目的？

2. 结合中医养生的观点中对认识健康和衰老的认识，谈谈你对养生的理解。

3. 四诊包括哪些内容？为什么说，四诊是中医养生康复评定的基础？

4. 常用的辨证方法有哪些？应如何选用？

5. 什么是三因制宜？结合三因制宜和天人相应等理论，谈谈在校大学生应如何进行秋冬季节的养生保健？

参考文献

[1]郭海英.中医养生学[M].中国中医药出版社,北京:2009.

[2]印会河.中医基础理论[M].上海科学技术出版社,上海:1984.

[3]邓铁涛.中医诊断学[M].上海科学技术出版社,上海:1984.

[4]王德瑜.中医养生康复技术[M].人民卫生出版社,北京:2010.

[5]陈立典.传统康复方法学[M].人民卫生出版社,北京:2013.

[6]田代华整理.黄帝内经素问[M].人民卫生出版社,北京:2005.

[7]田代华,刘更生整理.灵书经[M].人民卫生出版社,北京:2005.

[8]龚一萍.中医舌诊彩色图谱[M].中国中医药出版,北京:2010.

[9]吴勉华,王新月.中医内科学[M].中国中医药出版,北京:2012.

[10]王琦,靳琦.亚健康中医体质辨识与调理[M].中国中医药出版,北京:2012.

[11]宫晴,赵进喜.纲举目张——论三阴三阳与辨方证的临床意义[J].中华中医药学刊.2012(05).

第三章　经络腧穴

◉ 本章提示

　　本章主要介绍了经络腧穴的经络腧穴总论和各论。在经络腧穴总论中，从整体上了解经络的概念、组成、分布和交接规律，以及生理功能和临床应用等，树立在中医理论体系里经络是人体重要组成部分的意识；阐释腧穴的概念、分类、作用、定位方法和特定穴的含义等。在经络腧穴各论中，介绍了十四经的循行路线、主治概要和本经腧穴定位表，以及十四经常用腧穴后常用经外奇穴的主治及操作方法。本章内容为中医养生康复技术的主要基础理论之一。

第一节　经络腧穴总论

一、经络总论

经络，是经脉和络脉的总称。经络是运行全身气血，联络脏腑形体官窍，沟通上下内外，感应传导信息的通路系统，是人体结构的重要组成部分。经络是运行气血、联络脏腑、沟通内外的通道，是经脉和络脉的简称。"经"，有路径的含义，以上下纵行为主，为经络体系的主体部分；"络"，有网络的含义，从经脉中分出侧行，为经络体系的分支部分。

（一）经络理论的形成

1. 起源于砭石的治疗
砭石被认为是金属针出现以前人类所应用的最早的医疗器械，砭石的按压、拍打使得原有病变部位的疼痛症状显著的减弱或消失，通过进一步的反复实践和观察，腧穴的概念开始出现，针刺腧穴时所产生的治疗效果和沿特定路线的感觉传导最终导致经络理论的形成。

2. 起源于导引练功
和针灸一样，导引练功在古代的中国也被广泛用于治疗疾患。在练功过程中，人体的周身沿着特定的路线可感受到热感和气的运行，因而通过导引功法演练者的反复观察形成经络理论成为可能。

（二）经络系统的组成

经络系统由经脉系统和络脉系统组成，其中经脉系统包括十二经脉、奇经八脉，以及附属于十二经脉的十二经别、十二经筋、十二皮部；络脉系统包括十五络脉、浮络及孙络等。其中十二经脉是指脏腑所属的经脉，包括手三阴经（手太阴肺经、手少阴心经、手厥阴心包经），手三阳经（手阳明大肠经、手太阳小肠经、手少阳三焦经），足三阳经（足阳明胃经、足太阳膀胱经、足少阳胆经），足三阴经（足太阴脾经、足少阴肾经、足厥阴肝经）。十二经脉与奇经八脉之任督二脉又合称十四经，腧穴中的经穴皆在十四经，故十四经是经络系统中的主体部分，见图3-1~3-3。

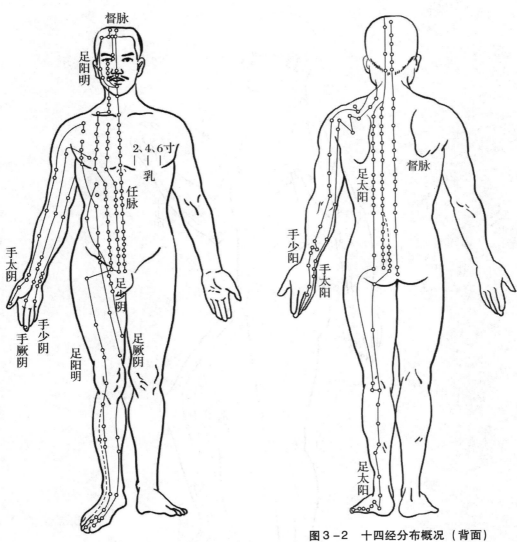

图 3-1　十四经分布概况（正面）

（注：2、4、6寸为正中线旁开距离）

图 3-2　十四经分布概况（背面）

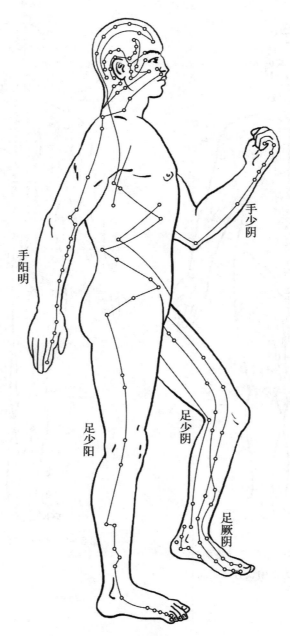

图3-3 十四经分布概况（侧面）

1. 十二经脉的分布规律

在外部，十二经脉左右对称地分布于头面、躯干和四肢，纵贯全身。与六脏相配属的六阴经循行于四肢的内侧和胸腹，与六腑相配属的六阳经循行于四肢的外侧和头面、躯干。按立正姿势，两臂下垂，拇指向前且小指向后的体位，阴经在四肢的内侧面，阳经在四肢的外侧面，阴经在四肢的内侧面的分布顺序是：太阴经在前，厥阴经在中，少阴经在后，阳经在四肢外侧面分布顺序是：阳明在前，少阳在中，太阳在后。手三阴经出于胸，手三阳经循行于肩胛部，足三阴经都循行于腹侧，在躯干，在足三阳经中太阳经循行于躯干背侧，少阳经循行于躯干侧面，阳明经循行于躯干腹部。

十二经脉的表里关系是：手太阴肺经与手阳明大肠经为表里；手少阴心经与手太阳小肠经为表里；手厥阴心包经与手少阳三焦经为表里；足太阴脾经与足阳明胃经为表里；足少阴肾经与足太阳膀胱经为表里；足厥阴肝经与足少阳胆经为表里。六对互为表里的阴阳经与体内有着紧密的联系。手太阴肺经属肺络大肠，手阳明大肠经属大肠络肺；手少阴心经属心络小肠，手少阳小肠经属小肠络心；手厥阴心包经属心包络三焦，手少阳三焦经属三焦络心包；足太阴脾经属脾络胃，足阳明胃经属胃络脾；足少阴肾经属肾络膀胱，足太阳膀胱经属膀胱络肾；足厥阴肝经属肝络胆，足少阳胆经属胆络肝。

2. 十二经脉的循行与交接规律

（1）十二经脉的循行方向是：手三阴经从胸走手，手三阳经从手走头，足三阳经从头走足，足三阴经从足走腹胸。

（2）十二经脉的交接规律是：互为表里的阴经与阳经在手足部交接；同名的阳经在头面部交接；手足阴经在胸部交接。

（3）十二经脉的气血流注关系是：从肺经开始到肝经为止，再由肝经复传至肺经，从而构成了周而复始、如环无端的流注系统，将气血运达全身以发挥其作用。十二经脉循环走向与交接规律（图3-4）。

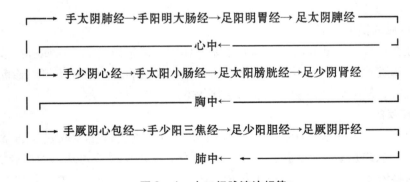

图3-4 十二经脉流注规律

3. 奇经八脉

奇经八脉包括督脉、任脉、冲脉、带脉、阳跷脉、阴跷脉、阳维脉和阴维脉。他们与十二正经不同，既不直属脏腑，又无表里配合关系，"别道奇行"故称"奇经"。对十二经脉起统率、联络和调节气血盛衰的作用。

（三） 经络的生理功能

1. 联络脏腑、沟通内外

人体的五脏六腑、四肢百骸、五官九窍、皮肉筋骨等组织器官，之所以能保持相对的协调与统一，完成正常的生理活动，是依靠经络系统的联络沟通而实现的。经络将人体形成了一个统一的有机整体。经络系统加强体表与脏腑的沟通，维持脏腑间联络。

2. 通行气血，平衡阴阳

经络是人体气血运行的通道，能将气血输布到全身各组织脏器，气血运行顺畅，濡养全身使得身体阴阳平衡。

3. 感应传导

经络系统是气血转输的场所，也是病邪侵袭的通道。在针灸治疗中针感是针刺疗效的关键，在针灸治疗疾病的过程中，常在经络的循行路线上出现针感的现象，如得气和气至病所。针感通过经络的循行路线至病所实现补泻治疗。

4. 调节机能、抗御病邪

经络行卫气行于体表，抗御病邪、防止内侵。而脏腑的变化亦可通过经络表现于体表，具有调节机能、抗御病邪的作用。

（四） 经络理论如何临床应用

经络不但在调节人体生理功能方面而且已证明在疾病的转归过程中起着重要作用，并且为辨证、诊断及针灸治疗提供依据。

1. 阐释病理变化

经络是感传病邪的通道，外邪通过络脉、经脉然后传至脏腑。寻找压痛点在针灸治疗中尤为重要，另外观察诸如皮下血脉等颜色变化等病理变化，都是应用经络诊断疼痛、阻滞、寒热等症状的性质。

2. 指导疾病的辨证诊断

经络辨证在疾病的诊断和治疗中起着重要的作用，每条经脉都有所属等病症，包括其循行部位及所属脏腑等疾病，而且经穴可以治疗本经的疾病。经络辨证可以诊断经气的盛衰及气逆、气滞、气绝等，甚至可以诊断疾病等本质、发展和预后。

3. 指导疾病的治疗

经络学说指导针灸推拿临床根据经脉循行和主治特点进行循经取穴是通常的治疗原则，如《四总穴歌》所载："肚腹三里留，腰背委中求，头项寻列缺，面口合谷收"，就是循经取穴的具体体现。中医学理论中每味中药都有所属的归经，也属于经络学说指导治疗的应用。

二、腧穴总论

腧穴是人体脏腑经络之气血输注于体表的特殊部位。腧穴与脏腑、经络有密切关系：

由于经穴属于经脉，经脉又联络脏腑，所以经穴与脏腑有密切关系。腧穴既是疾病的反应处，也是中医治病的刺激部位。

（一）　腧穴的分类

1. 经　穴

经穴，即"十四经穴"的简称，是指归属于十二经脉和任、督二脉的腧穴。经穴有具体的穴名，分布在十四经循行路线上，有明确的定位和主治症。经穴总数为361。

2. 奇　穴

"经外奇穴"简称"奇穴"，是指未归入十四经穴范围而有具体的位置和名称的经验效穴。

3. 阿是穴

阿是穴，是指该处既不是经穴，又不是奇穴，只是按压痛点取穴。阿是穴多见于病变附近，也可在与其距离较远处，是以压痛或其他反应点作为刺灸的部位。这类穴既无具体名称，又无固定位置。

（二）　腧穴的主治特点

1. 近治作用

是指腧穴均具有治疗其所在部位局部及邻近组织、器官病证的作用。这是一切腧穴主治作用所具有的共同特点。

2. 远治作用

是指腧穴具有治疗其远隔部位的脏腑、组织器官病证的作用。十四经穴，尤其是十二经脉中位于肘膝关节以下的经穴，远治作用尤其突出。

3. 特殊作用

是指某些腧穴具有双向的良性调整作用和相对的特异治疗作用。所谓双向的良性调整作用，指同一腧穴对机体不同的病理状态，可以起到两种相反而有效的治疗作用。所谓相对的特异治疗作用，指某些腧穴的治疗作用具有相对特异性。

（三）　腧穴定位法

腧穴定位法，又称取穴法，是指确定腧穴位置的基本方法。腧穴的定位取穴方法包括体表解剖标志定位法、骨度分寸定位法、手指同身寸定位法和简便取穴法。

1. 腧穴的体表解剖标志定位法

腧穴的体表解剖标志定位法指的是通过人体体表的解剖标志来取穴的方法。体表解剖标志包括骨头和肌肉标志，可分为固定标志和活动标志。

（1）固定标志

固定标志定位，是指利用五官、爪甲、毛发、脐窝、乳头和骨节凸起、凹陷及肌肉隆起等固定标志来取穴的方法。比较明显的标志，如鼻尖取素髎，两眉中间取印堂，肚脐旁二寸取天枢，俯首显示最高的第七颈椎棘突下取大椎，腓骨小头前下缘取阳陵泉等。另外，肩胛冈平第三胸椎棘突，肩胛骨下角平第七胸椎棘突，髂嵴平第四腰椎棘突等，这些可作背腰部的取穴标志。

（2）活动标志

活动标志定位，是指利用关节、肌肉、皮肤随活动而出现的孔隙、凹陷、皱纹等活动标志来取穴的方法。如外展上臂时肩峰前下方的凹陷中取肩髃，曲池宜屈肘于横纹头处取之；又如耳门、听宫、听会等应张口取穴；下关应闭口取穴。

2. 骨度分寸定位法

骨度分寸法是以骨节为主要标志测量周身各部的大小、长短，并依其尺寸按比例折算作为定穴的标准。骨度分寸法通常是以体表标志为基准，测量全身各部的长度或宽度，实际上是临床上最常用、适用穴位最多、准确性较高的腧穴定位法。分部折寸以患者本人的身材为依据。取用时，将设定的骨节两端之间的长度折成为一定的等分，每一等分为一寸。不论男女老幼，肥瘦高矮，一概以此标准折量作为量取腧穴的依据（表3-5）。

表3-1　骨度分寸

部位	起止点	折量寸	度量法	说明
头部	前发际至后发际	12寸	直	如前发际不明，从眉心至大椎穴作18寸，眉心至前发际3寸，大椎穴至后发际3寸
	前额两发角之间	9寸	横	用于确定头前部经穴的横向距离
	耳后两完骨（乳突）之间	9寸	横	用于确定头后部经穴的横向距离
胸腹部	天突至歧骨（胸剑联合）	9寸	直	胸部与胁肋部取穴直寸，一般根据肋骨计算，每一肋骨折作1.6寸（天突穴至璇玑穴可作1寸，璇玑穴至中庭穴，各穴间可作1.6寸计算）胸腹部取穴横寸，可根据两乳头间的距离折量，女性可用锁骨中线代替
	歧骨至脐中	8寸	直	
	脐中至横骨上廉（耻骨联合上缘）	5寸	直	
	两乳头之间	8寸	横	
背腰部	大椎以下至尾骶	21椎	直	背腰部腧穴以脊椎棘突作为定位标志。一般，两肩胛骨下角连线平第7胸椎棘突；两髂嵴连线平第4腰椎棘突。
	两肩胛骨脊柱缘之间	6寸	直	
身侧部	腋以下至季胁	12寸	直	季胁此指第11肋端下方
	季胁以下至髀枢	9寸	直	髀枢指股骨大转子高点
上肢部	腋前纹头（腋前皱襞）至肘横纹	12寸	直	用于手三阴、手三阳经的骨度分寸
	肘横纹至腕横纹	9寸	直	
下肢部	横骨上廉至内辅骨上廉	18寸	直	内辅骨上廉指股骨内侧髁上缘

续表

部位	起止点	折量寸	度量法	说明
	内辅骨下廉至内踝尖	13寸	直	内辅骨下廉指胫骨内侧髁下缘 内踝尖指内踝向内的凸起处
	髀枢至膝中	19寸	直	臀横纹至膝中，可作14寸折量
	膝中至外踝尖	16寸	直	膝中的水平线，前平膝盖下缘，后平 腘横纹，屈膝时可平犊鼻穴
	外踝尖至足底	3寸	直	外踝尖指外踝向内的凸起处

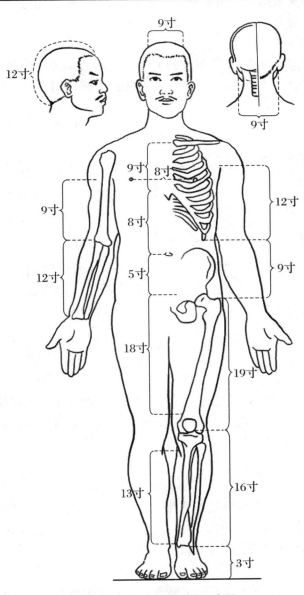

图3-5　常用骨度分寸示意图

3. 腧穴的手指同身寸定位法

手指同身寸定位法，是指以患者本人的手指为尺寸折量标准来量取穴位的定位方法。此法是骨度折量法的辅助方法，手指同身寸定位法包括中指同身寸法、拇指同身寸法和横指同身寸法三种。

（1）中指同身寸

中指同身寸是以患者中指屈曲时中节桡侧两端纹头之间的距离为1寸。中指同身寸法与骨度分寸相比略为长，应用时应予注意（图3-1-1）。

（2）拇指同身寸

拇指同身寸是以患者拇指指间关节之宽度为1寸。与中指同身寸比较，拇指同身寸标志清晰，应用方便，故是指寸法中较为常用的一种（图3-6）。

（3）横指同身寸

横指同身寸是当患者第2～5手指并拢时中指近侧指间关节横纹水平的四指宽度为3寸。四横指为一夫，合3寸，故此法又称"一夫法"。横指同身寸也是指寸法中较为常用的一种（图3-6）。

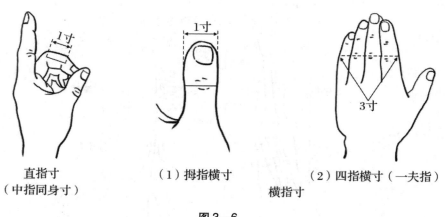

直指寸　　　　　　　（1）拇指横寸　　　　（2）四指横寸（一夫指）
（中指同身寸）　　　　　　　　　　　　　　　　横指寸

图3-6

4. 简便取穴法

简便取穴法是一种简便易行的腧穴定位方法。如：两耳角直上连线中点取百会；半握拳，当中指端所指处取劳宫；两手自然下垂，于中指端处取风市等。简便取穴法通常仅作为取穴法的参考。

（四）特定穴

特定穴是十四经穴中具有特殊治疗作用，并以特定称号概括的腧穴。包括在四肢肘、膝以下的五输穴、原穴、络穴、郄穴、八脉交会穴、下合穴；在胸腹、背腰部的背俞穴、募穴；在四肢躯干的八会穴以及全身经脉的交会穴。

1. 五输穴

十二经脉在肘膝关节以下各有五个重要腧穴，分别名为井、荥、输、经、合穴，简称五输穴。共60穴，见表3-2/3。

表3-2 阴经五输穴表

经脉名称	井（木）	荥（火）	输（土）	经（金）	合（水）
手太阴肺经	少商	鱼际	太渊	经渠	尺泽
手厥阴心包经	中冲	劳宫	大陵	间使	曲泽
手少阴心经	少冲	少府	神门	灵道	少海
足太阴脾经	隐白	大都	太白	商丘	阴陵泉
足少阴肾经	涌泉	然谷	太溪	复溜	阴谷
足厥阴肝经	大敦	行间	太冲	中封	曲泉

表3-3 阳经五输穴表

经脉名称	井（金）	荥（水）	输（木）	经（火）	合（土）
手阳明大肠经	商阳	二间	三间	阳溪	曲池
手少阳三焦经	关冲	液门	中渚	支沟	天井
手太阳小肠经	少泽	前谷	后溪	阳谷	小海
足阳明胃经	厉兑	内庭	陷谷	解溪	足三里
足少阳胆经	足窍阴	侠溪	足临泣	阳辅	阳陵泉
足太阳膀胱经	至阴	足通谷	束骨	昆仑	委中

注：五输穴有"阴井木，阳井金"的五行属性的分布规律。

附：五输穴歌

井荥输经合五穴，系由肢端向肘膝，按其脉气小到大，第一所出为井穴，
二溜为荥三注输，所行为经入为合。少商鱼际与太渊，经渠尺泽肺相连；
商阳二间接三间，阳溪曲池大肠牵；厉兑内庭陷谷胃，解溪向上三里随；
隐白大都太白脾，商丘之上阴陵泉；少冲少府属于心，神门灵道少海寻；
少泽前谷与后溪，阳谷小海小肠经；至阴通谷接束骨，昆仑委中膀胱经；
涌泉然谷和太溪，复溜阴谷肾经宜；中冲劳宫心包络，大陵间使传曲泽；
关冲液门中渚穴，支沟天井属三焦；窍阴侠溪足临泣，阳辅阳陵是胆经；
大敦行间太冲看，中封曲泉属于肝。

2. 原 穴
是脏腑原气输注、经过和留止的部位，称为原穴，又名十二原。共12穴，见表3-4。
3. 络 穴
是络脉由经脉别出部位的腧穴，在十二经中各有一个，此外，还有任脉、督脉的络穴

和脾之大络，共十五络穴。它具有联络表里两经的作用，见表3-4。

表3-4　十二经脉原穴与络穴表

经脉	原穴	络穴	经脉	原穴	络穴
手太阴肺经	太渊	列缺	手阳明大肠经	合谷	偏厉
手厥阴心包经	大陵	内关	手少阳三焦经	阳池	外关
手少阴心经	神门	通里	手太阳小肠经	腕骨	支正
足太阴脾经	太白	公孙	足阳明胃经	冲阳	丰隆
足厥阴肝经	太冲	蠡沟	足少阳胆经	丘墟	光明
足少阴肾经	太溪	大钟	足太阳膀胱经	京骨	飞扬

附：十二原穴歌

十二经脉各有原，脏腑愿气过止处，阴经原穴以输代，阳经原穴在输外，肥原太渊大合谷，

脾经太白胃冲阳，心原神门小腕骨，肾原太溪胱京骨，心包大陵焦阳池，肝原太冲胆丘墟。

附：十五络穴歌

肺络列缺偏大肠，胃络丰隆脾公孙，心络通里小支正，膀胱飞扬肾大钟，
心包内关焦外关，肝络蠡沟胆光明，脾之大络是大包，任络鸠尾督长强。

4. 背俞穴

脏腑之气输注于背腰的腧穴，称为背俞穴。共12穴，见表3-5。

5. 募　穴

脏腑之气汇聚于胸腹部的腧穴，称为募穴。共12穴，见表3-5。

表3-5　背俞穴与募穴表

六脏	背俞穴	募穴	六腑	背俞穴	募穴
肺	肺俞	中府	大肠	大肠俞	天枢
心包	厥阴俞	膻中	三焦	三焦俞	石门
心	心俞	巨阙	小肠	小肠俞	关元
脾	脾俞	章门	胃	胃俞	中脘
肝	肝俞	期门	胆	胆俞	日月
肾	肾俞	京门	膀胱	膀胱俞	中极

附：十二募穴歌

大肠天枢肺中府，小肠关元心巨阙，膀胱中极肾京门，
肝募期门胆日月，胃募中脘脾章门，焦募石门包膻中。

6. 郄　穴

各经经气深聚的部位，称为郄穴。共16穴，见表3-6。

表3-6　十六经脉郄穴表

经脉	郄穴	经脉	郄穴
手太阴肺经	孔最	手阳明大肠经	温溜
手厥阴心包经	郄门	手少阳三焦经	会宗
手少阴心经	阴郄	手太阳小肠经	养老
足太阴脾经	地机	足阳明胃经	梁丘
足厥阴肝经	中都	足少阳胆经	外丘
足少阴肾经	水泉	足太阳膀胱经	金门
阴维脉	筑宾	阳维脉	阳交
阴跷脉	交信	阳跷脉	跗阳

附：十六郄穴歌

郄有孔隙意，本是气血聚，病证反应点，临床能救急，肺向孔最取，
大肠温溜别，胃经是梁丘，脾经地机宜，心经取阴郄，小肠养老列，
膀胱求金门，肾向水泉觅，心包郄门寻，三焦会宗列，胆郄在外丘，
肝经中都立，阳跷走跗阳，阴跷交信必，阳维系阳交，阴维筑宾穴。

7. 八脉交会穴

奇经八脉与十二经脉之气相交会的八个腧穴。共8穴，见表3-7。

表3-7　八脉交会穴表

穴名	归经	交会经脉	穴名	归经	交会经脉
列缺	手太阴肺经	任脉	内关	手厥阴心包经	阴维脉
公孙	足太阴脾经	冲脉	外关	手少阳三焦经	阳维脉
申脉	足太阳膀胱经	阳跷脉	足临泣	足少阳胆经	带脉
照海	足少阴肾经	阴跷脉	后溪	手太阳小肠经	督脉

附：八脉交会穴歌

公孙冲脉胃心胸，内关阴维下总同，临泣胆经连带脉，阳维目锐外关逢，

后溪督脉内眦颈，申脉阳跷络亦通，列缺任脉行肺系，阴跷照海膈喉咙。

8. 八会穴

指脏、腑、气、血、筋、脉、骨、髓八者精气所聚会的八个腧穴，称为八会穴。共8穴，见表3-8。

表3-8　八会穴

八会穴	穴位	八会穴	穴位
脏会	章门	筋会	阳陵泉
腑会	中脘	脉会	太渊
气会	膻中	骨会	大杼
血会	膈俞	髓会	绝骨（悬钟）

9. 下合穴

六腑之气下合于足三阳经的六个腧穴，称下合穴，又称六腑下合穴。共6穴，见表3-9。

表3-9　六阳经下合穴表

经脉	下合穴	经脉	下合穴
手阳明大肠经	上巨虚	足阳明胃经	足三里
手少阳三焦经	委阳	足少阳胆经	阳陵泉
手太阳小肠经	下巨虚	足太阳膀胱经	委中

10. 交会穴

指两经或数经相交会的腧穴，称交会穴。见表3-10。

表 3－10　二十经脉交会穴表

穴名	归经	交会经脉	穴名	归经	交会经脉
中府	手太阴	足太阴	五枢	足少阳	冲脉
天池	手厥阴	足少阳、足厥阴	维道	足少阳	冲脉
肩髃	手阳明	手少阳、阳跷脉	居髎	足少阳	阳跷脉
巨骨	手阳明	阳跷脉	环跳	足少阳	足太阳
迎香	手阳明	足阳明	阳交	足少阳	阳维脉
臑俞	手太阳	阳维脉、阳跷脉	三阴交	足太阴	足少阴、足厥阴
秉风	手太阳	手阳明、手少阳、足少阳	冲门	足太阴	足厥阴
颧髎	手太阳	手少阳	府舍	足太阴	足厥阴、阴维脉
听宫	手太阳	手少阳、足少阳	大横	足太阴	阴维脉
天髎	手少阳	阳维脉	腹哀	足太阴	阴维脉
翳风	手少阳	足少阳	照海	足少阴	阴跷脉
角孙	手少阳	足少阳	交信	足少阴	阴跷脉
和髎	手少阳	足少阳	筑宾	足少阴	阴维脉
承泣	足阳明	督脉、阳跷脉	横骨	足少阴	冲脉
巨髎	足阳明	手阳明、阳跷脉	大赫	足少阴	冲脉
地仓	足阳明	手阳明、督脉、阳跷脉	气穴	足少阴	冲脉
下关	足阳明	足少阳	四满	足少阴	冲脉
头维	足阳明	足少阳、阳维脉	中注	足少阴	冲脉
气冲	足阳明	冲脉	肓俞	足少阴	冲脉
睛明	足太阳	手太阳、足阳明、阴/阳跷脉	商曲	足少阴	冲脉
大杼	足太阳	手太阳、足少阳、督脉	石关	足少阴	冲脉
风门	足太阳	督脉	阴都	足少阴	冲脉
附分	足太阳	手太阳	通谷	足少阴	冲脉
跗阳	足太阳	阳跷脉	幽门	足少阴	冲脉
申脉	足太阳	阳跷脉	章门	足厥阴	足太阴
仆参	足太阳	阳跷脉	期门	足厥阴	足太阴、阴维脉
金门	足太阳	阳维脉	承浆	任脉	手阳明、足阳明、督脉

穴名	归经	交会经脉	穴名	归经	交会经脉
瞳子髎	足少阳	手少阳	廉泉	任脉	阴维脉
上关	足少阳	手少阳、足阳明	天突	任脉	阴维脉
颔厌	足少阳	手少阳、足阳明	膻中	任脉	手太/少阳、足太/少阴
悬厘	足少阳	手少阳、足阳明	上脘	任脉	手太阳、足阳明
曲鬓	足少阳	足太阳	中脘	任脉	手太阳、手少阳、足阳明
天冲	足少阳	足太阳	下脘	任脉	足太阴
率谷	足少阳	足太阳	阴交	任脉	足少阴、冲脉
浮白	足少阳	足太阳	关元	任脉	足太阴、足少阴、足厥阴
头窍阴	足少阳	足太阳	中极	任脉	足太阴、足少阴、足厥阴
完骨	足少阳	足太阳	曲骨	任脉	足厥阴
本神	足少阳	阳维脉	会阴	任脉	督脉、冲脉
阳白	足少阳	手少阳、足阳明、阳维脉	神庭	督脉	足阳明、足太阳
头临泣	足少阳	足太阳、阳维脉	水沟	督脉	手阳明、足阳明
目窗	足少阳	阳维脉	龈交	督脉	手阳明、足阳明、任脉
正营	足少阳	阳维脉	百会	督脉	足太阳、足少阳、足厥阴
承灵	足少阳	阳维脉	脑户	督脉	足太阳
脑空	足少阳	阳维脉	风府	督脉	足太阳、阳维脉
风池	足少阳	手少阳、阳维脉	哑门	督脉	阳维脉
肩井	足少阳	手少阳、足阳明、阳维脉	大椎	督脉	手三阳、足三阳
日月	足少阳	足太阴、阳维脉	陶道	督脉	足太阳
带脉	足少阳	冲脉	长强	督脉	足少阴

第二节 经络腧穴各论

一、手太阴肺经

（一）循行路线

起于中焦，向下联络大肠，回绕过来沿着胃的上口，通过横膈，属于肺脏，从"肺系"（肺与喉咙相联系的部位）横行出来，向下沿上臂内侧，行于手少阴经和手厥阴经的前面，下行到肘窝中，沿着前臂内侧前缘，进入寸口，经过鱼际，沿着鱼际的边缘，出拇指内侧端。手腕后方的支脉：从列缺处分出，一直走向食指内侧端，与手阳明大肠经相接（图 3−7）。

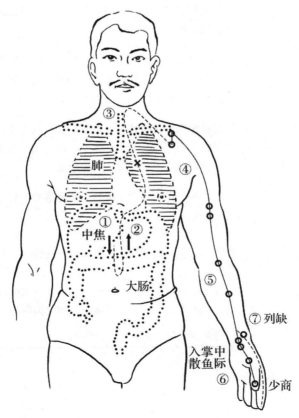

图 3−7　手太阴肺经

中医养生康复

（二） 主治概要

本经腧穴主治胸、肺病、喉和经脉循行部位的其他病证

（三） 本经腧穴定位表

表3-11　手太阴肺经（Lung Meridian of Hand - Taiyin，LU.）

少商　LU11	井穴	拇指末节桡侧，距指甲跟角旁0.1寸。
穴位	特定穴	定位
中府　LU1	肺之募穴	在胸前壁的外上方，前正中线旁开6寸，平第1肋间隙处。
云门　LU2		在胸壁前外上方，肩胛骨喙突上方，距前下正中线6寸，锁骨下窝凹陷处。简易取穴：当手叉腰时在锁骨外端下
天府　LU3		正坐上臂自然下垂。在臂内侧面，肱二头肌桡侧缘，腋前纹头下3寸处。
侠白　LU4		正坐上臂自然下垂。在臂内侧面，肱二头肌桡侧缘，腋下纹头下4寸，或肘横纹上5寸处。
尺泽　LU5	合穴	仰掌，微屈肘。在肘横纹中，肱二头肌腱桡侧凹陷处。
孔最　LU6	郄穴	微屈肘，掌心相对，或伸前臂仰掌。在前臂掌面桡侧，当尺泽与太渊连线上，腕横纹上7寸处。
列缺　LU7	络穴 八脉交会穴 （通于任脉）	在前臂桡侧缘，桡骨茎突上方，腕横纹上1.5寸。当肱桡肌与拇长展肌腱之间。简易取穴：两手虎口自然平直交叉，一手食指按在另一手桡骨茎突上，指尖下凹陷中是穴。
经渠　LU8	经穴	伸臂仰掌。在前臂掌面桡侧，桡骨茎突与桡动脉之间凹陷处，腕横纹上1寸。
太渊　LU9	输穴、原穴 八会穴之脉会	伸臂仰掌。在腕掌侧横纹桡侧，桡动脉的桡侧凹陷中。
鱼际　LU10	荥穴	侧腕掌心相对，自然半握拳。在手拇指本节（第一掌指关节）后凹陷处，约当第一掌骨中点桡侧，赤白肉际处。
少商　LU11	井穴	拇指末节桡侧，距指甲跟角旁0.1寸。

（四） 本经常用腧穴的主治及操作方法

1. 尺泽 Chǐ zé（LU 5）

［定位］在肘横纹中，肱二头肌腱桡侧凹陷处（图 3 – 8）。

［主治］咳嗽，气喘，胸部胀满，咳血；衄血，咽喉肿痛；发热；小儿惊风；急性吐泻；肘臂挛痛。

2. 孔最 Kǒng zuì（LU 6）

［定位］在前臂掌面桡侧，在尺泽与太渊连线上，腕横纹上 7 寸处（图 3 – 9）。

［主治］咳嗽，咯血，气喘，鼻衄，咽喉肿痛，痔，肘臂挛痛。

［操作］直刺 0.5 ~ 1.0 寸，可灸。

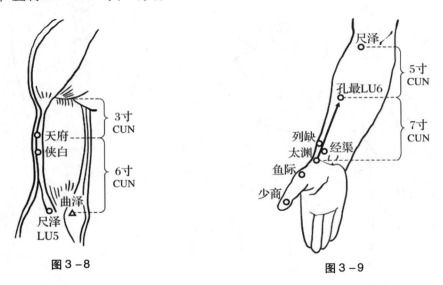

图 3 – 8   图 3 – 9

二、手阳明大肠经

（一） 循行路线

1. 本经腧穴主治胸、肺病、喉和经脉循行部位的其他病证

起于食指末端（商阳），沿着食指内（桡）侧向上，通过第 1、第 2 掌骨之间（合谷），向上进入两筋（拇长伸肌腱与拇短伸肌腱）之间的凹陷处，沿前臂前方，至肘部外侧，再沿上臂外侧前缘，上走肩端（肩髃），沿肩峰前缘，向上出于颈椎"手足三阳经聚会处"（大椎，属督脉），再向下进入缺盆（锁骨上窝部），联络肺脏，通过横膈，属于大肠。

中医养生康复

2. 缺盆部支脉

上走经部，通过面颊，进入下齿龈，会绕至上唇，交叉于人中，左脉向右，右脉向左，分布在鼻孔两侧（迎香），与足阳明胃经相接（图3-10）。

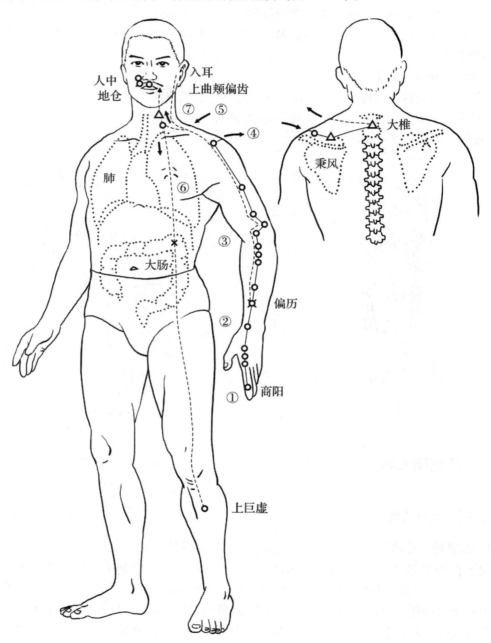

图3-10　手阳明大肠经循行图

（二） 主治概要

本经腧穴主治头面、五官、咽喉、热病和经脉循行部位的其他病证。

（三） 本经腧穴定位表

表3-12 手阳明大肠经（Large Intestine Meridian of Hand – Yangming，LI.）

穴位	特定穴	定位
商阳　LI1	井穴	食指末节桡侧，距指甲角0.1寸。
二间　LI2	荥穴	侧腕对掌，半握拳。在食指本节（第二掌指关节）前，桡侧凹陷处。
三间　LI3	输穴	微握拳，在食指本节（第二掌指关节处）后桡侧凹陷处。
合谷　LI4	原穴	侧腕对掌，自然半握拳。在手背，第一、二掌之间，当第二掌骨桡侧的中点处。简易取穴：以一手的拇指指间关节横纹，放在另一手拇、食指之间的指蹼缘上，当拇指尖下是穴。
阳溪　LI5	经穴	在腕背横纹桡侧，手拇指向上翘起时，当拇长伸肌腱与拇短伸肌腱之间的凹陷中。
偏历　LI6	络穴	侧腕对掌，伸前臂。屈肘，在前臂背面桡侧，当阳溪与曲池连线上，腕横纹上3寸。
温溜　LI7	郄穴	侧腕对掌，伸前臂。屈肘，在前臂背面桡侧，当阳溪与曲池连线上，腕横纹上5寸。
下廉　LI8		侧腕对掌，伸前臂。屈肘，在前臂背面桡侧，当阳溪与曲池连线上，腕横纹下4寸。
上廉　LI9		侧腕对掌，伸前臂。屈肘，在前臂背面桡侧，当阳溪与曲池连线上，腕横纹下3寸。
手三里 LI10		侧腕对掌，伸前臂。在前臂背面桡侧，当阳溪与曲池的连线上，肘横纹下2寸。
曲池　LI11	合穴	侧腕，屈肘。当肘横纹外侧端与肱骨外上髁连线中点。
肘髎　LI12		正坐屈肘，自然垂上臂。在肘外侧，屈肘，曲池上方1寸，当肱骨边缘处。
手五里 LI13		正坐屈肘，自然垂上臂。在臂外侧，当曲池与肩髃连线上，曲池上3寸处。
臂臑　LI14		当曲池与肩髃连线上，曲池上7寸。自然垂臂时在臂外侧，三角肌止点处。
肩髃　LI15		在肩部，三角肌上，臂外展，或向前平伸时，当肩峰前下方凹陷处。
巨骨　LI16		正坐，在肩上部，当锁骨肩峰端与肩胛冈之间凹陷处。

续表

穴位	特定穴	定位
天鼎 LI17		正坐微仰头，或仰卧位。在颈外侧部，胸锁乳突肌后缘，当结喉旁，扶突与缺盆连线中点。
扶突 LI18		正坐微仰头，或仰卧位。在颈外侧部，结喉旁，当胸锁乳突肌的胸骨头与锁骨头之间。
口禾髎 LI19		正坐或仰卧位。在上唇部，水沟穴旁0.5寸，当鼻孔外缘直下。
迎香 LI20		在鼻翼外缘中点旁开0.5寸，当鼻唇沟中。

（四） 本经常用腧穴的主治及操作方法

1. 合谷 Hégǔ（LI 4）

［定位］手背第1、2掌骨间，第2掌骨桡侧中点处（图3－11）。

［主治］头痛，齿痛，鼻衄，目赤肿痛，耳聋，口眼喝斜，发热恶寒，无汗，多汗，瘾疹，经闭，滞产，上肢痿痹，半身不遂，手指挛痛。

［操作］直刺0.5~1.0寸，孕妇禁针，可灸。

2. 曲池 Qǔchí（LI 11）

［定位］屈肘，肘横纹外侧端与肱骨外上髁连线中点。（图3－12）

［主治］热病，风疹，湿疹，咽喉肿痛，齿痛，目赤痛，腹痛，腹泻，上肢不遂，肘臂疼痛无力。

［操作］直刺0.8~1.5寸，可灸。

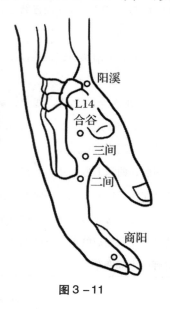

图3－11

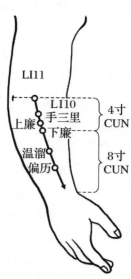

图3－12

3. 手三里 Shǒusānlǐ（LI 10）

［定位］在阳溪与曲池连线上，曲池穴下2寸（图3－12）。

［主治］腹痛，腹泻，齿痛，颊肿，上肢不遂，肘臂痛。

［操作］直刺0.8～1.2寸，可灸。

4. 臂臑 Bìnào（LI 14）

［定位］在曲池与肩髃连线上，曲池上7寸，三角肌止点处（图3－13）。

［主治］肩臂疼痛，上肢不遂，目疾，瘰疬。

［操作］直刺或向上斜刺0.8～1.5寸，可灸。

5. 肩髃 Jiānyú（LI 15）

［定位］臂外展，肩部三角肌上，臂外展平举时肩前出现的凹陷处（图3－13）。

［主治］肩痛不举，上肢不遂，瘾疹。

［操作］直刺或向下斜刺0.8～1.5寸，可灸。

6. 迎香 Yíng xiāng（LI 20）

［定位］鼻翼旁0.5寸，鼻唇沟中（图3－14）。

［主治］鼻塞不通、面瘫、鼻衄、面痒、鼻息肉。

［操作］直刺或向上斜刺0.2～0.5寸；不宜灸。

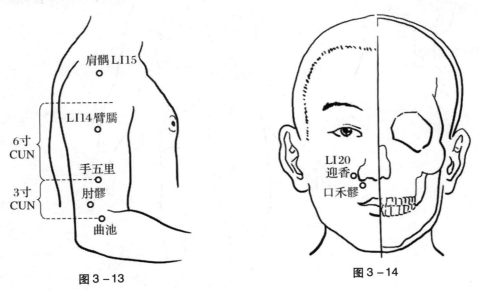

图3－13　　　　　　图3－14

三、足阳明胃经

（一）循行路线

1. 起于鼻翼两侧（迎香），上行到鼻根部，与旁侧足太阳经交会，向下沿着鼻的外侧（承泣），进入上齿龈内，回出环绕口唇，向下交会于颏唇沟承浆（任脉）处，再向后沿着口腮后下方，出于下颌大迎处，沿着下颌角颊车，上行耳前，经过上关（足少阳经），沿着发际，到达前额（神庭）。

2. 面部支脉：从大迎前下走人迎，沿着喉咙，进入缺盆，向下通过横膈，属于胃，联络脾脏。

3. 缺盆部直行的脉：经乳头，向下挟脐旁，进入少腹两侧气冲。

4. 胃下口部支脉：沿着腹里向下到气冲会合，再由此下行至髀关，直抵伏兔部，下至膝盖，沿着胫骨外侧前缘，下经足跗，进入第2足趾外侧端（厉兑）。

5. 胫部支脉：从膝下3寸（足三里）处分出，进入足中趾外侧端。

6. 足跗部支脉：从跗上（冲阳）分出，进入足大趾内侧端（隐白），与足太阴脾经相接（图3－15）。

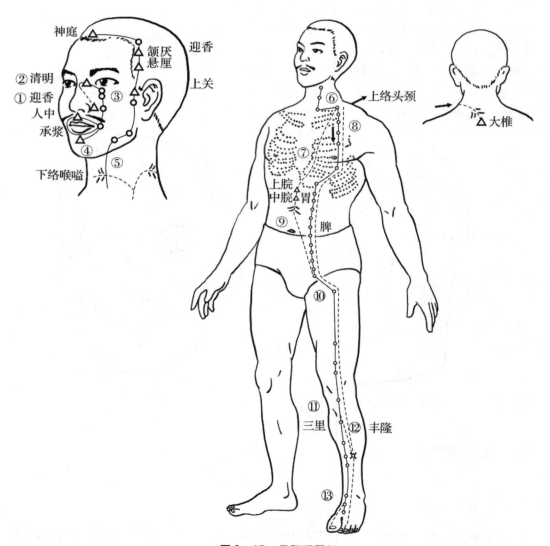

图3－15　足阳明胃经

（二） 主治概要

主治肠胃等消化系统、神经系统、呼吸系统、循环系统某些病症和咽喉、头面、口、牙、鼻等器官病症，以及本经脉所经过部位之病症。

（三） 本经腧穴定位表

表 3 – 13 足阳明胃经（Stomach Meridian of Foot – Yangming，ST）

穴位	特定穴	定位
承泣 ST1		在面部，瞳孔直下，当眼球与眶下缘之间。
四白 ST2		在面部，目正视，瞳孔直下，当眶下孔凹陷处。
巨髎 ST3		正坐，或仰靠，或仰卧位。在面部，瞳孔直下，平鼻翼下缘处，当鼻唇沟外侧。
地仓 ST4		在面部，口角旁约 0.4 寸，上直对瞳孔。
大迎 ST5		正坐，微仰头，或仰卧位。在下颌角前方，咬肌附着部的前缘，当面动脉搏动处。当闭口鼓气时，下颌角前下方即出现一沟形凹陷中取穴。
颊车 ST6		在面颊部，下颌角前上方约一横指，按之凹陷处，当咀嚼时咬肌隆起，最高点处。
下关 ST7		在面部耳前，下颌骨髁状突前方，当颧弓与下颌切迹所形成的凹陷中。合口有孔，张口即闭，宜闭口取穴。
头维 ST8		在头侧部，当额角发际上 0.5 寸，头正中线旁 4.5 寸。
人迎 ST9		仰靠或仰卧。在颈部，结喉旁 1.5 寸，当胸锁乳突肌前缘，颈总动脉之后。
水突 ST10		仰靠或仰卧。在颈部，胸锁乳突肌的前缘，当人迎与气舍连线的中点。
气舍 ST11		仰靠或仰卧。在颈部，当锁骨内侧端的上缘，胸锁乳突肌的胸骨头与锁骨头之间。
缺盆 ST12		正坐或仰卧。在锁骨上窝中央，距前正中线 4 寸。
气户 ST13		仰卧。在胸部，当锁骨中点下缘，距前正中线 4 寸。
库房 ST14		仰卧。在胸部，当第一肋间隙，距前正中线 4 寸。
屋翳 ST15		仰卧。在胸部，当第二肋间隙，距前正中线 4 寸。
膺窗 ST16		仰卧。在胸部，当第三肋间隙，距前正中线 4 寸。
乳中 ST17		仰卧。在胸部，当第四肋间隙，乳头中央，距前正中线 4 寸。

穴位	特定穴	定位
乳根　ST18		仰卧。在胸部，当乳头直下，乳房根部，当第五肋间隙，距前正中线4寸。
不容　ST19		仰卧。在上腹部，当脐中上6寸，距前正中线2寸。
承满　ST20		仰卧。在上腹部，当脐中上5寸，距前正中线2寸。
梁门　ST21		仰卧。在上腹部，当脐中上4寸，距前正中线2寸。
关门　ST22		仰卧。在上腹部，当脐中上3寸，距前正中线2寸。
太乙　ST23		仰卧。在上腹部，当脐中上2寸，距前正中线2寸。
滑肉门 ST24		仰卧。在上腹部，当脐中上1寸，距前正中线2寸。
天枢　ST25	大肠募穴	在腹中部，脐中旁开2寸。
外陵　ST26		仰卧。在下腹部，当脐中下1寸，距前正中线2寸。
大巨　ST27		仰卧。在下腹部，当脐中下2寸，距前正中线2寸。
水道　ST28		仰卧。在下腹部，当脐中下3寸，距前正中线2寸。
归来　ST29		仰卧。在下腹部，当脐中下4寸，距前正中线2寸。
气冲　ST30		仰卧。在腹股沟稍上方，当脐中下5寸，距前正中线2寸。
髀关　ST31		仰卧，伸下肢。在大腿下面，当髂前上棘与髌底外侧端的连线上，屈髋时，平会阴，居缝匠肌外侧凹陷处。
伏兔　ST32		仰卧伸下肢，或正坐屈膝。在大腿前面，当髂前上棘与髌底外侧端的连线上，髌底上6寸。
阴市　ST33		仰卧伸下肢，或正坐屈膝。在大腿前面，当髂前上棘与髌骨底外侧端的连线上，髌骨外上缘3寸。
梁丘　ST34	郄穴	仰卧伸下肢，或正坐屈膝。屈膝，在大腿前面，当髂前上棘与髌底外侧端的连线上，髌底上2寸。
犊鼻　ST35		正坐屈膝。在膝部，髌骨与髌韧带外侧凹陷中。又名外膝眼。
足三里 ST36	合穴 胃下合穴	仰卧伸下肢，或正坐屈膝。在小腿前外侧，当犊鼻穴下3寸，距胫骨前缘一横指（中指）。
上巨虚 ST37	大肠下合穴	仰卧伸下肢，或正坐屈膝。在小腿前外侧，当犊鼻穴下6寸，距胫骨前缘一横指。
条口　ST38		仰卧伸下肢，或正坐屈膝。在小腿前外侧，当犊鼻穴下8寸，距胫骨前缘一横指。
下巨虚 ST39	小肠下合穴	仰卧伸下肢，或正坐屈膝。在小腿前外侧，当犊鼻穴下9寸，距胫骨前缘一横指。

续表

穴位	特定穴	定位
丰隆　ST40	络穴	仰卧伸下肢，或正坐屈膝。在小腿前外侧，当外踝尖上8寸，条口外，距胫骨前缘二横指。
解溪　ST41	经穴	仰卧伸下肢，或正坐平放足底。在足背与小腿交界处的横纹中央凹陷处，当拇长伸肌腱与趾长伸肌腱之间。
冲阳　ST42	原穴	仰卧或正坐平放足底。在足背最高处，当拇长伸肌腱与趾长伸肌腱之间，足背动脉搏动处。
陷谷　ST43	输穴	仰卧或坐位，平放足底。在足背，当第二、三跖骨结合部前，第2、3跖趾关节后凹陷处。
内庭　ST44	荥穴	仰卧或坐位，平放足底。在足背，当第二、三趾间，趾蹼缘后方赤白肉际处。
厉兑　ST45	井穴	仰卧或坐位，平放足底。在足第二趾末节外侧，距趾甲角0.1寸。

（四）本经常用腧穴的主治及操作方法

1. 地仓 Dì cāng （ST 4）

［定位］在面部，口角旁0.4寸（图3－16）。

［主治］口眼㖞斜、口角𥆧动、齿痛、流泪。

［操作］向颊车方向平刺0.5~1.5寸；可灸。

2. 颊车 Jiá chē （ST 6）

［定位］在面颊，下颌角前上方一横指凹陷中，咀嚼时咬肌隆起处（图3－17）。

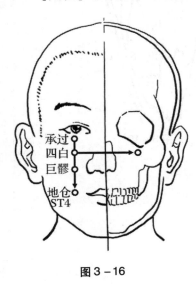

图 3－16

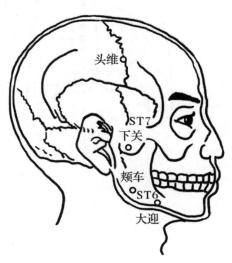

图 3－17

［主治］口眼喝斜、颊肿、齿痛、牙关紧闭、面肌痉挛。

［操作］直刺 0.3～0.5 寸，或向地仓斜刺 1～1.5 寸；可灸。

3. 下关 Xià guān（ST 7）

［定位］在面部，耳前方，当颧弓与下颌切迹所形成的凹陷中（图 3－17）。

［主治］牙关紧闭、下颌疼痛、口喝、面痛、齿痛、耳鸣、耳聋。

［操作］直刺 0.5～1.2 寸；可灸。

4. 天枢 Tiān shū（ST 25）

［定位］脐旁 2 寸（图 3－18）。

［主治］腹痛、腹胀、肠鸣泄泻、痢疾、便秘、肠痈、热病、疝气、水肿、月经不调。

［操作］直刺 0.8～1.2 寸；可灸。

5. 梁丘 Liáng qiū（ST 34）

［定位］在髂前上棘与髌骨外缘连线上，髌骨外上缘上 2 寸（图 3－19）。

［主治］胃痛、膝关节肿痛、乳痈。

［操作］直刺 1～1.5 寸；可灸。

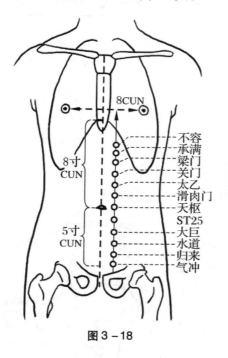

图 3－18

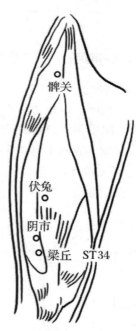

图 3－19

6. 足三里 Zú sān lǐ（ST 36）

[定位] 在小腿前外侧，犊鼻穴下3寸，距胫骨前缘一横指（图3－20）。

[主治] 胃痛、呕吐、腹胀、肠鸣、消化不良、下肢痿痹、泄泻、便秘、痢疾、癫狂、中风、水肿、下肢不遂、心悸、气短、虚劳羸瘦。本穴有强壮作用，为保健要穴。

[操作] 直刺1.0～2.0寸；可灸。

7. 丰隆 Fēng lóng（ST 40）

[定位] 外踝尖上8寸，条口穴外开1寸（图3－20）。

[主治] 痰多、哮喘、咳嗽、胸痛、头痛、咽喉肿痛、便秘、癫狂、痫证、下肢痿痹、呕吐。

[操作] 直刺1.0～1.5寸；可灸。

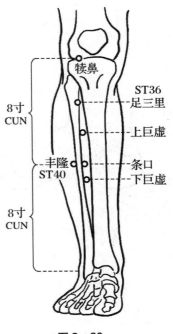

图3－20

四、足太阴脾经

（一）循行路线

1. 起于足大趾末端（隐白），沿着大趾内侧赤白肉际，经过足大趾本节后的第一趾跖关节后面，上行至内踝前面，再上小腿，沿着胫骨后面，交出足厥阴经的前面，经膝股部内侧前缘，进入腹部，属于脾脏，联络胃，通过横膈上行，挟咽部两旁，连系舌根，分散于舌下。

2. 胃部支脉：向上通过横膈，流注于心中，与手少阴心经相接（图3－21）。

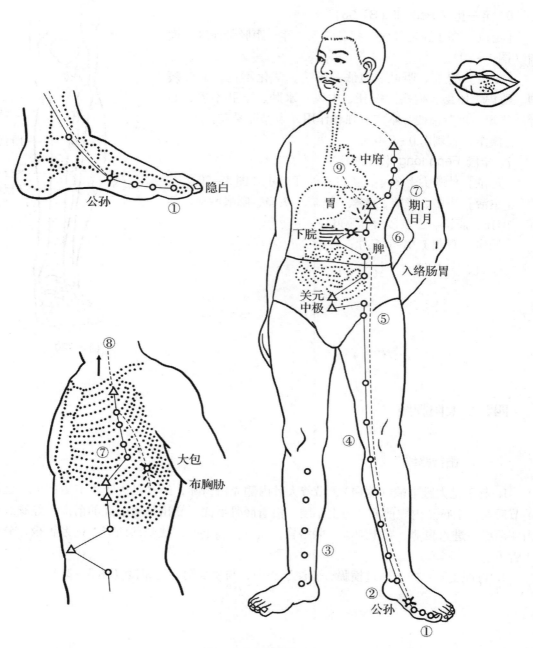

图 3 –21　足太阴脾经

（二）主治概要

本经腧穴主治脾胃病、妇科病、前阴病和经脉循行部位的其他病证。

（三）　本经腧穴定位表

表3-14　足太阴脾经（Spleen Meridian of Foot - Taiyin, SP. ）

穴位	特定穴	定位
隐白　SP1	井穴	仰卧或正坐平放足底。在足大趾末节内侧，距趾甲角0.1寸。
大都　SP2	荥穴	仰卧或正坐平放足底。在足内侧缘，当足大趾本节（第一跖趾关节）前下方赤白肉际凹陷处。
太白　SP3	输穴原穴	仰卧或正坐平放足底。在足内侧缘，第一跖骨小头后缘，赤白肉际处。
公孙　SP4	络穴八脉交会穴（通于冲脉）	仰卧或正坐平放足底。在足内侧缘，当第1跖骨基底的前下方，赤白肉际处。
商丘　SP5	经穴	仰卧或正坐平放足底。在足内踝前下方凹陷中，当舟骨结节与内踝尖连线的中点处。
三阴交 SP6		正坐或仰卧。在小腿内侧，当足内踝尖上3寸，胫骨内侧缘后方。
漏谷　SP7		正坐或仰卧。在小腿内侧，当内踝尖与阴陵泉的连线上，距内踝尖6寸，胫骨内侧缘后方。
地机　SP8	郄穴	正坐或仰卧。在小腿内侧，当内踝尖与阴陵泉的连线上，阴陵泉下3寸。
阴陵泉 SP9	合穴	正坐或仰卧。在小腿内侧，当胫骨内侧髁后下方凹陷处。
血海　SP10		正坐或仰卧。屈膝，在大腿内侧，髌底内侧端上2寸，当股四头肌内侧头的隆起处。简易取穴：患者屈膝，医者以左掌心按于患者右膝髌骨上缘，第二至五指向上伸直，拇指约呈45°斜置，拇指尖下是穴。
箕门　SP11		正坐或仰卧。在大腿内侧，当血海与冲门连线上，血海上6寸。
冲门　SP12		仰卧。在腹股沟外侧，距耻骨联合上缘中点3.5寸，当髂外动脉搏动处的外侧。
府舍　SP13		仰卧。在下腹部，当脐中下4寸许，冲门外上方0.7寸，距前正中线4寸。
腹结　SP14		仰卧。在下腹部，大横下1.3寸，距前正中线4寸。
大横　SP15		仰卧，在腹中部，距脐中4寸。
腹哀　SP16		仰卧。在上腹部，当脐中上3寸，距前正中线4寸。
食窦　SP17		仰卧。在胸外侧部，当第五肋间隙，距前正中线6寸。

续表

穴位	特定穴	定位
天溪　SP18		仰卧。在胸外侧部，当第四肋间隙，距前正中线6寸。
胸乡　SP19		仰卧。在胸外侧部，当第三肋间隙，距前正中线6寸。
周荣　SP20		仰卧。在胸外侧部，当第二肋间隙，距前正中线6寸。
大包　SP21	脾之大络	侧卧举臂。在侧胸部，腋中线上，当第6肋间隙处。

（四）　本经常用腧穴的主治及操作方法

1. 三阴交 Sān yīn jiāo（SP 6）

[定位] 内踝尖上3寸，胫骨内侧面后缘（图3-22）。

[主治] 月经不调，崩漏，带下，痛经，阴挺，不孕，滞产，遗精，阳痿，遗尿，小便频数，癃闭，腹胀，肠鸣，腹泻，心悸，失眠，高血压，湿疹，荨麻疹，下肢痿痹，阴虚诸症。

[操作] 直刺1~1.5寸，可灸。孕妇不可针。

2. 血海 Xuè hǎi（SP 10）

[定位] 屈膝，在髌骨内上缘上2寸，当股四头肌内侧头的隆起处（图3-23）。

[主治] 月经不调，崩漏，痛经，经闭，皮肤瘙痒，湿疹，瘾疹，丹毒，膝股内侧痛。

[操作] 直刺1~1.2寸，可灸。

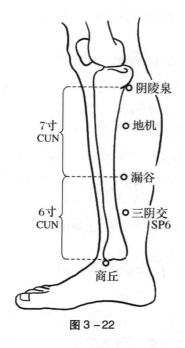

图3-22

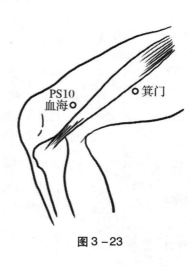

图3-23

五、手少阴心经

（一）循行路线

1. 起于心中，出属"心系"（心与其他脏器相联系的部位），通过横膈，联络小肠。

2. "心系"向上的脉：挟着咽喉上行，连系于"目系"（眼球连系于脑的部位）。

3. "心系"直行的脉：上行于肺部，再向下出于腋窝部（极泉），沿着上臂内侧后缘，行于手太阴经和厥阴经的后面，到达肘窝，沿前臂内侧后缘，至掌后豌豆骨部进入掌内，沿小指内侧至末端（少冲），与手太阳小肠经相接（图3-24）。

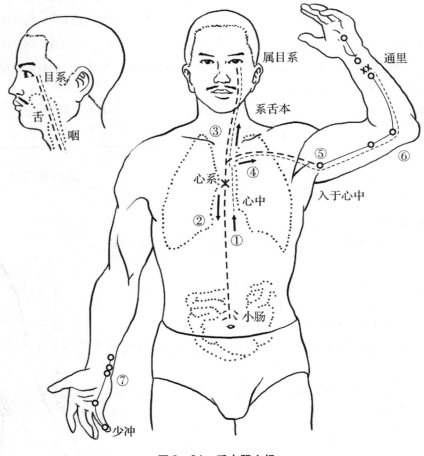

图3-24 手少阴心经

（二）主治概要

本经腧穴主治心、胸、神志病和经脉循行部位的其他病证。

（三）本经腧穴定位表

表 3-15 手少阴心经（Heart Meridian of Hand-Shaoyin，HT.）

穴位		特定穴	定位
极泉	HT1		正坐或仰卧，上臂外展，在腋窝顶点，腋动脉搏动处。
青灵	HT2		正坐或仰卧，举臂。在臂内侧，当极泉与少海的连线上，肘横纹上3寸，肱二头肌的内侧沟中。
少海	HT3	合穴	正坐。屈肘举臂，在肘横纹内侧端与肱骨内上髁连线中点处。
灵道	HT4	经穴	正坐，仰掌。在前臂掌侧，当尺侧腕屈肌腱的桡侧缘，腕横纹上1.5寸。
通里	HT5	络穴	正坐，仰掌。在前臂掌侧，当尺侧腕屈肌腱的桡侧缘，腕横纹上1寸。
阴郄	HT6	郄穴	正坐，仰掌。在前臂掌侧，当尺侧腕屈肌腱的桡侧缘，腕横纹上0.5寸。
神门	HT7	输穴 原穴	正坐，仰掌。在腕部，腕掌侧横纹肌尺侧端，尺侧腕屈肌腱的桡侧凹陷处。
少府	HT8	荥穴	在手掌面，第四、五掌骨间，握拳时当小指与无名指指端之间。
少冲	HT9	井穴	正坐。在手小指末节桡侧，距指甲角0.1寸。

（四）本经常用腧穴的主治及操作方法

1. 少海 Shào hǎi（HT 3）

［定位］屈肘，在肘横纹内侧端与肱骨内上髁连线的中点处（图3-25）。

［主治］心痛，胁痛，肘臂麻痛，瘰疬。

［操作］直刺0.5~1.0寸，可灸。

2. 神门 Shénmén（HT 7）

［定位］腕掌横纹尺侧端，尺侧腕屈肌腱的桡侧凹陷处（图3-25）。

［主治］失眠，健忘，呆痴，癫狂痫，心悸，心烦，心痛。

［操作］直刺0.2~0.5寸，可灸。

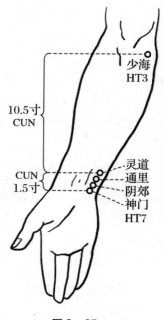

图 3-25

六、手太阳小肠经

（一）循行路线

1. 起于手小指外侧端（少泽），沿着手背外侧至腕部，出于尺骨茎突，直上沿着前臂外侧后缘，经尺骨鹰嘴与肱骨内上髁之间，沿上臂外侧后缘，出于肩关节，绕行肩胛部，交会于大椎（督脉），向下进入缺盆部，联络心脏，沿着食管，通过横膈，到达胃部，属于小肠。

2. 缺盆部支脉：沿着胫部，上达面颊，至目外眦，转入耳中（听宫）。

3. 颊部支脉：上行目眶下，抵于鼻旁，至目内眦（睛明），与足太阳膀胱经相接，而又斜行络于颧骨部（图 3 -26）。

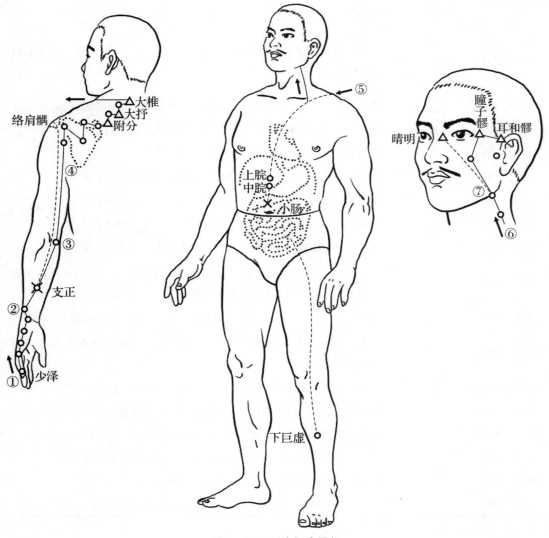

图 3 -26　手太阳小肠经

（二） 主治概要

本经腧穴主治头、项、耳、目、咽喉病和热病、神志病以及经脉循行部位的其他病证。

（三） 本经腧穴定位表

表 3-16　手太阳小肠经（Small Intestine Meridian of Hand－Taiyang，SI.）

穴位	特定穴	定位
少泽　SI1	井穴	在手小指末节尺侧，距指甲角 0.1 寸。
前谷　SI2	荥穴	自然半握拳。在手尺侧，微握拳，当小指本节（第五掌指关节）前的掌指横纹头赤白肉际。
后溪　SI3	输穴 八脉交会穴 （通于督脉）	在手掌尺侧，微握拳，当小指本节（第五掌指关节）后的远侧掌横纹头赤白肉际。
腕骨　SI4	原穴	在手掌尺侧，当第五掌骨基底与钩骨之间的凹陷处，赤白肉际
阳谷　SI5	经穴	俯掌。在手腕尺侧，当尺骨茎突与三角骨之间的凹陷处
养老　SI6	郄穴	在前臂背面尺侧，当尺骨茎突桡侧骨缝凹陷中。
支正　SI7	络穴	在前臂背面尺侧，当阳谷与小海的连线上，腕背横纹上 5 寸。
小海　SI8	合穴	微屈肘。在肘外侧，当尺骨鹰嘴与肱骨内上髁之间凹陷处。
肩贞　SI9		在肩关节后下方，臂内收时，腋后纹头上 1 寸（指寸）。
臑俞　SI10		正坐，自然垂臂。在肩部，当腋后纹头直上，肩胛冈下缘凹陷中。
天宗　SI11		在肩胛部，当冈下窝中央凹陷处，与第四胸椎相平。约当肩胛冈下缘与肩胛下角之间的上 1/3 折点处取穴。
秉风　SI12		正坐，自然垂臂。在肩胛部，冈上窝中央，天宗直上，举臂有凹陷处。
曲垣　SI13		正坐，自然垂臂。在肩胛部，冈上窝内侧端，当臑俞与第二胸椎棘突连线的中点处。
肩外俞 SI14		正坐位，或伏俯位。在背部，当第一胸椎棘突下，旁开 3 寸。
肩中俞 SI15		正坐或伏俯位，或俯卧位。在背部，当第七颈椎棘突下，旁开 2 寸。
天窗　SI16		正坐。在颈外侧部，胸锁乳突肌的后缘，扶突后，与喉结平。
天容　SI17		正坐。在颈外侧部，当下颌骨的后方，胸锁乳突肌的前缘凹陷中。
颧髎　SI18		在面部，当目外眦直下，颧骨下缘凹陷处。
听宫　SI19		在面部，耳屏前，下颌骨髁状突的后方，张口时呈凹陷状。

（四） 本经常用腧穴的主治及操作方法

1. 后溪 Hòuxī（SI 3）

［定位］握拳，第5掌指关节后横纹头赤白肉际处（图3－27）。

［主治］头项强痛，腰背痛，目赤，耳聋，咽喉肿痛，盗汗，疟疾，癫狂痫。

［操作］直刺0.5～1寸，可灸。

2. 支正 Zhīzhèng（SI 7）

［定位］在前臂背面尺侧，当阳谷与小海的连线上，腕背横纹上5寸（图3－28）。

［主治］头痛项强，热病，癫狂，肘臂酸痛。

［操作］直刺0.3～0.8寸，可灸。

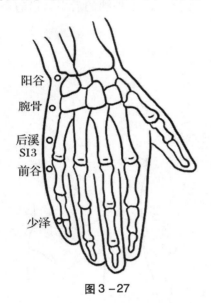

图3－27

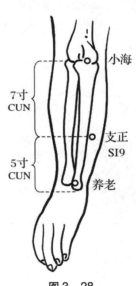

图3－28

3. 颧髎 Quán liáo（SI 18）

［定位］在面部，目外眦直下，颧骨下缘凹陷（图3－29）。

［主治］面瘫、眼睑瞤动、齿痛、唇肿。

［操作］直刺0.3～0.5寸；或斜刺0.5～1寸；可灸。

4. 听宫 Tīng gōng（SI 19）

［定位］在面部，耳屏前，下颌骨髁状突的后缘，张口呈凹陷处（图3－29）。

［主治］耳鸣、耳聋、齿痛、癫狂痫。

［操作］张口，直刺1～1.5寸；可灸。

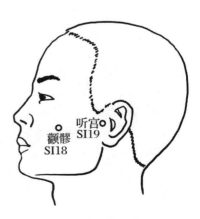

图3－29

七、足太阳膀胱经

（一）循行路线

1. 起于目内眦（睛明），上额，交于巅顶（百会）。

2. 巅顶部支脉：从头顶到颞颥部。

3. 巅顶部直行的脉：从头顶入里络于脑，回出分开下行项后，沿着肩胛部内侧，夹着脊柱，到达腰部，从脊旁肌肉进入体腔，联络肾脏，属于膀胱。

4. 腰部的支脉：向下通过臀部，进入腘窝中。

5. 后项的支脉：通过肩胛骨内缘直下，经过臀部（环跳）下行，沿着大腿后外侧，与腰部下来的支脉回合于腘窝中，从此向下，通过腓肠肌，出于外踝的后面，沿着第五跖骨粗隆，至小趾外侧（至阴），与足少阴肾经相接（图 3 - 30）。

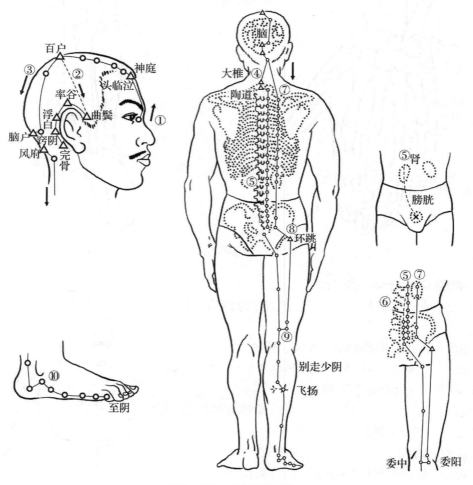

图 3 - 30 足太阳膀胱经

（二）主治概要

本经腧穴主治头、项、目、背、腰、下肢部、脏腑、神志病以及经脉循行部位的其他病证。

（三）本经腧穴定位表

表3-17 足太阳膀胱经（Bladder Meridian of Foot – Taiyang，BL.）

穴位		特定穴	定位
睛明	BL1		正坐或仰卧。在面部，目内眦角稍上方凹陷处。
攒竹	BL2		正坐或仰卧。在面部，当眉头陷中，约在目内眦直上。
眉冲	BL3		正坐或仰卧。在头部，当攒竹直上入发迹0.5寸，神庭与曲差连线之间。
曲差	BL4		正坐或仰卧。在头部，当发迹正中直上0.5寸，旁开1.5寸，即神庭与头维连线的内1/3与中1/3的交点上。
五处	BL5		正坐或仰卧。在头部，当前发迹正中直上1寸，旁开1.5寸。
承光	BL6		正坐或仰卧。在头部，当前发迹正中直上2.5寸，旁开1.5寸。
通天	BL7		正坐或仰卧。在头部，当前发迹正中直上4寸，旁开1.5寸。
络却	BL8		正坐或仰卧。在头部，当前发迹正中直上5.5寸，旁开1.5寸。
玉枕	BL9		正坐或俯卧。在后头部，当后发迹正中直上2.5寸，旁开1.3寸，平枕外隆凸上缘的凹陷处。
天柱	BL10		正坐或俯卧。在项部，大筋（斜方肌）外缘之后发际凹陷中，约当后发际正中旁开1.3寸。
大杼	BL11		正坐或俯卧。在背部，当第一胸椎棘突下，旁开1.5寸。
风门	BL12		正坐或俯卧。在背部，当第二胸椎棘突下，旁开1.5寸。
肺俞	BL13	肺之背俞穴	正坐或俯卧。在背部，当第三胸椎棘突下，旁开1.5寸。
厥阴俞	BL14	心包之背俞穴	正坐或俯卧。在背部，当第四胸椎棘突下，旁开1.5寸。
心俞	BL15	心之背俞穴	正坐或俯卧。在背部，当第五胸椎棘突下，旁开1.5寸。
督俞	BL16		正坐或俯卧。在背部，当第六胸椎棘突下，旁开1.5寸。
膈俞	BL17	八会穴之血会	正坐或俯卧。在背部，当第七胸椎棘突下，旁开1.5寸。
肝俞	BL18	肝之背俞穴	正坐或俯卧。在背部，当第九胸椎棘突下，旁开1.5寸。
胆俞	BL19	胆之背俞穴	正坐或俯卧。在背部，当第十胸椎棘突下，旁开1.5寸。
脾俞	BL20	脾之背俞穴	俯卧。在背部，当第十一胸椎棘突下，旁开1.5寸。

穴位	特定穴	定位
胃俞　BL21	胃之背俞穴	俯卧。在背部，当第十二胸椎棘突下，旁开1.5寸。
三焦俞　BL22	三焦之背俞穴	俯卧。在腰部，当第一腰椎棘突下，旁开1.5寸。
肾俞　BL23	肾之背俞穴	俯卧。在腰部，当第二腰椎棘突下，旁开1.5寸。
气海俞　BL24		俯卧。在腰部，当第三腰椎棘突下，旁开1.5寸。
大肠俞　BL25	大肠之背俞穴	俯卧。在腰部，当第四腰椎棘突下，旁开1.5寸。
关元俞　BL26		俯卧。在腰部，当第五腰椎棘突下，旁开1.5寸。
小肠俞　BL27	小肠之背俞穴	俯卧。在骶部，当骶正中嵴旁1.5寸，平第一骶后孔。
膀胱俞　BL28	膀胱之背俞穴	俯卧。在骶部，当骶正中嵴旁1.5寸，平第二骶后孔。
中膂俞　BL29		俯卧。在骶部，当骶正中嵴旁1.5寸，平第三骶后孔。
白环俞　BL30		俯卧。在骶部，当骶正中嵴旁1.5寸，平第四骶后孔。
上髎　BL31		俯卧。在骶部，当髂后上棘与后正中线之间，适对第一骶后孔处。
次髎　BL32		俯卧。在骶部，当髂后上棘内下方，适对第二骶后孔处。
中髎　BL33		俯卧。在骶部，当次髎下内方，适对第三骶后孔处。
下髎　BL34		俯卧。在骶部，当中髎下内方，适对第四骶后孔处。
会阳　BL35		俯卧。在骶部，尾骨端旁开0.5寸。
承扶　BL36		俯卧。在大腿后面，臀下横纹的中点。
殷门　BL37		俯卧。在大腿后面，当承扶与委中的连线上，承扶下6寸。
浮郄　BL38		俯卧。在腘横纹外侧端，委阳上1寸，股二头肌腱的内侧。
委阳　BL39	三焦下合穴	俯卧。在腘横纹外侧端，当股二头肌腱的内侧。
委中　BL40	合穴 膀胱下合穴	俯卧。在腘横纹中点，当股二头肌腱与半腱肌肌腱的中间。
附分　BL41		俯卧。在背部，当第二胸椎棘突下，旁开3寸。
魄户　BL42		俯卧。在背部，当第三胸椎棘突下，旁开3寸。
膏肓　BL43		俯卧。在背部，当第四胸椎棘突下，旁开3寸。
神堂　BL44		俯卧。在背部，当第五胸椎棘突下，旁开3寸。
譩譆　BL45		俯卧。在背部，当第六胸椎棘突下，旁开3寸。
膈关　BL46		俯卧。在背部，当第七胸椎棘突下，旁开3寸。
魂门　BL47		俯卧。在背部，当第九胸椎棘突下，旁开3寸。
阳纲　BL48		俯卧。在背部，当第十胸椎棘突下，旁开3寸。
意舍　BL49		俯卧。在背部，当第十一胸椎棘突下，旁开3寸。
胃仓　BL50		俯卧。在背部，当第十二胸椎棘突下，旁开3寸。

续表

穴位	特定穴	定位
肓门　BL51		俯卧。在腰部，当第一腰椎棘突下，旁开3寸。
志室　BL52		俯卧。在腰部，当第二腰椎棘突下，旁开3寸。
胞肓　BL53		俯卧。在臀部，平第二骶后孔，骶正中嵴旁开3寸。
秩边　BL54		俯卧。在臀部，平第四骶后孔，骶正中嵴旁开3寸。
合阳　BL55		俯卧。在小腿后面，当委中与承山的连线上，委中下2寸。
承筋　BL56		俯卧。在小腿后面，当委中与承山的连线上，腓肠肌肌腹中央，委中下5寸。
承山　BL57		俯卧。在小腿后面正中，委中与昆仑之间，当伸直小腿或足跟上提时，腓肠肌肌腹下出现尖角凹陷处。
飞扬　BL58	络穴	在小腿后面，当外踝后，昆仑穴直上7寸，承山外下方1寸处。
跗阳　BL59	阳跷脉郄穴	俯卧或侧卧。在小腿后面，外踝后，昆仑穴直上3寸。
昆仑　BL60	经穴	俯卧或侧卧。在足部外踝后方，当外踝尖与跟腱之间凹陷处。
仆参　BL61		俯卧或侧卧。在足外侧部，外踝后下方，昆仑穴直下，跟骨外侧，赤白肉际处。
申脉　BL62	八脉交会穴（通于阳跷脉）	仰卧或侧卧。在足外侧部，外踝直下方凹陷中。
金门　BL63	郄穴	申脉穴前下方，骰骨外侧凹陷中。
京骨　BL64	原穴	仰卧或侧卧。在足外侧，第五跖骨粗隆下方，赤白肉际处。
束骨　BL65	输穴	仰卧或侧卧。在足外侧，足小趾本节（第五跖趾关节）的后方，赤白肉际处。
足通骨　BL66	荥穴	仰卧或侧卧。在足外侧，足小趾本节（第五跖趾关节）的前方，赤白肉际处。
至阴　BL67	井穴	在足小趾末节外侧，距趾甲角0.1寸。

（四）　本经常用腧穴的主治及操作方法

1. 攒竹 Cuán zhú（BL2）

［定位］在面部，眉头凹陷中（图3-31）。

［主治］前额痛、眉棱骨痛、目眩、目视不明、目赤肿痛、近视、眼睑瞤动、面瘫。

［操作］平刺0.5~0.8寸；可灸

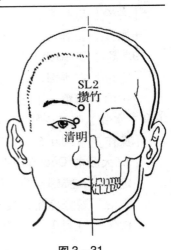

图3-31

2. 大杼 Dàzhù（BL 11）

［定位］在背部，第 1 胸椎棘突下，旁开 1.5 寸（图 3 - 32）。

［主治］咳嗽、发热、头痛、肩背痛、颈项拘急。

［操作］斜刺 0.5 ~ 0.8 寸；可灸。本经背部腧穴不宜深刺。

3. 肺俞 Fèishū（BL 13）

［定位］在背部，第 3 胸椎棘突下，旁开 1.5 寸。

［主治］咳嗽、气喘、胸满、背痛、潮热、盗汗、吐血、鼻塞。

［操作］斜刺 0.5 ~ 0.8 寸；可灸。

4. 心俞 Xīnshū（BL 15）

［定位］在背部，第五胸椎棘突下，旁开 1.5 寸（图 3 - 32）。

［主治］癫狂、痫证、惊悸、失眠、健忘、心烦、咳嗽、吐血、梦遗、心痛、胸背痛。

［操作］斜刺 0.5 ~ 0.8 寸；可灸。

5. 肝俞 Gānshū（BL 18）

［定位］在背部，第 9 胸椎棘突下，旁开 1.5 寸（图 3 - 32）。

［主治］黄疸、胁痛、吐血、目赤、目视不明、眩晕、夜盲、癫狂、痫证、背痛。

［操作］斜刺 0.5 ~ 0.8 寸；可灸。

6. 胆俞 Dǎnshū（BL 19）

［定位］在背部，第 10 胸椎棘突下，旁开 1.5 寸（图 3 - 32）。

［主治］黄疸、胁痛、呕吐、食不化、口苦。

［操作］斜刺 0.5 ~ 0.8 寸；可灸。

7. 脾俞 Píshū（BL 20）

［定位］在背部，第 11 胸椎棘突下，旁开 1.5 寸（图 3 - 32）。

［主治］腹胀、泄泻、呕吐、胃痛、消化不良、水肿、背痛、黄疸。

［操作］斜刺 0.5 ~ 0.8 寸；可灸。

8. 胃俞 Wèishū（BL 21）

［定位］在背部，第 12 胸椎棘突下，旁开 1.5 寸（图 3 - 32）。

［主治］胃脘痛、腹胀、呕吐、肠鸣、胸胁痛。

［操作］斜刺 0.5 ~ 0.8 寸；可灸。

9. 肾俞 Shènshū（BL 23）

［定位］在腰部，第 2 腰椎棘突下，旁开 1.5 寸（图 3 - 32）。

［主治］遗精、阳痿、早泄、月经不调、白带、腰背酸痛、头昏、耳鸣、耳聋、小便不利、水肿、喘咳少气。

［操作］直刺 0.5 ~ 1.0 寸；可灸。

10. 大肠俞 Dàchángshū（BL 25）

［定位］在腰部，第 4 腰椎棘突下，旁开 1.5 寸（图 3 - 32）。

［主治］腰脊疼痛、腹痛、腹胀、泄泻、便秘。

［操作］直刺 0.5 ~ 1.0 寸；可灸。

11. 小肠俞 Xiǎochángshū （BL 27）

[定位] 在腰骶部，第1骶椎棘突下，旁开1.5寸（图3－32）。

[主治] 遗精、遗尿、白带、小腹胀痛、泄泻、痢疾、腰腿痛。

[操作] 直刺0.8~1.2寸；可灸。

12. 膀胱俞 Pángguāngshū （BL 28）

[定位] 在腰骶部，第2骶椎棘突下，旁开1.5寸（图3－32）。

[主治] 遗尿、遗精、小便不利、泄泻、腰骶部疼痛。

[操作] 直刺0.8~1.2寸；可灸。

13. 次髎 Cìliáo （BL 32）

[定位] 在腰骶部，第2骶后孔中（图3－32）。

[主治] 腰痛、月经不调、痛经、小便不利、遗精、遗尿、下肢痿痹。

[操作] 直刺1.0~1.5寸；可灸。

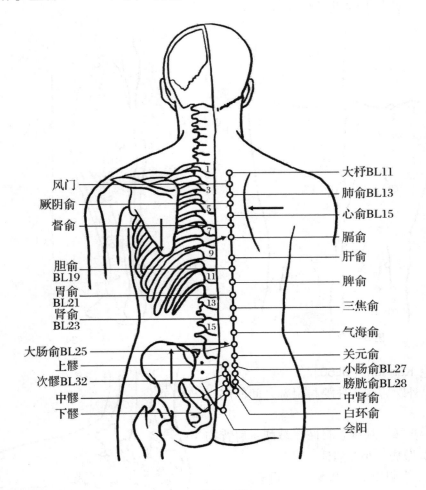

图3－32

14. 承扶 Chéng fú （BL 36）

［定位］在臀后方，臀沟中央（图3-33）。

［主治］腰骶臀股部疼痛、痔疾。

［操作］直刺1.0~2.5寸；可灸。

15. 委中 Wěi zhōng （BL 40）

［定位］腘横纹中央（图3-33）。

［主治］腰痛、下肢痿痹、中风昏迷、半身不遂、腹痛、呕吐、腹泻、小便不利、遗尿、丹毒。

［操作］直刺1.0~1.5寸；或用三棱针点刺腘静脉出血；可灸。

16. 承山 Chéng shān （BL57）

［定位］在小腿后侧中线，昆仑与委中之间，腓肠肌两肌腱之间凹陷的顶端（图3-34）。

［主治］腰背痛、小腿转筋、痔疾、便秘、腹痛、疝气。

［操作］直刺1.0~2.0寸；可灸。

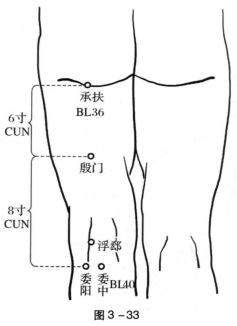

图3-33

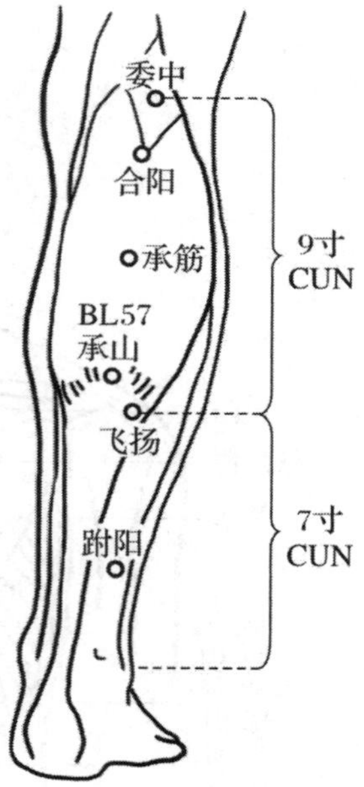

图3-34

17. 昆仑 Kūn lún （BL60）

［定位］外踝后侧，外踝与跟腱之间凹陷中（图3-35）。

［主治］头痛、项强、目眩、鼻衄、肩背拘急、腰痛、脚跟痛、小儿痫证、难产。

［操作］直刺0.5~0.8寸；可灸。孕妇禁针。

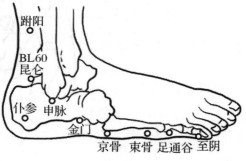

图3-35

八、足少阴肾经

（一）循行路线

1. 起于足小趾之下，斜向足心（涌泉），出于舟骨粗隆下，沿内踝后，进入足跟，再向上行于腿肚内侧，出腘窝内侧，向上行股内后缘，通向脊柱，属于肾，联络膀胱。

2. 肾脏部直行的脉：从肾向上通过肝和横膈，进入肺中，沿着喉咙，挟于舌根部。

3. 肺部支脉：从肺部出来，联络心脏，流注于胸中，与手厥阴心包经相接（图3-36）。

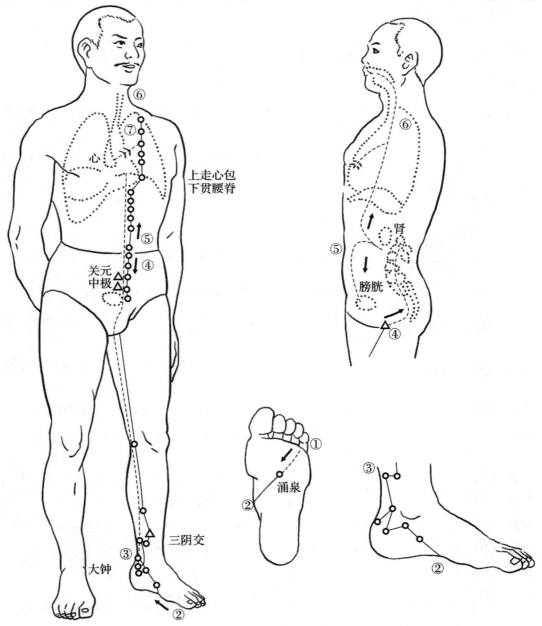

图3-36 足少阴肾经

（二）主治概要

本经腧穴主治妇科、前阴病和肾、肺、咽喉病以及经脉循行部位的其他病证。

（三）本经腧穴定位表

表3-18　足少阴肾经（Kidney Meridian of Foot – Shaoyin，KI.）

穴位		特定穴	定位
涌泉	KI1	井穴	仰卧或正坐，翘足。在足底部，卷足时足前部凹陷处，约当足底二、三趾趾缝纹头端与足跟连 线的前1/3与后2/3的交点上。
然谷	KI2	荥穴	正坐或仰卧。在足内侧缘，足舟骨粗隆下方，赤白肉际。
太溪	KI3	原穴 输穴	正坐平放足底，或仰卧。在足内侧，内踝后方，当内踝尖与跟腱之间的凹陷处。
大钟	KI4	络穴	正坐平放足底，或仰卧。在足内侧，内踝后下方，当跟腱附着部的内侧前方凹陷处。
水泉	KI5	郄穴	正坐平放足底，或仰卧。在足内侧，内踝后下方，当太溪直1寸，跟骨结节的内侧上缘。
照海	KI6	八脉交会穴 （通于阴跷脉）	正坐平放足底。在足内侧，内踝高点正下缘凹陷处。
复溜	KI7	经穴	正坐或仰卧。在小腿内侧，太溪直上2寸，跟腱的前方。
交信	KI8	阴跷脉之郄穴	正坐或仰卧。在小腿内侧，太溪直上2寸，复溜前0.5寸，胫骨内侧缘的后方。
筑宾	KI9	阴维脉之郄穴	正坐或仰卧。在小腿内侧，当太溪与阴谷的连线上，太溪上5寸，腓肠肌肌腹的下方。
阴谷	KI10	合穴	正坐微屈膝。在腘窝内侧，屈膝时，当半腱肌腱与半膜肌腱之间。
横骨	KI11		仰卧。在下腹部，当脐中下5寸，耻骨联合上际，前正中线旁开0.5寸。
大赫	KI12		仰卧。在下腹部，当脐中下4寸，前正中线旁开0.5寸。
气穴	KI13		仰卧。在下腹部，当脐中下3寸，前正中线旁开0.5寸。
四满	KI14		仰卧。在下腹部，当脐中下2寸，前正中线旁开0.5寸。
中注	KI15		仰卧。在下腹部，当脐中下1寸，前正中线旁开0.5寸。
肓俞	KI16		仰卧。在中腹部，当脐中旁开0.5寸。
商曲	KI17		仰卧。在上腹部，当脐中上2寸，前正中线旁开0.5寸。

续表

穴位	特定穴	定位
石关　KI18		仰卧。在上腹部，当脐中上3寸，前正中线旁开0.5寸。
阴都　KI19		仰卧。在上腹部，当脐中上4寸，前正中线旁开0.5寸。
腹通谷 KI20		仰卧。在上腹部，当脐中上5寸，前正中线旁开0.5寸。
幽门　KI21		仰卧。在上腹部，当脐中上6寸，前正中线旁开0.5寸。
步廊　KI22		仰卧。在胸部，当第五肋间隙，前正中线旁开2寸。
神封　KI23		仰卧。在胸部，当第四肋间隙，前正中线旁开2寸。
灵墟　KI24		仰卧。在胸部，当第三肋间隙，前正中线旁开2寸。
神藏　KI25		仰卧。在胸部，当第二肋间隙，前正中线旁开2寸。
彧中　KI26		仰卧。在胸部，当第一肋间隙，前正中线旁开2寸。
俞府　KI27		仰卧。在胸部，当锁骨下缘，前正中线旁开2寸。

（四） 本经常用腧穴的主治及操作方法

1. 涌泉 Yǒng quán（KI 1）

［定位］在足底，当足趾跖屈时，足底前部出现一个凹陷，约当足根与第2，3趾根部连线的前1/3与后2/3的交接处（图3-37）。

［主治］昏厥，中暑，癫痫，小儿惊风，头痛，头晕，目眩，失眠，咽喉肿痛，失音，便秘，小便不利，足心热。

［操作］直刺0.5~0.8寸，可灸。

2. 太溪 Tài xī（KI 3）

［定位］内踝后，内踝尖与跟腱后缘之间的中点凹陷处（图3-38）。

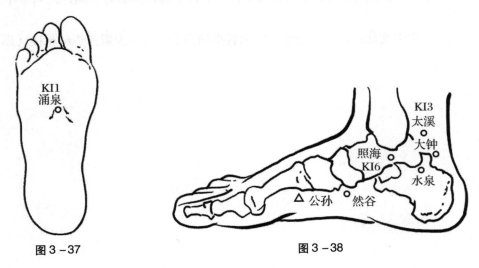

图3-37　　　　　　　　　　图3-38

［主治］月经不调，遗精，阳痿，腰脊痛，下肢厥冷，消渴，小便不利，便秘，耳鸣，耳聋，头痛，目眩，失眠，健忘，咽喉肿痛，齿痛，咳嗽，气喘，胸痛，咳血。

［操作］直刺 0.5～0.8 寸；可灸。

3. 照海 Zhào hǎi（KI 6）

［定位］内踝尖正下缘凹陷处（图 3 - 38）。

［主治］咽喉干痛，目赤肿痛，失眠，癫痫，小便频数，癃闭，月经不调，痛经，带下，阴挺。

［操作］直刺 0.5～0.8 寸，可灸。

4. 复溜 Fù liū（KI 7）

［定位］太溪穴上 2 寸，当跟腱的前缘（图 3 - 39）。

［主治］水肿，盗汗，热病有汗或无汗，腹胀，泄泻；腰痛，下肢痿痹。

［操作］直刺 0.5～1.0 寸。

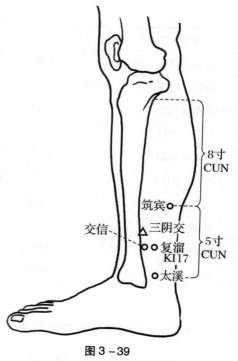

图 3 - 39

九、手厥阴心包经

（一）循行路线

1. 起于胸中，出属心包络，向下通过横膈，从胸至腹依次联络上、中、下三焦。

2. 胸部支脉：沿着胸中，出于胁部，至腋下 3 寸处，上行抵腋窝中，沿上臂内侧，行于手太阴和手少阴之间，进入肘窝中，向下行于前臂两筋的中间，进入掌中，沿着中指到指端。

3. 掌中支脉：从劳宫分出，沿无名指到指端，与手少阳三焦经相接（图 3 - 40）。

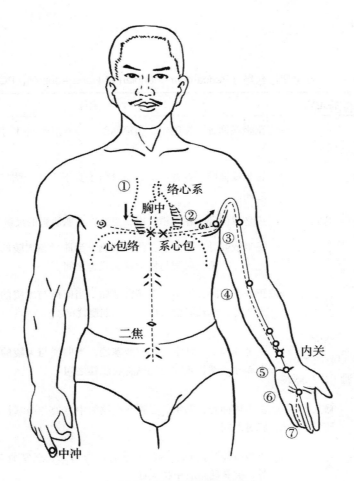

图 3-40 手厥阴心包经

（二） 主治概要

本经腧穴主治心、胸、胃、神志病，以及经脉循行部位的其他病证。

（三） 本经腧穴定位表

表 3 – 19　手厥阴心包经（Pericardium Meridian of Hand – Jueyin，PC.）

穴位	特定穴	定位
天池　PC1		正坐或仰卧。在胸中，当第四肋间隙，乳头外 1 寸，前正中线旁开 5 寸。
天泉　PC2		正坐或仰卧。在臂内侧，当腋前纹头下 2 寸，肱二头肌的长、短头之间。
曲泽　PC3	合穴	正坐或仰卧。在肘横纹中，当肱二头肌肌腱的尺侧缘。
郄门　PC4	郄穴	正坐或仰卧，仰掌。在前臂掌侧，当曲泽与大陵的连线上，腕横纹上 5 寸，掌长肌腱与桡侧腕屈肌腱之间。
间使　PC5	经穴	正坐或仰卧，仰掌。在前臂掌侧，当曲泽与大陵的连线上，腕横纹上 3 寸，掌长肌腱与桡侧腕屈肌腱之间。
内关　PC6	络穴 八脉交会穴 （通于阴维脉）	正坐或仰卧，仰掌。在前臂掌侧，当曲泽与大陵的连线上，腕横纹上 2 寸，掌长肌腱与桡侧腕屈肌腱之间。
大陵　PC7	输穴 原穴	正坐或仰卧，仰掌。在腕掌横纹的中点处，当掌长肌腱与桡侧腕屈肌腱之间。
劳宫　PC8	荥穴	正坐或仰卧，仰掌。在手掌心，当第二、三掌骨之间偏于第三掌骨，握拳屈指时中指尖处。
中冲　PC9	井穴	正坐或仰卧，在手中指末节尖端中央。

（四） 本经常用腧穴的主治及操作方法

1. 内关 Nèiguān （PC 6）
　　［定位］腕掌横纹上 2 寸，掌长肌腱与桡侧腕屈肌腱之间（图 3 – 41）。
　　［主治］心痛，心悸，胸闷，胸痛，胃痛，呕吐，呃逆，失眠，郁证，癫痫，肘臂挛痛。
　　［操作］直刺 0.5 ~ 1.0 寸，可灸。

2. 大陵 Dàlíng （PC 7）
　　［定位］在腕掌横纹的中点处，掌长肌腱与桡侧腕屈肌腱之间（图 3 – 41）。
　　［主治］心痛，心悸，胃痛，呕吐，胸胁痛，癫狂，腕臂痛。
　　［操作］直刺 0.3 ~ 0.5 寸，可灸。

3. 劳宫 Láogōng（PC 8）

［定位］在手掌心，当第 2、3 掌骨之间，握拳屈指时中指尖处（图 3 - 42）。

［主治］心痛，中风昏迷，中暑，癫狂痫，呕吐，口疮，口臭。

［操作］直刺 0.3 ~ 0.5 寸，可灸。

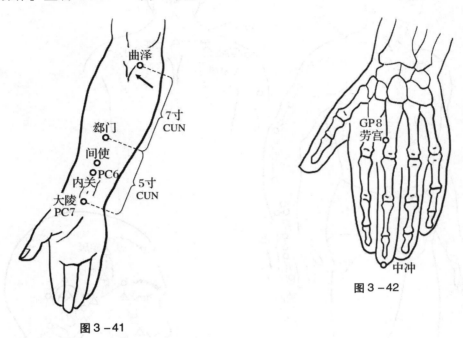

图 3 - 41

图 3 - 42

十、手少阳三焦经

（一）循行路线

1. 起于无名指末端，向上行于小指与无名指之间，沿着手背，出于前臂外侧桡骨和尺骨之间，向上通过肘尖，沿上臂外侧，上达肩部，交出足少阳经的后面，向上进入缺盆，分布于胸中，散络于心包，向下通过横膈，从胸至腹，属上、中、下三焦。

2. 胸中支脉：从胸向上，出于缺盆部，上走颈旁，连系耳后，沿耳后直上，出于耳部上行额角，再曲而下行至面颊部，到达眼下部。

3. 耳部支脉：从耳后进入耳中，出走耳前，与前脉交叉于面颊部，到达目外眦，与足少阳胆经相接（图 3 - 43）。

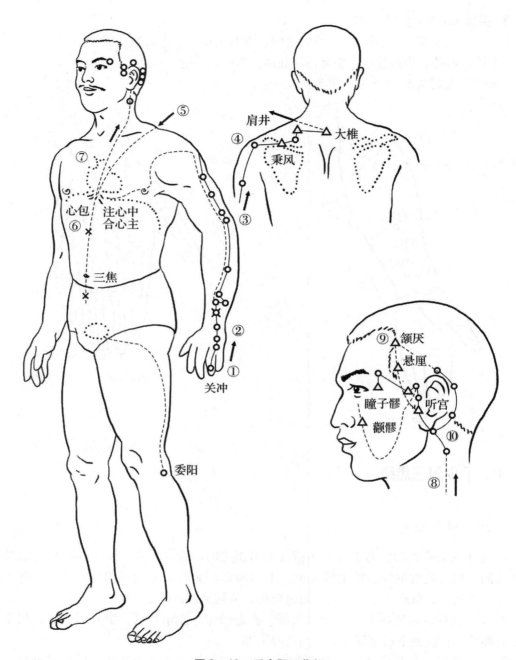

图3-43 手少阳三焦经

（二）主治概要

本经腧穴主治侧头、耳、胸胁、咽喉病和热病以及经脉循行部位的其他病证。

（三）本经腧穴定位表

表3-20　手少阳三焦经（Sanjiao Meridian of Hand – Shaoyang, SJ.）

穴位	特定穴	定位
关冲　SJ1	井穴	在手环指末节尺侧，距指甲角0.1寸。
液门　SJ2	荥穴	正坐或仰卧，俯掌。在手背部，当第四、五指间前缘凹陷中。
中渚　SJ3	输穴	在手背部，当环指本节（掌指关节）的后方，第四、五掌骨后缘之间凹陷中，当液门穴后1寸处。
阳池　SJ4	原穴	在腕背横纹中，当指总伸肌腱的尺侧缘凹陷处。
外关　SJ5	络穴 八脉交会穴 （通于阳维脉）	在前臂背侧，当阳池与肘尖的连线上，腕背横纹上2寸，尺骨与桡骨之间。
支沟　SJ6	经穴	在前臂背侧，当阳池与肘尖的连线上，腕背横纹上3寸，尺骨与桡骨之间。
会宗　SJ7	郄穴	正坐或仰卧，俯掌。在前臂背侧，当腕骨横纹上3寸，支沟尺侧，尺骨的桡侧缘。
三阳络 SJ8		正坐或仰卧，俯掌。在前臂背侧，腕背横纹上4寸，尺骨与桡骨之间。
四渎　SJ9		正坐或仰卧，俯掌。在前臂背侧，当阳池与肘尖的连线上，肘尖下5寸，尺骨与桡骨之间。
天井　SJ10	合穴	在臂外侧，屈肘时，当肘尖直上1寸凹陷处。
清冷渊 SJ11		正坐或仰卧，屈肘。在臂外侧，屈肘，当肘尖直上2寸，即天井上1寸。
消泺　SJ12		正坐或侧卧，臂自然下垂。在臂外侧，当清冷渊与臑会连线的中点处。
臑会　SJ13		正坐或侧卧，臂自然下垂。在臂外侧，当肘尖与肩髎的连线上，肩髎下3寸，三角肌的后下缘。
肩髎　SJ14		在肩部，肩髃后方，当臂外展时，于肩峰后下方呈现凹陷处。
天髎　SJ15		正坐或俯卧。在肩胛部，肩井与曲垣的中间，当肩胛骨上角处。
天牖　SJ16		正坐，侧俯或侧卧。在颈侧部，当乳突的后方直下，平下颌角，胸锁乳突肌的后缘。
翳风　SJ17		在耳垂后方，当乳突与下颌角之间的凹陷处。

续表

穴位	特定穴	定位
瘈脉　SJ18		正坐，侧俯或侧卧。在头部，耳后乳突中央，当角孙至翳风之间，沿耳轮连线的中，下 1/3 的交点处。
颅息　SJ19		正坐，侧俯或侧卧。在头部，当角孙至翳风之间，沿耳轮连线的上、中 1/3 的交点处。
角孙　SJ20		正坐，侧俯或侧卧。在头部，折耳廓向前，当耳尖直上入发迹处。
耳门　SJ21		在面部，当耳屏上切迹的前方，下颌骨髁状突后缘，张口有凹陷处。
耳和髎　SJ22		正坐，侧俯或侧卧，仰卧位。在头侧部，当鬓发后缘，平耳廓根之前方，颞浅动脉的后缘。
丝竹空　SJ23		在面部，当眉梢凹陷处。

（四）　本经常用腧穴的主治及操作方法

1. **外关 Wàiguān（SJ 5）**

［定位］前臂背侧面，腕关节上 2 寸，桡、尺骨之间（图 3－44）。

［主治］热病、头痛、颊痛、目赤肿痛、耳鸣、耳聋、瘰疬、胁肋痛、上肢痹痛。

［操作］直刺 0.5～1 寸；可灸。

2. **翳风 Yì fēng（SJ 17）**

［定位］耳垂后方，当下颌角与乳突之间的凹陷处（图 3－45）。

［主治］耳鸣、耳聋、面瘫、牙关紧闭、齿痛、颊肿、瘰疬。

［操作］直刺 0.8～1.2 寸；可灸。

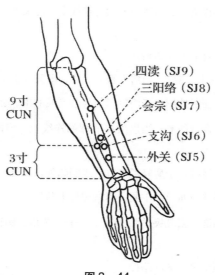

图 3－44

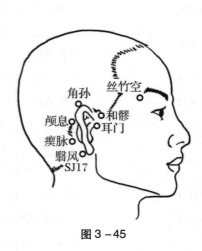

图 3－45

十一、足少阳胆经

（一）循行路线

1. 起于目外眦，上行到额角，下耳后，沿颈旁，行手少阳三焦经之前，至肩上退后，交出手少阳三焦经之后，向下进入缺盆。

2. 耳部支脉：从耳后进入耳中，出走耳前，达目外眦后方。

3. 外眦部支脉：从目外眦处分出，下走大迎，会合手少阳经到达目眶下，下行经颊车，于颈部向下会合前脉于缺盆，然后向下进入胸中，通过横膈，络于肝，属于胆，沿着胁肋内，出于少腹两侧腹股沟动脉部，绕阴部毛际，横行进入髋关节部。

4. 缺盆部直行脉：从缺盆下行腋下，沿胸侧，经过季胁，下行会合前脉于髋关节部，再向下沿着大腿外侧，出膝外侧，下行经腓骨前面，直下到达腓骨下段，下出外踝前面，沿足背外侧进入第四足趾外侧端。

5. 足背部支脉：从足背分出，沿第 1、2 跖骨之间，出于大趾端，穿过趾甲，回转来到趾甲后进入厥阴肝经相接（图 3－46）。

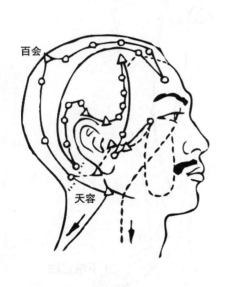
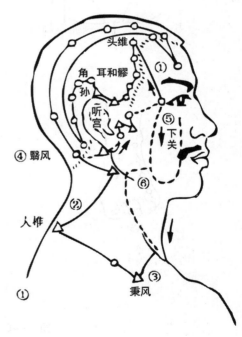

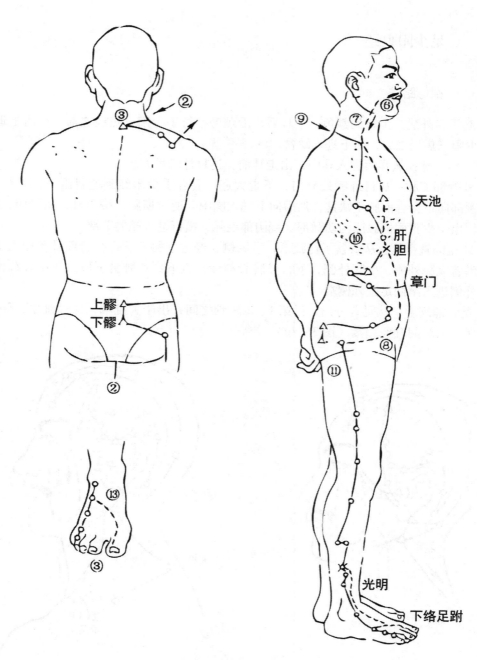

图 3-46 足少阳胆经

天池

肝胆

章门

光明

下络足跗

上髎
下髎

（二）　主治概要

本经腧穴主治侧头、目、耳、咽喉病和神志病、热病以及经脉循行部位的其他病证。

（三）　本经腧穴定位表

表 3 –21　足少阳胆经（Gallbladder Meridian of Foot – Shaoyang，GB.）

穴位	特定穴	定位
瞳子髎 GB1		正坐或仰卧。在面部，目外眦旁 0.5 寸，当眶外侧缘处。
听会　GB2		正坐或仰卧。在面部，当耳屏间切迹的前方，下颌骨髁状突的后缘，张口有凹陷处。
上关　GB3		正坐或仰卧。在耳前，下关直上，当颧弓的上缘凹陷处。
颔厌　GB4		正坐或仰卧。在头部鬓发上，当头维与曲鬓弧形连线的上 1/4 与下 3/4 交点处。
悬颅　GB5		正坐或仰卧。在头部鬓发上，当头维与曲鬓弧形连线的中点处。
悬厘　GB6		正坐或仰卧。在头部鬓发上，当头维与曲鬓弧形连线的上 3/4 与下 1/4 交点处。
曲鬓　GB7		正坐或仰卧。在头部，当耳前鬓角发际后缘的垂线与耳尖水平线交点处。
率谷　GB8		正坐，侧伏或侧卧。在头部，当耳尖直上入发际 1.5 寸，角孙直上方。
天冲　GB9		正坐，侧伏或侧卧。在头部，当耳根后缘直上入发际 2 寸，率谷后 0.5 寸处。
浮白　GB10		正坐，侧伏或侧卧。在头部，当耳后乳突的后上方，天冲与完骨的弧形连线的中 1/3 与上 1/3 交点处。
头窍阴 GB11		正坐，侧伏或侧卧。在头部，当耳后乳突的后上方，天冲与完骨的弧形连线的中 1/3 与下 1/3 交点处。
完骨　GB12		正坐，侧伏或侧卧。在头部，当耳后乳突的后下方凹陷处。
本神　GB13		正坐或仰卧。在头部，当前发际上 0.5 寸，神庭旁开 3 寸。
阳白　GB14		正坐或仰卧。在前额部，当瞳孔直上，眉上 1 寸。
头临泣 GB15		正坐或仰卧。在头部，当瞳孔直上入发际 0.5 寸，神庭与头维连线的中点处。
目窗　GB16		正坐或仰卧。在头部，当前发际上 1.5 寸，头正中线旁开 2.25 寸。

穴位		特定穴	定位
正营	GB17		正坐或仰卧。在头部，当前发际上2.5寸，头正中线旁开2.25寸。
承灵	GB18		正坐或仰卧。在头部，当前发际上4寸，头正中线旁开2.25寸。
脑空	GB19		正坐或俯卧。在头部，当枕外隆凸的上缘外侧，头正中线旁开2.25寸，平脑户。
风池	GB20		正坐，俯伏或俯卧。在颈部，当枕骨直下，与风府相平，胸锁乳突肌与斜方肌上端之间的凹陷处。
肩井	GB21		正坐，俯伏或俯卧。在肩上，前直乳中，当大椎与肩峰端连线的中点上。
渊腋	GB22		仰卧或侧卧。在侧胸部，举臂，当腋中线上，腋下3寸，第四肋间隙中。
辄筋	GB23		仰卧或侧卧。在侧胸部，渊腋前1寸，平乳头，第四肋间隙中。
日月	GB24	胆之募穴	仰卧。在上腹部，当乳头直下，第七肋间隙，前正中线旁开4寸。
京门	GB25	肾之募穴	侧卧。在侧腰部，章门后1.8寸，当第十二肋骨游离端的下方。
带脉	GB26		侧卧。在侧腰部，章门下1.8寸，当第十一肋骨游离端下方垂线与脐水平线的交点上。
五枢	GB27		侧卧。在侧腹部，当髂前上棘的前0.5寸处，横平脐下3寸处。
维道	GB28		侧卧。在侧腹部，当髂前上棘的前下方，五枢前下0.5寸。
居髎	GB29		侧卧。在髋部，当髂前上棘与股骨大转子最凸点连线的中点处。
环跳	GB30		俯卧或侧卧。在股外侧部，侧卧屈股，当股骨大转子最凸点与骶管裂孔连线的中1/3与外1/3交点处。
风市	GB31		俯卧或侧卧。在大腿外侧部的中线上，当腘横纹上7寸。或直立垂手时，中指尖处。
中渎	GB32		俯卧或仰卧。在大腿外侧，当风市下2寸，或腘横纹上5寸，股外侧肌与股二头肌之间。
膝阳关	GB33		侧卧，俯卧或仰卧。在膝外侧，当阳陵泉上3寸，股骨外上髁上方的凹陷处。
阳陵泉	GB34	合穴 胆下合穴 八会穴之筋会	仰卧或侧卧。在小腿外侧，当腓骨小头前下方凹陷处。
阳交	GB35	阳维脉之郄穴	仰卧或侧卧。在小腿外侧，当外踝尖上7寸，腓骨后缘。
外丘	GB36	郄穴	仰卧或侧卧。在小腿外侧，当外踝尖上7寸，腓骨前缘，平阳交。
光明	GB37	络穴	仰卧或侧卧。在小腿外侧，当外踝尖上5寸，腓骨前缘。
阳辅	GB38	经穴	仰卧或侧卧。在小腿外侧，当外踝尖上4寸，腓骨前缘稍前方。

续表

穴位	特定穴	定位
悬钟　GB39	八会穴之髓会	仰卧或侧卧。在小腿外侧，当外踝尖上3寸，腓骨前缘。
丘墟　GB40	原穴	仰卧。在足外踝的前下方，当趾长伸肌腱的外侧凹陷处。
足临泣 GB41	输穴 八脉交会穴 （通于带脉）	仰卧。在足背外侧，当足四趾本节（第四跖趾关节）的后方，小趾伸肌腱的外侧凹陷处。
地五会 GB42		仰卧。在足背外侧，当足四趾本节（第四跖趾关节）的后方，第四、五跖骨之间，小趾伸肌内侧缘。
侠溪　GB43	荥穴	仰卧。在足背外侧，当第四五趾间，趾蹼缘后方赤白肉际处。
足窍阴 GB44	井穴	在足第四趾末节外侧，距趾甲角0.1寸。

（四）　本经常用腧穴的主治及操作方法

1. 风池 Fēng chí（GB 20）

［定位］在项部，胸锁乳突肌与斜方肌之间，平风府穴处（图3－47）。

［主治］头痛、眩晕、目赤肿痛、鼻渊、鼻衄、耳鸣、耳聋、颈项强痛、感冒、癫痫、中风、热病、疟疾、瘿气。

［操作］针尖为下，向鼻尖斜刺0.8～1.2寸，或平刺透风府穴，深部为延髓，必须严格掌握针刺角度和深度；可灸。

2. 环跳 Huántiào（GB 30）

［定位］大腿外侧中间，侧卧屈股，当股骨大转子最凸点与骶管裂孔连线的外1/3与中1/3交点处（图3－48）。

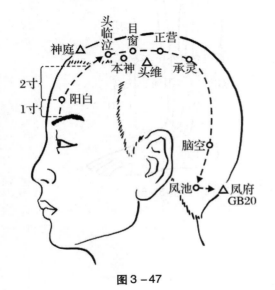

图3－47

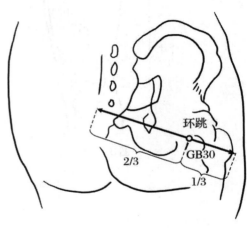

图3－48

· 113 ·

[主治] 腰胯疼痛、半身不遂、下肢痿痹。

[操作] 直刺 2.0～3.0 寸；可灸。

3. 风市 Fēng shì（GB 31）

[定位] 大腿外侧中线，腘横纹水平线上 7 寸，或立正时，两手自然下垂，中指尖所点处（图 3－49）。

[主治] 半身不遂、下肢痿痹、遍身瘙痒、脚气。

[操作] 直刺 1.0～2.0 寸；可灸。

4. 阳陵泉 Yáng líng quán（GB 34）

[定位] 在小腿外侧，腓骨小头前下方凹陷中（图 3－50）。

[主治] 胁痛、口苦、呕吐、半身不遂、下肢痿痹、脚气、黄疸、小儿惊风。

[操作] 直刺 1.0～1.5 寸；可灸。

5. 光明 Guāng míng（GB 37）

[定位] 在小腿外侧，外踝上 5 寸，腓骨前缘（图 3－50）。

[主治] 目痛、夜盲、下肢痿痹、乳房胀痛。

[操作] 直刺 1.0～1.5 寸；可灸。

6. 悬钟 Xuán zhōng（GB 39）

[定位] 在小腿外侧，外踝上 3 寸，腓骨后缘（图 3－50）。

[主治] 项强、胸胁胀痛、下肢痿痹、咽喉肿痛、脚气、半身不遂、痔疾。

[操作] 直刺 0.8～1.0 寸；可灸。

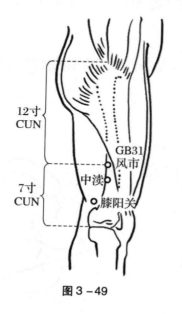

图 3－49

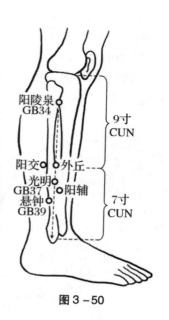

图 3－50

7. 丘墟 Qiū xū （GB 40）

［定位］外踝前下方，当趾长伸肌腱的外侧凹陷处（图3 –51）。

［主治］颈项痛、胸胁胀痛、下肢痿痹。

［操作］直刺0.5～0.8寸；可灸。

8. 足临泣 Zú lín qì （GB 41）

［定位］在足背部，第4、5跖骨结合部前方，小趾伸肌腱外侧凹陷中（图3 –51）。

［主治］目赤肿痛、胁肋疼痛、月经不调、遗溺、乳痈、瘰疬、疟疾、足跗疼痛。

［操作］直刺0.3～0.5寸；可灸。

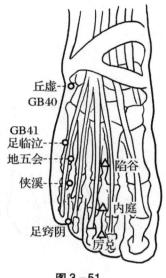

图3 –51

十二、足厥阴肝经

（一）循行路线

1. 起于足大趾毫毛部（大敦），沿着足背内侧上行，经过内踝前1寸处，向上行小腿内侧至内踝上8寸处交出足太阴经的后面，上行腘内侧，沿着大腿内侧，进入阴毛中，环绕阴部，上达小腹，挟胃旁，属于肝，络于胆，向上通过横膈，分布于胁肋，沿着喉咙的后面，向上进入鼻咽部，连接于"目系"（眼球连系于脑的部位），向上出于前额，与督脉会合于巅顶。

2. "目系"支脉，从"目系"下行颊里，环绕唇内。

3. 肝部支脉：从肝分出，通过横膈，向上流注于肺，与手太阴肺经相接（图3 –52）。

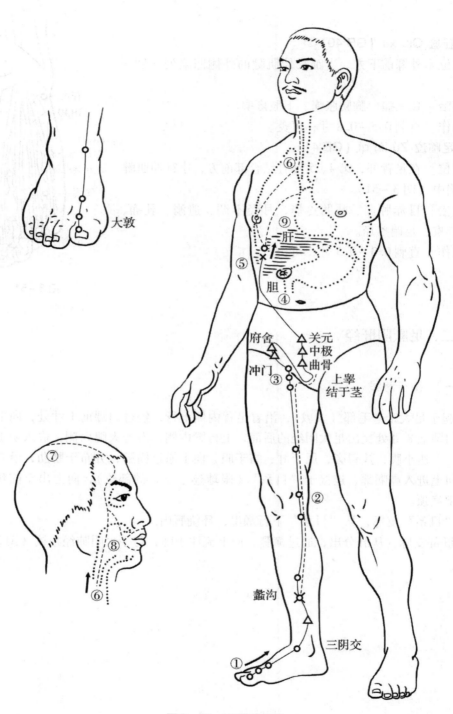

大敦

⑥
⑨肝
⑤
胆
④

府舍 △ 关元
冲门 △ 中极
△ 曲骨
③ 上睾
结于茎

⑦

⑧
⑥

②

蠡沟
三阴交

①

图 3 - 52　足厥阴肝经

（二）主治概要

本经腧穴主治肝病、妇科病、前阴病和经脉循行部位的其他病证。

（三）本经腧穴定位表

表3-22　足厥阴肝经（Liver Meridian of Foot – Jueyin，LR.）

穴位	特定穴	定位
大敦　LR1	井穴	在足大趾末节外侧，距趾甲角0.1寸。
行间　LR2	荥穴	正坐或仰卧。在足背，当第1、2趾间的趾蹼缘上方纹头处。
太冲　LR3	输穴 原穴	正坐或仰卧。在足背侧，当第1、2跖骨结合部之前凹陷处
中封　LR4	经穴	正坐或仰卧。在足背侧，当足内踝前1寸，胫骨前腱肌的内侧凹陷处。
蠡沟　LR5	络穴	正坐或仰卧。在小腿内侧，当足内踝尖上5寸，胫骨内侧面的中央。
中都　LR6	郄穴	正坐或仰卧。在小腿内侧，当足内踝尖上7寸，胫骨内侧面的中央。
膝关　LR7		正坐或仰卧。屈膝，在小腿内侧，当胫骨内侧髁的后下方，阴陵泉后1寸，腓肠肌内侧头的上部。
曲泉　LR8	合穴	正坐或仰卧。在膝内侧，屈膝，当膝关节内侧面横纹内侧端，股骨内侧髁的后缘，半腱肌、半膜肌止端的前缘凹陷处。
阴包　LR9		正坐或仰卧。在大腿内侧，当股骨内上髁上4寸，缝匠肌后缘。
足五里 LR10		仰卧。在大腿内侧，当气冲直下3寸，大腿根部，耻骨结节的下方，长收肌的外缘。
阴廉　LR11		仰卧。在大腿内侧，当气冲直下2寸，大腿根部，耻骨结节的下方，长收肌的外缘。
急脉　LR12		仰卧。在耻骨结节的外侧，当气冲外下方腹股沟股动脉搏动处，前正中线旁2.5寸。
章门　LR13	脾之募穴 八会穴之脏会	仰卧。在侧腹部，当第11肋游离端的下方。
期门　LR14	肝之募穴	仰卧。在胸部，当乳头直下，第6肋间隙，前正中线旁开4寸。

（四）本经常用腧穴的主治及操作方法

1. 大敦 Dà dūn（LV 1）

［定位］足大趾外侧趾甲根角旁约 0.1 寸（图 3 - 53）。

［主治］疝气，少腹痛，月经不调，崩漏，缩阴，阴中痛，阴挺，遗尿，癃闭，尿血，癫痫，嗜睡。

［操作］浅刺 0.1 寸，或三棱针点刺出血；可灸。

2. 行间 Xíng jiān（LV 2）

［定位］在足背侧，当第 1、2 趾间，趾蹼缘的后方赤白肉际处（图 3 - 53）。

［主治］目眩，头痛，目赤肿痛，口眼歪斜，癫痫，中风，胸胁满痛，月经不调，痛经，闭经，崩漏，带下，阴中痛，疝气，遗尿，小便不利，下肢内侧痛，足跗肿痛。

［操作］直刺或斜刺 0.5 ~ 0.8 寸，可灸。

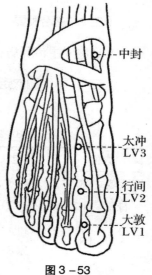

图 3 - 53

3. 太冲 Tài chōng（LV 3）

［定位］在足背侧，第 1 跖骨间隙后方凹陷中（图 3 - 53）。

［主治］眩晕，头痛，目赤肿痛，耳鸣，咽痛，口眼歪斜，癫痫，中风，小儿惊风，月经不调，闭经，痛经，崩漏，带下，疝气，胸胁满痛，腹胀，黄疸，呕逆，遗尿，癃闭，下肢痿痹，足跗肿痛。

［操作］直刺 0.5 ~ 0.8 寸，可灸。

十三、任 脉

（一）循行路线

起于小腹内，下出会阴，向上行于阴毛部，沿着腹内，向上经过关元等穴，到达咽喉部，再上行环绕口唇，经过面部，进入目眶下（图 3 - 54）。

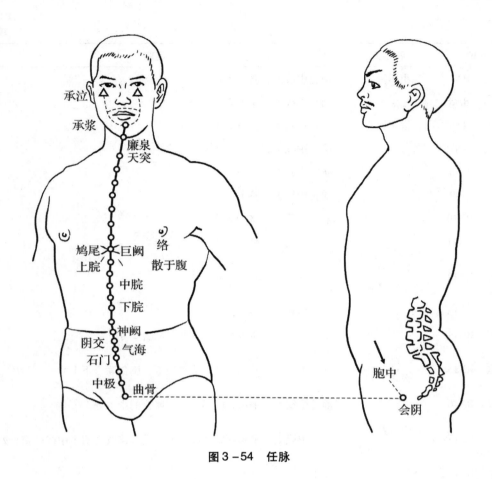

图 3 –54　任脉

（二）主治概要

本经腧穴主治腹、胸、颈、头面的局部病证和相应的内脏器官疾病，少数腧穴有强壮作用或可治疗神志病。

（三）本经腧穴定位表

表 3 –23　任脉（Ren Meridian, RN.）

穴位	特定穴	定位
会阴　RN1		男性在阴囊根部与肛门连线的中点处；女性在大阴唇后联合与肛门连线的中点处。
曲骨　RN2		前正中线上，脐下 5 寸，当耻骨联合上缘中点处。
中级　RN3	膀胱募穴	前正中线上，脐下 4 寸。

穴位	特定穴	定位
关元 RN4	小肠募穴	前正中线上，脐下 3 寸。
石门 RN5	三焦募穴	前正中线上，脐下 2 寸。
气海 RN6	肓之原穴	前正中线上，脐下 1.5 寸。
阴交 RN7		前正中线上，脐下 1 寸。
神阙 RN8		脐窝中央。
水分 RN9		前正中线上，脐上 1 寸。
下脘 RN10		前正中线上，脐上 2 寸。
建里 RN11		前正中线上，脐上 3 寸。
中脘 RN12	胃之募穴 八会穴之腑会	前正中线上，脐上 4 寸。
上脘 RN13		前正中线上，脐上 5 寸。
巨阙 RN14	心之募穴	前正中线上，脐上 6 寸，或胸剑联合 2 寸。
鸠尾 RN15	络穴 膏之原穴	前正中线上，脐上 7 寸，或剑突下，胸剑联合下 1 寸。
中庭 RN16		前正中线上，平第 5 肋间，胸剑联合的中点处。
膻中 RN17	心包募穴 八会穴之气会	前正中线上，平第 4 肋间隙，或两乳头连线与前正中线的交点处。
玉堂 RN18		前正中线上，平第 3 肋间隙。
紫宫 RN19		前正中线上，平第 2 肋间隙。
华盖 RN20		前正中线上，胸骨角的中点处，平第 1 肋间隙。
璇玑 RN21		前正中线上，胸骨柄的中央处。
天突 RN22		胸骨上窝正中。
廉泉 RN23		微仰头，在喉结上方，当舌骨体上缘的中点处。
承浆 RN24		颏唇沟的正中凹陷处。

（四） 本经常用腧穴的主治及操作方法

1. 中极 Zhōng jí（RN 3）

［定位］前正中线上，脐下 4 寸（图 3 - 55）。

［主治］小便不利，遗尿，遗精，阳痿，月经不调，崩漏，带下，不育，不孕。

［操作］直刺 0.5 ~ 1 寸，需在排尿后针刺；可灸；孕妇禁用。

2. **关元** Guān yuán（RN 4）

［定位］脐下 3 寸（图 3－55）。

［主治］虚劳，中风脱证，遗精，阳痿，月经不调，痛经，带下，不育，不孕；小便不利，遗尿，腹痛，腹泻。

［操作］直刺 0.5～1 寸，需在排尿后针刺；可灸；孕妇禁用。

3. **气海** Qì hǎi（RN 6）

［定位］脐下 1.5 寸（图 3－55）。

［主治］虚脱，腹痛，腹泻，便秘；月经不调，痛经，遗精，阳痿。

［操作］直刺 1.0～1.5 寸；可灸；孕妇禁用。

4. **神阙** Shén què（RN 8）

［定位］脐窝正中（图 3－55）。

［主治］虚脱，中风脱证，腹胀，腹痛，便秘，泄泻；水肿。

［操作］禁刺，多用艾条灸或艾炷隔盐灸法。

5. **中脘** Zhōng wǎn（RN 12）

［定位］脐上 4 寸，当脐与胸剑联合连线的中点处（图 3－55）。

［主治］胃痛，呕吐，吞酸，呃逆，食欲不振，腹胀，泄泻；黄疸；癫狂痫。

［操作］直刺 1～1.5 寸，可灸。

6. **膻中** Dàn zhōng（RN 17）

（定位］前正中线上，平第 4 肋间，或两乳头连线的中点处（图 3－56）。

［主治］胸闷，胸痛，气短，心悸，咳嗽，气喘，呕吐，噎膈，乳少。

［操作］平刺 0.3～0.5 寸；可灸。

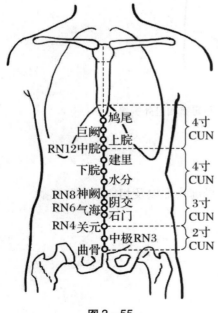

图 3－55

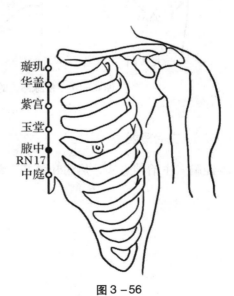

图 3－56

十四、督　脉

（一）循行路线

起于小腹内，下出于会阴部，向后行于脊柱的内部，上达项后风府，进入脑内，上行巅顶，沿前额下行鼻柱（图3-57）。

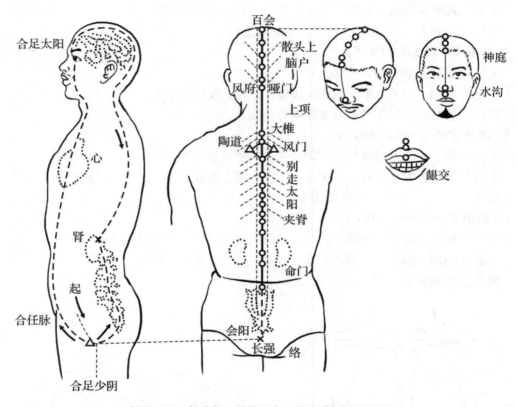

图3-57　督脉部，的毫毛部，与足第四趾外侧端

（二）主治概要

本经腧穴主治神志病、热病和腰骶、背、头项局部病证以及相应的内脏疾病。

（三） 本经腧穴定位表

表 3－24　督脉（Du Meridian，DU.）

穴位	特定穴	定位
长强　DU1		跪伏或胸膝位，当尾骨尖端与肛门连线的中点处。
腰俞　DU2		正当骶骨裂孔处。
腰阳关 DU3		后正中线上，第4腰椎棘突下凹陷中，约与髂嵴相平。
名门　DU4		后正中线上，第2腰椎棘突下凹陷中。
悬枢　DU5		后正中线上，第1腰椎棘突下凹陷中。
脊中　DU6		后正中线上，第11胸椎棘突下凹陷中。
中枢　DU7		后正中线上，第10胸椎棘突下凹陷中。
筋缩　DU8		后正中线上，第9胸椎棘突下凹陷中。
至阳　DU9		后正中线上，第7胸椎棘突下凹陷中。
灵台　DU10		后正中线上，第6胸椎棘突下凹陷中。
神道　DU11		后正中线上，第5胸椎棘突下凹陷中。
身柱　DU12		后正中线上，第3胸椎棘突下凹陷中。
陶道　DU13		后正中线上，第1胸椎棘突下凹陷中。
大椎　DU14		后正中线上，第7颈椎棘突下凹陷中。
哑门　DU15		第1颈椎下，后发际正中直上0.5寸。
风府　DU16		正坐，头微前倾，后正中线上，入后发际上1寸。
脑户　DU17		风府穴直上1.5寸，当枕骨粗隆上缘凹陷处。
强间　DU18		脑户穴直上1.5寸，或当风府穴与百会穴连线的中点处
后顶　DU19		强间穴直上1.5寸，或百会穴直后1.5寸。
百会　DU20		后发际正中直上7寸，或当头部正中线与两耳尖连线的交点处。
前顶　DU21		百会穴前1.5寸，或前发际正中直上3.5寸处。
囟会　DU22		前顶穴前1.5寸，或前发际正中直上2寸。
上星　DU23		囟会前1寸或前发际正中直上1寸。
神庭　DU24		前发际正中直上0.5寸。
素髎　DU25		鼻尖正中。
水沟　DU26		在人中沟的上1/3与下2/3交点处。
兑端　DU27		上唇正中的尖端，红唇与皮肤移行处。
龈交　DU28		上唇系带与齿龈连接处。

（四）本经常用腧穴的主治及操作方法

1. 腰阳关 Yāo yáng guān（DU 3）

〔定位〕后正中线上，第4腰椎棘突下凹陷中（图3-58）。

〔主治〕腰痛，下肢痿痹；月经不调，带下，遗精，阳痿。

〔操作〕直刺0.5~1寸；可灸。

2. 命门 Mìng mén（DU4）

〔定位〕第2腰椎棘突下凹陷中（图3-58）。

〔主治〕遗精，阳痿，月经不调，带下，腰痛，泄泻。

〔操作〕直刺0.5~1寸；可灸。

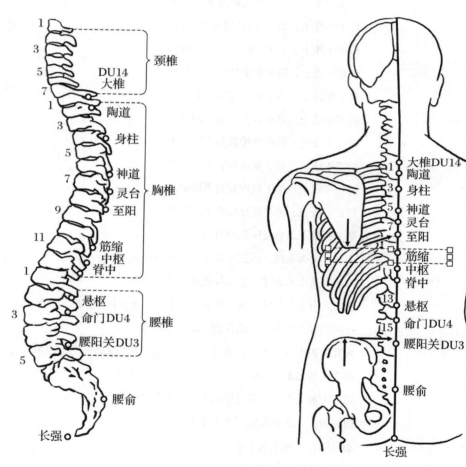

图3-58

3. 大椎 Dàzhuī（DU14）

〔定位〕后正中线上，第7颈椎棘突下（图3-58）。

〔主治〕热病、疟疾、咳嗽、气喘、盗汗、癫痫、头痛、项强、肩背痛、腰脊强痛、风疹。

[操作]　直刺0.5～1寸；可灸。

4. 哑门 Yǎ mén（DU 15）

[定位]　在项部，后发际正中直上0.5寸（图3－59）。

[主治]　暴喑、舌强不语、癫狂痫、头痛、项强。

[操作]　直刺或向下斜刺0.5～1寸，不可向上斜刺或深刺。因为深部接近延髓，必须严格掌握针刺的角度和深度。

5. 风府 Fēng fǔ（DU 16）

[定位]　在项部，后发际正中直上1寸（图3－59）。

[主治]　头痛、项强、眩晕、咽喉肿痛、失音、癫狂、中风。

[操作]　直刺或向下斜刺0.5～1寸，不可深刺，以免伤及深部延髓。

6. 百会 Bǎi huì（DU 20）

[定位]　在头部，前发际直上5寸，或两耳尖连线的中点（图3－59）。

[主治]　头痛、眩晕、中风、失语、癫狂、脱肛、泄泻、阴挺、健忘、不寐。

[操作]　平刺0.5～0.8寸；可灸。

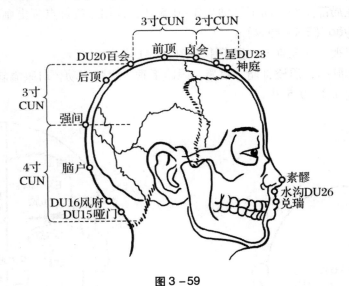

图3－59

7. 上星 Shàng xīng（DU 23）

[定位]　在头部，前发际正中直上1寸（图3－59）。

[主治]　头痛、目痛、鼻渊、鼻衄、癫狂、疟疾、热病。

[操作]　平刺0.5～0.8寸；可灸。

中医养生康复

8. 水沟 Shuǐ gōu（DU 26）

［定位］在面部，人中沟的上1/3与中1/3交点处（图3-59）。

［主治］昏迷、晕厥、癫狂痫、口角歪斜、小儿惊风、面唇肿痛、面唇肿痛、腰脊强痛。

［操作］向上斜刺0.3~0.5寸，或用指甲按掐。

十五、常用经外奇穴

（一）常用头颈部经外奇穴的定位、主治、操作方法

1. 四神聪 Sì shén cōng（EX-HN1）

［定位］穴指在头顶部的四个穴位，当百会前后左右各1寸（图3-60）。

［主治］眩晕，头痛，健忘，失眠，偏瘫，癫痫，狂证。

［操作］平刺0.5~0.8寸；可灸。

2. 印堂 Yìn táng（EX-HN3）

［定位］在额部，当两眉头之中间（图3-61）。

［主治］头痛，头晕，鼻渊，鼻衄，小儿惊风，失眠。

［操作］提捏局部皮肤，向下平刺0.3-0.5寸，或用三棱针点刺出血；可灸。

3. 鱼腰 Yú yāo（EX-HN4）

［定位］目正视，瞳孔直上，眉毛中（图3-61）。

［主治］目赤肿痛，眉棱骨痛，目翳，眼睑下垂，眼睑瞤动，口眼喎斜。

［操作］平刺0.3~0.5寸。

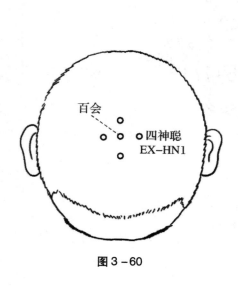

图3-60

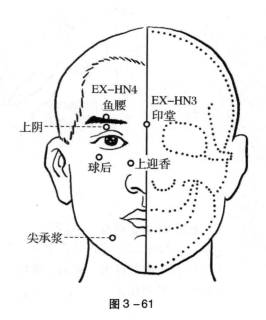

图3-61

4. 太阳 Tài yáng（EX – HN5）

[定位] 当眉梢与目外眦之间，向后约一横指的凹陷处（图 3 – 62）。

[主治] 头痛，目赤肿痛，目眩，口眼㖞斜，牙痛。

[操作] 直刺或斜刺 0.3 ~ 0.5 寸，或用三棱针点刺出血；可灸。

（二）常用躯干部经外奇穴的定位、主治、操作方法

1. 子宫 Zǐ gōng（EX – CAI）

[定位] 当脐中下 4 寸，中极旁开 3 寸（图 3 – 63）。

[主治] 月经不调，崩漏，痛经，子宫脱垂，不孕，疝气。

[操作] 直刺 0.8 ~ 1.2 寸；可灸。

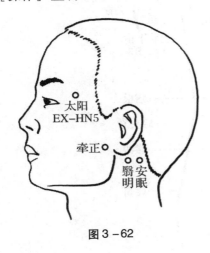

图 3 – 62

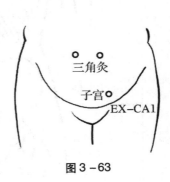

图 3 – 63

2. 定喘 Dìng chuǎn（EX – B 1）

[定位] 当第 7 颈椎棘突下，后正中线旁开 0.5 寸（图 3 – 64）。

[主治] 哮喘，咳嗽，肩背痛，落枕。

[操作] 直刺 0.5 ~ 1 寸；可灸。

3. 夹脊 Jiá jǐ（EX – B 2）

[定位] 当第 1 胸椎至第 5 腰椎棘突下两侧，后正中线旁开 0.5 寸，一侧 17 个穴位，左右共 34 穴（图 3 – 64）。

[主治] 适应范围较广，其中上背部穴位治疗心肺、上肢疾病，下背部的穴位治疗脾胃疾病，腰部的穴位治疗腰、腹及下肢疾病。

[操作] 直刺 0.3 ~ 0.5 寸，或用梅花针叩刺；可灸。

4. 胃脘下俞 Wèi wǎn xià shū（EX – B 3）

[定位] 当第 8 胸椎棘突下，旁开 1.5 寸（图 3 – 64）。

[主治] 胃痛，胸胁痛，腹痛，消渴，咽干。

[操作] 斜刺 0.3 ~ 0.5 寸；可灸。

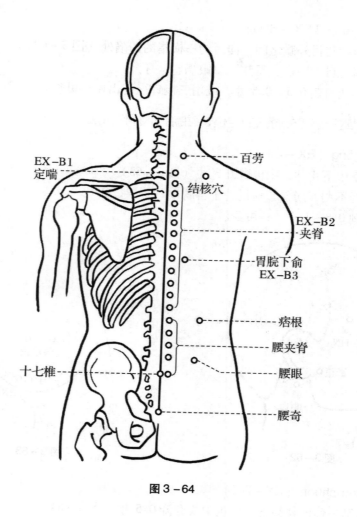

EX-B1
定喘

结核穴

百劳

EX-B2
夹脊

胃脘下俞
EX-B3

痞根

腰夹脊

腰眼

十七椎

腰奇

图 3 - 64

（三） 常用躯干部经外奇穴的定位、 主治、 操作方法

1. 二白 èr bái（EX - UE2）

〔定位〕 在前臂掌侧，腕横纹上 4 寸，桡侧腕屈肌腱的两侧，一侧 2 个穴位 （图 3 - 65）。

〔主治〕 痔疮，便秘，脱肛，胸胁痛，前臂痛。

〔操作〕 直刺 0.5 ~ 0.8 寸；可灸。

2. 肘尖 Zhǒu jiān（EX - UE1）

〔定位〕 在肘后部，屈肘，当尺骨鹰嘴的尖端 （图 3 - 66）。

〔主治〕 痈疽，疔疮，瘰疬。

〔操作〕 多灸。

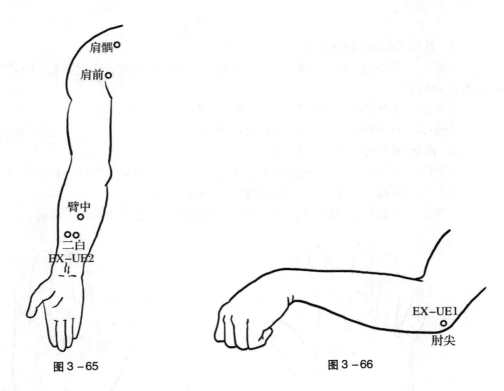

图 3 - 65　　　　　　　　　图 3 - 66

3. 外劳宫 Wài láo gōng（EX – UE8）

[定位] 在手背侧，第 2、3 掌骨之间，掌指关节后 0.5 寸（图 3 - 67）。

[主治] 落枕，胃痛，手背红肿，手指麻木。

[操作] 直刺 0.5 ~ 0.8 寸；可灸。

4. 十宣 Shí xuān（EX – UE 11）

[定位] 在手十指尖端，距指甲游离缘 0.1 寸，左右共 10 个穴位（图 3 - 68）。

[主治] 高热，昏迷，癫痫，小儿惊厥，咽喉肿痛，指端麻木。

[操作] 浅刺 0.1 寸，或用三棱针点刺出血。

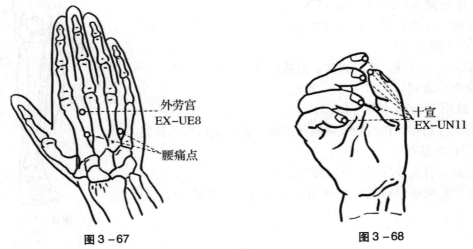

图 3 - 67　　　　　　　　　图 3 - 68

5. 八邪 Bā xiè（EX - UE 9）

［定位］微握拳，在手背侧，第1～5指间，指蹼缘后方赤白肉际处，左右共8个穴位（图3－69）。

［主治］手背肿痛，手指麻木，目痛，烦热，毒蛇咬伤。

［操作］向上斜刺0.5～0.8寸；或点刺出血，可灸。

6. 四缝 Sì fèng（EX - UE 10）

［定位］在第2～5指掌侧，近端指关节的中央，一侧4个穴位（图3－70）。

［主治］疳积，消化不良，小儿腹泻，咳嗽，气喘。

［操作］直刺0.1～0.2寸，挤出少量黄白色透明样黏液或出血，可灸。

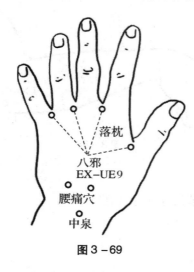

图3－69

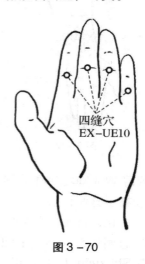

图3－70

7. 鹤顶 Hè dǐng（EX - LE2）

［定位］在膝上部，髌底的中点上方凹陷处（图3－71）。

［操作］直刺0.5～0.8寸；可灸。

8. 百虫窝 Bǎi chóng wō（EX - LE 3）

［定位］正坐屈膝，在大腿内侧，髌底内侧上3寸，即血海上1寸（图3－71）。

［主治］蛔虫症，皮肤瘙痒，湿疹，风疹，下部生疮。

［操作］直刺0.5～1.0寸；可灸。

9. 膝眼 Xī yǎn（EX - LE 5）

［定位］屈膝，在髌韧带两侧凹陷处，在内侧的称内膝眼，在外侧的称外膝眼（图3－71）。

［主治］膝关节酸痛，下肢痿痹，脚气。

［操作］向膝中斜刺0.5～1寸，或透刺对侧膝眼；可灸。

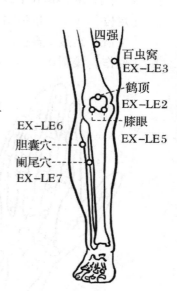

图3－71

10. 胆囊 Dǎn náng（EX－LE6）

［定位］ 在小腿外侧上部，当腓骨小头前下方凹陷处（阳陵泉）直下2寸（图3－71）。

［主治］ 胁痛，胆石症，急、慢性胆囊炎，黄疸，胆道蛔虫症，下肢痿痹。

［操作］ 直刺1~1.5寸；可灸。

11. 阑尾 Lán wěi（EX－LE7）

［定位］ 在小腿前侧上部，当犊鼻下5寸，胫骨前缘旁开一横指（图3－71）。

［主治］ 急、慢性阑尾炎，胃脘疼痛，纳呆，下肢痿痹。

［操作］ 直刺1.0~1.5寸；可灸。

思考题

1. 经络的定义是什么？
2. 经络系统由什么组成？
3. 十二经脉的走向和交接规律分别是什么？
4. 腧穴的基本概念及其分类分别是什么？
5. 腧穴的主治规律是什么？
6. 常用穴位的定位分别是什么？

参考文献

［1］李雪勇,许能贵. 经络腧穴学［M］. 人民卫生出版社,北京:2012.

［2］黄建军. 经络腧穴学［M］. 中国中医药出版社,北京:2011.

［3］林昭庚. 中国针灸大全［M］. 中国中医药出版社,北京:2000.

［4］鞠传军. 实用针灸疗法［M］. 金盾出版社,北京:2003.

［5］仲远明. 针灸学［M］. 东南大学出版社,南京:2009.

［6］白震民. 中医康复技术双语指南［M］. 北京体育大学出版社,北京:2013.

第四章　针灸疗法

○ **本章教学提示**

　　本章节主要介绍了中医刺灸疗法中的毫针针刺、艾灸、拔罐、刮痧和耳穴疗法的实际应用技巧以及临床注意事项，并在针灸治疗概述中就针灸的治疗原则，选穴的基本原则和配穴方法摘要阐述，针灸疗法的临床应用举例参见第八章和第九章。

第一节　毫针针刺

一、毫针的结构和规格

1. 毫针的结构由针尾、针柄、针根、针身、针尖五个部分组成（图4－1）。
2. 常用的规格，主要以针身的长短、粗细来区分。列表如下（表4－1，2）。
3. 临床上以粗细28～31号、长1.5～3.5寸的毫针较为常用。
4. 针具应妥善保藏，以防针尖受损、针身弯曲或生锈、污染等。

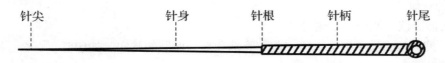

针尖　　　　　　针身　　　针根　　　针柄　　　针尾

图4－1

表4－1　毫针的长度规格表

规格		法定计量									
		0.5	1	1.5	2	2.5	3	4	4.5	5	6
针身长度		15	25	40	50	65	75	100	115	125	150
针柄长	长柄	25	35	40	40	40	40	55	55	55	56
	中柄	—	30	35	35	—	—	—	—	—	—
	短柄	20	25	25	30	30	30	40	40	40	40

表4－2　毫针的粗细规格

号数	26	27	28	29	30	31	32	33	34	35
直径（mm）	0.45	0.42	0.38	0.34	0.32	0.30	0.28	0.26	0.23	0.22

二、针刺前准备

（一）针具的选择

正确选择使用不同规格的针具，是提高疗效和防止医疗事故的一个重要因素。选择针具时应注意以下几点：

1. 毫针在使用前需认真检查，如发生锈蚀损坏及针身弯曲、针根松动、针尖带钩者要剔除。

2. 根据患者的性别、年龄、体质、胖瘦、针刺的部位和不同的疾病，选择适宜的针具。一般而言，男性、体壮、形胖，且病变部位较深者，选稍粗、较长的毫针；女性、体弱、形瘦，且病变部位较浅者，选较短、较细的毫针。皮薄肉少之处和针刺较浅的腧穴，选针宜短而针身宜细；皮厚肉丰之处和针刺宜深的腧穴，宜选针身稍长、稍粗的毫针。

3. 选针常以将针刺入腧穴应至的深度，而针身还露在皮肤上少许为宜。

（二） 体位的选择

针刺时患者体位的选择是否适当，对正确取穴和针刺施术有很大影响，而且关系到疗效的好坏。临床常用的体位有两种，即卧位和坐位。

1. 卧 位

包括仰卧位、侧卧位、俯卧位。

（1）仰卧位：适于取头、面、胸、腹部和部分四肢的腧穴。如印堂、百会、膻中、中脘、足三里等穴（图4-2）。

（2）侧卧位：适于取身体侧面和四肢外侧的部分腧穴。如头维、太阳、下关、肩髃、外关等穴（图4-3）。

（3）俯卧位：适于取头、项、肩、背、腰、骶和下肢后面的部分腧穴。如百会、风府、风池、大椎、背俞穴、承扶、委中、悬钟等穴（图4-4）。

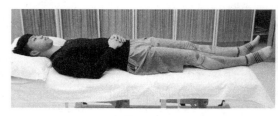

图4-2

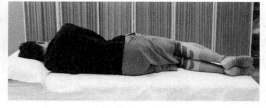

图4-3

2. 坐 位

包括仰靠坐位、俯伏坐位、侧伏坐位。

（1）仰靠坐位：适于取头、面、颈、胸上部和上肢的部分腧穴。如上星、印堂、天突、肩髃、曲池等穴（图4-5）。

（2）俯伏坐位：适于取头顶、后头、项、肩、背部的腧穴。如风池、风府、肩井、天宗、背俞等穴（图4-6）。

（3）侧伏坐位：适于取侧头、面、耳前后和侧颈部的腧穴。如头维、太阳、风池、颊车、听宫等穴（图4-7）。

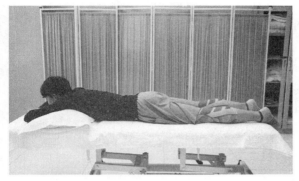

图 4 - 4

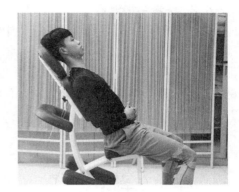

图 4 - 5

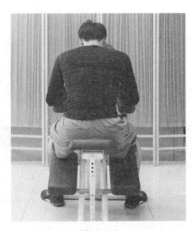

图 4 - 6

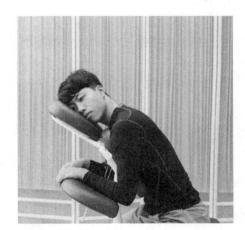

图 4 - 7

（三）消　毒

针刺前必须严格消毒，包括针具器械消毒、医者手指消毒和施术部位消毒。

1. 针具器械消毒

毫针一次性使用，尽可能专人专用，可根据具体情况选择下列一种方法，其中以高压蒸汽消毒法为佳。

（1）高压消毒　将针刺等用具用纱布包好，放在高压蒸汽锅内，在 1.2kg/cm^2 的压力、120℃ 高温下 15min，可达消毒目的。

（2）煮沸消毒　将针刺等用具用纱布包好，放入清水锅内，加热煮沸，水沸后再煮 15～20 min，可达消毒目的。

（3）药物消毒　将针刺用具放在 75% 的乙醇内浸泡 30 min，取出擦干备用。玻璃器具等可放在 1∶1000 的苯扎溴胺溶液内浸泡 60～120 min。

2. 医者手指消毒

先用肥皂水将手洗刷干净，待干后再用75%的乙醇棉球或0.5%的碘伏棉球涂擦。

3. 施术部位消毒

在需要针刺的穴位上，用75%的乙醇棉球涂擦，或先用2.5%碘酒涂擦，再用75%乙醇棉球脱碘。消毒之处要避免接触污物，以防重新污染。

三、针刺进针方法

（一） 单手进针法

单手进针法：只用右手将针刺入穴位的方法。

1. 插刺进针法

右手拇、食指挟持针柄，中指指腹抵住针尖并按压穴位，用力将针尖迅速刺入皮肤（图4-8-1）。

2. 捻转进针法

右手持针柄，迅速捻转180°同时用力刺入皮肤。此进针法适合于短针（图4-8-2）。

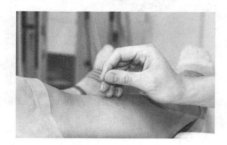 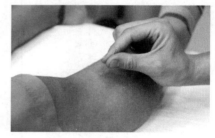

图4-8-1   图4-8-2

（二） 双手进针法

双手进针法：左、右手配合将针刺入穴位的方法。常用的有以下四种。

1. 指切进针法

用左手拇指或食指爪甲切按穴位，右手边捻转边进针。适合短针进针（图4-9）。

2. 夹持进针法

左手用干棉球裹着针尖，右手持针柄，双手同时用力进针。适合于长针的进针（图4-10）。

3. 提捏进针法

左手拇、食二指将所刺部位皮肤捏起，右手持针从捏起上端刺入。适合皮肉浅薄的穴位，如印堂、地仓、颊车（图 4 - 11）。

4. 舒张进针法

左手拇、食二指将所刺部位皮肤舒张开。适合皮肤松弛部位的腧穴，如腹部的穴位（图 4 - 12）。

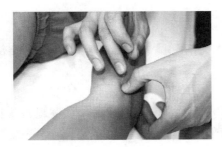

图 4 - 9

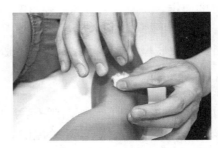

图 4 - 10

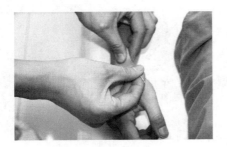

图 4 - 11

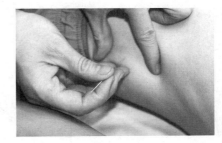

图 4 - 12

（三） 管针进针法

管针进针法：用不锈钢、玻璃或塑料等制成的针管代替左手进针的方法。可减少进针时的疼痛。针管比针短约 0.5cm，针管直径约为针柄的 2～3 倍。左手夹持针管，右手食指或中指快速叩打针柄尾端，针尖刺入，针管退出（图 4 - 13）。

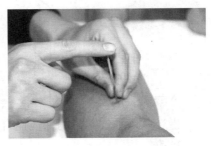

图 4 - 13

四、针刺的方向及深度

（一）针刺角度

指进针时针身与皮肤表面所形成的夹角，主要依腧穴部位的位置和医者针刺时所要达到的目的而定。一般分为下列三种角度（图4-14）：

1. **直　刺**

针身与皮肤呈90°角，沿皮刺入。适用于人体大部分腧穴。如四肢、腹部、腰部的穴位。

2. **斜　刺**

针身与皮肤呈45°角，倾斜刺入。适用于骨骼边缘或内有重要脏器，宜直刺、深刺的腧穴，或为避开血管及瘢痕部位的腧穴。如胸、背部的穴位。

3. **平　刺**

针身与皮肤呈15°角，沿皮刺入。适用于皮肤浅薄部位的腧穴。如头部的穴位。

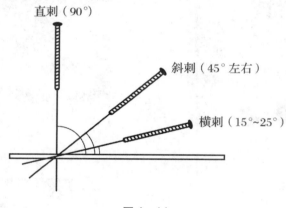

图4-14

（二）针刺深度

指针刺入腧穴部位的深浅而言。决定针刺深浅的因素包括：

1. **体　质**

身体瘦弱者，宜浅刺；身体强壮者，宜深刺。

2. **年　龄**

年老体弱及小儿娇嫩之体，宜浅刺。中青年身强体壮者，宜深刺。

3. **病　情**

表证、阳证、虚证、新病，宜浅刺；里证、阴证、实证、久病，宜深刺。

4. 部　位

头面、胸背及皮薄肉少部位的腧穴，宜浅刺；四肢、臀、腹及肌肉丰满部位的腧穴，宜深刺。

针刺的角度与深度关系密切，一般深刺多用直刺，浅刺多用斜刺或平刺。对天突、哑门、风府等穴，以及眼区、胸背和重要脏器等特殊部位的腧穴，更要注意针刺的角度和深度。

五、得　气

（一）得气的概念

得气又称"针感""气至"，是指将针刺入腧穴后所产生的经气感应。当经气感应产生时，医者会感到针下有徐和或沉紧的感觉；同时患者会在针下出现相应的酸、麻、胀、重等感觉，这种感觉可沿一定部位，向一定方向扩散传导。

（二）得气的临床意义

得气与否以及气至的迟速，不仅直接影响疗效，而且可以预测疾病的预后。临床上一般得气快，疗效好；得气慢，疗效差；若不得气，可能无效。

六、留　针

留针是为了加强针刺的作用和便于继续行针施术。临床上留针与否、留针时间的长短，应根据具体情况而定。一般病证留针 15～30min；慢性、顽固性、疼痛性和痉挛性疾病可增加留针时间，有时可达数小时；感冒、发热等病证针下得气施术完毕即可出针；小儿一般不便留针；点刺放血无须留针；某些腧穴常用速刺法也不留针。若不得气，可静以久留，以待气至，此为"静留针"。

七、出　针

出针要在穴下轻松、没有沉紧感觉时才能拔针。出针时先以左手拇、食指按住针孔周围皮肤，右手持针作轻微捻转，慢慢将针提至皮下，然后将针起出，用消毒干棉球按压针孔，以防出血。出针的快慢，须结合病情和各种补泻手法的需要而定。

八、针刺异常情况的预防和处理

（一） 晕针的预防和处理

1. 预 防

主要根据晕针发生的原因加以预防。对初次接受针刺治疗或精神过度紧张、身体虚弱者，应先做好解释，消除对针刺的顾虑，同时选择舒适持久的体位，最好采用卧位，选穴宜少，手法要轻。对饥饿、疲劳、大渴者，应待其进食、休息、饮水后再予以针刺。医者在针刺过程中，要精神专一，随时注意观察病人的神色，询问病人的感觉，一旦有不适等晕针先兆，应及早采取处理措施。

2. 处 理

立即停止针刺，将针全部起出。使患者平卧，注意保暖，轻者仰卧片刻，给饮温开水或糖水后，即可恢复正常。重者在上述处理基础上，可刺素髎、内关、足三里、灸百会、关元、气海等穴。若仍不省人事，呼吸微弱，脉细弱者，可配合其他治疗方法或采用急救措施。

（二） 滞针的预防和处理

1. 预 防

对初诊患者和精神紧张者，先做好解释工作，消除顾虑。进针时应避开肌腱，行针时手法宜轻巧，不可捻转角度过大、单向捻转。若用搓法时，应注意与提插法配合，可避免肌纤维缠绕针身。

2. 处 理

若因患者精神紧张，局部肌肉过度收缩引起，可稍延长留针时间。或在滞针腧穴附近进行循按、叩弹针柄。或在附近再刺一针，以宣通气血缓解肌肉紧张。若因行针不当、单向捻针引起，可向相反方向将针捻回，并用刮柄、弹柄法，使缠绕的肌纤维回释。

（三） 弯针的预防和处理

1. 预 防

医者施术手法要熟练，指力要轻巧，避免进针过猛、过速。患者的体位要舒适，留针期间不得随意更动体位。针刺部位和针柄不得受外物碰压。

2. 处 理

出现弯针后不得再行提插、捻转等手法。如系轻度弯曲，可按一般拔针法，将针慢慢地退出。若针身弯曲较大，应注意弯曲的方向，顺着弯针方向将针退出。如弯曲不止一处，须视针柄扭转倾斜的方向，逐渐分段退出，切勿急拔猛抽，以防断针。如患者体位改变，则应嘱患者恢复原来体位，使局部肌肉放松，再行退针。

（四）　血肿的预防和处理

1. 预　防

仔细检查针具，熟悉人体解剖部位，避开血管针刺。针刺手法不宜过重，切忌强力捣针，并嘱患者不可随便移动体位。出针时立即用消毒干棉球按压针孔。

2. 处　理

若微量皮下出血而局部小块青紫时，一般不必处理，可自行消退。若局部肿胀疼痛较剧，青紫面积大而且影响活动时，可先作冷敷止血后，再做热敷，以促使局部瘀血消散吸收。

九、针刺的注意事项

由于人体生理功能和生活环境等因素各不相同，故在针刺治疗时，应注意以下几个方面：

（1）患者过于饥饿、疲劳、精神过度紧张时，不宜立即针刺。体质虚弱者，针刺手法不宜过强，并尽量选用卧位。

（2）怀孕 3 个月以下者，小腹部禁刺。怀孕 3 个月以上者，上下腹部、腰骶部均不宜针刺。三阴交、合谷、昆仑、至阴等能引起子宫收缩的腧穴，孕期禁刺。妇女经期，若非为了调经也不宜针刺。

（3）小儿囟门未合时，头顶部腧穴不宜针刺。

（4）常有自发性出血或损伤后出血不止者，不宜针刺。

（5）皮肤有感染、溃疡、瘢痕或肿瘤的部位，不宜针刺。

（6）对胸、胁、腰、背脏腑所居之处的腧穴，不宜直刺、深刺。

（7）对眼区和颈部的风府、哑门等穴以及脊椎部的腧穴，要掌握进针的方向、角度和深度，更不宜大幅度提插、捻转和长时间留针。

（8）对膀胱充盈和肠胀气患者，针刺小腹部腧穴，要掌握适当的方向、角度和深度，以免出现意外。

第二节　艾　灸

灸法起源于我国原始社会，当人类知道用火以后，一些风湿痛之类的患者，很自然地会进行烤火取暖，可能偶尔被火烧伤了某处，结果却减轻或"治愈"了某种病痛，于是就发明了灸法。灸，灼烧。灸法，指用某些燃烧材料，熏灼、温熨体表一定部位，通过调整经络脏腑，以防治疾病的方法。古称"灸焫""艾灸"。《灵枢·官能》说："针所不为，灸之所宜。"《医学入门》说："药之不及，针之不到，必须灸之。"都说明了灸法有其独特的疗效。

灸法施灸的原料很多，最初是采用一般的树枝柴草取火来烧灼、烫、熨，以消除病痛，以后才选用艾叶作为主要灸料。艾属菊科多年生草本植物，我国各地均有生长，以蕲州产者为佳，故有蕲艾之称。艾叶气味芳香，辛温味苦，容易燃烧，火力温和，故为施灸佳料。《名医别录》载："艾味苦，微温，无毒，主灸百病。"选用干燥的艾叶，捣制后除去杂质，即可成纯净细软的艾绒，晒干贮藏，以备应用。常用的艾绒制品如图4－15。

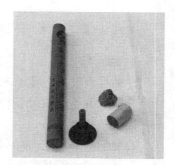

图4－15

一、灸法的作用

（一）温经散寒

艾叶辛温，可通经络、逐寒湿，加上艾火之热力可深透肌层，故灸之可温经散寒。临床可治疗寒湿痹痛，寒邪为患的胃脘痛、腹痛、泄泻、痢疾等。

（二）扶阳固脱

阳气衰则阴气盛，阴盛则为寒、为厥，甚则欲脱，故施以灸法能起到扶阳固脱的作用。临床上常治疗大汗淋漓、四肢厥冷、脉微欲绝的阳气虚脱证，以及中气不足，阳气下陷引起的遗尿、脱肛、子宫脱垂、胎动不安、崩漏、带下、痰饮等证。

（三）消瘀散结

气为血帅，血随气行，而气得温则行，气行血亦行。灸之能使气机通利，营卫调和，瘀血自消。临床常用于治疗气血凝滞的乳痈初起、瘰疬、瘿瘤、寒性疖肿未化脓等证。

（四）防病保健

无病自灸，能激发人体正气，增强抗病能力，一方面可预防疾病发生，另一方面使人精力充沛，减缓衰老，延年益寿。

二、灸法的种类

灸法种类很多，常用灸法如表4－3。

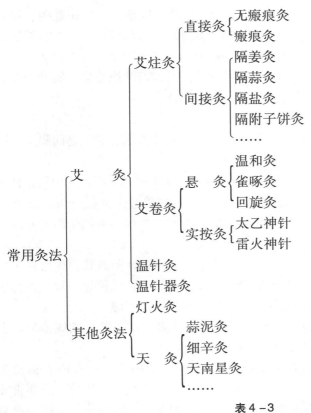

表 4 - 3

（一）艾炷灸

古代针灸著作中的灸法多指艾炷灸。是将大小适宜的艾炷，直接放在皮肤上施灸。艾炷是由艾绒制成的大小不等的圆锥形艾炷。小者如麦粒大，中等如半截枣核大，大者如半截橄榄大。艾炷灸又分为直接灸和间接灸。

1. 直接灸

若施灸时需将皮肤烧伤化脓，愈后留有瘢痕者，称为瘢痕灸。若不使皮肤烧伤化脓，不留瘢痕者，称为无瘢痕灸。

瘢痕灸 又名化脓灸：施灸时先将所灸腧穴部位，涂以少量的大蒜汁，以增加黏附和刺激作用，然后将大小适宜的艾炷置于腧穴上，用火点燃艾炷施灸，如图 4 - 16。每壮艾炷必须燃尽，除去灰烬后，方可继续易炷再灸，待规定壮数灸完为止。施灸时由于火烧灼皮肤，因此可产生一过性的剧痛，此时可用手在施灸腧穴周围轻轻拍打，借以缓解疼痛。在正常情况下，灸后 1 周左右，施灸部位化脓形成灸疮，5 ~ 6 周左右，灸疮自行痊愈，结痂脱落后而留下瘢痕。临床上常用于治疗哮喘、肺结核、瘰疬等慢性、顽固性疾病。

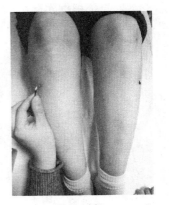

图 4 - 16

无瘢痕灸 施灸时先在所灸腧穴部位涂以少量的凡士林，以使艾炷便于黏附，然后将大小适宜的艾炷，置于腧穴上点燃施灸，当灸炷燃剩五分之二或四分之一而患者感到微有灼痛时，若用麦粒大的艾炷施灸，当患者感到有灼痛时，医者可用镊子将艾炷去掉，即可易炷再灸，按规定壮数灸完为止。一般应灸至局部皮肤红晕而不起泡为度。因其皮肤无灼伤，故灸后不化脓，不留瘢痕。一般虚寒性疾病，均可用此法。

2. 间接灸

是用药物将艾炷与施灸腧穴部位的皮肤隔开，进行施灸的方法。如生姜间隔灸、隔盐灸等。

隔姜灸 是用鲜姜切成直径大约2－3厘米、厚约0.2－0.3厘米的薄片，中间以针刺数孔，然后将姜片置于应灸的腧穴部位或患处，再将艾炷放在姜片上点燃施灸。当艾住燃尽，再易炷施灸。灸完所规定的壮数，以使皮肤红润而不起泡为度。常用于因寒而致的呕吐、腹痛、腹泻及风寒痹痛等。

隔蒜灸 用鲜大蒜头，切成厚0.2－0.3厘米的薄片，中间以针刺数孔，然后置于应灸俞腧或患处，然后将艾炷放在蒜片上，点燃施灸。待艾炷燃尽，易炷再灸，直至灸完规定的壮数。此法多用于治疗瘰疬，肺结核及初起的肿疡，毒虫咬伤等症。

隔盐灸 用纯净的食盐填敷于脐部，或于盐上再置一薄姜片，上置大艾炷施灸。多用于治疗寒性腹痛或吐泻并作，痢疾，中风脱证等，宜多灸。

隔附子饼灸 将附子研成粉末，加面粉少许（取其黏性），用水调和捏成直径约3厘米、厚约0.8厘米的薄饼，待稍干，中间以针刺数孔，放在应灸腧穴或患处，上面再放艾炷施灸，一饼灸干，再换一饼，以内部觉热为度，直到灸完所需壮数为止。多用治疗命门火衰而致的阳痿、早泄或治外科术后疮疡溃后久不收口等症。

（二）艾条灸

艾条由纯净细软艾绒外裹细草纸做成。其为长20cm、直径约1.5cm的圆柱形。施灸时将艾条悬放在距离穴位一定高度上进行熏烤，不使艾条点燃端直接接触皮肤，称为悬起灸。悬起灸根据实际操作方法不同，分为温和灸、雀啄灸和回旋灸。或可用特制的小艾条黏附于穴位悬灸，如图4－17－1和图4－17－2。

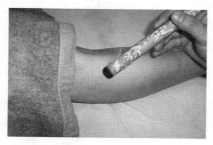

图4－17－1

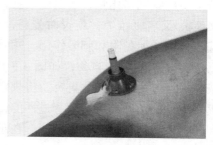

图4－17－2

1. 温和灸

施灸时将灸条的一端点燃，对准应灸的腧穴部位或患处，约距皮肤 2~3 厘米左右，进行熏烤，使患者局部有温热感而无灼痛为宜，一般每处灸至皮肤出现红晕为度。对于昏厥、局部知觉迟钝的患者，医者可将中、食二指分张，置于施灸部位的两侧，这样可以通过医者手指的感觉来测知患者局部的受热程度，以便随时调节施灸的距离和防止烫伤。

2. 雀啄灸

施灸时，将艾条点燃的一端与施灸部位的皮肤并不固定在一定距离，而是像鸟雀啄食一样，一上一下活动地施灸。

3. 回旋灸

施灸时，艾卷点燃的一端与施灸部位的皮肤虽然保持一定的距离，但不固定，而是向左右方向移动或反复旋转地施灸。

以上灸法对一般应灸的病证均可采用，但温和灸多用于灸治慢性病，雀啄灸、回旋灸多用于灸治急性病。

也可在艾绒中掺入药物，制成药物艾条，将点燃的药物艾条隔布或隔绵纸数层实按在穴位上，使热气透入皮肉，火灭热减后重新点火按灸，称为实按灸。如"太乙针""雷神针"。施灸时，将太乙针或雷火针的一端点燃，用布 7 层包裹其烧着的一端，立即紧按于应灸的腧穴或患处，进行灸熨，针冷则再燃再熨。如此反复灸熨 7~10 次为度。此法治疗风寒湿痹、肢体顽麻、痿弱无力、半身不遂等均有效。

（三）温针灸

温针灸是针刺与艾灸结合的一种疗法，用于既要留针、又须施灸的疾病。针刺得气后，将毫针留置适当深度，然后在针柄上穿置一段 1~2cm 的艾条或一小团艾绒施灸，使热力通过针身传入体内（如图 4-18-1）待艾绒或艾条烧完后，除去灰烬，取出针。注意防止烫伤皮肤或烧坏衣物，患者感觉太热时应随时调整针刺深度。

（四）温灸器灸

温灸器又名灸疗器，是一类专门用于施灸的器具，用温灸器施灸的方法称温灸器灸。临床常用的有温灸盒（如图 4-18-2）和温灸筒。施灸时，将艾绒（可加掺药物）装入温灸器的小筒，点燃后，将温灸器之盖扣好，即可置于腧穴或应灸部位，进行熨灸，直到所灸部位的皮肤红润为度。有调和气血、温中散寒的作用。一般需要灸治者均可采用。对小儿、妇女及畏惧灸治者最为适宜。有些温灸器的材质是由金属制成，应注意防止烫伤。

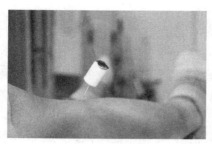

图 4 - 18 - 1

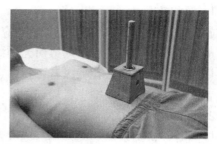

图 4 - 18 - 2

（五）其他灸法

灯火灸：又名灯草灸、油捻灸，是民间沿用已久的简便灸法。方法是用灯芯草一根，以麻油浸之，燃着后用快速动作对准穴位，猛一接触听到"叭"的一声迅速离开，如无爆焠之声可重复 1 次。具有疏风解表，行气化痰，清神止搐等作用。多用于治疗小儿痄腮、小儿脐风和胃痛、腹痛等病症。

天灸：又称药物灸、发泡灸。是用对皮肤有刺激性的药物，涂敷于穴位或患处，使局部充血、起泡，犹如灸疮，故名天灸。所用药物多是单味中药，也有用复方，其常用的有白芥子灸、蒜泥灸、斑蝥灸等。

1. 白芥子灸

将白芥子研成细末，用水调和，敷贴于腧穴或患处。利用其较强的刺激作用，敷贴后促使发泡，借以达到治疗目的。一般可用于治疗关节痹痛、口眼㖞斜，或配合其他药物治疗哮喘等症。

2. 蒜泥灸

将大蒜捣烂如泥，取 3~5 克贴敷于穴位上，敷灸 1~3 小时，以局部皮肤发痒发红起泡为度。如敷涌泉穴治疗咯血、衄血，敷合谷穴治疗扁桃体炎，敷鱼际穴治疗喉痹等。

3. 斑蝥灸

将芫科昆虫南方大斑蝥或黄黑小斑蝥的干燥全虫研末，经醋或甘油等调和。使用时先取胶皮一块，中间剪一小孔，如黄豆大，贴在施灸穴位上，以暴露穴位并保护周围皮肤，将斑蝥粉少许置于孔中，上面再贴一胶布固定即可，以局部起泡为度。可治疗癣痒等证。

灸法简便易学，安全效验，经济节约，便于推广应用，晋代医家陈延之的《小品方》一书中，大力倡导灸法。他认为"夫针须师乃行，其灸凡人便施。"根据其有艾有火有烟的特性，现在又研发出了多种多样的代用品，疗效比较确切和显著，为广大人群所喜爱和接受。

三、施灸的注意事项

（一）施灸的先后顺序

施灸一般先灸上部，后灸下部，先灸阳部，后灸阴部（即先背部、后胸腹，先头身、后四肢），壮数先少后多，艾炷先小后大。临床上又须灵活掌握，如脱肛时，先灸长强以收肛，后灸百会以举陷。

（二）施灸的补泻方法

灸法的补泻也以辨证施治为原则，虚证用补法，实证用泻法。补者毋吹其火，实证疾吹其火。说明艾灸施补，须艾火自灭，使火力缓缓透入深层，以补虚扶赢，温阳起陷；而泻法施灸，须用口吹，使火速燃，不燃至皮肉即便扫除，力促而短，起消散作用。

（三）施灸的禁忌

1. 实热证、阴虚发热者，不宜灸。

关于热证可灸的探讨：自古以来，对热证可灸与否一直持有不同意见，一些医家认为热证、阴虚内热不能用灸法，《伤寒论·辨太阳病脉证并治》中提出："微数之脉，慎不可灸……火力虽微，内攻有力，焦骨伤筋，血难复也。"《圣济总录》中也提道："若夫阳病灸之，则为大逆。"清·王孟英也指出"灸可劫阴"之说。在以前的教材中也多次提到"凡实证热证及阴虚发热者，一般不宜灸法"，也将热证列为灸法的禁忌。而实际上对于灸法治疗热证，有大量文献记载。热证施灸早在《内经》就有记载，《灵枢·痈疽》篇云；"痈发于胁，名曰败疵，败疵者，女子病也，灸之。"《千金要方》卷十四"小肠热满，灸阴都，随年壮。"《骨蒸病灸方》中也详细记载了骨蒸劳热病的灸法治疗，《红炉点雪》"凡寒热虚实，轻重远近，无往不宜。"后世许多医家也大力提倡热证可灸，并在长期临床中积累了非常丰富的经验，近年来国内医家也作了一些实验研究，说明艾灸治疗热病不属禁忌之列，例如安徽中医学院就用熏灸大椎穴治疗流行性出血热取得非常满意效果。现临床用灸法治疗肺结核，痄腮（灯火灸），喉痹（直接灸角孙、内关），鼻衄（灸少商）等都是热证用灸法的例证。但由于目前对热证施灸机理阐述不够，未总结出一整套系统灸治热证的方法，加之受前几版教材的定论，引起针灸界长期的争论。应当按中医辨证灵活掌握运用，在经验积累的同时，进一步探讨其机理，扩大灸法的运用范围。

2. 面部、大血管和关节部位，不宜采用瘢痕灸。

3. 孕妇腹部、腰骶部不宜施灸。

（四）灸后处理

灸后出现水泡，可不处理，任其自然吸收。若水泡较大，可用消毒针刺破水泡，放水后涂以龙胆紫。瘢痕灸在灸疮化脓期间，1个月内慎做重体力劳动，保护疮面清洁，防止感染。此外，施灸时应注意艾火勿烧伤皮肤或衣物。用过的艾条、太乙针等，应装入小口玻璃瓶或筒内，以防复燃。

第三节　拔　罐

拔罐法是用罐吸附于局部皮肤，以达到防治疾病的目的。主要有三种：竹罐、玻璃罐和抽气罐。根据实际需要，罐又有不同的大小（图 4 - 19）。

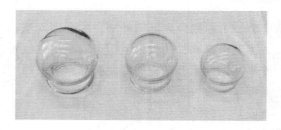

图 4 - 19

一、拔罐的方法

用镊子（或止血钳）夹 95% 酒精棉球，点燃后在罐内绕 1 - 3 圈再抽出，并迅速将罐子扣在应拔的部位上，拔罐后将罐留置 10 ~ 15 分钟。这种方法是常用的拔罐方法，比较安全（图 4 - 20 ~ 22）。

（一）走　罐

在罐口或拔罐部位涂一些油膏等润滑剂，再将罐拔住，然后用右手握住罐子，上下往返推移，直到所拔皮肤潮红、充血或瘀血时，将罐起下。一般用于面积较大、肌肉丰厚的部位，如腰背部、大腿部等。

（二）闪　罐

此法是将罐拔住后，又立即取下，再迅速拔住，如此反复多次地拔上起下，起下再拔，直至皮肤潮红为度。适用于不宜留罐的情况，如小儿、年轻女性的面部。

（三）刺血拔罐

即在应拔罐部位的皮肤消毒后，用三棱针（图 4 - 23）点刺出血或用皮肤针叩打后，再将火罐吸附于点刺的部位上，使之出血，以加强放血治疗的作用。可用于治疗所有疾患。一般留罐 10 ~ 15 分钟。

（四） 留针拔罐

此法是将针刺和拔罐相结合的一种方法。即先针刺得气后留针时，将罐拔在以针为中心的部位上，约 10 ~ 15 分钟，待皮肤红润、充血或瘀血时，起罐起针。

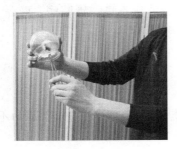

图 4 -20

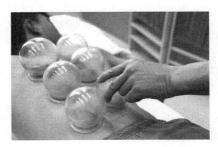

图 4 -21

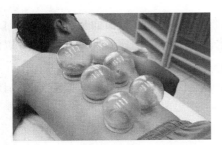

图 4 -22

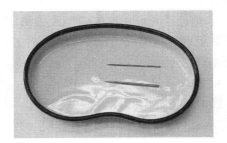

图 4 -23

二、起 罐

起罐时一般用左手夹住火罐，右手拇指或食指在罐口旁边按压一下，使空气进入罐内，即可取下。若罐吸附力过强时，切不可强行上提或旋转提拔，以轻缓为宜（图 4 - 24，25）。

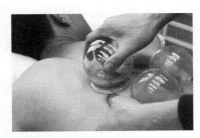

图 4 -24

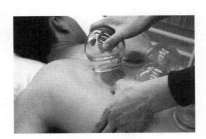

图 4 -25

三、拔罐的作用和适用范围

拔罐法具有通经活络、行气活血、消肿止痛、祛风散寒等作用，其适应范围较为广泛，如风湿痹痛、软组织损伤以及感冒、咳嗽、哮喘、消化不良、胃脘痛、眩晕、腹痛、痛经、头痛等病证。

四、拔罐的注意事项

1. 拔罐时要选择适当体位和肌肉丰满的部位。体位不当、移动或骨骼凹凸不平、毛发较多的部位均不适宜。

2. 根据所拔部位的面积大小而选择大小适宜的罐。操作时必须迅速才能使罐拔紧，吸附有力。

3. 用火罐时应注意勿灼伤或烫伤皮肤。若烫伤或留罐时间太长而皮肤起水泡时，小泡无需处理，仅敷以消毒纱布，防止擦破即可。水泡较大时用消毒针将水放出，可以涂消毒药水，或用消毒纱布包敷，以防感染。

4. 皮肤有过敏、溃疡、水肿和大血管分布部位，不宜拔罐。高热抽搐者和孕妇的腹部、腰骶部，亦不宜拔罐。

第四节　刮　痧

疾病在其病程中，由于病毒的侵害、细菌毒素或毒物毒性的作用，大多可见到黏膜、肌肤之下呈现出血点或充血点，状如沙粒，或散在，或密集，或聚积成片，或融合成斑块，因此中医就以"痧"字来命名这些病证，并统称"痧证"，这些毒素叫"痧毒"。

刮痧疗法就是用边缘光滑的嫩竹板、瓷器片、小汤匙、铜钱、硬币、玻璃，或头发等工具，蘸食油或清水在体表部位进行由上而下、由内向外反复刮动，用以治疗有关的疾病，它适用于痧证初起，痧毒表浅，在肌肤、气分的病证。

一、刮痧的工具

（一）刮痧板

刮痧板是刮痧的主要工具。目前各种形状的刮痧板、集多种功能的刮痧梳于相继问世，其中有水牛角制品，也有玉制品。刮痧板一般加工为长方形，边缘光滑，四角钝圆。刮板的两长边，一边稍厚，一边稍薄。薄面用于人体平坦部位的治疗刮痧，凹陷的厚面适合于按摩保健刮痧，刮板的角适合于人体凹陷部位刮拭（图4－26）。

（二）润滑剂

刮痧治疗的润滑剂应为有药物治疗作用的润滑剂，这种润滑剂应由具有清热解毒、活血化瘀、消炎镇痛作用，同时又没有毒副作用的药物及渗透性强、润滑性好的植物油加工而成。药物的治疗作用有助于疏通经络，宣通气血，活血化瘀。植物油有滋润保护皮肤的作用。刮痧时涂以润滑剂不但减轻疼痛，加速病邪外排，还可保护皮肤，预防感染，使刮痧安全有效（图4－27）。

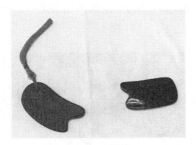

图4－26

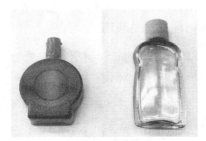

图4－27

二、刮痧的操作方法

在治疗过程中，根据病情和刮拭部位，以下几种刮拭方法可选择或结合起来灵活运用。

（一）点刺法

用刮板角垂直逐渐加力点刺穴位，片刻后迅速抬起，多次重复，手法连贯。这种手法适用于无骨骼的软组织处和骨骼凹陷部位，如水沟穴、犊鼻穴（图4－28）。

（二）角刮法

用刮板角与穴位呈45度用倾斜自上而下刮拭皮肤。这种刮法多用于肩髃、膻中（图4－29）。

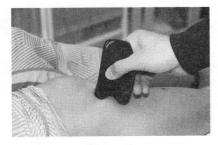

图4－28

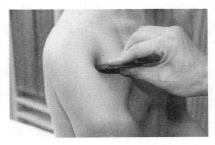

图4－29

（三）面刮法

用刮板的 3 分之 1 边缘呈 30 度至 60 度倾斜接触皮肤，以 45 度角应用最佳，利用腕力多次向刮板倾斜的同一方向刮拭。这种手法适用于身体比较平坦部位（图 4－30）。

（四）疏通经络法

依据经络循行走向，用刮板循经刮拭，一次刮拭面宜长，一般从肘膝关节部位刮至指趾尖。用力均匀有力，和缓平稳，不间断。常用于治疗刮痧结束后或保健刮痧时对经络进行整体调理，松弛肌肉，消除疲劳（图 4－31）。

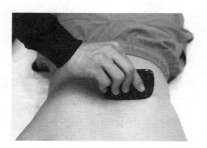

图 4－30

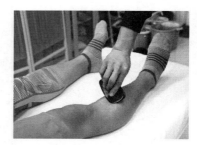

图 4－31

刮痧治疗，由于病情不同，治疗局部可出现不同颜色、不同形态的痧。皮肤表面可出现鲜红色、暗红色、紫色及青黑色的痧，其形态有斑块状、密集或散在，甚或出现水疱样痧。局部皮肤可有明显发热的感觉。刮出的痧一般 5 至 7 天即可消退。

三、刮痧的注意事项

1. 刮痧前后患者不宜发怒、烦躁或忧思焦虑，应保持情绪平静。

2. 初刮时试 3～5 下即见皮肤青紫而患者并不觉痛者，为本疗法适应证。如见皮肤发红患者呼痛，则非本法适应证。

3. 工具必须边缘没有破损，要掌握手法轻重，由上而下顺刮，并时时蘸植物油或水保持润滑，不能干刮，以免刮伤皮肤。

4. 治疗时，室内要保持空气流通，注意避免感受风寒。

5. 刮痧疗法的体位可根据需要以及患者的舒适程度决定，一般有仰卧、俯卧、仰靠、俯靠等。

6. 刮完后应擦干油或水渍，并在青紫处抹少量驱风油，让患者休息片刻。如患者自觉胸中郁闷，心里发热等，再在患者胸前两侧第三、四肋间隙处各刮一道即可平静。

第五节　耳穴疗法

耳穴是指分布在耳廓上的一些特定区域（见图4-32）。手太阳、手足少阳、手阳明等经脉、经别都入耳中。足阳明、足太阳的静脉分别上耳前、至耳上角。奇经八脉中阴阳跷脉并入耳后，阳维脉循头入耳。《厘正按摩要术》中提到"耳珠属肾，耳轮属脾，耳上轮属心，耳皮肉属肺，耳背玉楼属肝。"人体内脏或躯体发病时，往往在耳廓的相应部位出现压痛敏感、皮肤的特异性改变和变形、变色等反应。

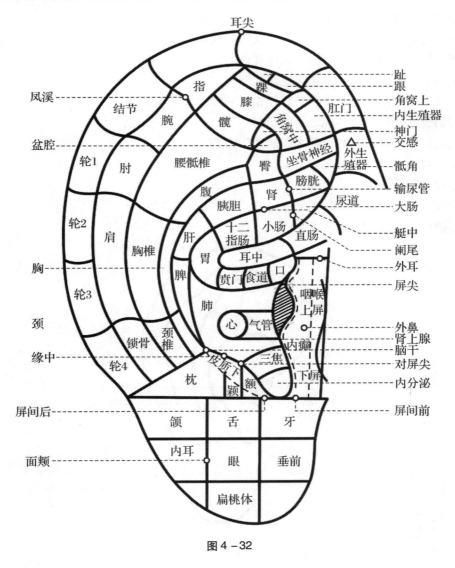

图4-32

为方便取穴，国际标准是按照耳的解剖划分若干区，共计91穴。

（一）耳廓的表面解剖 （图4-33）

耳轮：耳廓最外圈的卷曲部分。

耳轮脚：耳轮伸入耳腔内的横行突起部。

耳轮结节：耳轮后上方稍突起处。

耳轮尾：耳轮末端与耳垂的交界处。

对耳轮：在耳轮的内侧，与耳轮相对的隆起部。

对耳轮上脚：是对耳轮向上分叉的一支。

对耳轮下脚：是对耳轮向下分叉的一支。

三角窝：对耳轮上脚、下脚之间的三角形凹窝。

耳舟：耳轮与对耳轮之间的凹沟，又称舟状窝。

耳屏：耳廓前面的瓣状突起，又称耳珠。

屏上切迹：耳屏上缘与耳轮脚之间的凹陷。

对耳屏：在对耳轮的下方，与耳屏相对的隆起部。

屏间切迹：耳屏与对耳屏之间的凹陷。

屏轮切迹：对耳屏与对耳轮之间的稍凹陷处。

耳垂，耳廓下部无软骨之皮垂。

耳甲艇：耳轮脚以上的耳腔部分。

耳甲腔：耳轮脚以下的耳腔部分。

外耳道口：耳屏后面的耳甲腔内。

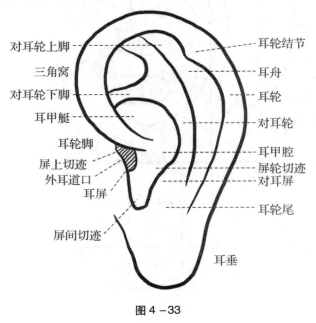

图4-33

二、常用耳穴及其主治（见表4-1）

表4-1　常用耳穴及其主治表

分部	穴名	解剖部位	主治作用
耳轮脚	膈（耳中）	在耳轮脚上	呃逆、黄疸
耳轮	直肠下段	在与大肠穴同水平的耳轮处	便秘、里急后重
	尿道	在与膀胱穴同水平的耳轮处	尿频、尿急
	外生殖器	在与交感穴同水平的耳轮处	阳痿
	耳尖	将耳轮向耳屏对折时，耳廓上的尖端处	退热、降血压、消炎、麦粒肿
耳舟	指	在耳轮结节上方的耳舟部	相应部位疼痛
	腕	在平耳轮结节突起处的耳舟部	
	肘	在腕穴与肩穴之间	
	肩	在与屏上切迹同水平的耳舟部	
	肩关节	在肩穴与锁骨穴之间	
	锁骨	在与屏轮切迹同水平的耳舟部，偏耳轮尾侧	
对耳轮上脚	趾	在对耳轮上、下脚分叉处下方，对耳轮下脚下方后部	相应部位疼痛
	踝	在对耳轮上脚的内上角	
	膝	在对耳轮上脚起始部，与对耳轮下脚上缘同水平	
对耳轮下脚	臀	在对耳轮下脚的外侧1/2处	相应部位疼痛
	坐骨神经	在对耳轮下脚的内侧1/2处	
	交感	在对耳轮下脚与耳轮内侧交界处	消化、循环系统疾病
对耳轮	腹	在对耳轮上与对耳轮下脚下缘同水平处	腹腔疾患、消化系统、妇科疾患
	胸	在对耳轮上与屏上切迹同水平处	胸痛、肋间神经痛
	颈	在屏轮切迹偏耳舟侧处	落枕、颈部扭伤、单纯性甲状腺肿
	腰骶椎 胸椎 颈椎	对耳轮的耳腔缘相当于脊柱，从直肠下段同水平处与肩关节水平处分作两个分界线，将脊椎分成三段，自上而下分为：腰骶椎，胸椎；颈椎	相应部位疼痛

续表

分部	穴名	解剖部位	主治作用
三角窝	子宫（精宫）	在三角窝耳轮内侧缘的中点	月经不调、白带过多、痛经、盆腔炎、阳痿、遗精
	神门	在三角窝内靠对耳轮上脚的下、中 1/3 交界处	镇静、安神、消炎、止痛
	盆腔	在对耳轮上二下脚分叉处	盆腔炎、腰痛
耳屏	外鼻	在耳屏外侧面的中央	鼻疔、鼻炎
	咽喉	在耳屏内侧面与外耳道口上方相对处	咽痛、扁桃体炎
	内鼻	在耳屏内侧面，咽喉的下方	鼻炎、上颌窦炎、伤风感冒
	屏尖	在耳屏上部外侧缘	消炎、止痛
	肾上腺	在耳屏下部外侧缘	低血压、休克、昏厥、无脉症，咳嗽、气喘
屏轮切迹	高血压点	在肾上腺穴与目，穴中点稍前	降血压
	脑干	在屏轮切迹正中处	脑膜炎后遗症、脑震荡后遗症
对耳屏	脑点	在对耳屏的上缘，脑干穴和平喘连线的中点	遗尿症、功能性子宫出血
	平喘（腮腺）	在对耳屏的尖端	哮喘、气管炎、腮腺炎
	皮质下	在对耳屏的内侧面	镇静、止痛、消炎、无脉症
	睾丸（卵巢）	在对耳屏的内侧前下方，是皮质下穴的一部分	生殖系统疾患
	枕	在对耳屏外侧面的后上方	神经系统疾病，皮肤病、休克、晕厥
	额	在对耳屏外侧面的前下方	头痛、头昏
	太阳	在对耳屏外侧面，枕穴与颞穴之间	偏头痛
屏间切迹	目 1	在屏间切迹前下方	青光眼
耳轮脚周围	目 2	在屏间切迹后下方	近视眼
	内分泌	在屏间切迹底部	生殖系统疾病、妇科病
	食道	在耳轮脚下方内侧 2/3 处	恶心、呕吐，吞咽困难
	贲门	在耳轮脚下方外侧 1/3 处	恶心、呕吐
	胃	在耳轮脚消失处	胃痛、呃逆、呕吐、消化不良
	十二指肠	在耳轮脚上方外侧 1/3 处	胆道疾患、十二指肠溃疡
	小肠	在耳轮脚上方中 1/3 处	消化系统疾病、心悸

分部	穴名	解剖部位	主治作用
	大肠	在耳轮脚上方内1/3处	痢疾、肠炎，腹泻、便秘
	阑尾	在小肠穴和大肠穴之间	单纯性阑尾炎
耳甲艇	膀胱	在对耳轮下脚的下缘，小肠穴直上方	膀胱炎，尿潴留，遗尿
耳甲艇	肾	对耳轮上、下脚分叉处下方，对耳轮下脚下方后部	泌尿生殖、妇科疾病、腰痛、耳鸣
	胰（胆）	在肝穴与肾穴之间，左耳为胰穴，右耳为胆穴	胰腺炎、糖尿病，胆道疾患
	肝	在胃穴和十二指肠穴的后方	肝炎，眼病
	脾	在左耳肝穴的下部分（此区在右耳仍为肝穴）	消化系统疾病、血液病
耳甲腔	口	在耳甲腔中，紧靠外耳道口的后壁	面神经麻痹
	心	在耳甲腔中心最凹陷处	心血管系统疾病
	肺	在心穴的上下周围	呼吸系统疾病、皮肤病
	气管	在口穴与心穴之间	气管炎
	三焦	在口、内分泌、皮质下和肺穴之间	便秘，利尿消肿
耳垂	上拔牙麻醉点	在耳垂1区的外下角	拔牙麻醉，牙痛
	下拔牙麻醉点	在耳垂4区的中央	
	上颌	在耳垂3区正中处	牙痛、下颌关节炎
	下颌	在耳垂3区上的横线中点	
耳垂	眼	在耳垂5区的中央	眼病
	面颊部	在耳垂5、6区交界线之周围	面神经麻痹；三叉神经痛
	内耳	在耳垂6区正中稍上方	耳鸣、听力减退、中耳炎
	扁桃体	在耳垂8区正中	扁桃体炎
耳廓背面	降压沟	在耳廓背面，由内上方斜向外下方行走的凹沟处	降血压
	上耳背	在耳前上方的软骨隆起处	皮肤病、坐骨神经痛，背痛
	中耳背	在上耳背与下耳背之间隆起最高处	
	下耳背	在耳背下方的软骨隆起处	
	耳迷根	在耳廓背与乳突交界处（相当于耳轮脚同水平）的耳根部	胃痛、胆道蛔虫症、腹泻、气喘、鼻塞

三、耳穴的应用

（一） 适应范围

耳针在临床上，不仅常用于治疗许多功能性疾病，还可治疗一部分器质性疾病，主要治疗以下几类病证：

1. 各种疼痛性病证

如头痛、偏头痛、三叉神经痛、肋间神经痛、带状疱疹、坐骨神经痛等神经性疼痛；扭伤、挫伤、落枕等外伤性疼痛；五官、颅脑、胸腹、四肢各种外科手术后所产生的伤口痛等，均有较好的止痛作用。

2. 各种炎症性病证

如急性结膜炎、中耳炎、牙周炎、咽喉炎、扁桃体炎、气管炎、肠炎、盆腔炎、风湿性关节炎、面神经炎、末梢神经炎等，有一定的消炎止痛作用。

3. 一些功能紊乱性病证

如眩晕症、心律不齐、高血压、多汗症、肠功能紊乱、月经不调、遗尿、神经衰弱、癔症等，具有良性调整作用。

4. 过敏与变态反应性病证

如过敏性鼻炎、哮喘、过敏性结肠炎、荨麻疹等，具有消炎、脱敏、改善免疫功能的作用。

5. 内分泌代谢性病证

如单纯性甲状腺肿、甲状腺功能亢进、更年期综合征等，耳针有改善症状、减少用药量等辅助治疗作用。

6. 一部分传染性病证

如菌痢、疟疾等，耳针能恢复和提高机体的免疫防御功能。

7. 各种慢性病证

如腰腿痛、肩周炎、消化不良、肢体麻木等，耳针可以改善症状。

（二） 选穴处方原则

1. 根据病变部位选穴

是指根据病变的部位，在耳廓上选取相应的耳穴。如胃病选胃穴；眼疾选眼穴；坐骨神经痛选坐骨神经穴；肩周炎选肩穴等。

2. 根据中医理论辨证选穴

即根据中医的脏腑、经络学说辨证选用相关耳穴。如皮肤病，按"肺主皮毛"的理论，选肺穴；根据胆经循行于侧头部，偏头痛选胆穴；因"肝开窍于目"，故目赤肿痛选肝穴；"肾主骨"，骨折选用肾穴。

3. 根据现代医学理论选穴

耳穴中的某些穴位与现代医学理论有关，如交感穴与植物神经的功能有某些相关之处，故内脏功能异常或植物神经功能紊乱时常选交感穴；神经衰弱取皮质下穴；胃肠病选交感穴；低血压选肾上腺穴等；内分泌穴常用来治疗内分泌功能紊乱的疾病，如甲状腺功能亢进、糖尿病、月经病等。

4. 根据临床经验选穴

这是长期临床实践经验总结出来的取穴方法，如耳中穴治疗膈肌痉挛、血液病、皮肤病；神门穴用于止痛、镇静、安神；目赤肿痛用耳尖穴消炎退热；高血压病用高血压点；胃穴用于神经系统疾病等。

以上方法可单独使用，亦可配合使用，但力求少而精。一般每次选穴 2 ~ 3 穴左右，多用同侧，亦可取对侧或双侧。

（三） 耳针的操作方法

耳针有毫针、皮内针、电针等多种刺激方法。下面主要介绍最常用的毫针针法：

1. 寻找反应点

按疾病需要确定处方后，在选用的穴区寻找反应点，可用探针、火柴头或针柄按压，出现明显痛点即为反应点；亦可用耳穴探测仪进行探测。

2. 消　毒

用 75% 酒精；或先用 2% 碘酒，后用 75% 酒精脱碘。

3. 针　刺

选用 0.5 寸短柄毫针或图钉型皮内针，对准痛点刺入 0.1 ~ 0.2 寸深，以不透耳背为准。留针时间，一般病证 20 ~ 40 分钟，每隔 5 ~ 10 分钟捻转一次，针刺时病人可有酸、麻、胀、重、痛感。对某些慢性病或发作性的疾病，可延长留针时间或皮内针埋藏。也可用王不留行籽或特制磁珠等贴耳以压迫刺激耳穴（图 4 - 34，35）。

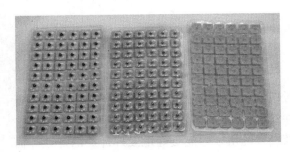
图 4 - 34

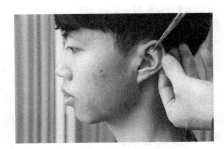
图 4 - 35

4. 出　针

以棉球按压针眼，防止出血。

5. 疗　程

每天一次或隔天一次，连续 10 次为一个疗程；停针数日，再行新的疗程。

（四）注意事项

1. 耳针也可能发生晕针，应注意预防，如发生晕针要及时处理。初诊及体弱病人，最好采用卧位以防晕针。

2. 严密消毒，防止感染。耳廓暴露在外，结构特殊，容易感染，针刺前后，必须严格消毒。耳廓冻伤或有炎症的部位，宜禁针。针后如见针眼红、耳廓胀痛，需用2%碘酒涂擦，并服用消炎药。

3. 有习惯性流产史的孕妇，不宜针刺。对年老体弱的高血压及动脉硬化病人，针时手法要轻，留针时间要短，以防意外。

4. 临床应用时，耳穴应轮流选用，同一个耳穴治疗次数以5~10次为宜。

5. 对肢体活动障碍及扭伤的病人，在耳针留针期间，嘱配合适量的肢体活动，有助于提高疗效。

第六节　针灸治疗概述

针灸治疗与中医其他治疗方法一样，临证时必须通过四诊对复杂的病情进行分析、归纳，了解疾病的寒热、虚实等属性，明确其病位所属何经、何脏，进而探求其病因、病机，辨认其症候和标本缓急，用针、灸、罐等通过经穴配伍和针刺手法达到调整阴阳、扶正祛邪、疏通经络的目的。

一、针灸的治疗原则

（一）补虚与泻实

正邪相争贯穿疾病的始终，治疗上必须考虑到扶正祛邪。补虚即扶助正气，适用于正虚而邪不胜，以正虚为主要矛盾；泻实即祛除邪气，适用于邪实而正虚不显，以邪实为主要矛盾。只有正确掌握针灸补泻的操作方法及经穴配伍，才能更好地发挥针灸的疗效，而在扶正和祛邪时，保护正气是中医治疗的原则。

（二）清热与温寒

清热即热证用"清"法；温寒即寒证用"温"法。凡热邪在表，或热闭清窍而致神昏不省人事的，针刺应浅而疾出；凡寒邪入里，或寒邪内生之疾，针刺应深而留针。

（三）治标与治本

标和本是相对而言，有多种含义，用以说明疾病过程中各种矛盾双方的主次关系，如正气为本，邪气为标；病因为本，症状为标；内脏为本，体表为标；旧病为本，新病为标。不仅如此，疾病的标本关系在一定条件下可以相互转化，所以在临床治疗疾病时，先治本还是先治标，或标本同治应以具体病情而定，"急则治其标，缓则治其本"。当标病与本病俱重时，采用标本兼治，是应用治标与治本的基本原则。

（四）同病异治与异病同治

同病异治，即指同一疾病用不同的方法治疗。如同是失眠，有属肝气郁结、肝火上炎者，多取足厥阴肝经穴，针用泻法以疏肝解郁；有属心肾不交者，多取手少阴心经、足少阴肾经穴，针用补法，以交通心肾，滋阴降火。

异病同治，指不同疾病用相同的方法治疗。如胃下垂、脱肛、子宫脱垂等内脏下垂病变，尽管它们的发病部位和具体症状迥然不同，但它们的病机均属中气虚陷，因而在治疗上都可以针灸百会、气海、中脘等穴，以益气升阳举陷。

（五）局部与整体

1. 局部治疗
一般指针对局部症状的治疗。如牙痛取地仓、颊车；胃痛取中脘、天枢。

2. 整体治疗
一般指针对某一疾病病因的治疗。如对肝阳上亢的头晕、头痛，取太冲、照海、涌泉滋肾平肝。

3. 局部与整体兼治
兼顾病因与症状的治疗，更有利提高疗效。如肝气犯胃的胃痛，局部用中脘、天枢，以和胃止痛，整体取太冲、肝俞，以疏肝行气。

二、针灸的选穴与配穴

（一）选穴原则

1. 局部选穴
即在受病部位就近取穴，如鼻病取迎香、巨髎；耳病取耳门、翳风。膝关节病变取犊鼻、鹤顶。

2. 循经取穴
即在受病部位的远距离取穴，这种选穴方法紧密结合经脉的循行，体现了"经脉所通，主治所及"的治疗规律，特别适用于在四肢肘膝关节以下选穴，以治疗头面、五官、躯干、内脏的病证，既可在病变经脉上选穴（本经选穴），也可在与病经相关的一条或几条经脉上选穴（异经选穴）。

3. 对症选穴
即针对个别症状进行选穴，如取大椎、曲池以退热，中脘或丰隆以化痰，后溪、腰奇以止痛等。此外，临床上多用痛点选穴（阿是穴）治疗各种软组织损伤、风湿疼痛，亦属对症选穴。

（二） 配穴方法

配穴就是选择具有协调作用的两个或两个以上的穴位加以配伍应用，以加强腧穴之间的协同作用，提高疗效。常用的配穴方法有：

1. 前后配穴法

是以身体前后部位所在腧穴相互配伍使用的方法。如咳嗽、气喘，前取中府、膻中，后取肺俞、定喘。

2. 上下配穴法

"上"指上肢或腰部以上。"下"指下肢或腰部以下。如牙痛时上取合谷，下取内庭。

3. 左右配穴法

经络在人体，呈左右对称分布，既可以左右交叉取穴（左病取右或右病取左），也可以左右对称取穴（左右同取）。如左侧面瘫时取右侧合谷穴，右侧面瘫时取左侧合谷穴；胃痛取双侧梁门、足三里。

4. 表里配穴法

是以脏腑、经脉的阴阳表里关系为依据的配穴方法。具体方法是某一脏腑、经脉有病，除选取本经腧穴以外，同时配以表里经有关的腧穴。如肝病取肝经的期门、太冲配胆经的阳陵泉、丘墟；

5. 远近配穴法

病变局部和远端同时选穴，配伍成方。如头痛，近取（局部）太阳、头维、百会，以疏通局部气血，远端可依据辨证论治的原则选取相关经脉的穴位，以治其根本。

总之，在临床处方配穴时应主次分明，恰到好处地选择一组或几组处方，既有针对病因的主穴，又有对症选择的配穴，穴位的数量不宜多，在治疗过程中可根据病情适当加减，或几组处方轮流使用。

关于针灸治疗的临床应用举例参见第八章和第九章。

思考题

1. 临床上常用的进针手法有哪些？
2. 临床上针刺常用行针手法？
3. 试述晕针的原因，如何处理？
4. 耳针疗法的注意事项有哪些？
5. 针灸的治疗原则、选穴的基本原则和配穴方法有哪些？

参考文献

[1]林昭庚．中国针灸大全[M]．中国中医药出版社,北京:2000.

[2]鞠传军．实用针灸疗法[M]．金盾出版社,北京:2003.

[3]仲远明．针灸学[M]．东南大学出版社,南京:2009.

[4]孙国杰．针灸学[M]．人民卫生出版社,北京:2011.

第五章　推拿疗法

○ 本章教学提示

　　本章概述了推拿疗法的基本原理、分类和基本作用，介绍了推拿疗法的禁忌症、适应症和对运动损伤的治疗作用。主要阐述推拿的常用基本手法和复式手法、按照应用的基本原则进行不同部位的推拿操作、以及运动按摩中经典方法的应用等。推拿疗法的临床应用举例参见第八章和第九章。

第一节　推拿疗法简介

一、概　述

（一）定　义

推拿，又称按摩，按跷等。是以中医理论为指导，利用人体的手、肘、足或一定的器械，采用各种不同的方法作用于机体体表的特定部位或穴位，以调节机体的生理、病理状况，提高身体机能、消除疲劳，达到预防、治疗、康复疾病的目的。

推拿学：是研究用推拿手法治疗疾病的一门系统学科。主要研究推拿治疗疾病的作用原理、治疗方法、适用范围等。

推拿是祖国医学宝库中的一颗灿烂明珠，具有悠久的历史，迄今仍为我国中医临床上的一种重要防治疾病的手段，成为中医学百花苑中的奇葩，并在世界医学之林独树一帜。

（二）推拿的起源、形成与发展

推拿手法的基本动作如推、拿、按、摩、揉、捏、压、搓、擦等，都是人们在日常活动中经常使用的动作。手法的起源很早，远在原始社会，人类穴居野外，为了能够生存下来，就必须进行各种劳动和向自然界作斗争。在此过程中不可避免地会受到来自各种因素的撞击、损伤，而产生疾病。当人类受伤时，便会本能地运用手去抚摩、按压受伤部位，以求得疼痛的减轻和肿胀的消散以及功能障碍的改善。由此就认识到这种抚摩、按压的简单手法，能够起到一定的治疗作用，这便是推拿手法的萌芽和雏形。

1. 隋、唐时期

隋、唐时期，是我国历史上经济、文化发展的最盛时期，祖国医学也得以迅速发展。推拿在当时作为医疗的重要手段之一，不但在太医院里设有推拿科，配有推拿专科医生，并把推拿医生分为推拿博士、推拿师和推拿工。推拿博士在推拿师和推拿工的辅助下教推拿生。"导引之法以除疾，损伤折跌者正之"，开始了有组织的推拿教学工作。

2. 宋、金、元时期

宋、金、元时期，推拿手法运用的范围更广，不仅是治疗损伤性疾病，也用于妇科催产、难产等其他的杂病。虽无专著论述，但在其他医学著作，如《圣济总录》，《儒门事亲》等书中，都有关于推拿手法作用的记述，不但可以"温通闭塞"，而且还具有"解表发汗"的作用。这个时期，推拿手法有了更进一步的发展，其突出表现在重视对手法的分析，改变了长期以来"世之论推拿，不知析而治之，乃合导引而解之"的片面观点。提出了"可按可摩，时兼而用，遁谓之推拿，按之弗摩，摩之弗按。

3. 明、清时期

明、清时期，由于小儿推拿的迅速发展，并形成独立的体系，推拿手法由简到繁，开始分为："成人推拿手法"与"小儿推拿手法"。急摩为泻，缓摩为补；推上七节骨为止泻，推下七节骨为通便等新的认识观点和理论。明朝的民间推拿医生比较活跃，《香案牍》中记载"有疾者，手摸之辄愈，人呼为摸先生"。这位摸先生就是治病效果很好的民间推拿医生。明代把推拿疗法列为中医"十三科"之一。推拿医术经过数千年的积累流传，学术分支越来越细，明代将按摩改称推拿，太医院将推拿列为医政之一，形成小儿推拿的独特体系，现存最早的推拿专著《小儿推拿经》即成书于此时。

4. 现代时期

新中国成立后，从20世纪50年代至1976年，推拿处于复苏和普及期。这一时期的特点是推拿正规教育的实施和推拿临床治疗的开展。除骨伤科疾病外，推拿治疗的范围涉及心、脑血管、神经、内分泌疾病，外科的胆结石、肠梗阻等。70年代指压麻醉成功地用于普外、胸外、五官、妇产科等手术。

1977年以后，推拿学科进入高速发展的快车道。推拿的临床、教学、科研全面开展。中医医院设有推拿科，中医学院开设了推拿专业。目前，中医推拿学和针灸学一样，已引起国际医学界的重视。

（三）推拿的基本原理

近年来不少临床医生将推拿用于治疗冠心病，它可以调节大脑的兴奋和抑制状态，解除精神紧张，恢复血管的正常功能，缓解心绞痛的发作，改善心脏的功能，促进全身的血液循环及心脏冠状动脉侧支循环的形成，从而起到防治冠心病的作用。

还有实验表明用揉捏手法对男女两组小腿进行推拿后，无论是向心方向或是逆心方向，其血流图都显示出每搏量是上升的，尤以男性升高更为明显，与推拿前相差非常显著（$P < 0.01$），值得一提的是，对左小腿进行推拿后，右小腿的血流图表现出与左小腿一致的变化规律，这说明推拿不仅影响局部而且通过神经反射，影响整个循环系统。

（四）推拿的分类

推拿是一种操作简便，疗效独特的自然疗法，门类繁多，运用范围广泛，一般分为：

1. 医疗推拿
常见病推拿、急症推拿。

2. 运动推拿
局部推拿、全身推拿。

3. 美容推拿
面部美容推拿、全身健美推拿。

4. 保健推拿
局部推拿、全身推拿。

（五）　推拿常用的介质

推拿介质又称为递质。是在手法操作前，先涂擦在推拿局部的一种药物制剂。

1. 介质的作用

使用推拿介质的目的是为了减少推拿时的阻力、避免皮肤擦伤，取得推拿和药物的协同作用，提高推拿效果。

2. 介质的种类

递质有单方、复方之分，又有药炭、药膏、药散、药丸、药酒、药油、药汁等多种剂型。

常选用的推拿介质有粉剂、水剂、乳剂、油剂和酒剂。

例如，夏季或出汗较多时推拿，可选用医用滑石粉、爽身粉、痱子粉等有吸水、芳香、清凉、润滑的作用。用于损伤的治疗推拿，可酌情选用舒活酒、虎骨木瓜酒、风湿酒等，以取得药物的协同治疗作用。

二、推拿治疗作用

推拿手法通过刺激机体的不同敏感部位，具有疏通经络、行气活血、滑利关节、调节脏腑功能等作用。它不仅仅是推拿治疗的手段，良好的推拿手法更是取得临床疗效的关键。

推拿通过行气活血、疏通经络、温养筋脉的局部作用及调和气血的全身作用来产生治疗效应。

（一）　对运动系统的作用

1. 对肌肉的作用

推拿能使肌肉中闭塞的毛细血管开放，增加肌肉的血液供应，并且血糖含量增高，促进损伤修复，提高肌肉工作能力；能迅速有效的消除肌肉疲劳（与单纯休息比较）；预防和治疗废用性肌萎缩。

2. 对骨关节的作用

推拿能使关节局部皮温升高，改善关节血液循环；增强韧带、肌腱的弹性；促进关节滑液分泌；消除关节囊的挛缩和肿胀；增强关节运动幅度，提高比赛成绩。

文献资料报道，推拿还能促进钙质的沉积，增加钙的吸收，有利于防治骨质疏松。

（二）　对循环系统的作用

推拿能促进人体的血液循环，使周围毛细血管扩张，血流加快，降低大循环的阻力，降低血压，减慢心率，从而减轻心脏的负担。

推拿还能加速静脉和淋巴的回流，改善肌肉和内脏的血流量，以适应内脏活动和肌肉紧张工作的需要。

推拿能提高血液中血细胞含量及白细胞吞噬能力，增强机体抗病能力。

（三）　对神经系统的作用

大强度的运动训练和比赛，常常会对人体机能带来显著的影响，表现在神经系统方面：运动员会出现情绪紧张、失眠、多梦、倦怠或疲乏无力等神经功能调节障碍。推拿是一种良好的物理刺激，对神经系统起到兴奋或抑制作用，调整兴奋与抑制的相对平衡，并且通过神经反射调节各器官的功能。不同的推拿手法对神经系统起到不同作用，而同一手法其操作方式或操作部位不同亦可起到不同作用。例如，叩打、重推摩可起到兴奋作用，而轻推摩、轻揉可起抑制作用；在操作方法上，一般频率快、力量重、时间短者可起兴奋作用，相反手法轻缓柔和、时间长者可起镇静催眠作用。此外，运用一定的手法刺激具有相应作用的穴位，亦可收到兴奋或抑制的效果。因此，通过推拿手法，调节神经的兴奋和抑制状态，可起到增强人体的免疫力、加速疲劳的消除、提高机体机能的作用。

（四）　对呼吸、消化系统的作用

推拿可以直接刺激胸壁或通过神经反射使呼吸加深，使氧的需要量增加 $10 \sim 11\%$ ，而二氧化碳的排出量也会相应增加，从而增强人体的抗病能力。经常推拿面部和颈后部，不但可以使呼吸道通畅，防治上呼吸道感染，还能使面部皮肤红润，富于弹性，有利于美容。

直接推拿腹部，可以促进胃肠蠕动，增强消化腺分泌，提高胃肠的消化吸收能力，从而增进食欲。对于食欲不振、消化不良、腹部胀满、便秘及腹泻等均有较好防治作用。一定部位推拿还可通过神经调节，使胃活动功能处于相对平衡状态。有实验表明，在胃活动增强时，推拿后往往使运动减弱，而当胃活动减弱时，推拿后则会使其增强，所以推拿可使胃肠活动功能处于相对平衡状态。

（五）　对皮肤的作用

皮肤上分布有大量的毛细血管、末梢神经、大量的毛孔、皮脂腺和汗腺，它参与机体的代谢过程，通过皮脂的分泌和汗液的排除来调节体温，使人体与周围环境相适应。

推拿可直接作用于皮肤，使局部衰亡的上皮细胞得以清除，改善皮肤呼吸，有利于汗腺、皮脂腺的分泌；可使皮肤内产生组织胺或类组织胺物质，改善皮肤血供及营养，从而增强皮肤代谢，使皮肤润泽、富有弹性；刺激皮肤中的神经末梢产生镇痛和调整内脏机能的作用；冬季经常对皮肤进行推拿，可使局部皮肤温度升高，有助于防治冻伤。

（六）　对运动损伤的治疗作用

运动损伤一般指在运动训练和比赛中所发生的骨折、脱位、软组织损伤；通常表现出的症状有肿胀、疼痛、功能障碍（或功能丧失），轻则影响训练和比赛，重则影响健康和运动寿命。推拿是防治运动损伤的重要手段之一，其作用主要表现在以下几个方面。

1. 改善血液循环，消肿止痛

推拿可直接作用损伤局部，对损伤产生的瘀血肿胀进行适当手法的按压和推挤，促进肿胀消散，加快瘀血吸收和静脉、淋巴的回流，达到消肿止痛的目的。

推拿还可引起一部分细胞内的蛋白质分解，产生组织胺和类组织胺物质，使毛细血管扩张。开放，局部血流增加，循环加快，缓解伤部由神经反射引起的血管和肌肉痉挛，解除对伤部末梢神经的压迫，可减轻或消除疼痛。

推拿在临床治疗中的止痛效果也早已被证实，对损伤性疼痛，一是可直接点压局部，可达镇痛的目的，如果疼痛剧烈，则可在伤部邻近选取一些穴位，用强手法推拿，即可使疼痛得以缓解。对陈旧性损伤的局部疼痛，可用揉、拨、掐等手法强刺激，可促进愈合，消除疼痛。

2. 促进再生，加速修复

适当的手法可使移位骨折得到有效的整复，使脱位的关节得到良好的复位；对损伤断裂的肌腱、韧带等，可用推拿手法进行对合，理顺，为再生修复创造良好的条件。

推拿能加速静脉和淋巴的回流，改善伤部循环状况；推拿还能加快伤部细胞内蛋白质的分解，使局部毛细血管扩张、开放，使局部血流量增大，伤部营养状况改善，就能促进损伤的再生。适当的推拿手法又能使损伤在愈合过程中所产生的机化和瘢痕组织得以消散和吸收，加速了损伤的修复。

3. 分解粘连，防止萎缩

疼痛几乎是所有损伤均会有的症状。为了减轻疼痛，机体往往会产生一种保护性的反应，这种反应常常会产生肌肉痉挛来限制损伤部位的活动，以减轻疼痛，防止损伤进一步加重。但是，时间长了就会使关节发生挛缩，伤部瘀滞的组织液、血液就会形成纤维化，在组织间形成粘连，造成肢体和关节活动严重障碍。再则由于损伤后，肢体还需适当的控制活动，以防影响损伤的再生修复；但长期的制动，又会使肢体造成废用性萎缩。通过适当的推拿，既可使肌肉痉挛得以解除，粘连的组织得以松解；同时由于推拿能使损伤局部和肢体的血流量增加，组织的营养供给得到改善，肌肉、肌腱、韧带的弹性、柔韧性和力量得到提高。推拿还可使肌纤维的横切面积增大，就能有效防止肌肉、肌腱、韧带、关节囊的萎缩。

（七）　对某些运动性病症的作用

推拿对多种运动性病症都有的良好的治疗作用。例如由于紧张的训练和比赛，往往使运动员心理负担过重，造成情绪紧张，失眠，头痛，甚至神经衰弱，通过适当的手法推拿，可起到镇静，催眠，缓解紧张情绪，使之有充足的睡眠，以良好的精神状态从事训练和比赛。

肌肉痉挛在激烈的训练和竞赛中比较常见，尤以炎热的夏季和寒冷的冬天容易发生，其部位以小腿三头肌、手屈肌、腹肌等较常见。通过手法推拿和牵拉痉挛的肌肉，就可使肌肉痉挛迅速解除。

运动中腹痛，可见于中长跑、马拉松、竞走和自行车等项运动，一般认为由于运动时间长，引起胃肠痉挛、肝脾瘀血、腹直肌痉挛等，均会造成运动中腹痛；此时可降低速度，加深呼吸，推拿疼痛部位，并酌情进行腹部推拿和背伸动作拉长腹肌，亦可用手指点按内关、足三里、大肠俞等穴，腹痛就会得到缓解。

疲劳是运动训练和竞赛中常见的一种征象，根据其表现一般将它分为精神疲劳、肢体疲劳和内脏疲劳等，推拿可以加速疲劳的消除，恢复和提高机体的机能能力。有实验表明对小腿用牵拉手法可以提高小腿肌肉的工作能力；推拿腹部可提高胃肠功能而有助于消化和吸收；推拿头部和有关的穴位，可以调节大脑的兴奋和抑制状态，使疲劳尽快消除。不致于造成疲劳的积累而有助于防止过度训练综合征。

三、推拿的治疗原则

（一）适应症

1. 各种疼痛性疾病。
2. 各种炎症性疾病。
3. 各种慢性疾病。
4. 内分泌及功能紊乱疾病。
5. 妇儿科疾病。
6. 美容、减肥。
7. 保健养生。

（二）禁忌症

遇有下列情况慎用或禁忌推拿：
1. 皮肤破损者，如湿疹、疮疡、烧烫伤、开放性疮口等。
2. 有出血性倾向者，如恶性贫血、紫斑病、血小板减少等。
3. 有传染性疾病和感染性疾病的患者。
4. 患有严重心脑血管、恶性肿瘤等危重病人。
5. 骨关节、骨质有疾病者慎用。
6. 精神病患者慎用。
7. 妊娠和月经期妇女的腹部、腰部、合谷穴等部位慎用。
8. 身体特别虚弱、醉酒、过度疲劳、过度饥饿或饭后半小时以内。
9. 诊断不明者。

四、推拿疗法的注意事项

（一）推拿的卫生要求

推拿时推拿者的手一定要清洁，指甲要剪短，手上不能佩带装饰物；天气寒冷时，应注意先把手搓热，再进行推拿；被推拿者亦应保持皮肤的清洁，推拿前最好洗澡。

（二）　推拿时的方向问题

推拿的方向要求，主要针对运动推拿而言，一般按淋巴和静脉回流方向进行，这样有利于消除因运动训练和竞赛所产生的血液和淋巴在肢体远端堆积以及促进乳酸的排除，同时可增加肢体的血流量和营养供应，促进疲劳的消除。

用于治疗推拿，对推拿方向的要求不是特别严格，一般根据损伤的部位、病情及采用的推拿手法确定推拿循行的方向，可向心，可逆心，亦可限于局部，应视其病情需要而定。

（三）　推拿的时间、次数和强度

1. 时间和次数

关于推拿时间和次数，不是越长越好，要因人而定，不少研究证明，对一个部位的推拿，一般以 10－15 分钟为宜，最多不超过 25 分钟；对劳损性的损伤（如腰肌劳损），其推拿时间可酌情增长；而对运动后的全身推拿（消除运动后疲劳），每次则需半小时以上。

推拿次数，一般隔日一次，或每日一次，每日最多不超过两次，次数的多少，主要根据病情需要而定。

2. 强　度

主要根据病情、个体差异和手法本身特点而定，要求强度适中，力达病所。

（1）对各种手法的用力，都应由轻到重，循序渐进，力量平稳，不能忽重忽轻，操作时要注意被推拿者的表情，并询问其对手法的感受。切忌粗暴动作，最后以轻缓柔和的手法结束。

操作的频率，亦是由慢而快，中间快慢适中，最后由快而慢结束。

（2）对初次接受推拿者、女性、年老体弱和儿童，一般用力宜轻，频率宜稍慢；而对于长期接受推拿者、体强的男性，则手法宜稍重，频率亦可快些，才能达到目的。

第二节　常用推拿手法

一、推拿手法的概述

（一）　推拿手法的基本要求

均匀，有力，柔和，持久，深透是推拿手法的基本要求。所谓"均匀"，是要求手法动作有节奏性，速度、压力在一定范围内维持恒定；"有力"，是要求手法必须具有恰当的力量，力量的大小应根据病人的体质、病情和治疗部位的不同进行调整，切忌使用拙力、暴力;"柔和",是要求手法轻柔缓和,不能生硬粗暴;"持久",是要求手法操作能持续一定的时间,且动作规范不变形;"深透",是指手法作用达到组织深层。只有符合持久、有力、均匀、柔和要求的手法才能深透。成功的手法应以柔为先、和为贵。

（二）推拿手法的分类

推拿手法分为基本手法和复式手法。由于刺激方式、强度、时间的不同,形成了许多操作方法不同的基本手法,如按法、推法等。推拿基本手法可根据手法动作形态可分为摆动类、振动类、叩击类、按压类、摩擦类、活动关节类手法。由两个或两个以上运动学特征相近或作用部位相同的基本手法结合起来操作,构成复式推拿手法,如拿揉法。

（三）推拿手法的练习

推拿手法的练习主要是练习动作技巧及锻炼指、腕、臂力。可先在沙袋上练习,然后再在人体上练习。除手法操作技巧练习外,治疗师还应进行指、腕、臂力等专项练习,可采用徒手方法和器械方法,具体如俯卧撑、哑铃、握力器等。同时推拿练功是推拿治疗师的必修课,通过功法锻炼不仅可使推拿手法质量提高,而且可使提高推拿师的身体素质。

二、常用基本手法

（一）滚 法

1. 定 义
以尺侧手背为接触面,前臂摆动带动腕关节屈伸,在体表施术部位滚动,称为滚法。

2. 操作方法
术者拇指自然伸直,手握空拳,以手掌背部小指侧部分贴附于治疗部位上,前臂主动摆动。带动腕关节较大幅度的屈伸和前臂旋转的协同运动,使手背尺侧在治疗部位上做持续不断的来回滚动,摆动频率每分钟 120 次左右（图 5-1）。

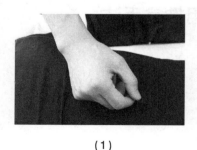 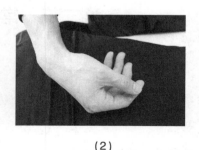

（1）　　　　　　　（2）

图 5-1 滚法

3. 动作要领
（1）腕关节外摆时屈腕约 80°,回摆时伸腕约 40°,使手掌背部分的二分之一面积依次接触治疗部位。外摆的同时前臂外旋，回摆时前臂内旋。

（2）沉肩，垂肘，肘关节自然屈曲140°，距胸壁一拳左右，松腕，手握空拳，小指至食指掌指关节屈曲角度依次减小，手背呈弧形，吸定于治疗部位。

（3）擦法在体表移动时应在吸定的基础上，保持手法的固有频率，移动速度不宜过快。

（4）刺激轻重交替，前滚同回滚时着力重轻之比为3比1，滚三回一。

4. 注意事项

（1）擦法操作应尽量做到腕关节最大幅度的屈伸，避免出现前臂旋转为主，腕关节屈伸幅度不足的错误方式。

（2）擦法宜吸定，不宜拖动、跳动或旋转摆动。避免出现手背与体表的撞击感。在移动过程中，注意避免在体表的拖动。

（3）避免在脊椎棘突或其他各部关节的骨突处施术，带来不适感

5. 附：掌指关节擦法

掌指关节擦法是擦法的衍变，以掌指关节骨突为接触部位，用腕关节单纯伸屈运动代替腕关节屈伸与前臂旋转的复合运动，称为掌指关节擦法。压力和刺激强度较擦法更大，多用于腰臀及下肢肌肉特别丰厚坚实的部位。

5. 应用部位

擦法具有着力部位面积较大，属中强刺激量的特点，有活血散瘀，消肿止痛和松解粘连的作用，常用于腰背、臀部及大腿等肌肉面积宽大和丰厚的部位。

（二）一指禅推法

1. 定 义

以拇指指端、拇指偏峰或罗纹面着力，前臂摆动，使所产生的功力通过拇指持续不断的作用于施术部位或穴位上，称为一指禅推法。

2. 操作方法

术者手握空拳，腕掌悬屈，拇指自然伸直，盖住拳眼，用拇指指端或末节罗纹面着力于体表上，沉肩、垂肘、悬腕，运用前臂的主动摆动带动腕部的横向摆动及拇指关节的屈伸活动，使功力轻重交替、持续不断地作用于治疗部位上，频率每分钟120～160次（图5－2）。

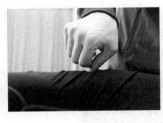 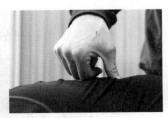

(1)　　　　　　　(2)　　　　　　　(3)

图5－2 一指禅推法

3. 动作要领

（1）指实：拇指指端或罗纹面自然着实，吸定于施术部位或穴位上，但不可拙力下压。

（2）掌虚：除拇指外的其余四指及手掌放松，握虚拳，做到蓄力于掌，发力于指。

（3）悬腕：腕关节屈曲，自然悬垂，在保持腕关节放松的基础上，尽可能屈腕至90°。

（4）垂肘：肘关节自然下垂，略低于腕部。肘部不要向外支起，亦不宜过度内收。

（5）沉肩：肩关节放松，肩胛骨自然下沉，保持腋下空松，能容纳一拳的距离，不要耸肩用力。

（6）紧推慢移：一指禅推法在体表移动过程中的操作要领。紧推指一指禅推法的摆动频率相对较快，维持在每分钟120－160次；慢移是拇指指端或罗纹面在吸定于体表的基础上，可沿经络或特定的路径缓慢移动，同时不可滑动或摩擦。

4. 注意事项

（1）一指禅推法操作时宜气定神敛，心神和宁，专注于手法操作。姿势端正，要领正确，肩、肘、腕各部位贯穿一个松字。且松而不懈，与躯干整体协调，才能使手法形神俱备。

（2）一指禅推法有拇指指间关节屈伸和不屈伸两种不同术式。若术者拇指指间关节较僵硬，活动范围较小或治疗时需要较柔和的刺激。可采用屈伸拇指指间关节的操作：若术者拇指指间关节较柔软。宜选用不屈伸拇指指间关节的操作。

（3）一指禅推法在体表操作时应遵循"推经络，走腧穴"的原则，循经取穴施治。

5. 应用部位

本法特点是着力面小、压强大、刺激量大小随需要任意调节，故适用于全身各部位。

（三）揉 法

1. 定 义

以指、掌的某一部位着力吸定于体表上，带动该处的皮下组织作轻柔缓和的环旋揉动称为揉法，是推拿常用手法之一。根据操作时接触面的不同可分为掌根揉法、大鱼际揉法和指揉法。

2. 操作方法

（1）大鱼际揉法：术者以手掌大鱼际部着力肘关节微屈120°－140°，以肘关节为支点前臂作主动摆动，带动大鱼际在治疗部位揉动摆动频率每分钟120－160次左右（图5－3）。

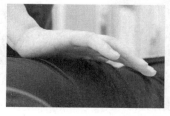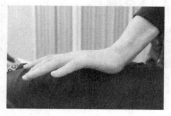

图5－3 大鱼际揉法

（2）掌根揉法：术者以掌根部分着力腕关节略背伸。肘关节微屈作为支点，前臂作主动摆动，带动掌根在治疗部位揉动，频率为每分钟 120～160 次左右（图 5-4）。

（3）拇指揉法、以拇指罗纹面着力，其余手指扶持于合适部位（腕关节微屈或伸直，前臂做小幅度摆动，带动拇指在施术部位上作环转运动，频率为每分钟 120-160 次（图 5-5）。

（4）食指揉法和三指揉法：以食指或食、中、无名指并拢作指揉法称为食指揉法和三指揉法，以食指或食、中、无名指罗纹面着力，指间关节伸直。掌指关节微屈，以肘关节为支点，前臂作小幅度主动运动，带动食指或食、中、无名指指罗纹面在施术部位作环转运动，频率为每分钟 120-160 次（图 5-6）。

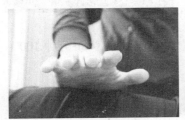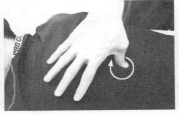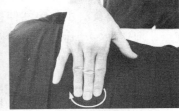

图 5-4 掌根揉法　　　　图 5-5 拇指揉法　　　　图 5-6 三指揉法

3. 动作要领

（1）揉法要做到沉肩、垂肘、腕关节放松，以前臂小幅度的主动摆动，通过腕关节传递，带动接触部位回转运动。

（2）揉法操作时要带动皮下组织一起运动，动作要灵活协调而有节律。

（3）揉法所施压力要适中，以受术者感到舒适为度。

4. 注意事项

（1）揉法操作时，接触部位不可和体表之间有相对摩擦运动。

（2）揉法的功力要通过放松的腕关节传递，注意在作指揉法的时候，腕关节应在放松的基础上，保持一定的紧张度，不可使腕关节过分僵硬。

5. 应用部位

本手法能促进血液循环，加速组织新陈代谢，松解组织粘连，使疤痕组织软化，还能缓和强手法刺激，减轻疼痛。适用于身体各部位。尤以损伤局部瘀血凝滞经久不散，以及腹部胀满，习惯性便秘等，都可用揉法来缓解病情。

（1）大鱼际揉法着力面积大，而且柔软舒适，刺激更为柔和，老幼皆宜，常用于头面部、胸腹部和四肢关节等部位。

（2）指揉法多用于小儿推拿，施术面积小，功力较集中，动作柔和而深沉，适用于全身各部位或穴位。

（3）掌揉法着力面积较大，刺激柔和舒适，适用于面积大又较为平坦的部位，如腰背部、腹部以及四肢。

（四）摩　法

1. 定　义

以指、掌面为接触部位，在体表作环形而有节奏的摩擦运动，称为摩法。

2. 操作方法

（1）掌摩法：术者手指并拢，手掌自然伸直，腕关节微伸，将手掌平放在体表上，以肘关节为支点，前臂作主动运动，带动手掌在体表施术部位作环旋摩擦运动。频率为每分钟100～120次，顺逆时针均可（图5－7）。

（2）指摩法：以食、中、无名、小指末节指面为接触部位，四指并拢，手掌自然伸直，腕关节微屈。以肘关节为支点，前臂做主动运动，带动四指指面在施术部位做环形摩擦运动。频率为每分钟100～120次，顺逆时针均可。

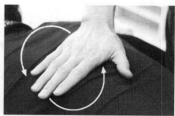

图5－7　掌摩法

3. 动作要领

（1）摩法应肩关节放松，以前臂主动摆动为主，带动放松的腕关节作环转运动。指摩法时腕关节在放松的基础上可保持一定的紧张度，但要紧而不僵。

（2）摩法用力要轻重得宜，速度均衡。做到轻而不飘，重而不滞。指摩法较轻快，掌摩法稍沉缓。

4. 注意事项

（1）摩法宜轻缓，不宜急重。

（2）摩法应用时，常根据病情，涂以各种性能的药膏，称为膏摩。也可在应用摩法时，涂以推拿油等推拿介质，以加强摩法的作用。

（3）根据病情的虚实决定手法的方向。传统认为虚证宜用顺时针方向的摩法。实证宜用逆时针方向的摩法，临床还应结合施术部位的解剖结构和病理状况选择使用不同方向的摩法。

（4）注意揉法和摩法的区别：揉法着力较重，操作时指掌吸定一个部位，带动皮下组织，和体表没有摩擦动作；摩法则着力较轻，操作时指掌在体表作环旋摩擦，而不带动皮下组织。临床上两者常结合使用，揉中兼摩，摩中兼揉。

5. 应用部位

摩法刺激轻柔缓和，属于轻刺激手法，适用于全身各部位。以胸腹以及胁肋部为常用，具有和中理气功效；在腰背四肢应用，具有行气活血、散瘀消肿之效。摩法在动作上和揉法有相似之处，要注意鉴别。

（五）擦　法

1. 定　义

术者以手掌的大鱼际、掌根或小鱼际着力于施术部位，作直线往返摩擦运动，使摩擦产生的热量透过体表渗透至深层，称为擦法。可分为掌擦法、大鱼际擦法和小鱼际擦法。

2. 操作方法举例

掌擦法：术者以手掌掌面紧贴皮肤，腕关节平直，以肩关节为支点，上臂做主动运动，使手掌掌面在体表作直线往返的摩擦运动。频率为每分钟 100～120 次，多用于胸胁及腹部（图5-8）。

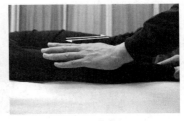

图5-8 掌擦法

3. 动作要领

（1）擦法运行路线宜直、长。不论是上下或左右摩擦，都要直线往返，不可歪斜，而且往返距离要拉长且连续，如拉锯状，不能间歇停顿。

（2）擦法手掌应与受术者体表接触平实，向下的压力要保持均匀，以摩擦时不使皮肤起皱褶为度，动作频率也应均匀。

4. 注意事项

（1）术者在操作时呼吸要自然，不能屏气。

（2）擦法产生温热刺激，掌擦法的热效应较温和，小鱼际擦法产生的热量较高；大鱼际擦法产生的热量中等。

（3）擦法操作时，多在施术部位涂些润滑剂，既可保护皮肤，又有利于热量渗透到体内。

（4）擦法需直接在体表操作，应注意室内保暖。

（5）擦法操作后，一般不宜在该施术部位再使用其他手法，避免皮肤损伤。

5. 应用部位

擦法是一种柔和温热的刺激，临床上应用相当广泛，适用于全身各部位。

掌擦法温热量较低，接触面积大，适用于胸腹，肩背部等面积较大而又较平坦的部位。

大鱼际擦法温热量中等，常用于四肢部，尤以上肢部为多。

小鱼际擦法温热量较高，常用于腰背和臀部。

（六） 推 法

1. 定 义

用指掌或其他部位着力于人体一定部位或穴位上，作单方向直线或弧线的移动，称为推法。推法根据着力部位的不同，有拇指推法、掌推法和肘推法等。

2. 操作方法举例

（1）拇指推法：术者用拇指面着力紧贴体表，其余四指分开助力，肘关节屈伸带动拇指按经络循行或肌纤维平行方向作单方向沉缓推动，连续操作5～15遍（图5-9）。

（2）掌推法：术者用手掌按于体表，以掌根部（或全掌）为着力点，肘关节屈伸带动手掌向一定方向沉缓推动，连续操作5～15遍（图5-10）。

（3）肘推法：术者屈肘，以肘尖尺骨鹰嘴部着力于一定部位，沿肌纤维走行方向作直线缓慢推动。

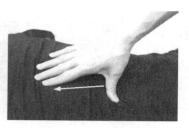

图 5-9 拇指推法

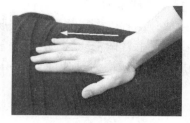

图 5-10 掌推法

3. 动作要领

（1）推法着力较大，操作时需用一定的压力．用力要平稳，推进速度要缓慢，要沿直线作单方向运动。

（2）拇指推法肘关节屈伸幅度饺小，以拇指及腕臂部主动用力，向拇指端方向作短距离单方向直线推动。

（3）掌推法操作时，以掌根部（或全掌）着力，腕关节略背伸，肩关节为运动支点，上臂主动用力，带动肘关节屈伸，使手掌向前作单方向推动。

（4）肘推法借助躯体力量推动，刺激较强。

4. 注意事项

（1）推法是单方向的直线或弧线运动，忌往返擦动。

（2）操作时应贴紧体表，用力平稳，均匀适中，推动的速度不宜过快。

（3）推法在体表操作时，可在施术部位涂冬青膏、滑石粉或沾葱姜汁等推拿介质。

5. 应用部位

推法具有行气止痛，温经活络，调和气血的功效，全身各部位均可适用。

拇指平推法：适用于肩背部、胸腹部、腰臀部及四肢部。

掌推法：适用于面积较大的部位，如腰背部、胸腹部及大腿部等。

拳推法：刺激较强，适用于腰背部及四肢部。

肘推法：刺激最强，适用于腰背脊柱两侧及两下肢大腿后侧。

（七）抹　法

1. 定　义

以拇指罗纹面贴紧皮肤，沿上下、左右或弧形路径往返推动，称为抹法。

2. 操作方法

抹法术者用单手或双手拇指罗纹面着力于体表，其余四指扶持助力，拇指略用力，缓慢地作上下、左右或直线或弧线的往返移动（图 5-11）。

3. 动作要领

（1）抹法操作时，拇指罗纹面或手掌掌面应贴紧体表。

（2）抹法用力要均匀，动作要和缓，在施术区域内来

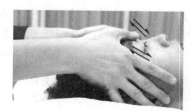

图 5-11 抹法

回抹动的距离应尽量拉长，做到轻而不浮，重而不滞。

4. 注意事项

（1）抹法刺激较表浅，操作时不宜带动皮下深部组织。

（2）抹法易与推法相混淆。推法是单向、直线的运动，而抹法可上可下，或直线往来，或曲线运转，应用较灵活。

（3）抹法在头面部使用时，有较固定的操作程序。

5. 应用部位

抹法轻柔舒适，运用于头面部、颈项部，有开窍镇静、醒脑明目等作用。

（八）搓　法

1. 定　义

用双手掌面夹住躯干或肢体一定部位，相对用力交替或往返快速搓动，称为搓法。

2. 操作方法举例

肩及上肢部搓法患者取坐位，肩臂放松，自然下垂，术者站于其侧，上身略前倾，双手掌分别夹其肩前后部，相对用力快速搓揉，同时自上而下沿上肢移动至腕部，往返 3 ~ 5 遍（图 5 - 12）。

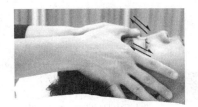

图 5 - 12　搓法

3. 动作要领

（1）做搓法时，操作者双掌对称用力，劲要含蓄，患者肢体宜放松。

（2）搓法应紧搓慢移，即搓动要快速，上下移动相对慢。

4. 注意事项

（1）搓法时力不可过重。

（2）搓法是一种辅助手法，常用于肩及上肢部，多在推拿治疗结束时使用。

（九）抖　法

1. 定　义

以双手或单手握住患肢远端，做小幅度的上下或左右的连续抖动，称为抖法。

2. 操作方法

术者用手握住上肢或下肢的远端（腕部或踝部），将被抖动的肢体抬高一定的角度（上肢在坐位下外展约 60°，下肢在仰卧位下抬离床面约 30°），在稍用力牵引状态下，作小幅度的、连续的上下抖动，使患者肢体的软组织产生颤动并传达到肢体近端（图 5 - 13）。

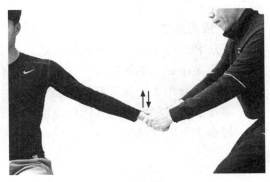

图 5 - 13　抖法

3. 动作要领

（1）患者被抖动肢体要自然伸直放松，术者呼吸自然，不可屏气。

（2）抖动的幅度要小，频率要快。

4. 注意事项

（1）下肢抖法时，因下肢较重，抖动的幅度可比上肢大些，频率低些。

（2）上肢抖法较为常用，而且抖法常用作结束手法。

5. 应用部位

本法是一种缓和、放松、疏导手法，具有疏通经脉，通利关节，行气活血，松解粘连的功效，肌肉和四肢关节的抖动，可以使肌肉松弛，增加关节的灵活性，消除肌肉的疲劳，适用四肢，尤以上肢为常用。上肢的抖动，常配合搓法，作为上肢或肩部推拿的结束手法。下肢的抖动常配合搓法、叩法以及牵引等。用于肩周炎、颈椎病、髋部伤筋及疲劳性四肢酸痛等病症。

（十）按　法

1. 定　义

用手指或手掌面着力于体表特定的穴位或部位上，逐渐用力下压，称为按法。

2. 操作方法举例

掌按法用拇指按压体表，单手力量不足时，可用双手掌重叠按压（图 5－14）。

3. 动作要领

（1）按压方向要垂直，用力要由轻到重，稳而持续，使刺激充分透达到机体组织的深部，然后逐渐减轻压力。

（2）按法如需较大刺激时，可略前倾身体，借助躯干的力量增加刺激。

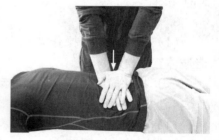

图 5－14　掌按法

4. 注意事项

（1）切忌用迅猛的爆发力，以免产生不良反应。

（2）按法用力有节律变化，而非长时间持续用力压。按法在临床上常和揉法结合使用。

5. 应用部位

按法刺激适中偏强，常和揉法结合使用，组成按揉复合手法，即在按压力量达到一定深度时再做小幅度的缓慢揉动，使手法既有力而又柔和。

指按法适用于全身各部位的经穴及痛点。

掌按法有接触面积大、压力重而刺激缓和的特点，适用于面积大而又较平坦的腰背部、腹部、下肢等部位。

（十一）点　法

1. 定　义

以指端或关节突起部点压一定的穴位或部位，称为点法，临床上可分为指点法和肘点法。

2. 操作方法

（1）指点法术者手握空拳，拇指伸直并靠近食指中节，以拇指端着力，食指末节叠压于中指助力，由轻而重，平稳施力，按压一定的穴位或部位（图5-15）。

（2）肘点法术者屈肘，以尺骨鹰嘴突起部着力，身体略前倾，用身体上半身的重量通过肩关节、上臂传递至肘部，持续点压（图5-16）。

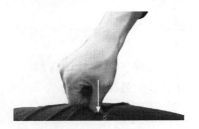　　　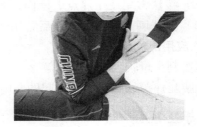

图5-15　指点法　　　　　　　　　　图5-16　肘点法

3. 动作要领

点法是由按法衍化而来，要领基本相同，只不过接触面积较小，刺激较强。

4. 注意事项

（1）点法接触面较小，刺激强度大，刺激时间短，多用于止痛，又称"指针"。点按后应用揉法舒缓气血，避免局部软组织损伤。

（2）年老体弱、久病虚衰者慎用点法。

（3）肘点法和肘压法的施力部位不同，前者用尖锐的尺骨鹰嘴突起部着力，后者以肘部平钝的前臂上段着力。

5. 应用部位

本法接触面积小，压力大，是一种刺激很强的手法，用力集中，其操作也较按法省力，适用于全身各部位或穴位。

（十二）拨　法

1. 定　义

以拇指指腹深按于施术部位，做与筋腱、肌肉等组织走行相垂直的来回拨动称为拨法，又称"弹拨法"。

2. 操作方法

拇指伸直，以拇指指端或罗纹面着力，其余四指置于相应的位置以助力，拇指深按至有酸胀感后，再做与肌纤维或筋腱走行方向垂直的来回拨动。单手指力不足时，可双手拇指叠加操作（图5-17）。

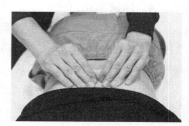

图5-17　拨法

3. 动作要领

（1）拨法操作时，拇指不能和体表皮肤有相对摩擦移动，应带动皮下肌纤维或筋腱韧带一起拨动。

（2）拨法用力宜由轻渐重，以患者能忍受为度。

4. 注意事项

（1）拨法常用在压痛点上操作，取"以痛为腧"之意。

（2）拨法刺激较强，操作后宜用轻柔的揉摩法以舒缓气血。

5. 应用部位

弹拨刺激量较强，功能松解粘连，舒筋通络。常用于腰臀、四肢及项背部。用于治疗落枕、腰腿痛等软组织损伤引起的肌肉痉挛、疼痛，有明显的效果。

（十三）捏　法

1. 定　义

用拇指和其他手指对称用力，挤压施术部位，称为捏法。用以脊柱的捏法称为"捏脊"，多用于小儿推拿。

2. 操作方法

用拇指与食、中指指面或拇指与其余四指指面夹住施术部位，相对用力挤压，随即放松，重复上述动作并循序移动（图5-18）。

3. 动作要领

拇指与其余手指用力要对称，均匀柔和，动作连贯，富有节奏。

图5-18　捏法

4. 注意事项

（1）以手指掌面着力，不可用指端着力。

（2）捏法对指力要求较高，尤其是拇指与其他四指的对合力，可采用相应功练习以提高指力。

5. 应用部位

本法刺激较重，适用于浅表的肌肤，常用于头部、肩背、四肢和颈项部，有舒筋通络，行气活血、解除疲劳的作用，可用于腹部减肥。

（十四）拿　法

1. 定　义

用拇指与其他四指相对用力，提捏肢体或肌筋，称为拿法。

2. 操作方法

术者腕关节放松，以拇指与食、中指或其余手指的罗纹

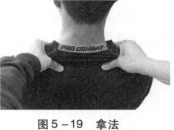

图5-19　拿法

面相对用力夹紧治疗部位，将肌筋捏起，并作轻重交替而连续的提捏动作（图5-19）。

3. 动作要领

（1）腕关节放松，手指伸直，以平坦的指腹着力挟住治疗部位，与拇指相对手指掌指关节屈曲，提捏皮肤及皮下软组织。

（2）用力缓慢柔和而均匀，由轻到重，再由重到轻，提捏动作连贯。

4. 注意事项

（1）拿法操作时，应避免手指的指间关节屈曲，形成指端夹持肌肤或指甲抠掐的动作。

（2）拿法操作时，应根据临床需要尽可能多地捏拿皮下软组织，避免手指在体表滑移。

（3）拿法操作后，可用轻柔的揉摩法以舒缓气血。

5. 应用部位

拿法应用部位相当广泛，常用于头部、颈项部、肩背部和四肢等部位。

（十五）拍　法

1. 定　义

用虚掌在体表有节律地拍打，称为拍法。

2. 操作方法

术者五指并拢，掌指关节微屈，掌心凹陷呈虚掌，有节奏地拍打治疗部位。击打频率为每分钟100~120次（图5-20）。

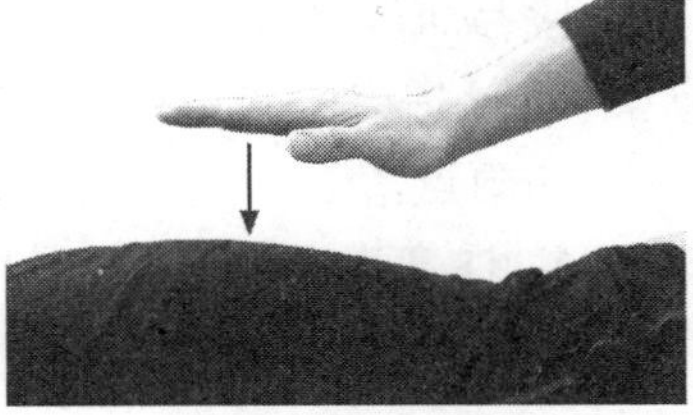

3. 动作要领

图5-20　拍法

（1）拍法操作时，肩关节宜松沉，腕关节放松，击打要轻快而平稳，手掌着实后即抬起，动作有节律，拍打次数以皮肤出现微红充血为度。

（2）可单手或双手操作，双手操作时两手应交替进行。

4. 注意事项

（1）手掌落在体表上应平实，不能在体表有拖或抽的动作。

（2）注意拍法的适应症，结核、严重的骨质疏松、骨肿瘤、冠心病患者禁用拍法。

5. 应用部位

拍法具有消除肌肉疲劳、解痉止痛等功效。适用于肩背部、腰骶部以及下肢。常和摩法、拿法等配合运用，治疗急性扭伤、肌肉痉挛、慢性劳损、局部感觉迟钝等病症。

拍打背部有助于痰液的排出，推拿者手蘸冷水轻拍打前额用于治疗鼻出血。

（十六）击　法

1. 定　义

用掌根、掌侧小鱼际、拳背、指尖或桑枝棒等有节奏地击打治疗部位，称为击法。分掌根击法、侧击法、拳击法、指尖击法和棒击法。

2. 操作方法举例

（1）侧击法：手指自然伸直，腕关节略背伸，以手掌小鱼际部击打体表，可双手交替操作。

（2）指尖击法：以手之五指指端合拢呈梅花状或散开呈爪状轻快敲击治疗部位（图5-22）。

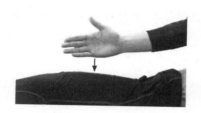
图5-21　侧击法

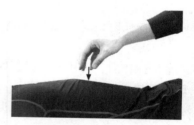
图5-22　指尖击法

3. 动作要领

（1）击法用劲要快速而短暂，垂直叩击体表，频率均匀有节奏。

（2）侧击法可单手或双手合掌操作，以肘关节为支点，前臂主动运动，击打时手掌小鱼际应与肌纤维方向垂直，动作轻快有节奏。

（3）指尖击法操作时，腕关节放松。运用腕关节的小幅度屈伸，以指端轻击体表，频率快如雨点落下。

4. 注意事项

（1）击法操作时，应注意击打的反弹感，一触施术部位即弹起，不可在体表停顿或拖抽。

（2）严格掌握各种击法的适应部位和病症，忌暴力击打。

5. 应用部位

击法是辅助手法，本法适用于头顶、肩背、腰臀及四肢部，用于辅助治疗头痛、肌肉麻木等病症。

（十七）摇　法

1. 定　义

在关节的生理活动范围内作关节的被动运动的手法，称为摇法。摇法是推拿常用手法之一，用于不同的部位摇法有着不同的操作方法。

2. 操作方法举例

托肘摇肩法：患者坐位，患者肩部放松，屈肘，术者站于侧方，取弓步势，上身略为前屈，用一手扶住患者肩胛骨上部，使其固定，另一手托起患肢肘部，作顺时针或逆时针方向运转各数次（图5－23）。

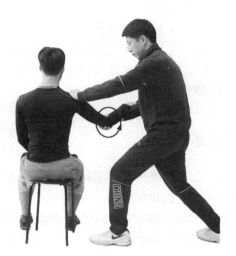

图5－23　托肘摇肩法

3. 动作要领

（1）摇法动作要缓和，用力要稳，转动速度宜缓慢均匀，动作初起时更宜缓慢。

（2）摇转的幅度宜由小渐大，并根据病情适当掌握，一般不超过其关节的生理活动范围，但可略超过关节的病理限制位。

4. 注意事项

（1）摇法应禁止粗暴和违反正常生理活动的运动，对于关节功能障碍者在做摇法时，应顺势利导。

（2）掌握好使用宜忌，关节有骨折、脱位等损伤者，禁止使用摇法；椎动脉型颈椎病禁用颈部摇法，脊髓型颈椎病慎用颈部摇法；颈项肌过于紧张者，可取仰卧位摇颈。

（3）肩关节摇法常用于肩关节功能改善。托肘摇肩法、握腕摇肩法的活动幅度相对较小，适用于肩关节疼痛及活动障碍明显者，如肩周炎早期。大幅度摇肩法适用于肩关节活动已大部改善者，如肩周炎恢复期。

5. 应用部位

摇法具有舒筋活血、滑利关节、松解粘连和增强关节活动功能等作用，适用于颈项部、腰部以及四肢关节。常用于治疗颈项部、腰部以及四肢关节酸痛和运动功能障碍等病症。

（十八）拔伸法

1. 定　义

定肢体或关节的一端，持续用力牵拉肢体或关节的另一端，使关节间隙拉开或肌肉软组织延展，称为拔伸法。当拔伸法用于肌肉软组织时，又称为"肌肉牵拉或牵伸法"，当拔伸法用于不同的关节部位时，又称"牵引法"。

2. 操作方法举例

颈部仰卧位拔伸法：患者取仰卧位，术者坐凳于其头前端，一手置头颈下扶托枕后部，另一手掌托下颏部，两手协调用力，沿颈椎纵轴方向拔伸（图5－24）。

3. 动作要领

（1）拔伸法动作要平稳柔和，力量由小渐大，牵拉到一定程度后，应维持稳定的牵拉力一段时间。

（2）掌握好拔伸的角度，牵拉方向应顺应肢体的纵轴线。

4. 注意事项

（1）忌用突发性暴力和违背关节生理活动方向的操作。

图5－24　颈部仰卧位拔伸法

（2）颈部拔伸法操作时注意避免挤压颈部两侧的颈动脉窦，引起不良反应。

5. 应用部位

本法有理筋、整复、增宽关节间隙、解除神经挤压、松解粘连等作用，可治疗颈椎病、腰椎间盘突出症、肌腱韧带错位、关节缩窄、小关节紊乱或半脱位等病证。

（十九）扳　法

1. 定　义

用双手相反方向或同一方向用力协调扳动关节，使病变关节产生伸展、屈曲、或旋转等形式运动的手法，称为扳法。扳法是正骨推拿的常用手法，应用于颈、腰及四肢不同部位时，其操作方法各不相同。

2. 操作方法举例

腰椎斜扳法：患者侧卧位，健侧下肢在下自然伸直，患肢在上，髋膝关节屈曲，踝关节置于健侧下肢腘窝处。术者面对患者，两肘部（前臂上段）分别置于患者的肩前部及臀部，以相反方向缓缓用力，使腰部扭转到有弹性阻力时，再做一有控制的、小幅度的、迅速的扳动。常可听到"喀嗒"弹响（图5－25）。

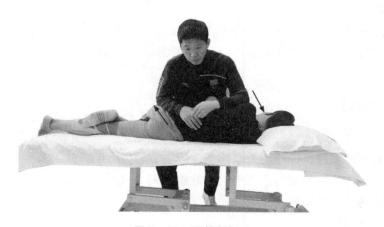

图5－25　腰椎斜扳法

3. 动作要领

（1）扳法操作应顺应关节的生理活动，将关节先调至弹性限制位是手法成功的关键步骤之一。

（2）扳法的发力动作宜轻巧、短促、随发随收。

（3）患者尽可能保持放松状态，有时需配合呼吸以调整。

4. 注意事项

（1）扳法的力量应控制恰当，切忌突发暴力扳动。

（2）扳动的幅度要根据关节的生理活动范围及病理状况适当掌握，不得超越关节运动的生理位。

（3）扳法成功时常可听到关节复位时的"咔嗒"弹响声，切忌过于追求关节复位弹响的操作，以免造成损伤或意外。

（4）严格掌握各种扳法的适应症，对于有关节骨折、脱位、肿瘤等禁忌存在者，严禁使用扳法。

三、常用复式手法

（一）按揉法

1. 定　义

由按法和揉法叠加复合而成的推拿手法，称为按揉法。分为指按揉法和掌按揉法两种。

2. 操作方法

（1）指按揉法：用单手或双手拇指罗纹面着力，其余手指置于相应的位置以助力，操作时拇指和前臂主动施力，腕关节微悬屈，作有节律的按压揉动（图5－26）。

（2）掌按揉法：以一掌根部着力，其余手指自然伸直，操作时以肩关节为支点，前臂主动摆动，带动手掌作有节律的按压揉动，叠掌按揉可增加刺激量（图5－27）。

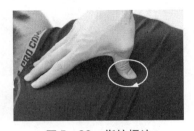

图5－26　指按揉法

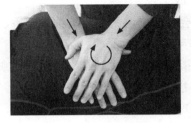

图5－27　掌按揉法

3. 动作要领

（1）按揉法是按法和揉法的有机结合。在揉法的基础上，增加了按压的力量，按揉并重，刚柔相济。

（2）按揉法的频率较揉法稍慢，操作富有节奏性。

（3）沉肩垂肘，肩、肘、腕关节放松，使术者整体的力量渗透至患者皮下深层。

4. 注意事项

（1）注意掌握按压的力量，过小则失之轻浮，过重则流于涩滞。

（2）指按揉法的动作酷似拿法，区别是指按揉法拇指之外的手指仅起扶持助力的作用，而拿法则是拇指和其余手指相对用力操作。

（二）拿揉法

1. 定　义

在做拿法的同时增加手法的揉动成分，称为拿揉法。

2. 操作方法

操作方法同拿法相似，在拿法的基础上增加拇指与其他手指的旋转揉动（图5-28）。

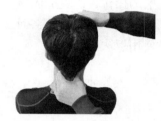

3. 动作要领

（1）拿揉法以拿法为主，揉法为辅。

（2）可边拿揉边沿肢体移动，移动的速度不宜过快。

4. 注意事项

拿揉法增加了手指的旋转揉动，减小了拇指和其他手指的相对合力，手法更趋柔和，操作时应较拿法更轻巧流畅。

图5-28　拿揉法

四、身体不同部位的推拿

（一）头面部推拿法

1. 体　位

被推拿者端坐，全身自然放松，头稍后仰。推拿者站于其前侧方。

2. 取　穴

百会、印堂、太阳、头维、迎香、攒竹等穴。

3. 手　法

一指禅推法、揉、点、按、推、拿等方法。

4. 操作方法

（1）一指禅推百会穴。

（2）一指禅推前额。

（3）点按百会穴。

（4）推攒竹穴。

（5）揉印堂穴。

（6）揉太阳穴。

（7）揉迎香穴。

（8）大鱼际揉前额、面颊部。

（9）分推前额、眼眶、迎香等穴。

（10）掌推后脑。

5. 应用范围

感冒头痛、高血压头痛、偏头痛、失眠、健忘、神经衰弱等。

（二）颈项部推拿法

1. 体　位

被推拿者取俯坐位，全身放松，呼吸自然，推拿者站于其后侧方。

2. 取　穴

风池、风府、天柱、大椎、肩井等穴。

3. 手　法

一指禅推法、揉、滚、拿、摇、拔伸、扳等。

4. 操作方法

（1）一指禅推风池穴。

（2）滚颈项部。

（3）揉风池穴。

（4）大拇指按揉颈项部两侧肌肉以及颈椎。

（5）拿两侧颈部斜方肌、胸锁乳突肌。

（6）拿肩井穴。

（7）叩击颈项部两侧肌肉（小鱼际击法、指尖击法以及叩法）。

（8）擦颈项部（用手掌横擦大椎穴，用小鱼际直擦颈椎，用掌根直擦颈项部两侧肌肉）。

（9）拍击颈背部。

（10）拔伸颈项部。

（11）拳背振大椎。

（12）搓揉肩背部。

5. 应用范围

颈部急性软组织损伤、颈肌筋膜炎、落枕及各种类型的颈椎综合征。

（三）胸腹部推拿法

1. 体　位

仰卧位

2. 取　穴

膻中、中脘、下脘、气海、关元、中级、天枢、大横等穴。

3. 手　法

一指禅推法、摩、擦、按、振、拔伸、旋转等。

189

4. 操作方法

（1）推摩胸胁部。

（2）斜擦肋胁部。

（3）指按膻中穴。

（4）一指禅推天枢、大横。

（5）大鱼际揉胃脘部。可顺升结肠－横结肠－降结肠方向移动。

（6）指或掌按中脘、气海（顺呼吸而按）。

（7）掌揉中脘、气海。

（8）指摩中脘、气海。

（9）掌摩腹部（顺时针或逆时针方向）。

（10）指振中脘。

（11）分推腹部。

5. 应用范围

肋间神经痛、肋软骨炎、肋椎关节脱位、消化不良、慢性胃炎、胃肠功能紊乱、便秘、腹泻、术后肠粘连、慢性盆腔炎、月经不调、痛经等。

（四）腰背部推拿法

1. 体 位

被推拿者取俯卧位，全身放松，呼吸自然，推拿者站于其侧方。

2. 取 穴

肺俞、心俞、膈俞、肾俞、华佗夹脊、大肠俞、腰阳关、八髎等穴。

3. 手 法

一指禅推法、揉、按、点、掌按、肘推、擦、扳等。

4. 操作方法

（1）掌指滚法施于华佗夹脊，自上而下，往返数次。重点部位：肺俞、心俞、肾俞、大肠俞。

（2）一指禅推脾俞、胃俞、肾俞。

（3）大拇指按揉腰背两侧膀胱经诸穴（肺俞、心俞、膈俞、肝俞、胆俞、脾俞、胃俞、肾俞、大肠俞）。

（4）掌根揉腰背部两侧膀胱经。重点掌揉两侧肾俞。

（5）掌按腰背部脊柱，自上而下，往返数次。

（6）叠按腰部。

（7）拿腰背肌。

（8）拨腰部骶棘肌外缘。

5. 应用范围

急性腰肌扭挫伤、慢性腰肌劳损、腰椎间盘突出症、退行性脊柱炎、腰臀肌筋膜炎、胃下垂、神经衰弱、消化不良、慢性泄泻等疾病。

（五）　肩与上肢推拿法

1. 体　位

被推拿者取端坐位，一侧上肢外展，放于推拿者大腿上，肌肉放松。推拿者站于其侧方，一足踩于凳上，取屈膝屈髋位。

2. 取　穴

肩髃、肩内陵、天宗、曲池、手三里、小海、内外关、合谷等穴。

3. 手　法

一指禅推法、揉、按、拿、摇、搓、抖、扳等。

4. 操作方法

（1）一指禅推肩髃、肩内陵穴。

（2）揉捏上肢。

（3）按揉肩髃、曲池、手三里、小海、内外关、合谷穴等。

（4）拨肱二头肌长头肌腱。

（5）拨曲池穴。

（6）搓揉肩部。

（7）搓、抖上肢。

（8）捻手指。

（9）擦肘臂部。

（10）摇肩关节（托肘摇肩法、扶肘摇肩法、握手摇肩法）、摇肘关节、摇腕关节、摇掌指及指间关节。

5. 应用范围

肩关节周围炎、肱二头肌长头肌腱炎、肩峰下滑囊炎、网球肘、腱鞘炎、颈椎病等疾病。

（六）　下肢推拿法

1. 体　位

被推拿者取俯卧位、仰卧位，两下肢伸直放松，呼吸自然。推拿者站于其侧方。

2. 取　穴

环跳、居髎、委中、承山、昆仑、足三里、阳陵泉、髀关、梁山、血海、膝眼等穴。

3. 手　法

一指禅推法、肘压（推）法、揉法、按法、摇法、拿法、拍法、击法、扳法等。

4. 操作方法

（1）一指禅推膝眼穴。

（2）揉捏下肢

（3）肘推大腿后侧，由臀横纹到腘窝部。

（4）拍法（小鱼际击法、掌根击法、拳心击法）施于大腿内侧、外侧至小腿后侧、外侧。

（5）掌推大腿后侧——小腿后侧——足跟

（6）拿大腿前（股四头肌）——大腿内侧（内收肌群）——大腿后侧（股二头肌、半腱肌、半膜肌）——小腿后侧（腓肠肌、比目鱼肌）。

（7）按、揉、拨环跳、居髎、委中、承山、足三里、昆仑穴。

（8）摇髋关节、膝关节踝关节

（9）搓、抖下肢

5. 应用范围

腰椎间盘突出症、臀肌筋膜炎、臀上皮神经损伤、髋部软组织损伤、膝关节炎、髌下脂肪垫损伤、膝侧副韧带损伤、半月板损伤、踝部软组织损伤等伤病。

第三节　运动按摩经典方法的应用举要

推拿是我国传统医学的重要组成部分，具有悠久的历史，迄今仍为我国中医临床上的一种重要防治疾病的手段。推拿随着时代的发展也在不断的进步，不断派生出新的手段与方法。运动按摩是我国传统医学应用于运动保健领域的重要成果，至今仍在不断的发展、进步和完善。随着对外开放和东西方交流的不断深入，很多新的器械设备和理论方法被引入，发展和丰富了运动按摩的内容和手段。

一、器械擦法

（一）泡沫放松柱

泡沫轴放松类似于推拿放松，其原理是通过自身重量下压力与泡沫放松柱对肌肉和筋膜组织的压力、以较长的挤压和滚动时间放松运动后缩短的肌肉和筋膜。由于长时间大强度运动训练可以导致人体交感神经过度兴奋，造成运动员肌肉静态的肌张力升高，运动后肌肉长度缩短，通过泡沫放松柱的压力可以放松深层的神经，从而达到放松整条肌群的目的。

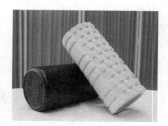

图 5-29　泡沫轴

1. 腰部放松

（1）仰卧位，双腿屈膝，将泡沫轴放在中背部的下方，双臂交叉环抱胸前，腹部收紧；

（2）双腿屈伸带动身体移动，髋关节抬离地面，使泡沫轴从中背部至腰骶部间来回滚动；

（3）在肌肉酸痛点上停留一定时间，完成动作至规定时间。

2. 髂胫束放松

（1）侧卧位，将泡沫轴置于大腿外侧下方，右臂屈肘撑于地面，左手放于身体的前方；

（2）左腿伸直，右腿屈髋屈膝置于身体前方；

（3）右腿蹬地带动身体移动，使泡沫轴从髋关节外侧至膝关节外侧间来回滚动；

（4）在肌肉酸痛点上停留一定时间，完成动作至规定时间。

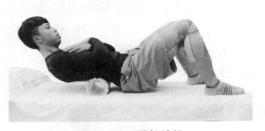 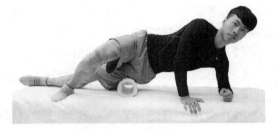

图 5-30　腰部放松　　　　　　　　　　图 5-31　髂胫束放松

3. 股四头肌放松

（1）俯卧位，双腿伸直，将泡沫轴放在大腿前侧的下方，双臂屈肘支撑于地面；

（2）双肘屈伸带动身体移动，泡沫轴从骨盆至膝关节上方间来回滚动；

（3）在肌肉酸痛点上停留一定时间，完成动作至规定时间。

4. 腘绳肌放松

（1）坐位，双腿伸直，将泡沫轴置于大腿后侧的下方，双臂撑于身体后方，背部平直，腹肌收紧；

（2）双手推地带动身体移动，泡沫轴从坐骨结节至腘窝间来回滚动；

（3）在肌肉酸痛点上停留一定时间，完成动作至规定时间。

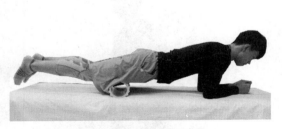 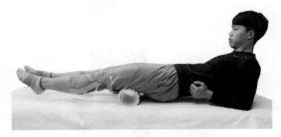

图 5-32　股四头肌放松　　　　　　　　图 5-33　腘绳肌放松

（二）推拿棒

推拿棒放松的原理与泡沫放松柱类似，利用身体自我抑制原理放松紧张肌肉。与泡沫放松柱放松方式相比，推拿棒更注重对某一肌肉进行放松，且便于携带，但产生的压力与泡沫轴不同。

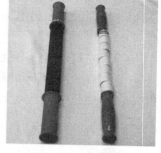

图5-34　推拿棒

1. 大腿内侧

（1）半跪位，右腿在前，左腿在后，双手持推拿棒放在右大腿内侧靠近髋关节的位置；

（2）双手持推拿棒从右大腿内侧的髋关节至膝关节间来回加压滚动；

（3）在肌肉酸痛点上停留一定时间，完成动作至规定时间。

2. 胫骨前肌

（1）坐位，右腿伸直，左腿屈膝，双手持推拿棒放在左小腿左前侧靠近膝关节的位置；

（2）双手持推拿棒从左小腿左前侧的膝关节至踝关节间来回加压滚动；

（3）在肌肉酸痛点上停留一定时间，完成动作至规定时间。

3. 小腿三头肌

（1）单膝跪位，将推拿棒置于前侧下肢的小腿后；

（2）双手持推拿棒从左小腿的膝关节至踝关节间来回加压滚动；

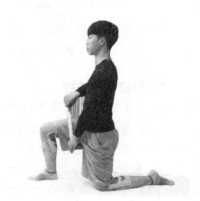

图5-35　推拿棒放松大腿内侧

（3）在肌肉酸痛点上停留一定时间，完成动作至规定时间。

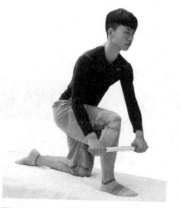

图5-36　推拿棒放松胫骨前肌

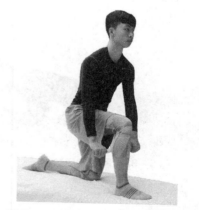

图5-37　推拿棒放松小腿三头肌

当练习者利用自身体重或力量使泡沫轴、推拿棒在肌肉上产生一定压力时，肌肉张力便会增加，从而抑制肌肉纤维内的肌梭，降低该组肌肉的肌张力，最终放松肌肉，恢复肌肉功能性长度及提高肌肉功能，加快血液循环，降低筋膜组织粘连及疤痕组织堆积。

泡沫轴放松和推拿棒放松是软组织放松练习中的常用放松手段。在实的践操作过程中，很多练习者在前几周出现的疼痛感比较强烈，但是经过一段时间的适应练习后，疼痛感会逐渐降低。

4. 注意事项

（1）进行激活与放松时，顺序一般可以从肌肉始端（靠近身体中心）过渡到肌肉终端位置（远离身体中心）。

（2）使用泡沫轴和推拿棒时，不要直接放在骨头或关节处，应该放在肌肉软组织处。

（3）注意保持正常呼吸频率，不要憋气，在疼痛时，可以深呼吸来进行调节。

二、穴位指针点按法

指针（finger acupuncture）属中医于推拿的范畴，穴位指针点按法与现代激痛点（tender point）缺血性压迫疗法有相通之处。激痛点是高度敏感的可通过触诊发现的被扭曲的肌肉组织结节，在激活与放松过程中找到酸痛的点并用大拇指（或其他手指）按压，消除肌肉中打结的现象并恢复肌肉原有的功能（长度、弹性、收缩力）。在酸痛点上持续按压30－90秒，保持姿势，直至酸痛感开始缓解。推拿点穴素有"一按三揉"之说，意在强调局部手法操作当刚柔相济——强刺激与和缓手法交替操作，更有成都体院郑氏中医伤科学派将指针手法归纳为按、摩、推、拿、分、合、揉、掐等常用八法等。

（一）三角肌

1. 坐位，受试者左手支撑在体侧，右手大拇指（或持推拿球）按压在左侧肩部三角肌的位置；

2. 调整位置直至找到酸痛点，右手加压按压；

3. 在肌肉酸痛点上停留一定时间，完成动作至规定时间。

（二）胸　肌

（1）受试者仰卧位，治疗师将手指置于其胸大肌肌腱处，正好在腋窝之上。

（2）调整位置直至找到酸痛点，通过身体的力量带动手臂在痛点上按压。

（3）在肌肉酸痛点上停留一定时间，完成动作至规定时间。

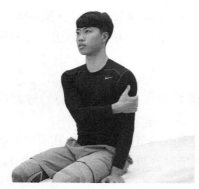

图 5 - 38　推拿点按三角肌

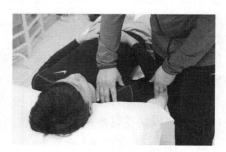

图 5 - 39　指针点按胸肌

（三）注意事项

1. 开始可能会有强烈的疼痛感，在找到痛点位置后，在该位置应该逐渐增加对其压力，不要突然加压，以免产生刺痛或损伤肌组织。

2. 注意保持正常呼吸频率，不要憋气，在疼痛时，可以深呼吸来进行调节。

三、拔伸法之"肌肉牵拉"

当推拿手法中的拔伸法用于肌肉软组织时，又称为"肌肉牵拉或牵伸"，俗称"拉筋"。肌肉牵拉根据操作方式和工作原理不同分为了不同的方法，这类拔伸法在体能康复领域中的应用包括静态被动牵拉、本体感觉神经肌肉促进技术（PNF）等。

（一）斜方肌上束

1. 受试者仰卧位，在无痛的情况下，头部尽力向右旋转，然后尽可能地收下颌；

2. 治疗师站于受试者头上方斜向 45 度夹角的位置，双手交叉，左手置于受试者的枕骨位置，右手放在其左肩上，双手缓慢用力推至最大幅度；

3. 受试者头部缓慢地推牵拉者的双手，使头部向左肩方向逐渐靠近，对抗治疗师施加的阻力，受试者协助治疗师斜方肌上束等长收缩并保持 6 秒；

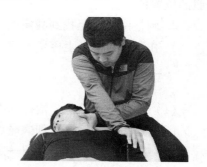

图 5 - 40　牵拉斜方肌上束

4. 受试者呼气，头部更大幅度地向右旋，收下颌，并使左肩更大幅度地下拉，可进一步加大对斜方肌上束的牵拉幅度；

5. 重复动作至规定次数，对侧亦然。

（二）　股四头肌

1. 受试者俯卧位，左膝关节尽可能屈曲，右腿自然放在推拿床上髋部紧贴推拿床；

2. 治疗师站于受试者的左侧，右手撑于受试者的右侧推拿床边，左臂肘部抵于其骶骨位置上身前倾，右肩抵在其左脚脚踝位置；

3. 受试者缓慢地伸直左腿，对抗治疗师施加的阻力，受试者协助治疗师股四头肌等长收缩并保持6秒；

4. 受试者呼气，治疗师帮助其继续牵拉，在无痛的情况下，尽量使其小腿贴近大腿，可进一步加大对股四头肌的牵拉幅度；

5. 重复动作至规定次数。

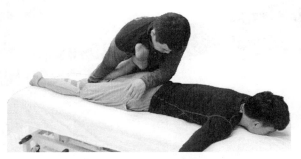

图 5-41　牵拉股四头肌

（三）　腘绳肌

1. 受试者仰卧位，右膝关节伸直并尽可能抬高，左腿自然放在推拿床上，保持髋部稳定；

2. 治疗师站于受试者的右侧，左手压在治疗师的右脚前部，右手绕过受试者的右腿固定其膝关节；

3. 受试者缓慢地下压足跟，对抗治疗师施加的阻力，受试者协助治疗师腘绳肌等长收缩并保持6秒；

4. 受试者呼气，主要收缩股四头肌和髂腰肌等屈髋肌群，可进一步加大对腘绳肌的牵拉幅度；

5. 重复动作至规定次数。

（四）　比目鱼肌

1. 受试者俯卧位，左膝关节屈曲成90度夹角，踝关节尽可能背屈，双手自然放在身体的两侧；

2. 治疗师站于受试者的左侧，左手绕过受试者的左小腿，双手交叉压在受试者的前脚掌，将受试者的脚后跟抵于治疗师左肩前部；

3. 受试者缓慢地跖屈，对抗治疗师施加的阻力，受试者协助治疗师比目鱼肌等长收缩并保持 6 秒；

4. 受试者呼气，主要收缩股胫骨前肌，可进一步加大对比目鱼肌的牵拉幅度；

5. 重复动作至规定次数，对侧亦然。

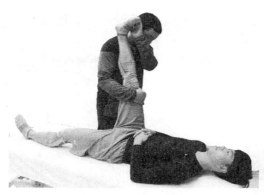

图 5-42　牵拉腘绳肌

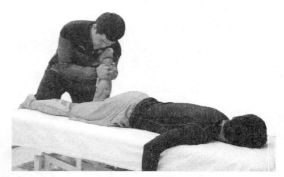

图 5-43　牵拉比目鱼肌

四、踩　跷

中医按摩，又称"推拿"或"按跷"。"跷"即是踩跷疗法，是治疗师用脚施术的按摩方法，踩跷法的操作者应用自身的重力，双脚施用不同的术势，着力于施治部位的踩踏。目前很多医院推拿专科仍采用该法用于临床。很多地方的保健美容中心也开展了此项目为人们保健。正如《灵枢·平人绝谷》所说："血脉和利，精神乃居"。踩跷法注重形、气、意三者的结合。通过形、气、意三者结合，则可炼精化气而生神，施治疾患，提高疗效。

踩跷疗法一般分为：保健踩跷、医疗踩跷、运动踩跷三种。保健踩跷一方面起到促进脂肪消化分解、使肌肉紧张，加快代谢，助于减肥；另一方面可以起到改善睡眠，促使运动后体力恢复的作用；以及可以起到相辅相成，相互兼顾的治疗效果。在医疗踩跷方面，踩跷运用于治疗腰椎间盘突出、腰椎管狭窄等疾患和缓解腰、髋、下肢及肩等部位的过用性疼痛，拥有良好的效果。由于踩跷操作方便、效果显著而被广泛地使用于竞技体育运动中的康复与运动后放松，见图 5-44，45。由于现实情况的制约，运动队中的队医或者物理治疗师很难做到一个人或者几个人对一整个队的运动员完整训练后的放松，而这时运动员们（特别是田径、武术、重竞技、游泳等项目的运动员）往往会选择两两相互踩跷放松，但是由于自身重量不易于掌控，并且人体各部的生理形态和耐受能力不尽相同，在一般的训练垫上进行简易的扶壁"踩跷"也存在造成一定伤害的风险，建议使用专业的踩跷床或双杠训练架。在开展踩跷的同时，如能将其他手法（如指针点按、肌肉牵拉等）有机地结合应用，可以达到更好的放松效果，有效防治延迟性肌肉酸痛。

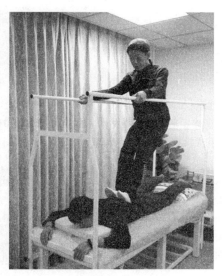
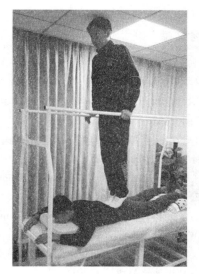

图 5 – 44　　　　　　　　　　　　　　　　　　　图 5 – 45

　　综上，就目前运动防护与运动康复的发展现状而言，将手法与训练合理地结合应用于临床，是运动按摩学科发展的大势所趋，将有中国传统医学特色的经典方法如运动按摩的踩跷技术与现代功能训练如悬吊运动训练（sling exercise therapy，S. E. T）等手段积极整合创新研发一些适合广大运动团队及临床康复机构使用且便于推广上述技术的康复体能工作平台，如康复操作及训练器械等，并结合相关操作技术的培训，将有着重要意义和广阔的前景。

○ 思考题

　　1. 推拿疗法的基本定义是什么？如何分类？

　　2. 推拿疗法对运动损伤的作用是什么？

　　3. 推拿疗法的适应症和禁忌症都有哪些？

　　4. 如何进行常用基本手法如擦法、揉法、按法、推法、捏法、拿法的操作？注意事项是什么？

　　5. 如何进行复式手法的按揉法、拿揉法的操作？注意事项是什么？

　　6. 如何进行颈项部、腰背部、肩部、上肢部、下肢部的推拿疗法操作？

　　7. 泡沫放松柱和推拿棒在不同部位如何进行操作？

○ 参考文献

[1]王之虹．推拿学[M]．中国中医药出版社,北京:2012.

[2]赵毅,季远．推拿手法学[M]．中国中医药出版社,北京:2012.

[3]国家体育总局训练局体能训练中心．身体功能训练动作手册[M]．人民体育出版社,北京:2015.

[4]里克特,亨琴(著),赵学军(译)．肌肉链与扳机点:手法镇痛的新理念及其应用[M]．山东科学技术出版社,济南:2011.

[5]C Kisner, L Colby. Therapeutic Exercise (fifth edition) [M]. F. A. Davis Company, Philadelphia, PA:2007.

[6]P Comfort, E Abrahamson. Sports Rehabilitation and Injury Prevention[M]. John Wiley & Sons, Ltd, Chichester, West Sussex, UK:2010.

[7]W Prentice. Rehabilitation Techniques for Sports Medicine and Athletic Training (fifth edition) [M]. McGraw-Hill, New York, NY:2011.

[8]侯乐荣,解勇．郑氏伤科理论与临床[M]．四川科学技术出版社,成都:2010.

[9]麦卡蒂,沙兰德(著),矫玮(译)．易化牵伸术:简便医学的 PNF 牵伸及力量训练[M]．中国体育出版社,北京:2009.

[10]白震民．中医康复技术双语指南[M]．北京体育大学出版社,北京:2013.

[11]周建中．中医独特疗法 — 踩跷疗法[M]．人民卫生出版社,北京:2009.

第六章　药食疗法

○ 本章教学提示

　　本章概要介绍了中医药食养生和相关中药方剂的基本理论，没有就各论逐次展开阐述，而是以运动康复领域多见的"伤科"为例，就方药的应用举要说明，相关中药方剂的临床应用举例参见第八章和第九章。中医的药食疗法博大精深，在此虽有所提及，难免挂一漏万，希望康复领域的同仁们持续关注这个领域，中医的药食疗法、针灸推拿和导引养生是中国文化对人类康复事业做出重要贡献的三驾马车。

第一节　中医药食养生概述

人与自然是一个有机的整体，人体与外界环境间无时无刻不在进行着物质交换，在此过程中，经口而入的饮食、药物对人体内环境有着重要的影响，它们对人体的健康发挥着至关重要的作用。在人类漫长的健康发展史中，我国古人逐步形成和发展了具有鲜明中国特色的药食养生方法。食物是人类赖以生存的物质基础，是人体生长发育、完成各种生理功能、保证生命生存的基本条件；传统中医药具有治疗疾病、调节人体脏腑功能、增进人体健康的重要作用。人类在长期与疾病的斗争和护卫自身健康水平的漫长过程中，逐渐形成了在"药食同源"观念指导下的药食养生理论，按照传统中医理法方药要求，合理摄取药物、饮食，以达到增进健康、益寿延年的目的。

一、饮食与养生

饮食是供给机体营养物质的主要途径，是生命存在的能量源泉。《素问·经脉别论》曰："食气入胃，散精于肝，淫气于筋；食气入胃，浊气归心，淫精于脉……脾气散精，上归于肺。"明确指出了饮食在进入人体以后，具有滋养脏腑、气血、经脉、四肢、肌肉乃至骨骼、皮毛、九窍的作用。中国传统养生之道，特别注重于饮食。

饮食概括起来在养生中有以下两个方面的作用：

（一）健身防病

食物对人体的滋养作用是身体健康的重要保证。合理地安排饮食，保证机体有充足的营养供给，可以使气血充足、五脏六腑功能旺盛。通过饮食调理，机体新陈代谢活跃，适应自然界变化的应变能力加强，抵御致病因素的力量增强，正如《素问·刺法论》所说："正气存内，邪不可干。"此外，某些食物还可以直接用于某些疾病的预防，例如，用大蒜预防感冒和腹泻，用绿豆汤预防中暑，用葱白、生姜预防伤风感冒等，都是利用饮食来达到预防疾病的目的。

（二）益寿延年

进食具有补精益气、滋肾强身作用的食品，注意饮食的调配及供养，对防老抗衰具有十分重要的作用。《养老奉亲书》曰："高年之人，真气耗竭，五脏衰弱，全仰饮食为资气血。"很多食物都具有防老抗衰作用，如芝麻、桑葚、胡桃、山药、牛奶、甲鱼等，现代研究其成分都含有抗衰老物质，经常选择适当食品服用，有利于健康长寿。

饮食不当，则"病从口入"：虽然饮食营养是维持人体正常生理活动的基本物质，是安身立命之本，但是疾病也多是从口而入。在食品加工、饮食结构、吃多吃少、进食方式等方面都会对人体健康产生深刻影响。饭后吃水果、感冒吃补品、吃精禁粗等不良饮食习惯可导致高血压、痛风、胆结石、美味综合征等疾病。传统养生学认为，合理的饮食可使人体气血协调，正气旺盛，有利于机体健康长存，有利于疾病痊愈；反之，饮食失节，可使气血失调，脏腑功能下降，正气衰败，促使疾病恶化。

二、药物与养生

王充《论衡·自纪》谓："养气自守，适时则酒，闭明塞聪，爱精自保，适辅服药引导，庶冀性命可延，斯须不老。"说明药物是抗衰老的重要方法之一。具有抗老防衰作用的中草药称为延年益寿药物。运用这类药物来达到延缓衰老、强身健体的目的，即为药物养生。千百年来，中国历代医家发现了许多益寿延年的保健药物，并创造出诸多抗衰防老的方剂，为人类的健康长寿作出了独具特色的巨大贡献。

药物养生源远流长。在我国最早的药物学专著《神农本草经》中记载有大量的抗衰老药物，全书分上品、中品、下品三类，据《本草经·序录》载："欲轻身益气，不老延年者，本上经。"此后，在葛洪的《肘后备急方》、孙思邈的《千金要方》、王焘的《外台秘要》等方书中，都收集了不少养生延寿方药。而散见于历代医家著作中的药物养生的内容更多，如《太平惠民和剂局方》《魏氏家藏方》《圣济总录》《医方类聚》等方书中，总结和创造了"来复丹""不老丸""草还丹""双补丸"等益寿强身方剂。

在药物养生中，中药进补是应用的主流，在中医辨证基础上多以补气、补血、补阴、补阳为原则。脾胃为后天之本、气血生化之源，机体生命活动需要的营养都靠脾胃供给。肾为先天之本、生命之根，肾气充盛，机体新陈代谢能力强，衰老的速度也缓慢。正因如此，益寿方药的组方原则多立足于固护先天、后天，即以护脾、肾为重点。补气类药物有：人参、黄芪、茯苓、山药、薏苡仁等，方剂如人参固本丸、资生丸等；补血类药物有：熟地、何首乌、龙眼肉、阿胶、紫河车等，方剂如四物汤、当归补血汤；补阴类药物有：枸杞子、玉竹、黄精、桑葚、女贞子等，方剂如补天大造丸、大补阴丸；补阳类药物有：菟丝子、鹿茸、肉苁蓉、杜仲等，方剂如巴戟丸、延寿丹等。现代药理研究表明，中药延缓衰老的作用是通过延缓细胞衰老和延长动物生存时间、抗脂质过氧化、消除自由基、调节机体糖代谢和脂质代谢、调节神经——内分泌功能等几个方面来实现的。

三、药食与养生

（一）药食同源

"药食同源"指"食即药，药（部分）即食"，它们之间并无绝对的分界线，许多食物可以药用，许多药物也可以食用，两者之间很难严格区分。古代医学家将中药的"四性（气）""五味"理论运用到食物之中，认为每种食物也具有"四性""五味"，这就是"药食同源"的理论基础，也是食物疗法的基础。《内经》中"空腹食之为食物，患者食之为药物"即是此意。

"药食同源"，直意是说中药与食物是同时起源的。《淮南子·修务训》巾"神农尝百草之滋味，水源之甘苦，令民知所避就"，可见神农时代药与食不分。随着经验的积累，药食才开始分化，食疗与药疗也逐渐区分。《内经》中"大毒治病，十去其六；常毒治病，十去其七；小毒治病，十去其八；无毒治病，十去其九；谷肉果菜，食养尽之，无使过之，伤其正也"，可称为最早的食疗原则。药物与食物的关系是既有相同处，亦有相异处。中药与食物的共同点是两者来源相同，并且都可以用来防治疾病。有些只能用来治病，就称为药物；有些可作饮食之用，就称为饮食物。其中的大部分既能治病，也能作为饮食之用的，称为药食两用。它们之间最主要的区别是：药物的治疗药效强，用药正确时，效果突出，而用药不当时，容易出现较明显的副作用；而食物的治疗效果不及中药那样突出和迅速。

药膳是中国传统医学知识与烹调经验相结合的产物，是以药物和食物为原料，经过烹饪加工制成的一种具有食疗作用的膳食，它"寓医于食"，既将药物作为食物，又将食物赋以药用；既具有营养价值，又可防病治病、强身健体、延年益寿。药膳是一种兼有药物功效和食品美味的特殊膳食，是"药食同源"理论的完美体现。

（二）药食调理

中医认为，健康是人体的一种动态平衡状态，即"阴平阳秘，精神乃治"。当机体由于某种原因动态平衡被打破，不能维持阴阳间的协调平衡时，就会进入非健康状态。亚健康和疾病状态都属于人体内部的阴阳失衡，脏腑功能失调，在药食调理过程中必须遵守中医的理、法、方、药的原则进行调治。

先人在长期生活实践中，无论从养生防病，还是治疗疾病的角度，都积累了丰富的知识和宝贵的经验，逐渐形成了一套具有中华民族特色的药食养生理论，在保障人民健康方面发挥了巨大作用。所谓药食调理就是按照传统中医理法方药要求，根据不同的体质或不同的病情，摄取具有一定保健作用或治疗作用的食物、药物，以达到防病治病、益寿延年的养生方法，它是传统养生学中的重要组成部分。

（三）传统药食调理的特点和优势

1. 治未病、重养生

早在 2000 多年前，《内经》中就有关于"治未病"的论述。"未病"就是指人体尚未发病时，此时包括了健康状态，以及一定的功能紊乱或失调、但尚未出现疾病的亚健康状态。中医"治未病"就是指治疗于发病之前，在发病前就进行药食调理养生，以达到防止疾病和已病防变的目的，这正是中医学预防思想的体现。

2. 整体观下的辨证论治

中医除了强调人与自然界的整体统一性之外，还非常强调机体自身的统一性、完整性和内在的脏腑器官之间、心理生理功能活动之间的整体相互联系。在整体观念指导下，药食调理要求"辨证用膳"，即指膳食应根据四时、环境、体质、临床表现等，选择与之相适应的药食治疗或预防。

第二节 中药基本理论概述

一、中药的概述

现就中药的含义、大体分类、中药的命名和中药的分类概述如下，中药的产地和采集等在此不做说明。

（一）中药的含义

凡是以中国传统医药理论指导采集、炮制、制剂，说明作用机理，指导临床应用的药物，统称为中药。简而言之，中药就是指在中医理论指导下，用于预防、治疗、诊断疾病并具有康复与保健作用的物质。

（二）中药的大体分类

中药包括中药材、饮片和中成药，而中药材又是饮片和中成药的原料。据调查，全国用于饮片和中成药的药材有 1000～1200 余种，其中野生中药材种类占 80% 左右；栽培药材种类占 20% 左右。在全国应用的中药材中，植物类药材有 800～900 种，占 90%；动物类药材 100 多种；矿物类药材 70～80 种。植物类药材中，根及根茎类药材在 200～250 种；果实种子类药材 180～230 种；全草类药材 160～180 种；花类药材 60～70 种；叶类药材 50～60 种；皮类药材 30～40 种；藤木类药材 40～50 种；菌藻类药材 20 种左右；植物类药材加工品如胆南星、青黛、竹茹等 20～25 种。动物类药材中，无脊椎动物药材如紫梢花、海浮石等有 30～40 种；昆虫类药材 30～40 种；鱼类两栖类、爬行类药材 40～60 种；兽类药材 60 种左右。

（三）中药的命名

中药来源广泛，品种繁多，名称各异。其命名方法，也丰富多彩，摘要分述如下：

1. 因药物突出的功效而命名

如益母草功善活血调经，主治妇女血滞经闭、痛经、月经不调、产后瘀阻腹痛等，为妇科经产要药；防风功能祛风息风，防范风邪，主治风病；续断功善行血脉，续筋骨，疗折伤，主治筋伤骨折；覆盆子能补肾助阳，固精缩尿，善治肾虚遗尿尿频、遗精滑精；决明子功善清肝明目，主治眼科疾病，为明目佳品；千年健能祛风湿，强筋骨，主治风寒湿痹兼肝肾亏虚，腰膝酸痛，痿软无力等，都是以其显著的功效而命名的。

2. 因药用部位而命名

中药材来源广泛，包括了植物、动物、矿物等，植物、动物类药材药用部位各不相同，以药用部位命名，是中药常用的命名方法之一。植物药中芦根、茅根用根茎入药，苦楝根皮、桑根白皮即以根皮入药；桑叶、大青叶、苏叶等用叶片入药；苏梗、藿香梗、荷梗等以植物的茎入药；桑枝、桂枝等以植物的嫩枝入药；牛蒡子、苏子、莱菔子、枳实、榧实等即以果实、种子入药；菊花、旋覆花、款冬花、芫花等即以花入药。动物药如龟甲、鳖甲、刺猬皮、水牛角、羚羊角、熊胆、黄狗肾、全蝎等则分别是以入药部分甲壳、皮部、角、胆、外生殖器、全部虫体等不同的组织器官来命名的。

3. 因产地而命名

我国疆域辽阔，自然地理状况十分复杂，水土、气候、日照、生物分布等生态环境各地不完全相同，甚至南北迥异，差别很大。因而各种药材的生产，无论产量和质量方面，都有一定的地域性，所以自古以来医药学家非常重视"道地药材"。如黄连、黄柏、续断等以四川产者为佳，故称川黄连、川黄柏、川断；橘皮以广东新会产者为佳，故称新会皮、广陈皮；茯苓以云南产的最好，故名云苓；砂仁以广东阳春产的质量好，又名阳春砂；地黄以河南怀庆产者最佳，故称怀地黄；人参主产于东北三省，尤以吉林抚松产者为佳，故名吉林参，等等，都是因该地所产的药材质量好，疗效高，因而常在药物名称之前冠以产地之名。

4. 因形态而命名

中药的原植物和生药形状，往往有其特殊之处，能给人留下深刻的印象，因而人们常常以它们的形态特征而命名。如大腹皮，即以形似大腹而命名；乌头，因其块根形似乌鸦之头而命名；人参乃状如人形，功参天地，故名。罂粟壳、金樱子都是因其形状似罂（口小腹大的瓶子）而得名；牛膝的茎节膨大，似牛的膝关节，故名牛膝；马兜铃则因其似马脖子下挂的小铃铛一样而得名。

5. 因气味而命名

某些中药具有特殊的气味，因而成了药物命名的依据。如麝香，因香气远射而得名；丁香、茴香、安息香、檀香等香料药，因具有特殊的香气，故以"香"字命名；而败酱草、臭梧桐、墓头回等，则因具有特殊臭气而得名；鱼腥草，以其具有浓烈的鱼腥气味而命名。

6. 因滋味而命名

每种中药都具有一定的味道，某些药物就是以它们所特有的滋味来命名。如五味子，因皮肉甘酸，核中辛苦，全果皆有咸味，五味俱全而得名；甘草以其味甘而得名；细辛以味辛而得名；苦参以其味苦而得名；酸枣仁以其味酸而得名。

7. 因颜色而命名

许多中药都具有各种天然的颜色，因而药物的颜色就成了命名的依据。如色黄的中药有黄芩、黄连、黄柏、黄芪、大黄等；色黑的中药有乌玄参、黑丑、墨旱莲等；色白的中药有白芷、白果、白矾、葱白、薤白等；色紫的中药有紫草、紫参、紫花地丁等；色红的中药有红花、红枣、红豆蔻、丹参、朱砂、赤芍等；色青的中药有青黛、青皮、青蒿等；

色绿的中药有绿萼梅、绿豆等。

8. 因生长季节而命名

如半夏在夏季的一半（农历五月间）采收，故名半夏；夏枯草、夏天无等都是生长到夏至后枯萎，故冠以夏字；金银花以花蕾入药，花初开时洁白如银，数天后变为金黄，黄白相映，鲜嫩悦目，故名金银花，其中以色白的花蕾入药为好，故简称银花；冬虫夏草是指冬虫夏草菌寄生在蝙蝠蛾科昆虫蝙蝠幼虫的菌座，因夏天在越冬蛰土的虫体上生出子座形的草菌而得名。

9. 因进回国名或译音而命名

某些进口药材是以进口国家或地区的名称来命名的。如安息香、苏合香就是以古代安息国、苏合国的国名来命名。有的在药名上冠以"番""胡""西"等字样，以说明当初并不是国产的药物，如番泻叶、番木鳖、胡椒、胡麻仁、西红花、西洋人参等。有些外来药，由于没有适当的药名，则以译音为名，如诃黎勒、曼陀罗等。

10. 因避讳而命名

在封建时代，为了避帝王的名讳，药物也改换名称。如延胡索，始载《开宝本草》，原名玄胡索，简称玄胡，后因避宋真宗讳，改玄为延，称延胡索、延胡，至清代避康熙（玄烨）讳，又改玄为元，故又称元胡索、元胡。玄参一药，因避清代康熙（玄烨）讳，改"玄"作"元"而得元参之名。山药原名薯蓣，至唐朝因避代宗（名预）讳改为"薯药"，至宋代又为了避英宗（名署）讳而改为山药。

11. 因人名而命名

有些中药的用名带有传说色彩，这些药多半是以发现者或最初使用者的名字来作药名。如使君子，相传是潘州郭使君治疗儿科病的常用药；刘寄奴是南朝宋武帝刘裕的小名，传说这个药是由刘裕发现的；杜仲一药，相传是古代有一位叫杜仲的人，因服食此药而得道，后人遂以杜仲而命名；牵牛子传说是由田野老人牵牛谢医而得名；何首乌一药，据说是古代一姓何的老人，因采食此药，120 岁仍然须发乌黑发亮，故名何首乌。其他如徐长卿等，皆与传说有关。

12. 因秉性而命名

如肉苁蓉，为肉质植物，补而不峻，药性从容和缓，故名肉苁蓉；急性子因秉性急猛异常而得名；王不留行性走而不守，其通经下乳之功甚速，虽有帝王之命也不能留其行，故名王不留行；沉香以体重性沉降，入水沉于底者为佳。它如浮小麦浮于水上者、磁石有磁性、滑石性滑腻、阿胶呈胶状等，均与秉性有关。

（四）中药的分类

传统中医临床应用中药，多以功能分类法和脏腑经络分类法，现简述如下：

1. 功效分类法

我国现存第一部药学专著《神农本草经》首先采用的中药功效分类法。书中 365 种药分为上中下三品，上品补虚养命，中品补虚治病，下品功专祛病，为中药按功能分类开拓了思路。唐代陈藏器的《本草拾遗》按药物的功用提出了著名的十剂分类法，即宣、通、补、泻、燥、湿、滑、涩、轻、重，使此分类法有较大发展，并对方剂的分类具有重大影响。经各家不断增补，至清代黄宫绣的《本草求真》，功能分类法已较完善。书中将 520 种药分为补剂、收剂、散剂、泻剂、血剂、杂剂、食物等 7 类。各类再细分，如补类中又分平补、温补、补火、滋水等小类，系统明晰，排列合理，便于应用，进一步完善了按功能分类的方法。功效分类法的优点是便于掌握同一类药物在药性、功效、主治病证、禁忌等方面的共性和个性，更好地指导临床应用，它是现代中药学普遍采用的分类方法。现代中药在临床应用一般分解表药、清热药、泻下药、祛风湿药、化湿药、利水渗湿药、温里药、理气药、消食药、驱虫药、止血药、活血化瘀药、化痰止咳平喘药、安神药、平肝息风药、开窍药、补益药、收涩药、涌吐药、解毒杀虫燥湿止痒药、拔毒化腐生肌药。

2. 脏腑经络分类法

以药物归属于哪一脏腑、经络为主来进行分类，其目的是便于临床用药，达到有的放矢。如《脏腑虚实标本用药式》按肝、心、脾、肺、肾、命门、三焦、胆、胃、大肠、小肠、膀胱十二脏腑将药物进行分类。《本草害利》罗列常用药物，按脏腑分队，分为心部药队、肝部药队、脾部药队、肺部药队、肾部药队、胃部药队、膀胱部药队、胆部药队、大肠部药队、小肠部药队、三焦部药队，每队再以补泻凉温为序，先陈其害，后叙其利，便于临床用药，以达有的放矢之目的。

二、中药的性能

（一）五　味

五味，是指药物有酸、苦、甘、辛、咸五种不同的味道，因而具有不同的治疗作用。有些还具有淡味或涩味，因而实际上不止五种。但是，五味是最基本的五种滋味，所以仍然称为五味。

（二）四　气

四气，就是寒热温凉四种不同的药性，又称四性。它反映了药物对人体阴阳盛衰、寒热变化的作用倾向，为药性理论重要组成部分，是说明药物作用的主要理论依据之一。

（三）升降浮沉

升降浮沉是药物对人体作用的不同趋向性。升，即上升提举，趋向于上；降，即下达降逆，趋向于下；浮，即向外发散，趋向于外；沉，向内收敛，趋向于内。升降浮沉也就是指药物对机体有向上、向下、向外、向内四种不同作用趋向。它是与疾病所表现的趋向性相对而言的。

（四）补　泻

补泻是中药在治疗虚实疾病起作用的两种药性。疾病的过程，尽管是千变万化的，但简而言之，都是邪正斗争的反应。虽然疾病的症状表现非常复杂，但都可用"虚""实"加以概括。能够改善虚实病情，减轻或消除虚实证状的药性作用，就以补泻概之。主要用于补益人体的亏损，增强机体的功能，提高机体的抗病机能，改善虚弱症状，诸如益气、补血、滋阴、壮阳、生津、安神、填精、益髓等类药物，都是属于补性的药物。主要用于祛除外邪与致病因子，调整机体和脏腑功能，以制止病势的发展，诸如解表、泻下、行气、活血祛瘀、利水渗湿、祛痰、消导等类药物，都是属于泻性的药物。

（五）归　经

归经是指药物对于机体某部分的选择性作用，即某药对某些脏腑经络有特殊的亲和作用，因而对这些部位的病变起着主要或特殊的治疗作用，药物的归经不同，其治疗作用也不同。归经指明了药物治病的适用范围，也就是说明了药效所在，包含了药物定性定位的概念。也是阐明药物作用机理，指导临床用药的药性理论基本内容之一。

（六）毒　性

古代常常把毒药看作是一切药物的总称，而把药物的毒性看作是药物的偏性。现代所谓毒性一般系指药物对机体所产生的不良影响及损害性。

三、中药的配伍

（一）配伍的概念和意义

按照病情的不同需要和药物的不同特点，有选择地将两种以上的药物合在一起应用，叫作配伍。从中药的发展史来看，在医药萌芽时代治疗疾病一般都是采用单味药物的形式，后来由于药物品种日趋增多，对药性特点不断明确，对疾病的认识逐渐深化，由于疾病可表现为数病相兼、或表里同病、或虚实互见，或寒热错杂的复杂病情，因而用药也就由简到繁出现了多种药物配合应用的方法，并逐步积累了配伍用药的规律，从而既照顾到复杂病情，又增进了疗效，减少了毒副作用。因此，掌握中药配伍规律对指导临床用药意义重大。

（二）配伍的内容

药物配合应用，相互之间必然产生一定的作用，有的可以增进原有的疗效，有的可以相互抵消或削弱原有的功效，有的可以降低或消除毒副作用，也有的合用可以产生毒副作用。因此，《神农本草经·序例》将各种药物的配伍关系归纳为"有单行者，有相须者，有相使者，有相畏者，有相恶者，有相反者，有相杀者，凡此七情，合和视之"。这"七情"之中除单行者外，都是谈药物配伍关系，分述如下：

1. 单 行

就是单用一味药来治疗某种病情单一的疾病。对那病情比较单纯的病证，往往选择一种针对性较强的药物即可达到治疗目的。如古方独参汤，即单用一味人参，治疗大失血所引起元气虚脱的危重病证；清金散，即单用一味黄芩，治疗肺热出血的病证；再如马齿苋治疗痢疾；夏枯草膏消瘿瘤；益母草膏调经止痛；鹤草根芽驱除绦虫；柴胡针剂发汗解热；丹参片剂治疗胸痹绞痛等，都是行之有效的治疗方法。

2. 相 须

就是两种功效类似的药物配合应用，可以增强原有药物的功效。如麻黄配桂枝，能增强发汗解表，祛风散寒的作用；知母配贝母，可以增强养阴润肺，化痰止咳的功效；又附子、干姜配合应用，以增强温阳守中，回阳救逆的功效；陈皮配半夏以加强燥湿化痰，理气和中之功；全蝎、蜈蚣同用能明显增强平肝息风，止痉定搐的作用。像这类同类相须配伍应用的例证，历代文献有不少记载，它构成了复方用药的配伍核心，是中药配伍应用的主要形式之一。

3. 相 使

就是以一种药物为主，另一种药物为辅，两药合用，辅药可以提高主药的功效。如黄芪配茯苓治脾虚水肿，黄芪为健脾益气，利尿消肿的主药，茯苓淡渗利湿，可增强黄芪益气利尿的作用；枸杞子配菊花治目暗昏花，枸杞子为补肾益精，养肝明目的主药，菊花清肝泻火，兼能益阴明目，可以增强枸杞的补虚明目的作用，这是功效相近药物相使配伍的例证。又如石膏配牛膝治胃火牙痛，石膏为清胃降火，消肿止痛的主药，牛膝引火下行，可增强石膏清火止痛的作用；白芍配甘草治血虚失养，筋挛作痛，白芍为滋阴养血，柔筋止痛的主药，甘草缓急止痛，可增强白芍荣筋止痛的作用；黄连配木香治湿热泻痢，腹痛里急，黄连为清热燥湿，解毒止痢的主药，木香调中宣滞，行气上痛，可增强黄连清热燥湿，行气化滞的功效。这是功效不同相使配伍的例证，可见相使配伍药不必同类。一主一辅，相辅相成。辅药能提高主药的疗效，即是相使的配伍。

4. 相 畏

就是一种药物的毒副作用能被另一种药物所抑制。如半夏畏生姜，即生姜可以抑制半夏的毒副作用，生半夏可"戟人咽喉"令人咽痛音哑，用生姜炮制后成姜半夏，其毒副作用大为缓和了；甘遂畏大枣，大枣可抑制甘遂峻下逐水，减伤正气的毒副作用；熟地畏砂仁，砂仁可以减轻熟地滋腻碍胃，影响消化的副作用；常山畏陈皮，陈皮可以缓和常山截疟而引起恶心呕吐的胃肠反应，这都相畏配伍的范例。

5. 相 杀

就是一种药物能够消除另一种药物的毒副作用。如羊血杀钩吻毒；金钱草杀雷公藤毒；麝香杀杏仁毒；绿豆杀巴豆毒；生白蜜杀乌头毒；防风杀砒霜毒等。可见相畏和相杀没有质的区别，是从自身的毒副作用受到对方的抑制和自身能消除对方毒副作的不同角度提出来的配伍方法，也就是同一配伍关系的两种不同提法。

6. 相 恶

就是一种药物能破坏另一种药物的功效。如人参恶莱菔子，莱菔子能削弱人参的补气作用；生姜恶黄芩，黄芩能削弱生姜的温胃止呕的作用；近代研究吴茱萸有降压作用，但与甘草同用时，这种作用即消失，也可以说吴茱萸恶甘草。

7. 相 反

就是两种药物同用能产生剧烈的毒副作用。如甘草反甘遂；贝母反乌头等，详见用药禁忌"十八反""十九畏"中若干药物。

上述七情除单行外，相须、相使可以起到协同作用，能提高药效，是临床常用的配伍方法；相畏、相杀可以减轻或消除毒副作用，以保证安全用药，是使用毒副作用较强药物的配伍方法，也可用于有毒中药的炮制及中毒解救；相恶则是因为药物的拮抗作用，抵消或削弱其中一种药物的功效；相反则是药物相互作用，能产生毒性反应或强烈的副作用，故相恶、相反则是配伍用药的禁忌。李时珍在《本草纲目·序例上》总结说："药有七情，独行者，单方不用辅也；相须者，同类不可离也……；相使者，我之佐使也；相恶者，夺我之能也；相畏者，受彼之制也；相反者，两不相合也；相杀者，制彼之毒也。"

历代医家都十分重视药物配伍的研究，除七情所总结的用药规律外，两药合用，能产生与原有药物均不相同的功效，如桂枝配芍药以调和营卫，解肌发表；柴胡配黄芩以和解少阳，消退寒热；枳实配白术以寓消于补，消补兼施；干姜配五味子以开合并用，宣降肺气；晚蚕沙配皂角子以升清降浊，滑肠通便；黄连配干姜以寒热并调，降阳和阴；肉桂配黄连以交通心肾，水火互济；黄芪配当归以阳生阴长，补气生血。熟地配附子以阴中求阳，阴阳并调等等，都是前人配伍用药的经验总结，是七情用药的发展。人们习惯把两药合用，能起到协同作用，增强药效；或消除毒副作用，抑其所短，专取所长；或产生与原药各不相同的新作用等经验配伍，统称为"药对"或"对药"。这些药对往往又构成许多复方的主要组成部分。因此，深入研究药对配伍用药经验，不仅对提高药效，扩大药物应用范围，降低毒副作用，适应复杂病情，不断发展七情配伍用药理论有着重要意义，同时对开展复方研究，解析它的主体结构，掌握遣药组方规律也是十分必要的。

药物的配伍应用是中医用药的主要形式，药物按一定法度加以组合，并确定一定的分量比例，制成适当的剂型，即是方剂。方剂是药物配伍的发展，也是药物配伍应用更为普遍更为高级的形式。另外，关于中药的禁忌、剂量和服法等必须视具体情况分别对待，限于篇幅此处从略。

四、常用中药的分类

中药的分类包括解表药、清热药、泻下药、祛风湿药、化湿药、利水渗湿药、温里药、理气药、消食药、驱虫药、止血药、活血化瘀药、化痰止咳平喘药、安神药、平肝息风药、开窍药、补虚药、收涩药、涌吐药、攻毒杀虫止痒药、拔毒化腐生肌药等。临床上中药多以方剂的形式应用。

第三节　方剂基本理论概述

一、方剂的定义

方，指医方；剂，古代作"齐"，有调剂之义。方剂"是由单味药或若干味药物配合组成的药方。"（《辞海．语词增补本》P681）。中国古代很早已使用单味药物治疗疾病。经过长期的医疗实践，又学会将几种药物配合起来，经过煎煮制成汤液，即是最早的方剂。《汉书艺文志》第一次提到了方剂。祖国传统医学对方剂的定义可概括为"在辨证审因、决定治法之后，选择适宜的药物，按照组方原则，酌定用量、用法，妥善配伍而成。"方剂是由药物组成的，是在辨证审因，决定治法之后，选择适宜的药物，按着组方原则，酌定用量、用法，妥善配伍而成的。方剂的组成程序是非常严谨的，"方者法也，剂者齐也"即是此意。因此，方剂学是研究治法与方剂配伍规律及其临床运用的一门学科。方剂学是理、法、方、药的重要组成部分，是临床辨证之后进行治疗的主要措施。

二、方剂的组成原则

方剂的组成不是单纯药物的堆积，而是有一定的原则和规律。古人用"君、臣、佐、使"四个部分加以概括，用以说明药物配伍的主从关系。君药、臣药、佐药和使药的定义：君药，是针对主证起主要治疗作用的药物；臣药，是配合君药加强疗效，并对兼证起治疗作用的药物；佐药，是协助君、臣加强治疗作用，并治疗次要兼证及用以消除或减缓君、臣毒性与烈性的药物；使药，是引经及调和药性的药物。方剂是理、法、方、药的一个组成部分，是在辨证方法基础上选药配伍组成的。因此，中医的方剂不是用药物随意堆砌而成的，而是在辨证审因决定治法后，在该治法的指导下，按照一定的组成原则，选择药物，酌定合适的用量及剂型，精心配制而成。它对病人直接发挥治疗作用，是辨证论治的主要工具。

三、方剂的变化

方剂的组成变化，主要有药味增减、药量增减、剂型变化等常见方式。方剂的组成既要遵循一定的原则，也要根据病情的需要，结合患者体质的强弱、性别的不同、年龄的大小、季节与气候的变化、地域的差异等因素，予以灵活化裁，加减运用。因此，运用成方或遣药组方时，必须因病、因人、因时、因地制宜，将原则性和灵活性相结合，使方药与病证丝丝入扣，做到师其法而不泥其方，从而实现治疗的"个体化"主旨。正所谓"方之精，变也"。

（一） 药味加减

方剂是由药物组成的，药物是通过与方中其他药物的配伍关系体现自身之药性的，其体现的程度，即为该药在方中之"药力"。而药物间的配伍关系是决定药物在方中药力大小及如何发挥作用的重要因素之一，是决定方剂功用的主要因素。

因此，当增加或减少方剂中的药物时，必然使方中药物间的配伍关系发生变化，进而使方剂之功用发生相应改变。针对某一具体成方之药味加减的变化，是指在君药不变的前提下，加减方中其他药物，以适应病情变化的需要。药味加减变化一般有两种情况：

1. 佐使药的加减

因为佐使药在方中的药力较小，不至于引起功效的根本改变，故这种加减是在主症不变的情况下，对某些药物进行加减，以适应一些次要兼症的需要。以桂枝汤（桂枝、芍药、生姜、大枣、甘草）为例，本方主治中风表虚证，症见发热头痛、汗出恶风、鼻鸣干呕、苔薄白、脉浮缓等。若兼见咳喘者，可加厚朴、杏仁下气平喘（即桂枝加厚朴杏子汤）。

2. 臣药的加减

这种变化改变了方剂的主要配伍关系，使方剂的功效发生较大变化。例如麻黄汤，适用于外感风寒表实证，具有发汗解表、宣肺平喘之功。若去桂枝，只用麻黄、杏仁、甘草三味，名三拗汤，解表之力减弱，功专宣肺散寒、止咳平喘，为治风寒犯肺之鼻塞声重、语音不出、咳嗽胸闷的基础方。又如麻黄加术汤，即麻黄汤原方加白术，且白术的用量大，则成发汗解表、散寒祛湿之剂，适用于风寒湿痹、身体烦疼、无汗等症。

（二） 药量加减

药量是药物在方中药力大小的重要标识之一。当方剂的组成药物相同，而用量不相同时，会发生药力变化，从而导致配伍关系及君臣佐使的相应变化，其功用、主治则各有所异。如小承气汤与厚朴三物汤虽均由大黄、厚朴、枳实三药组成。但小承气汤以大黄四两为君，枳实三枚为臣，厚朴二两为佐，其功用为攻下热结，主治阳明里热结实证的潮热、谵语、大便秘结、胸腹痞满、舌苔老黄、脉沉数；而厚朴三物汤则以厚朴八两为君，枳实五枚为臣，大黄四两为佐使，其功用为行气消满，主治气滞腹满、大便不通。前者行气以助攻下，病机是因热结而浊气不行；后者是泻下以助行气，病机是因气郁而大便不下。小承气汤与厚朴三物汤比较，可见，方剂中药物的用量十分重要。组成药物必须有量，无量则是"有药无方"，无量则难以辨析药物在方中的药力，进而无法明确其确切功效及主治病证。

（三） 剂型更换

方剂的剂型各有所长。同一方剂，尽管用药及其用量完全相同，但剂型不同，其作用亦异。当然，这种差异往往只是药力大小和峻缓的区别，在主治病情上有轻重缓急之分而已。例如理中丸与人参汤，两方组成、用量完全相同，前者共为细末，炼蜜为丸如鸡子黄大，治中焦虚寒、脘腹疼痛、自利不渴或病后喜唾；后者服汤剂，主治中上二焦虚寒之胸痹，症见心胸痞闷、气从胁下上逆抢心。前者虚寒较轻，病势较缓，取丸以缓治；后者虚寒较重，病势较急，取汤以速治。

总之，方剂的药味加减、药量加减、剂型更换皆会使方中药物的药力发生变化，特别是主要药物及其用量的加减变化，将改变其君、臣的配伍关系，使其功用与主治发生相应变化。研究和运用方剂之组方原则及方剂变化，旨在分析或调配方中药物之药力大小。影响药物在方中"药力"大小的主要因素即药物自身的药性，其在方中的药量及配伍关系。此外，剂型、煎服法等因素对药物在方中的药力亦有一定的影响。将医者"悟"得之非线性理念，通过遣药组方追求"变"之境界的核心要素——药力，可用线性形式表达为：药力 = 药性 + 药量 + 配伍 + 剂型 + 服法 + ⋯⋯

四、常用方剂的分类

方剂的分类包括解表剂、泻下剂、和解剂、清热剂、祛暑剂、温里剂、表里双解剂、补益剂、固涩剂、安神剂、开窍剂、理气剂、理血剂、治风剂、治燥剂、祛湿剂、祛痰剂、消食剂、驱虫剂、涌吐剂等。第四节将以运动康复领域常见的"伤科"为例，阐释相关方药的应用。

第四节　伤科方药应用举要

一、伤科常用治法

（一）伤科内治法

1. 损伤三期辨证治法

人体一旦遭受损伤，则络脉受损，气机凝滞，营卫离经，瘀滞于肌肤腠理。"不痛则通""通则不痛"，无论气滞还是血瘀，都能引起疼痛，因此必须疏通内部气血。根据损伤的发展过程，一般分为初、中、后三期。三期分治方法是以调和疏通气血、生新续损、强筋壮骨为主要目的。临证时必须结合病人体质及损伤情况辨证施治。

（1）初期治法

初期一般在伤后 1 ~ 2 周以内，由于气滞血瘀，需消瘀退肿，以"下""消"法为主；若邪毒入侵，可用"清"法；气闭昏厥或瘀血攻心则用"开"法。清·陈士铎《百病辩证录》中说"血不活者不去，瘀不去则骨不能接也。"所以骨伤在治疗上必须活血化瘀与理气止痛兼顾，调阴与和阳并重。早期常用治法有攻下逐瘀法、行气消瘀法、清热凉血法、开窍活血法等。

①攻下逐瘀法：本法适用于损伤早期蓄瘀，大便不通，腹胀拒按，苔黄，脉洪大而数的体实患者。临床多应用于胸、腰、腹部损伤蓄瘀而致阳明腑实证，常用方剂有大成汤、桃核承气汤、鸡鸣散加减等。攻下逐瘀法属下法，常用苦寒泻下药以攻逐瘀血，通泄大便，排除积滞。由于药效峻猛，对年老体弱、气血虚衰和妇女妊娠、经期及产后失血过多者，应当禁用或慎用该法，而宜采用润下通便或攻补兼施的方法，方剂可选用六仁三生汤、养血润肠汤加减。

②行气消瘀法：为骨伤科内治法中最常用的一种治疗方法。适用于损伤后有气滞血瘀，局部肿痛，无里实热证，或有某种禁忌而不能猛攻急下者。常用的方剂有以消瘀活血为主的桃红四物汤、活血四物汤、复元活血汤或活血止痛汤；以行气为主的柴胡疏肝散、复元通气散、金铃子散；以及活血祛瘀、行气止痛并重的血府逐瘀汤、活血疏肝汤、膈下逐瘀汤、顺气活血汤等。临证可根据损伤的不同，或重于活血化瘀，或重于行气止痛，或活血行气并重。

行气消瘀法属于消法，具有消散瘀血的作用。行气消瘀方剂一般并不峻猛，如需逐瘀通下，可与攻下药配合。对于素体虚弱或年老体虚、妊娠产后、月经期间、幼儿等不宜猛攻破散者，可遵王好古"虚人不宜下者，宜四物汤加穿山甲"之法治之。

③清热凉血法：本法包括清热解毒与凉血止血两法。适用于跌仆损伤后热毒蕴结于内，引起血液错经妄行，或创伤感染，邪毒侵袭，火毒内攻等证。常用的清热解毒方剂有五味消毒饮、龙胆泻肝汤、普济消毒饮；凉血止血方剂有四生丸、小蓟饮子、十灰散、犀角地黄汤等。清热凉血法属清法，药性寒凉，须量人虚实而用，凡身体壮实之人患实热之证可予以清热凉血。若身体素虚，脏腑虚寒，饮食素少，肠胃虚滑，或妇女分娩后有热证者，均慎用。《疡科选粹》曰："盖血见寒则凝。"应用本法应注意防止寒凉太过。在治疗一般出血不多的疾病时，常与消瘀和营之药同用。如出血太多时须辅以补气摄血之法，以防气随血脱，可选独参汤、当归补血汤。必要时须结合输血、补液等疗法。

④开窍活血法：本法是用辛香开窍、活血化瘀、镇心安神的药物，以治疗跌仆损伤后气血逆乱、气滞血瘀、瘀血攻心、神昏窍闭等危重症的一种急救方法。适用于头部损伤或跌打重症神志昏迷者。神志昏迷可分为闭证和脱证两种，闭证是实证，治宜开窍活血、镇心安神；脱证是虚证，是伤后元阳衰微、浮阳外脱的表现，治宜固脱，忌用开窍。头部损伤等重证，若在晕厥期，主要表现人事不省，常用方剂有黎洞丸、夺命丹、三黄宝蜡丸、苏合香丸、苏气汤等。复苏期表现眩晕嗜睡、胸闷恶心，则须熄风宁神佐以化瘀祛浊，方用复苏汤、羚角钩藤汤或桃仁四物汤加减；熄风可加石决明、天麻、蔓荆子；宁神可加石菖蒲、远志；化瘀可加郁金、三七；去浊可加白茅根、川木通；降逆可加法半夏、生姜等。恢复期表现心神不宁、眩晕头痛，宜养心安神、平肝熄风，用镇肝熄风汤合吴茱萸汤加减。若热毒蕴结筋骨而致神昏谵语、高热抽搐者，宜用紫雪丹合清营凉血之剂。开窍药走窜性强，易引起流产、早产，孕妇慎用。

（2）中期治法

中期是在伤后 3～6 周期间，虽损伤诸症经过初期治疗有所改善，肿胀瘀阻渐趋消退，疼痛逐步减轻，但瘀肿虽消而未尽，断骨虽连而未坚，故损伤中期应以和营生新、接骨续筋、活血化瘀为主。其治疗以"和法"为基础，即活血化瘀的同时加补益气血药物，如当归、熟地、黄芪、何首乌、鹿角胶等；或加强壮筋骨药物，如续断、补骨脂、骨碎补、煅狗骨、煅自然铜等。结合内伤气血、外伤筋骨的特点，具体分为和营止痛法、接骨续筋法，从而达到祛瘀生新、接骨续筋的目的。

①和营止痛法：适用于损伤后，虽经消、下等法治疗，但仍气滞瘀凝，肿痛尚未尽除，而继续运用攻下之法又恐伤正气。常用方剂有和营止痛汤、橘术四物汤、定痛和血汤、和营通气散等。

②接骨续筋法：本法是在和法的基础上发展起来的。适用于损伤中期，筋骨已有连接但未坚实者。瘀血不去则新血不生，新血不生则骨不能合，筋不能续，所以使用接骨续筋药，佐活血祛瘀之药，以活血化瘀、接骨续筋。常用的方剂有续骨活血汤、新伤续断汤、接骨丹、接骨紫金丹等。

（3）后期治法

后期为伤后 7 周以后，瘀肿已消，但筋骨尚未坚实，功能尚未恢复，或损伤日久，正气必虚，应以坚骨壮筋、补养气血、健脾胃、益肝肾为主，多用"补""舒"两法。而筋肉拘挛、风寒湿痹、关节不利者则予以舒筋活络。根据《素问》"损者益之""虚则补之"的治则，补法可以分为补气养血、补养脾胃、补益肝肾。此外，由于损伤日久，瘀血凝结，筋肌粘连挛缩，复感风寒湿邪，关节酸痛、屈伸不利者颇为多见，故后期治疗除补养法外，舒筋活络法也较为常用。

①补气养血法：本法是使用补养气血药物，使气血旺盛以濡养筋骨的治疗方法。凡外伤筋骨，内伤气血以及长期卧床，出现气血亏损、筋骨痿弱等证候，均可应用本法。补气养血法是以气血互根为原则，临床应用本法时常需区别气虚、血虚或气血两虚，从而采用补气为主、补血为主或气血双补。损伤气虚为主，用四君子汤；损伤血虚为主，用四物汤；气血双补用八珍汤或十全大补汤。气虚者，如元气虚常投以扶阳药补肾中阳气，方选参附汤；中气虚方用术附汤；卫气虚用芪附汤；如脾胃气虚可选用参苓白术散；中气下陷用补中益气汤。对损伤大出血而引起的血脱者，补益气血法要及早使用，以防气随血脱，方选当归补血汤，重用黄芪。

使用补气养血法应注意，补血药多滋腻，素体脾胃虚弱者易引起纳呆、便溏泄，补血方内宜兼用健脾和胃之药。阴虚内热肝阳上亢者，忌用偏于辛温的补血药。此外，若跌仆损伤而瘀血未尽，体虚不任攻伐者，于补虚之中仍需酌用祛瘀药，以防留邪损正，积瘀为患。

②补益肝肾法：本法又称强壮筋骨法，凡骨折、脱位、筋伤的后期，年老体虚，筋骨痿弱、肢体关节屈伸不利、骨折迟缓愈合、骨质疏松等肝肾亏虚者，均可使用本法加强肝肾功能，加速骨折愈合，增强机体抗病能力，以利损伤的修复。临床应用本法时，应注意肝肾之间的相互联系及肾的阴阳偏盛。肝为肾之子，《难经》云"虚则补其母"，故肝虚

者也应注意补肾，养肝常兼补肾阴，以滋水涵木，常用的方剂有壮筋养血汤、生血补髓汤；肾阴虚用六味地黄汤或左归丸；肾阳虚用金匮肾气丸或右归丸；筋骨痿软、疲乏衰弱者用健步虎潜丸、壮筋续骨丹等。在补益肝肾法中参以补气养血药，可增强养肝益肾的功效，加速损伤筋骨的康复。

③补养脾胃法：本法适用于损伤后期，耗伤正气，气血亏损，脏腑功能失调，或长期卧床缺少活动，而导致脾胃气虚，运化失职，饮食不消，四肢疲乏无力，肌肉萎缩。因胃主受纳，脾主运化，补益脾胃可促进气血生化，充养四肢百骸，本法即通过助生化之源而加速损伤筋骨的修复，为损伤后期常用之调理方法。常用方剂有补中益气汤、参苓白术散、归脾汤、健脾养胃汤等。

④舒筋活络法：本法适用于损伤后期，气血运行不畅，瘀血未尽，腠理空虚，复感外邪，以致风寒湿邪入络，遇气候变化则局部症状加重的陈伤旧疾的治疗。本法主要使用活血药与祛风通络药，以宣通气血，祛风除湿，舒筋通络。如陈伤旧患寒湿入络者用小活络丹、大活络丹、麻桂温经汤；损伤血虚兼风寒侵袭者，用疏风养血汤；肢节痹痛者，用蠲痹汤、宽筋散、舒筋汤、舒筋活血汤；腰痹痛者，用独活寄生汤、三痹汤。祛风寒湿药，药性多辛燥，易损伤阴血，故阴虚者慎用、或配合养血滋阴药同用。

以上治法，在临床应用时都有一定的规律。例如：治疗骨折，在施行手法复位、夹缚固定等方法外治的同时，内服药物初期以消瘀活血、理气止痛为主，中期以接骨续筋为主，后期以补气养血、强筋壮骨为主。如骨折气血损伤较轻，瘀肿、疼痛不严重者，往往在初期就用接骨续筋法，配合活血化瘀之药。挫扭伤筋的治疗，初期也宜消瘀活血、利水退肿，中期则用和营续筋法，后期以舒筋活络法为主。创伤的治疗，在使用止血法之后，亦应根据证候而运用上述各法。如失血过多者，开始即用补气摄血法急固其气，防止虚脱，血止之后应用"补而行之"的治疗原则。对上述的分期治疗原则，必须灵活变通，对特殊病例尤须仔细辨证，正确施治，不可拘泥规则或机械分期。

内治药物的剂型，分为汤剂、丸剂、散剂、药酒四种。近代剂型改良，片剂、颗粒剂、口服液应用也较普遍。一般仓促受伤者，多用散剂或丸剂，如夺命丹、玉真散、三黄宝蜡丸、跌打丸等，如受伤而气闭昏厥者，急用芳香开窍之品，如苏合香丸、夺命丹、黎洞丸调服（或鼻饲）抢救。治疗严重内伤或外伤出现全身症状者，以及某些损伤的初期，一般服汤剂或汤丸剂兼用。宿伤而兼风寒湿者，多选用药酒，如虎骨木瓜酒、损伤药酒、蕲蛇酒、三蛇酒等。此外，患者无出血，损伤处无红肿热痛者，可用黄酒少许以助药力，通常加入汤剂煎服，或用温酒冲服丸散。

2. 损伤部位辨证治法

损伤虽同属瘀血，但由于损伤的部位不同，治疗的方药也有所不同。

（1）按部位辨证用药法

《活法机要·坠损》提出："治登高坠下，重物撞打，箭镞刀伤，心腹胸中停积郁血不散，以上、中、下三焦分之，别其部位，上部犀角地黄汤，中部桃仁承气汤，下部抵当汤之类下之，亦可以小便酒同煎治之。"临床应用可根据损伤部位选方用药：头面部用通窍活血汤、清上瘀血汤；四肢损伤用桃红四物汤；胸胁部伤可用复元活血汤；腹部损伤可用膈下逐瘀汤；腰及小腹部损伤可用少腹逐瘀汤、大成汤、桃核承气汤；全身多处损伤可用血府逐瘀汤或身痛逐瘀汤加味。

（2）主方加部位引经药

选方用药时，可因损伤的部位不同加入几味引经药，使药力作用于损伤部位，加强治疗效果。损伤早期症见肿胀、皮下瘀斑、局部压痛明显、患处活动功能受限，治拟活血化瘀、消肿止痛，方选桃红四物汤；筋伤中期治拟活血舒筋、祛风通络，方选橘术四物汤；骨折者治拟接骨续筋，方选新伤续断汤。辨证加减：如上肢损伤加桑枝、桂枝、羌活、防风；头部损伤如伤在巅顶加藁本、细辛，两太阳伤加白芷，后枕部损伤加羌活；如肩部损伤加姜黄；胸部损伤加柴胡、郁金、制香附、苏子；两胁肋部损伤加青皮、陈皮、延胡索；腰部损伤加杜仲、补骨脂、川断、狗脊、枸杞、桑寄生、山茱萸等；腹部损伤加炒枳壳、槟榔、川朴、木香；小腹部损伤加小茴香、乌药；下肢损伤加牛膝、木瓜、独活、千年健、防己、泽泻等。

明代医家异远真人《跌损妙方·用药歌》曰："归尾兼生地，槟榔赤芍宜。四味堪为主，加减任迁移。乳香并没药，骨碎以补之。头上加羌活，防风白芷随。胸中加枳壳，枳实又云皮。腕下用桔硬，菖蒲厚朴治。背上用乌药，灵仙妙可施。两手要续断，五加连桂枝。两胁柴胡进，胆草紫荆医。大茴与故纸，杜仲人腰支。小茴与木香，肚痛不须疑。大便若阻隔，大黄枳实推。小便如闭塞，车前木通提。假使实见肿，泽兰效最奇。倘然伤一腿，牛膝木瓜知。全身有丹方，饮酒贵满厄。苎麻烧存性，桃仁何累累。红花少不得，血竭也难离。"该歌诀介绍跌打损伤主方配合部位引经药和随证加减用药法，便于损伤辨证治疗。

附：骨病内治法

骨病的发生可能与损伤有关，但其病理变化、临床表现与损伤并不相同，故其治疗有其特殊性。《素问·至真要大论》说："寒者热之，热者寒之……客者除之，劳者温之，结者散之。"骨病的用药基本遵循上述原则。如骨痈疽多属热证，"热者寒之"，宜用清热解毒法；骨痨多属寒证，"寒者热之"，宜用温阳驱寒法；痹证因风寒湿邪侵袭，"客者除之"，故以祛邪通络为主；骨软骨病者气血凝滞，"结者散之"，宜用祛痰散结法。

1. 清热解毒法

适用于骨痈疽，热毒蕴结于筋骨或内攻营血诸证。骨痈疽早期可用五味消毒饮、黄连解毒汤或仙方活命饮合五神汤加减。如热毒重者加黄连、黄柏、生山栀，有损伤史者加桃仁、红花；热毒在血分的实证，疮疡兼见高热烦躁、口渴不多饮、舌绛、脉数者，可加用生地黄、赤芍、牡丹皮等药；热毒内陷或有走黄重急之征象，症见神昏谵语或昏沉不语者，当加用清心开窍之药，如安宫牛黄丸、紫雪丹等。本法是用寒凉的药物使内蕴之热毒清泄，因血喜温而恶寒，寒则气血凝滞不行，故不宜寒凉太过。

2. 温阳驱寒法

适用于阴寒内盛之骨痨或附骨疽。本法是用温阳通络的药物，使阴寒凝滞之邪得以驱散。流痰初起，患处漫肿酸痛，不红不热，形体恶寒，口不作渴，小便清利，苔白，脉迟等内有虚寒现象者，可选用阳和汤加减。阳和汤以熟地黄大补气血为君，鹿角胶生精补髓、养血助阳、强壮筋骨为辅，麻黄、姜、桂宣通气血，使上述两药补而不滞，主治一切阴疽。

3. 祛痰散结法

适用于骨病见无名肿块，痰浊留滞于肌肉或经隧之内者。骨病的癥瘕积聚均为痰滞交阻、气血凝留所致。此外，外感六淫或内伤情志，以及体质虚弱等，亦能使气机阻滞，液聚成痰。本法在临床运用时要针对不同病因，与下法、消法、和法等配合使用，才能达到化痰、消肿、软坚之目的。常用方剂有二陈汤、温胆汤、苓桂术甘汤等。

4. 祛邪通络法

适用于风寒湿邪侵袭而引起的各种痹证。祛风、散寒、除湿及宣通经络为治疗痹证的基本原则，但由于各种痹证感邪偏盛及病理特点不同，辨证时还应灵活变通。常用方剂有蠲痹汤、独活寄生汤、三痹汤等。

（二）外治法

损伤外治法是指对损伤局部进行治疗的方法，在骨伤科治疗中占有重要的地位。清·吴师机《理瀹骈文》说："外治之理，即内治之理；外治之药，即内治之药，所异者法耳。"临床外用药物大致可分为敷贴药、搽擦药、熏洗湿敷药与热熨药。

1. 敷贴药

外用药应用最多的剂型是药膏、膏药和药散三种。使用时将药物制剂直接敷贴在损伤局部，使药力发挥作用，可收到较好疗效。正如吴师机论其功用：一是拔，二是截，凡病所结聚之处，拔之则病自出，无深入内陷之患；病所经由之处，截之则邪自断，无妄行传变之虞。

（1）药膏（又称敷药或软膏）

①药膏的配制：将药碾成细末，然后选加饴糖、蜜、油、水、鲜草药汁、酒、醋或医用凡士林等，调匀如厚糊状，涂敷伤处。近代骨伤科医家的药膏用饴糖较多，主要是取其硬结后药物本身的功效和固定、保护伤处的作用。饴糖与药物的比例为3∶1，也有用饴糖与米醋之比为8∶2调拌的。对于有创面的创伤，都用药物与油类熬炼或拌匀制成的油膏，因其柔软，并有滋润创面的作用。

②药膏的种类

消瘀退肿止痛类：适用于骨折、筋伤初期肿胀疼痛剧烈者，可选用消瘀止痛药膏、定痛膏、双柏膏、消肿散、散瘀膏等药膏外敷。

舒筋活血类：适用于扭挫伤筋，肿痛逐步减退之中期患者。可选用三色敷药、舒筋活络药膏、活血散等药膏外敷。

接骨续筋类：适用于骨折整复后，位置良好、肿痛消退之中期患者。可选用外敷接骨散、接骨续筋药膏、驳骨散等。

温经通络类：适用于损伤日久，复感风寒湿外邪者。发作时肿痛加剧，可用温经通络药膏外敷；或在舒筋活络类药膏内酌加温散风寒、利湿的药物外敷。

清热解毒类：适用于伤后感染邪毒，局部红、肿、热、痛者。可选用金黄膏、四黄膏。

生肌拔毒长肉类：适用于局部红肿已消，但创口尚未愈合者。可选用橡皮膏、生肌玉红膏、红油膏等。

③药膏临床应用注意事项

药膏在临床应用时，摊在棉垫或纱布上，大小根据敷贴范围而定，摊妥后还可以在敷药上加叠一张极薄的棉纸，然后敷于患处。棉纸极薄，药力可渗透，不影响药物疗效的发挥，又可减少对皮肤的刺激，也便于换药。摊涂时敷料四周留边，以防药膏烊化沾污衣服。

药膏的换药时间，根据伤情的变化、肿胀的消退程度及天气的冷热来决定，一般2~4天换1次，古人的经验是"春三、夏二、秋三、冬四"。凡用水、酒、鲜药汁调敷药时，需随调随用勤换。一般每天换药一次。生肌拔毒类药物也应根据创面情况而勤换药，以免脓水浸淫皮肤。

药膏一般随调随用，凡用饴糖调敷的药膏，室温高容易发酵，梅雨季节易发霉，故一般不主张一次调制太多，或将饴糖煮过后再调制。寒冬气温低时可酌加开水稀释，以便于调制拌匀。

少数患者对敷药及药膏过敏而产生接触性皮炎，皮肤奇痒及有丘疹、水泡出现时，应注意及时停药，外用青黛膏或六一散，严重者可同时给予抗过敏治疗，如蒲公英、黄芩、金银花、连翘、车前子、生薏苡仁、茯苓皮、甘草水煎服。

（2）膏药

古称为薄帖，是中医学外用药物中的一种特有剂型。南北朝时期的《肘后备急方》中就有膏药制法的记载，后世广泛地应用于各科的治疗上，骨伤科临床应用更为普遍。

①膏药的配制：将药物碾成细末配以香油、黄丹或蜂蜡等基质炼制而成。

熬膏药肉：将药物浸于植物油中，主要用香油（芝麻油），加热熬炼后，再加入铅丹（又称黄丹或东丹），其主要成分为四氧化三铅，也有的用主要成分为一氧化铅的密陀僧膏。经过"下丹收膏"，制成的一种富有黏性，烊化后能固定于伤处的成药，称为膏或膏药肉。膏药要求老嫩合度，达到"贴之即粘，揭之易落"的标准。膏药肉熬成后浸入水中数天，再藏于地窖阴暗处以"去火毒"，可减少对皮肤的刺激，防止诱发接触性皮炎。

摊膏药：将已熬好经"去火毒"的膏药肉置于小锅中用文火加热烊化，然后将膏药摊在皮纸或布上备用，摊时应注意四周留边。

掺药法：膏药内药料掺合方法有三种：第一是熬膏药时将药料浸在油中，使有效成分溶于油中；第二是将小部分具有挥发性又不耐高温的药物如乳香、没药、樟脑、冰片、丁香、肉桂等先研成细末，在摊膏药时将膏药肉在小锅中烊化后加入，搅拌均匀，使之融合于膏药中；第三是将贵重的芳香开窍药物，或特殊需要增加的药物，临贴时加在膏药上。

②膏药的种类：膏药按功用可分为三类。

治损伤类：适用于损伤者，有坚骨壮筋膏；适用于陈伤气血凝滞、筋膜粘连者，有化坚膏。

治寒湿类：适用于风湿者，有狗皮膏、伤湿宝珍膏等；适用于损伤与风湿兼证者，有万灵膏、损伤风湿膏等。

提腐拔毒生肌类：适用于创伤而有创面溃疡者，有太乙膏、陀僧膏等。一般常在创面另加药散，如九一丹、生肌散等。

③膏药临床使用注意事项

膏药由较多的药物组成，适用于多种疾患：一般较多应用于筋伤、骨折的后期，若新伤初期有明显肿胀者，不宜使用。

对含有丹类药物的膏药，由于含四氧化三铅或一氧化铅，X线不能穿透，所以作X线检查时应取下。

（3）药散

药散又称药粉、掺药。

①药散的配制：是将药物碾成极细的粉末，收贮瓶内备用。使用时可将药散直接掺于伤口处，或置于膏药上，将膏药烘热后贴患处。

②药散的种类

止血收口类：适用于一般创伤出血撒敷用，常用的有桃花散、花蕊石散、金枪铁扇散、如圣金刀散、云南白药等。近年来研制出来的不少止血粉，都具有收敛凝血的作用，对一般创伤出血掺上止血粉加压包扎，即能止血。对较大的动脉、静脉血管损伤的出血往往采用其他止血措施。

祛腐拔毒类：适用于创面腐脓未尽，腐肉未去，窦道形成或肉芽过长的患者。常用红升丹、白降丹。红升丹药性峻猛，系朱砂、雄黄、水银、火硝、白矾炼制成，临床常加入熟石膏使用。白降丹专主腐蚀，只可暂用而不可久用，因其纯粹成分是氧化汞，故也需加赋形药使用。常用的九一丹即指熟石膏与红升丹之比为9∶1，七三丹两者之比为7∶3。红升丹过敏的患者，可用不含红升丹的祛腐拔毒药，如黑虎丹等。

生肌长肉类：适用于脓水稀少、新肉难长的疮面，常用的有生肌八宝丹等，也可与祛腐拔毒类散剂掺合在一起应用，具有促进新肉生长、疮面收敛、创口迅速愈合的作用。

温经散寒类：适用于损伤后期，气血凝滞疼痛或局部寒湿侵袭患者，常用的有丁桂散、桂麝散等，具有温经活血、散寒逐风的作用，故可作为一切阴证的消散掺药。其他如《疡科纲要》之四温丹等都可掺膏内贴敷。

散血止痛类：适用于损伤后局部瘀血结聚肿痛者，常用的有四生散、消毒定痛散等，具有活血止痛的作用。四生散对皮肤刺激性较大，使用时要注意皮肤药疹的发生。

取嚏通经类：适用于坠堕、不省人事、气塞不通者。常用的有通关散等，吹鼻中取嚏，使患者苏醒。

2. 搽擦药

搽擦法始见于《素问·血气形志》："经络不通，病生于不仁，治之以按摩醪药。"醪药是配合按摩而涂搽的药酒，搽擦药可直接涂搽于伤处，或在施行理筋手法时配合推擦等手法使用，或在热敷熏洗后进行自我按摩时涂搽。

（1）酒剂

又称为外用药酒或外用伤药水，是用药与白酒、醋浸制而成，一般酒醋之比为8∶2，也有单用酒浸者：近年来还有用乙醇溶液浸泡加工炼制的酒剂。常用的有活血酒、伤筋药水、息伤乐酊、正骨水等，具有活血止痛、舒筋活络、追风祛寒的作用。

（2）油膏与油剂

用香油把药物熬煎去渣后制成油剂，或加黄蜡或白蜡收膏炼制而成油膏，具有温经通络、消散瘀血的作用。适用于关节筋络寒湿冷痛等证，也可配合手法及练功前后作局部搓擦。常用的有跌打万花油、活络油膏、伤油膏等。

3. 熏洗湿敷药

（1）热敷熏洗

《仙授理伤续断秘方》中就有记述热敷熏洗的方法，古称"淋拓""淋渫""淋洗"或"淋浴"，是将药物置于锅或盆中加水煮沸后熏洗患处的一种方法。先用热气熏蒸患处，待水温稍减后用药水浸洗患处。冬季气温低，可在患处加盖棉垫，以保持热度持久。每日2次，每次15～30分钟，每贴药可熏洗数次。药水因蒸发而减少时，可酌加适量水再煮沸熏洗。具有舒松关节筋络、疏导腠理、流通气血、活血止痛的作用。适用于关节强直拘挛、酸痛麻木或损伤兼夹风湿者。多用于四肢关节的损伤，腰背部也可熏洗。常用的方药分为新伤瘀血积聚熏洗方及陈伤风湿冷痛熏洗方两种。

①新伤瘀血积聚者：用散瘀和伤汤、海桐皮汤、舒筋活血洗方。

②陈伤风湿冷痛、瘀血已初步消散者：用八仙逍遥汤、上肢损伤洗方、下肢损伤洗方，或艾叶、川椒、细辛、炙川草乌、桂枝、伸筋草、透骨草、威灵仙、茜草共研为细末包装，每袋500g分5次开水冲，熏洗患处。

（2）湿敷洗涤

古称"溻渍""洗伤"等，在《外科精义》中有"其在四肢者溻渍之，其在腰腹背者淋射之，其在下部者浴渍之"的记载。多用于创伤，使用方法是"以净帛或新棉蘸药水""渍其患处"。现临床上把药制成水溶液，供创伤伤口湿敷洗涤用。常用的有金银花煎水、野菊花煎水、2%～20%黄柏溶液，以及蒲公英等鲜药煎汁。

4. 热熨药

热熨法是一种热疗方法。《普济方·折伤门》有"凡伤折者，有轻重浅深久新之异，治法亦有服食淋熨贴燋之殊"的记载。本法选用温经祛寒、行气活血止痛的药物，加热后用布包裹，热熨患处，借助其热力作用于局部，适用于不宜外洗的腰脊躯体之新伤、陈伤。主要的剂型有下列几种：

（1）坎离砂

又称风寒砂。用铁砂加热后与醋水煎成药汁搅拌后制成，临用时加醋少许拌匀置布袋中，数分钟内会自然发热，热熨患处，适用于陈伤兼有风湿证者。现工艺革新，采用还原铁粉加上活性炭及中药，制成各种热敷袋，用手轻轻摩擦，即能自然发热，使用更为方便。

（2）熨药

俗称"腾药"。将药置于布袋中，扎好袋口放在蒸锅中蒸气加热后熨患处，适用于各种风寒湿肿痛证，能舒筋活络，消瘀退肿。常用的有正骨熨药等。

5. 其 他

如用粗盐、黄砂、米糠、麸皮、吴茱萸等炒热后装入布袋中热熨患处。民间还采用葱姜豉盐炒热，布包罨脐上治风寒。这些方法简便有效，适用于各种风寒湿型筋骨痹痛、腹胀痛及尿潴留等证。

二、常用方剂

（一）内服方剂

1. 理血祛瘀剂

凡以理血药物为主所组成的方剂，具有调血、理血作用，以治疗血瘀气滞、肿胀、疼痛病症的方剂，统称为理血祛瘀剂。无论伤及脏腑、气血、经络、筋骨等，都应根据临床症状，辨明虚、实、寒、热、轻、重、缓、急及部位深浅，分别采用不同的方剂进行辨证施治。根据不同方剂以及不同的功效，可分为攻下逐瘀剂、行气消瘀剂、祛瘀血剂、活血止痛剂、清热散瘀剂和理气止血剂。气行则血行，气滞则血瘀，而血瘀气亦滞，故活血祛瘀与理气行气之品同用。逐瘀过猛或久服逐瘀剂，皆能耗伤正气，故逐瘀剂中宜配入扶正之品，使之祛瘀不伤正。止血过急，或纯用寒凉止血剂，均易致留瘀，故止血剂中需配入活血祛瘀或止血化瘀之品，使血止而无留瘀之弊。理血祛瘀剂所用药物多为破泄走窜之品，易于动血耗血，故对于月经期、月经过多、孕妇以及年老或体弱者，均应慎用。

2. 开窍活血剂

凡用辛香开窍、活血化瘀、镇心安神的药物，以治疗跌仆损伤后气血逆乱、气滞血瘀、瘀血攻心、神昏窍闭等危重症的一种急救方法。适用于头部损伤或跌打重症神志昏迷者。神志昏迷可分为闭证和脱证两种，闭证是实证，治宜开窍活血、镇心安神；脱证是虚证，是伤后元阳衰微、浮阳外脱的表现，治宜固脱，忌用开窍。头部损伤等重证，若在晕厥期，主要表现人事不省，常用方剂有黎洞丸、夺命丹、三黄宝蜡丸、苏合香丸、苏气汤等。复苏期表现眩晕嗜睡、胸闷恶心，则须熄风宁神佐以化瘀祛浊，方用复苏汤、羚角钩藤汤或桃仁四物汤加减；熄风可加石决明、天麻、蔓荆子；宁神可加石菖蒲、远志；化瘀可加郁金、三七；去浊可加白茅根、川木通；降逆可加法半夏、生姜等。恢复期表现心神不宁、眩晕头痛，宜养心安神、平肝熄风，用镇肝熄风汤合吴茱萸汤加减。若热毒蕴结筋骨而致神昏谵语、高热抽搐者，宜用紫雪丹合清营凉血之剂。开窍药走窜性强，易引起流产、早产，孕妇慎用。

3. 接骨续筋剂

适用于损伤中期，筋骨已有连接但未坚实者。瘀血不去则新血不生，新血不生则骨不能合，筋不能续，所以使用接骨续筋药，佐活血祛瘀之药，以活血化瘀、接骨续筋。常用的方剂有续骨活血汤、新伤续断汤、接骨丹、接骨紫金丹等。

4. 强筋壮骨剂

强筋壮骨剂是补益法在伤科治疗中的具体运用。在损伤后期，气滞血瘀已清除，骨已续复，但在骨不健、筋不壮、功能尚未完全恢复，而表现出筋骨痿软、无力或疼痛诸症之时使用之方剂。其原因多为损伤所致气血虚弱、脾胃不足、肝肾亏损等，故临证时，酌情补气血、强筋骨，或补筋骨，或补肝肾、强筋骨。这类方剂是补益气血、肝肾，以濡养筋骨之方剂。跌打损伤病人，因损伤而致气血耗损或体质虚弱而形成虚证，以致筋骨不强、损伤难愈，必须采取补气血、肝肾，强筋骨之剂，以调整或改善机体生理功能，增强机体自身修复能力。

5. 祛风寒湿剂

凡以舒筋通络的药物为主，组成具有温经通络和清热通络功效，以治关节筋肉疼痛的方剂，统称为舒筋通络剂。它是根据《素问·至真要大论》的"寒者热之""热者寒之"的治则而立法的。舒筋通络剂具有温经散寒，清热通痹，祛风胜湿，活血止痛的功效。适用于损伤后期，气血运行不畅，或因阳气不足，腠理空虚，风寒湿邪乘虚而人，留滞经络；或是郁而化热，湿热痹阻经络；或筋骨损伤日久失治，气血凝滞，风湿或湿热留滞筋肉等。临床以肢体肌肉关节疼痛，游走不定为表现者，属风痹；疼痛剧烈，痛有定处，遇寒则痛甚者，属寒痹；关节肢体疼痛重着者，属湿痹；关节疼痛，红肿热灼者，属热痹；伤后关节肢体疼痛，痿软不仁者，属陈伤瘀血痹。但是，风寒湿热诸痹是相对而言的，彼此间可因体质、时间和用药等条件的不同，常出现互相转化的可能。对伤后经络痹痛的治疗，总以舒筋通络为法。但具体治疗尚有不同。如陈伤瘀血痹，治以祛瘀散寒，通经活血之法，方用大红丸；行痹治以祛风通络，散寒除湿之法，方用防风根汤、蠲痹汤；痛痹治以温经散寒，祛风除湿之法，方用麻桂温经汤、乌头汤；湿痹治以除湿运脾，祛风散寒法，方用薏仁汤；湿热痹治以清热利湿，通痹止痛之法，方用加减木防己汤等。在应用舒筋通络剂时，必先辨明残瘀之有无，寒热之差异，风湿之轻重；并要善于调剂。本类方剂，常以当归、防风为主，若寒甚则配伍温经散寒的川乌、细辛；湿甚则配以祛风除湿的羌活、独活；气虚则配以益气燥湿的黄芪、白术、苍术；陈瘀未尽则配以活血祛瘀的川芎、红花、白芷；热甚则配以黄芩、防己等组成各类方剂，以治各种痹痛证。温经通络剂以川乌、细辛、独活为主，配伍祛风胜湿的防风、白芷、羌活；行气活血的川芎、乌药、当归、红花；益气养血的黄芪、芍药；强壮筋骨的续断、骨碎补等组成，具有温经散寒，通痹止痛的功效，以治损伤后期，气血不足，腠理空虚，风寒湿邪乘虚而入，留于经络，而致痛痹、着痹、行痹、皮痹和陈伤瘀血痹等病症。临床多呈现关节肢体疼痛剧烈，遇寒疼痛加重的特点。治疗上，多以温经散寒，通络止痛为法。代表方剂为祛伤散、大红丸、麻桂温经汤等。

（二）外用方剂

凡在体表或某些黏膜部位应用，具有消肿散结、化腐排脓、生肌收口、收敛止血为主要功用的中成药，称为外用剂。外治方药有膏、丹、水、酒、散等剂型，对患部直接用药。用法包括膏、涂、敷、掺、熏、洗、浸、浴等。外用药由于性能不同，而有不同的用途。

外用剂在骨伤科治疗中占有重要的地位，在急性损伤中多可发挥现成可用，适应急救的作用。外治法的运用同内治法一样，须进行辨证施治，清，吴师机《理瀹骈文》说："外治之理，即内治之理；外治之药，即内治之药，所异者法耳。"骨伤科外用药物种类很多，内容丰富，其临床应用剂型主要有敷贴药、外擦药、熏洗湿敷药和热熨药等类型，因局部用药，药力可直达病所，取效迅速，疗效确切。

骨伤科外用剂的配伍多数有较多的药物组成，有的专攻一证，有的照顾全面，适应多种疾患。外用剂综合归纳其药理作用有抗菌、抗病毒作用、局部刺激作用、收敛止血作用、促进骨折愈合作用、保护及润滑皮肤作用。

一般多用于肢体筋伤、骨折后期或患有筋骨痹痛者，对于新伤初期肿胀不明显者，亦可应用；用于创面溃疡者，一般常在创面上另加药粉，如九一丹、生肌散等。

使用本类药物应注意以下几个方面：①凡是外用剂没有特殊注明可以内服者，不可以做内服之用。②换药的时间可根据病情的变化、肿胀消退的程度、天气的冷热来决定，一般是2－3天换药1次，后期患者亦可酌情延长。生肌拔毒长肉类药物应根据创面情况每隔1－2天换药1次，以免脓水浸淫皮肤。③药膏一般应随调随用，凡用水、酒、鲜药汁调敷药时，因其易蒸发，所以应勤换药，用饴糖调敷的药膏，室温下药膏容易发酵，梅雨季节易发霉，故一般一次不宜调药太多。④少数患者对外敷药膏后过敏而产生接触性皮炎，皮肤奇痒或有丘疹水泡出现时，应注意及早停药，并给予脱敏药物外擦。⑤膏药遇温则烊化而具有黏性，能黏贴在患处，应用方便，药效持久，使用时将膏药烘烤烊化后趁热贴于患处，但须注意温度适当，以免烫伤皮肤，一般2－3天换药1次。⑥对含有丹类药粉的膏药，由于x线不能穿透，所以x线检查时宜取下。⑦外用剂多具有不同程度的毒性，如水银、轻粉、银珠、铅丹、密陀僧、砒石、升丹、白降丹等，均不可内服，也不可撒布创面或溃疡面；有的也不能用油脂调涂，以防吸收中毒。个别外用药还可引起变态反应，如中药补骨脂成分制斑素可引起过敏性休克。剂量不宜过大，应谨慎使用。

关于方药应用的其他临床举例参见第八章和第九章。另外，在此需要明确指出的是——中药品系庞杂，中医方剂门类丰富，如有涉及到竞技体育领域的运动员用药，无论内服外用，以及相关饮食，必须要遵循反兴奋剂的原则。为了杜绝误服兴奋剂，运动员的药品选用必须遵循最新版的国家体育总局反兴奋剂手册中规定的推荐目录，特此说明。

⬤ 参考书籍

[1]胡剑北,金磊.中医养生[M],江苏科学技术出版社,南京:2011.

[2]王凤阳.中国传统养生概论[M],高等教育出版社,北京:2010.

[3]王四旺,谢艳华,曹蔚.分子中药研究与方法学[M],军事医学科学出版社,北京:2012.

[4]高学敏.中药学[M],中国中医药出版社,北京:2007.

[5]李冀.方剂学[M],中国中医药出版社,北京:2012.

[6]施杞.中医骨伤科学,中国中医药出版社,北京:2005.

第七章 传统运动疗法

○ **本章教学提示**

　　传统运动疗法无论是在世界前沿的运动康复领域，还是在中医康复治疗体系中都具有无可替代的鲜明特色和明确疗效。体育大学在民族传统体育教学方面有着丰富的经验和广泛的资源，在传统运动疗法教学领域相对于医学高校有着绝对优势，这是培养特色康复人才关键领域之一。本章概述了传统运动疗法的定义、调体养生的原则和要求，对经典导引功法套路（八段锦、五禽戏和易筋经）和二十四式太极拳的基本动作与要点以及套路动作分解加以介绍，并对传统运动疗法的现代研究进行了适当的综述与探讨，希望能抛砖迎玉，使更多的同仁关注并加入本领域的研究。

第一节　传统运动疗法概述

一、传统运动疗法的定义

运用我国传统的体育运动方式如太极、八段锦、五禽戏等传统运动健身术来进行锻炼，以活动筋骨，疏通气血，调节气息，畅通经络，调和脏腑，增强体质，达到治病强身目的的方法，称为传统运动疗法。传统体育养生是中华民族优秀文化的组成部分，是伴随着中华文明进程而产生、发展壮大起来的。它具有强身健体、修身养性和延年益寿的功效。

中医将精、气、神称为"三宝"，与人体生命息息相关。传统运动疗法通过以意领气，调意识以养神；神能御气，以气导形，调呼吸以练气，以"气行则血行"来推动气血运通，畅流全身；通过形体锻炼、活动筋骨，使周身经脉畅通，营养整个机体。如是，则形神兼备，百脉流畅，内外相和，脏腑谐调，机体达到"阴平阳秘"的健康状态，从而增进机体健康，以保持旺盛的生命力。

二、导引的概述

（一）定　义

导引是通过调身、调息、调心等主动性的修炼和调摄方式，使心身达到平衡、实现防治疾病、养生保健、益寿延年的方法。最早的文献记载为《庄子·刻意篇》中的"吹嘘呼吸，吐故纳新，熊经鸟伸，为寿而已矣。此导引之士，养形之人，彭祖寿考者之所好也。"

晋代李颐提出的"导气令和，引体令柔"即通过调整呼吸使脏腑经络之气和顺，通过肢体运动使人体动作灵活柔和，这句话是对导引价值功能的最好归纳。其揭示了导引的内涵即讲究呼吸吐纳的调节，追求"模仿动物"的肢体活动协调锻炼。

中医导引术从开始远古时代就已经开始出现，作为传统导引养生术，历经数千年医、道、儒、佛等多家文化的熏染与发展，内容日渐丰富，包括引体、导气、按摩、叩齿、漱咽、存想等。是以主动自身肢体运动为主，辅之以呼吸、意念调节是三者合一的传统养生方法。通过中医学家和养生家们不断地实践与创新，导引养生术内容越来越丰富，形成了独具中国特色的导引养生方法论体系，亦是中国传统养生文化重要组成部分。

（二）导引的重要意义和历史地位

《内经》认为应把导引作为医疗康复手段之首。唐代儒家和道家于一体的代表孙思邈也曾强调治病之术主要有五种，即"有汤药焉，有针灸焉，有禁咒焉，有符印焉，有导引焉。"隋唐时期，人们将魏晋时期以导引术养生延年的主要局面转向医疗方面的广泛应用。

此外，我国古代时期导引也被官方确定为医疗的手段之一，具体表现为"导引之法，以除疾、损伤与折跌者正之"。《诸病源候论》中有大量前人运用的导引疗病、养生的治疗经验和方法。后人在此基础修整编订为"以代药品"的《养生方导引法》。疗病方面的导引法依据中医"天人相应、五运六气学说和经络原理"，采用动静相兼、辅以自我按摩形成经治疗与康复为目的的医疗导引术。医疗导引术这种具有康复治疗效果的自然疗法，其"以时行功，以经治病"的原则能够满足当前时代人类健康的需求。

（三）导引的派别、分类及具体要求

在传统体育养生领域中，导引门派众多。广义的传统导引术包括导引派、吐纳派、禅定派、存想派、周天派五大主要派别，五大主要派别都要求以意念为主导。其中导引派与吐纳派通过肢体活动和意念的配合而达到良好的健身效果。静定派、存想派和周天派三派则是通过调息集中意念，专注一境，凝神静坐，达到心如止水的境界。

根据导引锻炼时的主要特点和功法对调身、调息、调心的不同要求，可以将导引分为静功、动功、各种保健功法三类。静功调心、调息为主，要求身体自身处于相对安静状态，主要是通过意念控制功法活动过程，静功又可以用调息和调心进行分类。动功强调以调身和调息为主，通过肢体关节的运动，调节身体气机的运行。动功按照对人体内外作用不同，又可以分为练内为主和练外为主的两类动功。各种保健功法，主要以中医学的经络学说和脏腑学说为理论依据，运用按摩、拍击、叩击等手法作用于人体，旨在疏通人体的经络，调和人体气血，促进人体健康。

根据导引的不同功能作用可以分为医疗祛病类导引养生术、预防保健、健身延年类导引养生术和强身壮力类导引养生术。这三个类型既有很多共同性，又分别具有各自的特殊性。医疗祛病类导引养生术以中医养生的医疗导引术的理论为基础，主要用于疾病的辅助治疗。这一方法的主要对象是身体疾患，强调"精、气、神"动静兼修，以"治病必求于其本"为宗旨，依据阴阳消长变化与五行相合，根据中医养生学的藏象理论和经络学说进行人体相关疾病的导引治疗。预防保健、健身延年类导引养生术，以《内经素问》"是故圣人不治已病治未病，不治已乱治未乱"的预防思想为主导。通过导引行气，动静的适度修炼，使调身、调息、调心相融合，促进人体内外机体的阴阳平衡，达到身体精神的整体健康。强身壮力类导引方法以"刚柔相济、外动内静、动中求静"为原则，以"强身健体、内养外壮"为主要目的，以"旋转屈伸、伸筋拔骨"为动作的表现形式。通过对身体的拔骨而达到对身体各关节、肌腱、筋膜等伸筋以改善身体灵活性及活动功能，最终达到强身健体、防病延年的目的。

汉代的《导引图》、华佗的《五禽戏》等导引健身养生术经过不断的发展逐渐形成东方独特的修身健体的养生文化。唐代典籍《太清导引养生经》就是汇集前人十几种导引术而形成的，其中所提倡的原理为健身养生："所以导引者，令人肢体骨节中诸邪皆去，正气存处，有能精诚勤习，履行动作言语之间昼夜行之，则骨节坚强，以愈百病。"唐代名医孙思邈在《千金备急要方养性》中说："养性之道，常欲小劳，但莫大疲及强所不能堪耳！且流水不腐，户枢不蠹，以其运动故也。养性之道，莫久行、久立、久坐、久卧、久视、久听。盖以久视伤血、久卧伤气、久立伤骨、久坐伤肉、久行伤筋也。"其中就蕴涵着丰富的传统导引养生保健理论。宋代的蒲虔贯在《保生要录调肢体门》中提到"养生者，形亦小劳，无至大疲。故水流则污。养生之人，欲血脉常行，如水之流。坐不欲至倦，行不欲至劳。频行不已，然亦稍缓，即是小劳之术也。"强调人在追求养生时不要运动过度，应该做到心神宁静、形体运动适量，即"劳逸结合"这也是"蒲氏八段锦"健身养生的价值之所在。

三、太极拳的概述

（一）太极拳的特点

太极拳历史悠久，流派众多，太极拳是我国传统体育中的明珠，具有丰富的技术体系和博大的文化内涵，太极拳的动作柔和缓慢，既可技击防身，又能增强体质、防治疾病。其独特的健身、强身和防身手段不仅见爱于华夏大地，还远播海外，尤其在现代社会复杂多变的紧张生活中，太极拳对提高人的身心调控之效果尤为突出，传播广泛，深受人们的喜爱。

"太极"一词源出《周易》："易有太极，是生两仪。""太"具有大的意思，"极"具有开始或者顶点的含义。《周易》是儒家群经之首，三才之道是《周易》的核心思想，而"太极"统领着"三才之道"。因此，大致可以认为了解"太极"的内涵及变迁就可以接触到中国古代思想文化中较为核心的领域。

《易传》文本虽然没有具体解释"太极"的内涵，但并不能阻止我们讨论《易传》"太极"概念的本义。《系辞传》为先秦所著，多为现代学者所引述，"是故《易》有太极，是生两仪，两仪生四象，四象生八卦。八卦定吉凶，吉凶生大业。"

太极拳是拳术和太极学说的结合，因而认为太极拳在富有深刻的哲理的同时又能强身健体。对太极拳的起源目前存在较大的争议，大多数学者认为是由明末清初的河南温县陈家沟的陈王庭所创。太极拳发展到清朝末期，已形成了陈氏、杨氏、吴氏、武氏、孙氏五种主要流派。太极拳主要吸收了明代各家拳法和古代的导引术、吐纳术以及古代的中医经络学说和阴阳学思想。

太极拳作为我国优秀的民族传统体育项目，它是以古代太极图所含哲理为基本拳理而命名的太极拳，历经几百年的传承和发展，已呈现出一片百家争鸣的景象，除上述我们较为熟知的陈、杨、吴、武、孙氏五大流派，还有大架、小架、赵堡架、老架、新架，此外，还有不多流传的李氏、乐氏、常氏等太极拳流派，自成一格。

太极拳也凝聚着中国传统文化与技击的精华。太极拳的动作顺乎人体的自然规律，强调养练结合，讲究精气神的内修，以顺畅随和为原则，主张以柔克刚，主要技术有"引进落空""借力打力"，体现着身体文化与民族精神的融合，是中国文化的精髓。动作以掤、将、挤、按、采、挒、肘、靠、进、退、顾、盼、定为基本十三势。动作轻柔圆活，处处带有弧形，运动绵绵不断，势势相承，是一种技击术，也是健身和修身养性的方式。

太极拳综合吸收了明代名家拳法，其来源有下列几个方面：明代武术极为盛行，出现了很多名家、专著和新拳种，太极拳就是吸取了当时各家拳法之长而编成的，特别是戚继光的三十二势长拳；结合了古代导引、吐纳之术；太极拳讲究意念引导气沉丹田，讲究心静体松重在内壮，所以被称为"内家拳"之一；运用了中国古代的阴阳学说和中医经络学说。

太极拳的基本拳理是："阴不离阳，阳不离阴，阴阳相济，方为懂劲"；"太极者，无极而生；动静之机，阴阳之母也。"动之则分，静之则合的阴阳变化是太极拳功夫的基础，只有明白了"静中触动，动犹静""劲由内换，收便是合，放即是开，开中有合"的道理，即掌握了"阴阳不测"之功，才能"因敌变化亦神奇"。许禹生解释：太极拳行动时，各种姿势动静相间，手腿动作上下左右均有阴阳，静时虽无动的现象，但阴阳虚实要含蓄在内[1]。

大众体育太极拳的发展特色在于其自身的本固枝荣、舍己从人、著盛研丰和延年益寿。当前太极拳正日益成为中国功夫文化的重要符号及对外文化传播的重要载体，但太极拳在现代化进程中存在着一定的问题，为了太极拳向多元化发展，突出其健身、医疗、娱乐等功能。为了促使太极拳运动健康发展，必须系统深入地研究太极拳文化，研究传统的太极拳与太极拳技击，分析、研究其心理学、生理学、生物力学机制。

为顺应社会发展的需要，太极拳传播的效率应在传承传统太极拳的基础上进行创新；在保持民族文化核心价值的基础上提高竞技太极拳的规范化和国际化程度；进一步促进健身太极拳的科学化和大众化。正确对待传统性向现代化转化、文化性和科学性的问题，合理开发太极拳的健身价值和技击功能。

（二）太极拳的起源、分支和太极思想的发展过程

明清时期是中国武术大繁荣的时期，太极拳也在这个时期应运而生。可以说，这一时期的社会思潮和意识形态直接影响了太极拳创始者的思维方式，促进了太极思想与拳法技术的融合，最终导致了太极拳理论和运动方式的形成。当时的主要社会思潮可以分为三个主要阶段：周敦颐、张载、王夫之的"气学"——二程、朱熹的"理学"——陆九渊、王守仁的"心学"。其中，周、张是气本论，程朱学派是理本论，陆、王是心本论。因此，从哲学的基本问题来看，宋明哲学比汉唐经学是更明确了，其理论思维也达到了新的高度。

两宋时期，作为新儒学的杰出代表，享有新儒学最高理论成就的朱熹，由他所建立的庞大的理学体系一直作为中国封建社会中后期（宋、元、明、清）占主导地位的社会思潮和意识形态，并且成为科举考试的重要内容。各个学派的思想交流和讨论也形成了争鸣之势，陆九渊与朱熹的"无极、太极"之辩直接引领学术界关于"太极"的再认识，并且对以后的儒学发展产生了直接影响。

周敦颐太极图的五层结构理论和《太极图说》，把五行纳入其理学体系，并对五行、

八卦进行有力的阐发，对后世太极拳名称的演变和最终确立起到了决定性的作用。明清之际，直接阐发"太极"的言语则相对较少，而"心学"和"气学"的论述充斥哲坛。王阳明继承陆九渊的心学思想并加以发挥，提出了"心即理""心理一体""心道统一"等论题，并用"知行合一""致良知"对他进行实践意义上的阐述。陆九渊说："人生天地间，为人自当尽人道。学者所以为学，学为人而已[2]。"

注重道德的自觉性，这是中国文化中的优秀传统，任何思想和观念的提出以及科学的发展成果，都是为了人的发展。王阳明也继承了这个传统，他从对天道的认识通过对"心即理"的阐释回归到对人的价值实现和终极关怀上。故说："心之体，性也；性即理也。""礼也者，理也；理也者，性也；性也者，命也。'维天之命，于穆不已'，而其在于人也谓之性；其架然而条理也谓之礼；其纯然而粹善也谓之仁；其截然而裁制也谓之义；其昭然而明觉也谓之知；其浑然于其性也，则理一而已矣[3]。"

王廷相、王夫之等哲学大家对"气"之观念也进行了有力的阐发。王廷相认为："元气为道之本。"（《稚述上篇》）王夫之认为："天人之蕴，一气而已。"（《读四书大全说·孟子》）黄宗羲说："通天地，亘古今，无非一气而已"（《宋元学案·镰溪学案》下篇）等等。显然，这一时期的社会思潮对太极拳"心"与"气"的关系了产生巨大的影响，太极拳《十三式行功心解》说："以心行气、以气运身""心为令，气为旗，腰为轴。""先在心，后在身，腹松，气敛入骨。"等理论论述从哲学层面讲正是继承了这一时期的思想。

无论是太极拳产生、发展的历史进程，还是太极拳的思想基础，拳理拳法，都不难看出太极拳运动中蕴含着深刻的儒、道哲学中的养生思想和伦理观念。中国传统文化中的太极思想、阴阳学说、五行八卦理论无不对太极拳的形成产生了深刻的影响，并且完美和谐地构成了太极拳博大精深的文化内涵。这也旁证了太极拳从萌生到完善绝不是哪一个人能独自完成的，而是历代武术家心血和智慧的结晶。

太极拳在丰腴的中国传统文化的土壤中滋生、成长，其主成分是流淌在中国传统文化长河中的精华。陈王庭将《黄庭经》中的"嘘吸庐外，出入丹田"的导引、吐纳方法和中医的经络学说与明代各家拳法进行有机的结合，创造了太极拳术。陈王庭运用于太极拳中的导引和吐纳是我国古代养生的主要内容。导引是以意导气，俯仰屈伸以运动肢体；吐纳是有意地调整呼吸的运动。经络学说是中医理论体系的重要组成部分，经络的生理功能主要表现在运行全身气血以营养脏腑组织；联络各器官以沟通上下内外，感应传导信息以调节机能平衡等方面。清朝王宗岳在他的《太极拳论》中引用宋明理学鼻祖周敦颐的《太极图说》阐释陈氏所创拳术："易有太极，是生两仪，……"。将阴阳学说在太极拳之中进行了拓展，以虚实、刚柔、动静、进退、开合等解释拳理；运用同属于哲学和医学范畴的"气"来解述拳论等等，尽显中国传统文化的丰富魅力。太极拳深深根植于中国传统文化之中，为其日后的发展浇筑了坚实的基础。

陈氏本族传人，赵堡镇的陈青萍在陈氏老架太极拳的基础上改编成拳架小巧紧凑、动作柔和缓慢、姿势合顺、逐渐加圈的太极拳式，后人称为赵堡太极拳。之后，勇于打破传习之规的陈长兴，将陈氏太极拳传与杨露禅，返回故里的杨露禅并不墨守成规，删减了陈式太极拳的某些动作而推出早期杨式太极拳套路。先从学于杨露禅后问业于陈青萍的武禹襄，更是致力于太极拳的创新，他苦心研练，结合自身的体会构建了武式太极拳的雏形。以后的吴鉴泉、孙禄堂分别在杨式太极拳和武式太极拳的基础上创立了吴式太极拳和孙式太极拳流派。陈、杨、吴、武、孙以及赵堡六大太极拳流派的形成，拓展了太极拳的发展道路，增强了太极拳的生命力，使得扎根于中国传统文化的太极拳生出了枝干。这六大流派太极拳既承接着来自中国传统文化的润养，又进一步繁衍出更加茂盛的枝叶。自 1956 年以后，简化太极拳，24 式、48 式、88 式、42 式太极拳，陈、杨、吴、武、孙式太极拳竞赛套路，32 式、42 式太极剑，8 式、16 式太极拳套路以及各派传人的创新套路等相继产生，构筑了传统与现代、复杂与简明的太极拳式并存的繁荣景象。

四、传统运动疗法调体养生的原则和要求

华夏祖先很早就认识到社会和人类都是在矛盾运动中不断地前进。"生命在于运动"这一健康的观点更是体现出运动在生命过程中的重要性。特别是人类的生命活动具有运动的特征，因而积极提倡运动保健是人类保证健康的必要条件。

我国传统运动疗法之所以能达到健身、延年益寿、治病的作用，是因为它有一套较为系统的理论、原则和方法，注重和强调机体内外的协调统一，和谐适度。从其锻炼角度来看，归纳起来，主要有三大原则：

（一）掌握要领

传统运动疗法的练功要领就是意守、调息、动形的统一。这三个方面中，最关键的是意守，只有精神专注，方可宁神静息，呼吸均匀，导气血运行。三者的关系是：以意领气，以气动形。内炼精、气、神、脏腑、气血；外炼经脉、筋骨、四肢，使内外和谐、气血内外周流，使整个机体可得到内外兼修。

（二）强调适度

中医强调"中庸之道"，任何一切"过犹不及"都将对生命不利，如补气太过则"气有余便是火""血有余则易瘀"。运动疗法的运动量亦掌握一个"中"字，就是适量运动，适可而止。运动量太小则达不到治疗目的，起不到强身作用；太大则超过了机体耐受量，往往会造成劳损或耗气伤血。孙思邈在《千金要方》中指出："养性之道，常欲小劳，但莫大疲及强所不能堪耳"。专业体育运动员的寿命总体比普通人短，就是"前车之鉴"。特别对于身体不适，想通过运动疗法预防保健的人群，这一点更加重要。因为剧烈运动会破坏人体内外运动平衡，加速某些器官的磨损和生理功能的失调，结果缩短生命进程，出现早衰和早夭。所以，运动健身强调适量的锻炼，要循序渐进，不可急于求成。切记"欲速则不达"。

（三）贵在坚持

锻炼身体并非一朝一夕的事，要经常而不间断。"流水不腐，户枢不蠹"，这句话一方

面说明了"动则不衰"的道理，只有持之以恒、坚持不懈，才能收到良好的治疗效果，"一曝十寒"难以收到预期的疗效。

此外，还应该因人而异、循序渐进、持之以恒、主动参与、全面锻炼、把握时机。"流水不腐，户枢不蠹，动也。形气亦然，形不动则精不流，精不流则气郁。"这里用流水和户枢为例，说明运动的益处，并从形和气的关系上，明确指出了"动则身健，不动则体衰"的道理。《黄帝内经》也很重视运动养生，提倡"形劳而不倦"，反对"久坐""久卧"，强调应"和于术数"。所谓"术数"，据王冰注："术数者，保生之大伦"，即指各种养生之道，也包括各种锻炼身体的方法在内。但运动要有一定的限度。"养生之道，常欲小劳，但莫大劳，强所不能堪"，不能"饱食即卧"而是"食毕当行步踌躇，每食讫以手摩面及腹，令津液通流"，有助于消化，达到祛除百病的目的。孙思邈说"能动能静，能以长生"。主张形神兼并，按四时的不同，养形调神。

总之，传统体育养生具有悠久的历史，伴随着中华文明进程而产生和发展，是中华民族优秀文化的组成部分，是华夏先民智慧的结晶。传统体育养生是传统养生的一个分支，是养生与强身健体的传统体育相结合。传统运动疗法的练习要切合实际，结合自身条件（如年龄、身体基本素质等）操练，避免盲目性。练前要做好准备动作，练后做好整理动作，防止扭伤筋骨。

第二节　导引功法套路

一、八段锦

（一）概　述

1. 源流与发展

八段锦是一种中国传统健身功法。"八"字暗合八卦之意，表示其功法的要素相互制约、相互联系、循环运转。"锦"的意思为精制的丝织品，以此来比喻该功法的珍贵。自宋代问世至今，八段锦传承了八百多年，在这段悠长的历史中，八段锦的形式和内容发生了一些变化，但是它简单易学、功效显著的核心特点却被保留了下来。

2. 功法特点

按照运动生理学的划分，八段锦属于有氧代谢运动，运动强度和动作编排符合人体运动的规律。它注重意念、呼吸、动作三者的协调配合，具有松紧结合，动静相间；柔和舒缓，连贯圆活；神形合一，气寓其中；结合中医，功效显著的特点。包括：①柔和舒缓，连贯圆活：练习八段锦时，要做到身体重心平稳，动作轻柔徐缓；动自旋中始，作自绕中停，每一动作都是在旋转中进行；动作路线以弧形为主，不直来直往，一招一式的变化和姿势的衔接连续流畅，无停顿断续之处。②松紧结合，动静相间：松，是指身心的放松，习练的过程中意念、全身肌肉、内脏都要放松下来；紧，是指有些动作要适当地用力，紧是动作中的一瞬间，松要贯穿在整套功法的始终。动，是指身体的运动，一动无有不动，动作上下相随，周身一体；静，是指心静，练功的过程中专心致志，心无旁骛。③神形合一，气寓其中：八段锦强调精神、形体、呼吸三者的共同训练，也是整体观的体现。④结合中医，功效显著：八段锦的每一个动作都与中医经络理论相结合，从它的歌诀中也能体现出它与中医理论的密切关系。

（二）习练要领

中国传统健身术讲究调心、调息、调身。因此在八段锦的练习中要把握好意、气、形三个方面。

1. 形

形是练习八段锦的姿势。古人说："形不正则气不顺，气不顺则意不宁，意不宁则神散乱"，说明姿势是正确练功的基础。包括：①头部：头正悬顶，下颌微收，舌抵上腭；②上肢：沉肩坠肘，舒腕松指；③躯干：含胸拔背，松腰实腹，尾闾中正；④下肢：敛臀收髋，圆裆开胯，膝关节与脚尖相对，且不超过脚尖，十个脚趾抓地，涌泉穴含空。

2. 意

意是指意识活动，即意念。人的思维活动和情绪变化影响五脏六腑的功能，因此，在练习八段锦的过程中要排除不利于身体健康的情绪和思想，创造一个美好的内环境。练功的时候可以通过意守丹田，使思想集中，做到心静神凝。

3. 气

气是指练功时对呼吸的锻炼，也叫调息；气，也是指维持人体的能量和信息，是生命的基础。习练者有意识的使自己的呼吸变得均匀细长，且与动作相符合。八段锦和动作配合有以下规律：起吸落呼、开吸合呼、松吸紧呼。主要呼吸形式有自然呼吸、腹式呼吸、提肛呼吸等，但是不管选用何种，都要求松静自然，不能憋气。

（三）基本姿势讲解

1. 基本手型（图7-1~4）

①拳（握固）：大拇指抵掐无名指根节内侧，其余四指屈拢收于拳心。②掌：掌形之一（自然掌）：五指微屈，稍分开，掌心微含；掌形之二（八字掌）：拇指与食指竖直分开成八字状，其余三指第一、二指节屈收，掌心微含。③爪：五指并拢，将大拇指第一指节，其余四指第一、二指节屈收扣紧，手腕伸直。

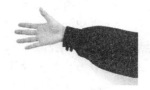 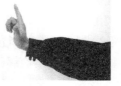 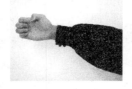 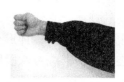

图7-1 自然掌　　　　图7-2 八字掌　　　　图7-3 爪　　　　图7-4 拳

2. 基本步型（图7－5）

马步：平行开步，立身中正，重心在两脚之间，脚尖正对前方，两脚间距约为本人脚长的2～3倍，屈膝半蹲，膝关节与脚尖在一条直线上，但不超过脚尖，大腿略高于水平。

（四）整套演练

1. 预备式

（1）动作描述（图7－6～8）：①动作一：两脚并步站立；两臂自然垂于体侧；身体中正，目视前方。②动作二：身体重心移至右腿；微微抬起左脚向左侧开步，点起点落，重心慢慢过渡至两脚之间，脚尖朝前，与肩同宽；两眼目视前方。③动作三：两臂内旋，分别向两侧摆起，约与髋同高，掌心向后；目视前方。④动作四：上动不停。两腿屈膝沉髋，同时，两臂外旋，向前合抱于下丹田前呈抱球状，与脐同高，掌心向内，指尖相对，大拇指放平，两掌指间距约10厘米；两眼目视前方。

（2）动作要点：头向上顶，下颌微收，舌抵上腭，嘴唇轻闭，沉肩坠肘，腋下虚掩，胸部宽松，腹部松沉，收髋敛臀，上体中正。

（3）动作功效：宁静心神、调整呼吸、内安脏腑、端正身形从精神和肢体上做好练习的准备。

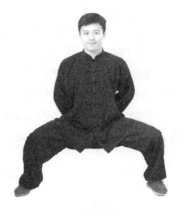

图7－5 马步

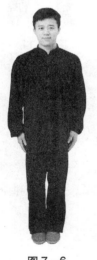

图7－6

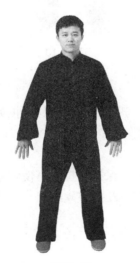

图7－7

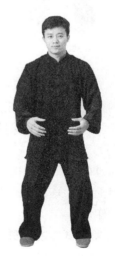

图7－8

2. 第一式　两手托天理三焦

（1）动作描述（图7－9～11）

①动作一：接预备式，两臂外旋微下落，两掌五指分开在腹前交叉，两掌心向上；两眼目视前方。②动作二：上动不停。两脚跟蹬地使膝关节徐缓伸直；同时，两掌上托至胸前，随之两臂内旋向前上托起，掌心向上；慢慢抬头，目视两掌。③动作三：上动不停。两臂继续上托，肘关节伸直，掌根用劲；同时，下颌内收，动作略停；目视前方。④动作四：身体重心缓缓下降；两腿膝关节微屈；同时，十指慢慢分开，两臂分别向身体两侧下落，两掌捧于腹前，掌心向上；目视前方。⑤本式托举、一上一下为一遍，共做六遍。

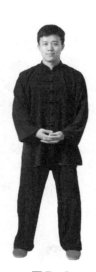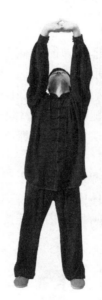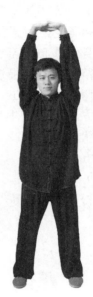

图7－9　　　　　　　图7－10　　　　　　　图7－11

（2）动作要点

两掌上托时要做到舒胸展体，略有停顿，保持伸拉；两掌下落要松腰收髋，沉肩坠肘，松腕舒指；身形保持立身中正。

（3）动作功效

通过两手交叉上托，缓慢用力，保持伸拉，可使"三焦"通畅、气血调和。通过拉长躯干与上肢各关节周围的肌肉、韧带及关节软组织，对防治肩部疾患、预防颈椎病等具有良好的作用。

3. 第二式　左右开弓似射雕

（1）动作描述（图7－12～15）

①动作一：接上式，身体重心右移；左脚向左侧开步站立，两腿膝关节自然伸直；同时，两掌向上交叉于胸前，左掌在外，两掌心向内；目视前方。②动作二：上动不停。两腿徐缓屈膝半蹲成马步；同时，右掌屈指成"爪"，向右拉至肩前；左掌成八字掌，左臂内旋，向左侧推出，与肩同高，坐腕，掌心向左，犹如拉弓射箭之势；动作略停；目视左

掌方向。意念守在左手商阳穴。③动作三：身体重心右移；同时，两手五指伸开成自然掌，右手向上、向右画弧，与肩同高，指尖朝上，掌心斜向前；左手位置不变，掌心斜向后；目视右掌。④动作四：上动不停。重心继续右移；左脚缓慢回收成并步站立；同时，两掌分别由两侧下落，捧于腹前，指尖相对，掌心向上；目视前方。⑤动作五至八：动作五至八和动作一至四相同，唯左右相反。⑥本式一左一右为一遍，共做三遍。⑦第三遍最后一动时，身体重心继续左移；右脚回收成开步站立，与肩同宽，膝关节微屈；同时，两掌分别由两侧下落，捧于腹前，两手指尖相对，掌心向上；目视前方。

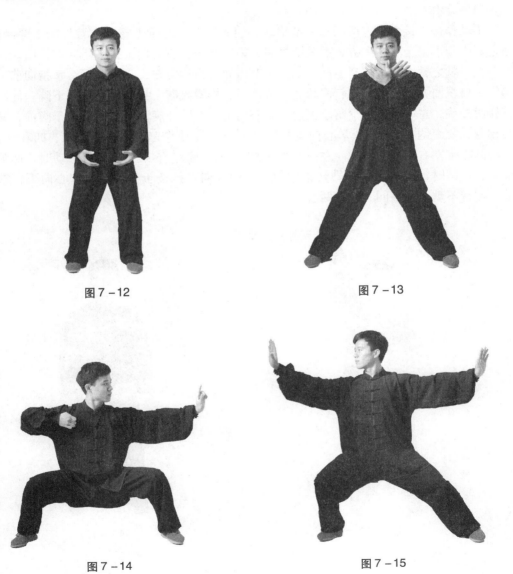

图 7-12

图 7-13

图 7-14

图 7-15

（2）动作要点

马步的高低可根据练习者具体的情况调整；完成开弓动作时，两臂同时对拉拔长，使胸部得到充分的舒展。

（3）动作功效：本式通过展肩扩胸，有效的预防肩颈等部位的疾病，同时有利于矫正驼背、含胸等不良姿势。通过马步发展下肢肌肉力量，提高腿部力量和平衡能力；刺激督脉和背部腧穴，刺激手三阴三阳经，调节手太阴肺经等经脉之气。

4. **第三式　调理脾胃须单举**

（1）动作描述（图7－16～19）

①动作一：接上式，两腿膝关节徐缓伸直；同时，左掌上托，左臂外旋上穿经面前，随之臂内旋上举至头左上方，肘关节微屈，力达掌根，掌心向上，掌指向右；同时，右掌微上托，随之臂内旋下按至右髋旁，肘关节微屈，力达掌根，掌心向下，掌指向前，动作略停；目视前方。②动作二：两腿膝关节微屈，松腰收髋，身体重心缓缓下降；同时，左臂屈肘外旋，左掌经面前下落于腹前，掌心向上；右臂外旋，右掌向上捧于腹前，两掌指尖相对，相距约10厘米，掌心向上；目视前方。③动作三、四：动作三、四和动作一、二相同，唯左右相反。④式一左一右为一遍，共做三遍。⑤第三遍最后一动时，两腿膝关节微屈；同时，右手掌根为轴转指尖朝后，向前向下抹按于右髋旁，掌心向下，掌指向前；左臂不动，两手同时按于两髋旁。

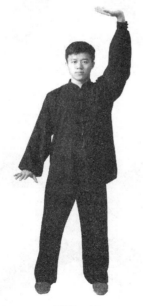
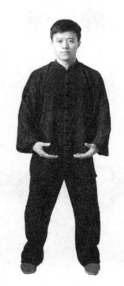

图7－16　　　　　　　　　　　图7－17

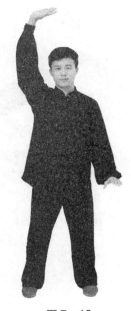
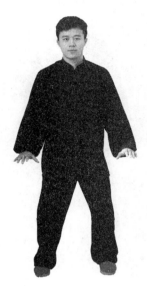

图 7 –18   图 7 –19

（2）动作要点：两手在单举的时候要做到对拉拔长，同时要塌腕；保持沉肩坠肘。

（3）动作功效：通过左右上肢一松一紧的上下对拉，可以牵拉腹腔，对脾胃中焦肝胆起到按摩作用；同时可以刺激位于腹、胸、肋部的相关经络以及背部的穴位，达到调理脾胃和脏腑经络的作用。练习此式也可使脊柱内各椎骨间的小关节及小肌肉得到锻炼，从而增强脊柱的灵活性与稳定性，有利于预防和治疗肩、颈疾病。

5. 第四式　五劳七伤往后瞧

（1）动作描述（图 7 – 20 ~ 23）

①动作一：接上式。两腿膝关节徐缓伸直；同时，两臂轻微地坐腕随后伸直，掌心向后，指尖向下，目视前方。然后，以中指为轴，两臂充分外旋，掌心向外；头向左后转，动作略停；目视左斜后方。②动作二：松腰收髋，身体重心缓缓下降；两腿膝关节微屈；同时，两臂内旋按于髋旁，掌心向下，指尖向前；目视前方。③动作三、四：动作三和动作一、二相同，唯左右相反。④本式一左一右为一遍，共做三遍。⑤第三遍最后一动时，两腿膝关节微屈；同时，两掌捧于腹前，指尖相对，掌心向上；目视前方。

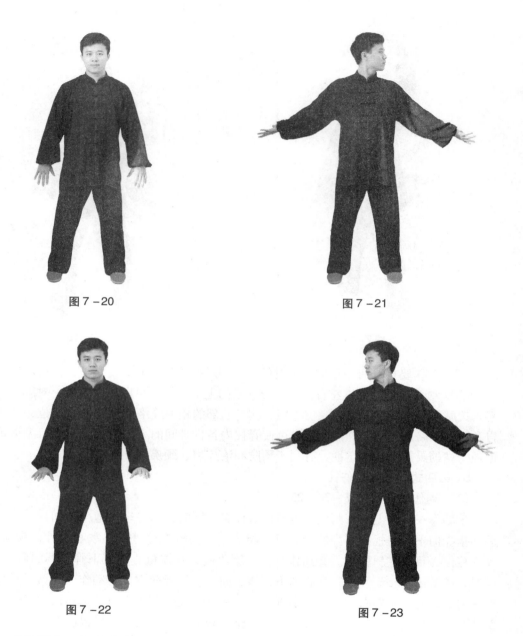

图 7 –20   图 7 –21

图 7 –22   图 7 –23

（2）动作要点：保持虚领顶劲和沉肩坠肘；两手与头的转动保持协调一致。

（3）动作功效：本式动作通过上肢伸直外旋扭转的静力牵张作用，可以扩张牵拉胸腔、腹腔内的腑脏。本式动作中往后瞧的转头动作，可刺激颈部穴位，达到防治"五劳七伤"的目的。可增加颈部及肩关节周围参与运动肌群的收缩力，增加颈部运动幅度，活动眼肌，预防眼肌疲劳以及肩、颈与背部的疾患。同时，改善颈部及脑部血液循环，有助于解除中枢神经系统疲劳。

6. 第五式　摇头摆尾去心火

（1）动作描述（图7-24~27）

①动作一：接上式。身体重心左移；右脚向右开步站立，两腿膝关节自然伸直；同时，两掌上托与胸同高时，两臂内旋，两掌继续上托至头上方，肘关节微屈，掌心向上，指尖相对；目视前方。②动作二：上动不停。两腿徐缓下蹲，屈膝收髋半蹲成马步；同时，两臂向两侧下落，两掌扶于膝关节上方的腿部，肘关节微屈，小指侧向前；目视前方。③动作三：身体重心稍稍向上升起，而后右移；上体先向右倾，随之俯身；目视右脚。④动作四：上动不停。身体重心左移；同时，上体由右向前、向左旋转；目视右脚。⑤动作五：身体重心右移，成马步；同时，头向后摇，臀部向右、前、左、后化弧，之后上体立起，随之下颌微收，臀部内收；目视前方。⑥动作六至八：动作五至八和动作三至五相同，但方向相反。⑦本式一左一右为一遍，共做三遍。⑧做完三遍后，身体重心左移，右脚回收成开步站立，与肩同宽；同时两掌向外经两侧上举，掌心相对；随后两腿膝关节微屈，松腰收髋，身体重心缓缓下降。同时屈肘，两掌经面前下按至腹前，掌心向下，指尖相对；目视前方。

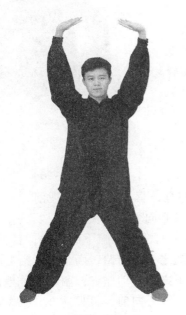

图7-24

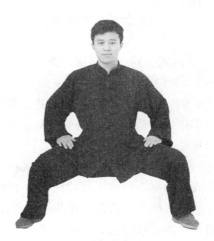

图7-25

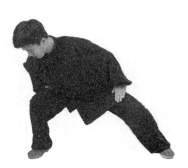

图 7-26

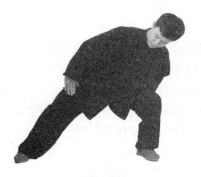

图 7-27

（2）动作要点

马步要收髋敛臀，上体保持中正；摇头摆尾时尾闾和颈部对拉拔长，且动作圆活连贯。

（3）动作功效

心火，即心热火旺的病症，属阳热内盛的病机，通过练习此式可以刺激脊柱与督脉，通过摇头可刺激大椎穴，达到疏经泄热的作用，有助于去除心火。在摇头摆尾的过程中，整个脊柱大幅度的环转、回旋，可以使脊柱周围的肌肉得到相应的刺激和锻炼，增加关节的灵活性和肌肉的力量。

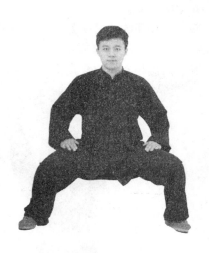

图 7-28

7. 第六式　两手攀足固肾腰

（1）动作描述（图 7-29～32）

①动作一：接上式，两腿膝关节徐缓伸直站立；同时，两掌指尖向前，两臂向前、向上举起，肘关节伸直，掌心向前，目视前方。②动作二：两臂外旋至掌心相对，屈肘，两掌下按于胸前，掌心向下，指尖相对；目视前方。③动作三：上动不停。两臂外旋，两掌心向上，随之两掌的掌指顺腋下向后插；目视前方。④动作四：两掌心向内沿脊柱两侧向下摩运至臀部，随之上体前俯，两掌继续沿后腿向下摩运，经脚两侧置于脚面；抬头，动作略停，目视前下方。⑤动作五：两掌沿着地面向前伸，用手臂领着身体起立，两臂伸直向上举至两耳侧，掌心向前，目视前方。⑥本式一上一下为一遍，共做六遍。⑦做完六遍后，上体立起；同时，两臂向前、向上举起，肘关节伸直，掌心向前；目视前方。随后松腰沉髋，身体重心缓缓下降；两腿膝关节微屈；同时，两掌向前下按至腹前，掌心向下，指尖向前；目视前方。

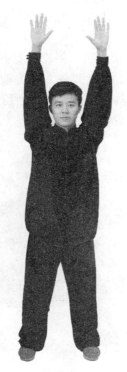

图 7 - 29

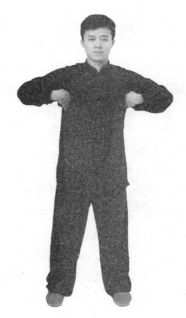

图 7 - 30

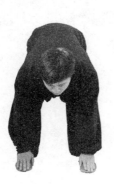

图 7 - 31

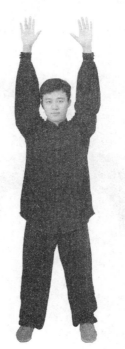

图 7 - 32

（2）动作要点：向上起身时要以手臂带动身体；两掌向下摩运时要适当用力，下按到足背时要做到腰部和肩关节松沉。

（3）动作功效：通过前屈后伸可以刺激脊柱、督脉以及命门、阳关、委中等穴，有助于防治生殖泌尿系统方面的慢性病，达到固肾壮腰的目的。通过脊柱大幅度前屈后伸，可有效发展躯干前、后伸屈脊柱肌群的力量与伸展性，同时对腰部的肾、肾上腺、输尿管等器官有良好的牵拉、按摩作用，可以改善其功能，刺激其活动。

8. **第七式　攒拳怒目增气力**

（1）动作描述（图7-33~37）

①接上式，身体重心右移，左脚向左开步；两腿徐缓屈膝半蹲成马步；同时，两掌变拳（握固），抱于腰侧，拳眼朝上；目视前方。②动作一：左拳缓慢用力向前冲出，与肩同高，拳眼朝上；瞪眼怒目，视左拳冲出方向。③动作二：左臂内旋，左拳变掌，虎口朝下；目视左掌。左臂外旋，肘关节微屈；同时腕关节向左缠绕，变掌心向上后握固；目视左拳。④动作三：屈肘，回收左拳至腰侧，拳眼朝上；目视前方。⑤动作四至六：动作四至六同动作一至三，但左右相反。⑥本式一左一右为一遍，共做三遍。⑦做完三遍后，身体重心右移，左脚回收成并步站立；同时，两拳变掌，自然垂于体侧；目视前方。

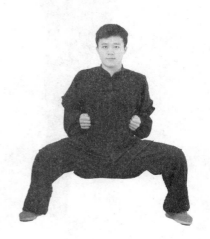

图7-33

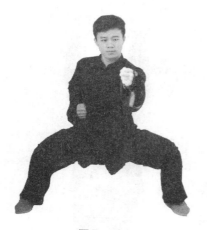

图7-34

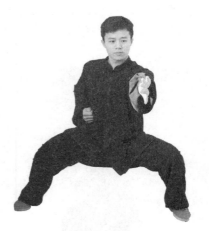

图7-35

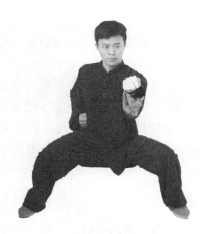
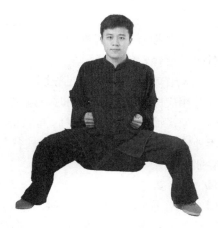

图 7-36　　　　　　　　　　　　　　　　　图 7-37

（2）动作要点：练习此式时，冲拳要怒目瞪眼，注视冲出之拳，同时脚趾抓地，拧腰顺肩，力量达到拳面；拳回收时要进行旋腕，五指用力抓握。

（3）动作功效：本式中的"怒目瞪眼"可刺激肝经，使肝血充盈，肝气疏泻。有强健筋骨的作用。两腿下蹲十个脚趾扒地、双手攥拳、旋腕、手指逐节强力抓握等动作，可刺激手、足三阴三阳十二经脉的俞穴和督脉等；同时，使全身肌肉、经脉受到静力牵张刺激，长期锻炼可使全身筋肉结实，气力增加。

9. **第八式　背后七颠百病消**

（1）动作描述（图 7-38～39）

①动作一：接上式。两脚跟提起；头上顶，动作略停；目视前方。②动作二：两脚跟略下落再完全放松下落；目视前方。③本式一起一落为一遍，共做七遍。

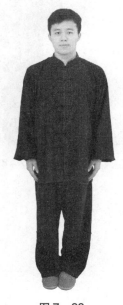
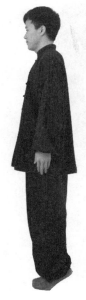

图 7-38　　　　　　　　　　　　　　　　　图 7-39

（2）动作要点：提踵的时候要用脚趾抓住地面，并且提到最高点；当脚后跟与地面相碰的时候，要轻轻地咬紧牙关。

（3）动作功效：脚趾为足三阴、足三阳经交汇之处，脚十趾抓地，可刺激足部有关经脉，调节相应脏腑的功能；同时，颠足可刺激脊柱与督脉，使全身脏腑经络气血通畅，阴阳平衡。颠足而立可发展小腿后部肌群力量，拉长足底肌肉、韧带，提高人体的平衡能力。落地震动可轻度刺激下肢及脊柱各关节内外结构，并使全身肌肉得到放松复位，有助于解除肌肉紧张。

10. 收　势

（1）动作描述（图7-40~42）

①动作一：接上式。两臂内旋，向两侧摆起，与髋同高，掌心向后，目视前方。②动作二：两臂屈肘，两掌相叠置于丹田处（男性左手在内，女性右手在内，目视前方。③动作三：两臂自然下落，两掌轻贴于大腿外侧，目视前方。

（2）动作要点：周身放松，呼吸自然。

（3）动作功效：气息归元，放松肢体肌肉，愉悦心情，进一步巩固练功效果，逐渐恢复到练功前安静时的状态。

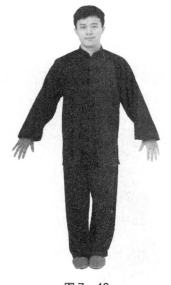 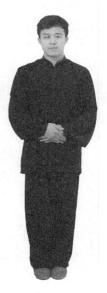 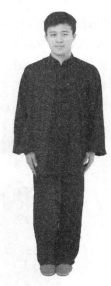

图7-40　　　　　　　　　图7-41　　　　　　　　　图7-42

二、五禽戏

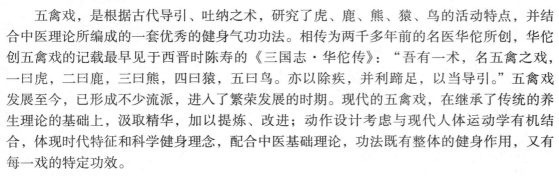

（一）什么是五禽戏

1．源流与发展

五禽戏，是根据古代导引、吐纳之术，研究了虎、鹿、熊、猿、鸟的活动特点，并结合中医理论所编成的一套优秀的健身气功功法。相传为两千多年前的名医华佗所创，华佗创五禽戏的记载最早见于西晋时陈寿的《三国志·华佗传》："吾有一术，名五禽之戏，一曰虎，二曰鹿，三曰熊，四曰猿，五曰鸟。亦以除疾，并利蹄足，以当导引。"五禽戏发展至今，已形成不少流派，进入了繁荣发展的时期。现代的五禽戏，在继承了传统的养生理论的基础上，汲取精华，加以提炼、改进；动作设计考虑与现代人体运动学有机结合，体现时代特征和科学健身理念，配合中医基础理论，功法既有整体的健身作用，又有每一戏的特定功效。

2．功法特点

按照运动生理学的划分，五禽戏属于有氧代谢运动。运动强度和动作编排符合人体运动的规律，具有安全易学，左右对称；松紧结合，动静相间；引伸肢体，动诸关节；外导内引，形松意充；结合中医，功效显著的特点。

（1）安全易学，左右对称：现代五禽戏是针对广大群众的特点，在传统五禽戏的基础上编创的，因此动作简洁，左右对称；同时运动量较为适中，属于有氧运动。个人也可以根据自身情况调整每势动作的动作幅度和强度，安全可靠。

（2）松紧结合，动静相间：松，是指身心的放松，在习练的过程中意念、全身肌肉、内脏都要放松下来；紧，是指有些动作要适当地用力。紧是动作中的一瞬间，松要贯穿在整套功法的始终。动，是指身体的运动，一动无有不动，动作上下相随，周身一体；静，是指心静。练功的过程中专心致志，心无旁骛。

（3）引伸肢体，动诸关节：

五禽戏的动作几乎涵盖了所有的关节运动，并且每一个动作都要追求全身运动。包括前俯、后仰、侧屈、拧转、折叠、提落、开合、缩放等不同的关节运动，对脊柱进行了全面的锻炼。功法对远端关节进行了强化锻炼，以达到加强远端血液微循环的目的。同时还注意对平时活动较少或为人们所忽视的小肌肉群的锻炼。

（4）外导内引，形松意充：

五禽戏是以模仿动物姿势、以动为主的功法。虽然"形"显示于外，但为内在的精神所系。外形动既要有五禽的特点，还要有他们的神韵，同时与呼吸协调配合，意气相随，内外合一。可见五禽戏强调精神、形体、呼吸三者的共同训练，也是整体观的体现。

（5）结合中医，功效显著：

五禽戏的每一个动作都与中医理论相结合，功法既有整体的健身作用，又有每一戏的特定功效。

（二） 习练要领

中国传统健身术讲究调心、调息、调身。因此在五禽戏的练习中要把握好形、神、意、气四个方面。

1. 形

形是练习五禽戏的姿势。古人说："形不正则气不顺，气不顺则意不宁，意不宁则神散乱"，说明姿势是正确练功的基础。

（1）头部：头正悬顶，下颌微收，舌抵上腭；

（2）上肢：沉肩坠肘，舒腕松指；

（3）躯干：含胸拔背，松腰实腹，尾闾中正；

（4）下肢：敛臀收髋，圆裆开胯，膝关节与脚尖相对，且不超过脚尖，十个脚趾抓地，涌泉穴含空。

2. 神

神即神态、神韵。养生之道在与"形神合一"。只有掌握"五禽"的神态，进入玩耍、游戏的意境，神韵方能显现出来，动作形象才能逼真。

3. 意

意是指意识活动，即意念。人的思维活动和情绪变化影响五脏六腑的功能，因此，在练习五禽戏的过程中要排除不利于身体健康的情绪和思想，创造一个美好的内环境。开始练功的时候可以通过意守丹田，使思想集中，做到心静神凝。习练每戏时，逐步进入每戏的意境，想象不同动物的神态与动作，达到意、气、形合一，以此来疏通经络调畅气血。

4. 气

气是指练功时对呼吸的锻炼，也叫调息；气，也是维持人体的能量和信息，是生命的基础。习练者有意识的使自己的呼吸变得均匀细长，且与动作相符合。五禽戏和动作配合有以下规律：起吸落呼、开吸合呼，蓄吸发呼。主要呼吸形式有自然呼吸、腹式呼吸、提肛呼吸等，但是不管选用何种，都要求松静自然，不能憋气。

（三） 基本动作讲解

1. 基本手型（图 7 -43 ~48）

（1）虎爪：五指张开，虎口撑圆，第一、二指关节弯曲内扣。

（2）鹿角：拇指伸直外张，食指、小指伸直，中指、无名指弯曲内扣。

（3）熊掌：拇指压在食指指端上，其余四指并拢弯曲，虎口撑圆。

（4）猿钩：五指的指腹捏拢，屈腕。

（5）鸟翅：五指伸直，拇指、食指、小指向上翘起，无名指、中指并拢向下。

（6）握固：拇指抵掐无名指根节内侧，其余四指屈拢收于掌心。

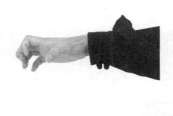

图 7 – 43 虎爪

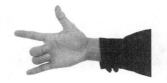

图 7 – 44 鹿角

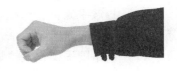

图 7 – 45 熊掌

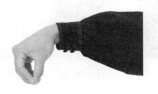

图 7 – 46 猿钩

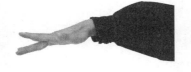

图 7 – 47 鸟翅

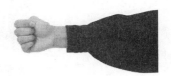

图 7 – 48 握固

2. 基本步型（图 7 – 49 ~ 51）

（1）弓步：两腿前后分开一大步，横向之间保持一定宽度，前腿屈膝前弓，大腿斜向地面，膝关节与脚尖上下相对，脚尖微微内扣；后腿自然伸直，脚跟蹬地，脚尖内扣，朝向斜前方 45 度的方向，全脚掌着地。

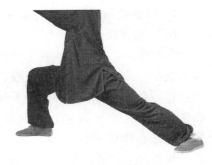

图 7 – 49 弓步

（2）虚步：一脚向前迈出，前脚脚跟着地，脚尖上翘，膝关节微微屈；后腿屈膝下蹲，脚尖外摆，朝向斜前方 45 度的方向，全脚掌着地，臀部与脚跟上下相对。身体重心落于后脚。

（3）丁步：两脚左右分开，间距约 10 ~ 20cm，两腿屈膝下蹲，一脚全脚掌着地踏实，另一脚脚跟提起，前脚掌着地，虚点地面，置于实脚脚弓处。

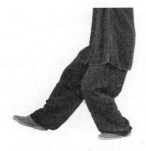

图 7 – 50 虚步

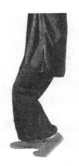

图 7 – 51 丁步

3. 平衡姿势（图7-52，53）

（1）提膝平衡：支撑腿直立站稳，提膝腿在体前屈膝上提，小腿自然下垂，脚尖向下，上体保持正直。

（2）后举腿平衡：支撑腿直立站稳，后举腿向后举起，脚面绷平，脚尖向下。

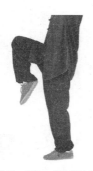

图7-52 提膝平衡

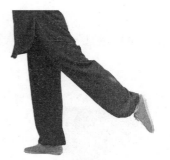

图7-53 后举腿平衡

（四）整套演练

1. 预备式　起势调息（图7-54）

（1）动作描述：

①动作一：两手自然垂于体侧；两脚并拢，自然伸直；胸腹自然放松，头颈正直，下颌微收，舌抵上腭，目视前方。②动作二：重心移到右脚，左脚向左平开一步，稍宽于肩峰，两膝关节微屈，松静站立；调息数次，意守丹田。③动作三：肘关节微屈，两臂在体前向上向前平托，与胸同高；④动作四：两手内旋，掌心向下，并缓缓下按于腹前。⑤重复动作三、四两遍后，两手自然垂于体侧。

（2）动作要点：动作柔和、均匀、连贯，上提下按时，意在劳宫穴；两眼始终目视前方。

（3）动作功效：宁静心神、调整呼吸、内安脏腑、端正身形，从精神和肢体上做好练习的准备。吐故纳新，升清降浊，调理气机。

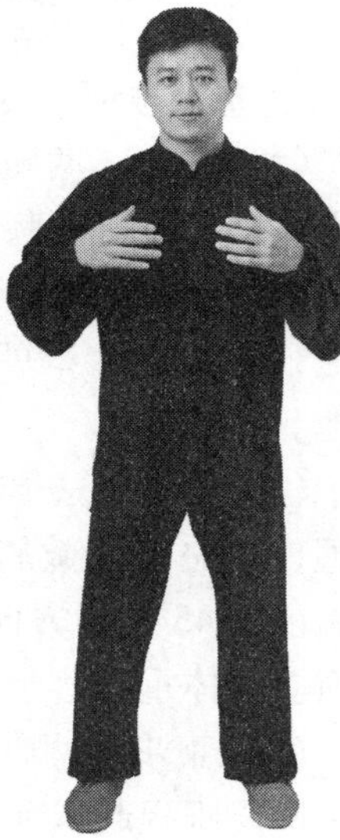

图7-54

2. 第一戏　虎　戏

虎戏要体现出虎的威猛，神发于目，虎视眈眈；威生于爪，伸缩有力；神威并重，气势凌人。动作刚柔并济，具有动如雷，静如岳的气势。

（1）第一式　虎举（图7-55，56）

①动作一：接上式。塌腕，两掌心向下，十指撑开，再弯曲成虎爪状，目视两手。②动作二：上动不停，两手外旋，同时，由小指先弯曲，其余四指依次弯曲握拳，两拳沿着

体前缓慢上提，提至肩关节处时，十指撑开，上举至头上方再弯曲成虎爪状；目视两掌。③动作三：两掌外旋握拳，拳心相对；目视两拳。④动作四：两拳下拉至肩关节前时，变掌下按至腹前，十指撑开，掌心向下；目视两掌。⑤重复"动作一至四"三遍后，两手自然垂于体侧；目视前方。

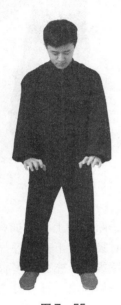
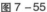

图 7 -55

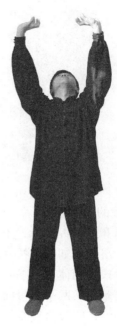

图 7 -56

（2）第二式　虎扑（图 7 -57，58）

①动作一：接上式。两手握空拳，沿着两髋前侧上提至两肩关节前上方。②动作二：两手向上、向前划弧，两手成虎爪，掌心向下；同时上体前俯，挺胸塌腰，抬头目视前方。③动作三：两腿下蹲，收腹含胸；两手向下划弧至两膝侧；目视前下方。同时两腿伸膝，送髋，挺腹，后仰；两掌握空拳，提至胸侧（中府穴），目视前上方。④动作四：左腿屈膝提起，脚尖勾起，两手上举。左脚向前迈一步，脚跟着地，右腿下蹲；上体前倾，两拳成虎爪状向前、下扑至膝前两侧；目视前下方。上体抬起，左脚收回，开步站立；两手下落于体侧；目视前方。⑤动作五至八：动作五至八与动作一至四相同，唯左右相反。

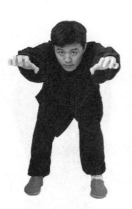

图 7 –57

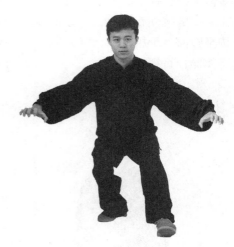

图 7 –58

（3）虎戏的动作要点：

①变虎爪和外旋握拳时，十指要撑开，均要贯注劲力。

②两掌下落时犹如两手拉双环，含胸收腹，气沉丹田；两掌向上时犹如托举重物，提胸收腹，充分拔长躯体。眼随手动，动作配合呼吸，上举时吸气，下落时呼气。

③上体前俯时，两手尽量前伸，臀部向后引，形成对拉拔长，充分伸展脊柱。

④屈膝下蹲、收腹含胸要与伸膝、送髋、挺腹后仰动作相连贯，使脊柱由折叠到展开的蠕动，两掌下按上提与之配合协调。

⑤虚步下扑时，速度可加快，先柔后刚，配合快速深呼气，气由丹田发，以气催力，力达指尖，表现出虎的威猛。

⑥中老年者和体弱者，根据具体情况减小动作幅度。

（4）虎戏的动作功效：

①两掌举起，吸入清气；两掌下按，呼出浊气，一升一降，疏通三焦气机，调理三焦功能。

②手成虎爪变拳，增强握力，改善上肢远端的血液循环。

③虎扑时形成脊柱前后折叠运动，尤其是引腰前伸，增加了脊柱各关节的柔韧和伸展度，可使脊柱保持正常的生理弧度。脊柱运动能增强腰部肌肉的力量，对常见的腰部疾病，如腰肌劳损、习惯性腰扭伤等病症有防治作用。

④督脉行于背部正中，任脉行于腹部正中。脊柱的前后折叠，牵动任督二脉，起到调节阴阳、疏通脉络、活跃气血的作用。

3. 第二戏　鹿戏（Deer Exercise）

鹿，喜挺身眺望，好角抵，运转尾闾，善奔走，通任、督二脉。习练鹿戏时，动作要轻盈舒展，神态要安闲雅静，意想自己置身于鹿群中，在山坡草原上自由自在欢快的活动。

（1）第三式　鹿抵（图 7–59、60）

①动作一：接上式。两腿微屈，左脚经右脚内侧向左前方迈步，脚跟着地，形成虚步；身体稍右转，握空拳右摆，高与肩平；目视右拳。②动作二：左腿屈膝成弓，脚尖外摆至斜前方45度后踏实；右腿蹬伸；同时身体左转，两掌成鹿角状，向上、左、后划弧，指尖朝后，左臂弯曲平伸，左肘抵靠左腰；右臂举至头前，向左后方伸抵，掌心朝外，指尖朝后；目视右脚跟。身体右转，左脚收回，开步站立；两手向上、右、下划弧，握空拳落于体前；目视前下方。③动作三、四：动作三、四同动作一、二，唯方向相反。④一左一右为一遍，重复两遍。

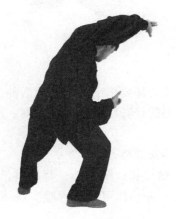
图 7 –59

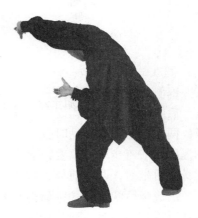
图 7 –60

（2）第四式　鹿奔（图 7 –61，62）

①动作一：左脚向前跨一步，屈膝，右腿伸直成左弓步；握空拳向上、向前划弧至体前，屈腕，与肩同高、同宽；目视前方。②动作二：左膝伸直，脚掌着地；右腿屈膝，重心转移至后腿；低头，弓背，收腹；两臂内旋，两掌前伸，拳成鹿角状。③动作三：上体抬起；右腿伸直，左腿屈膝，成左弓步；两臂外旋，握空拳，高与肩平；④动作四：左脚收回，开步直立；两拳变掌，落于体侧；目视前方。⑤动作五至八：同动作一至四，唯左右相反。⑥重复"动作一至八"一遍后，两掌向身体侧前方四十五度方向举起，与胸同高，掌心向下；目视前方。屈肘关节，两掌内合下按，自然垂于体侧；目视前方。

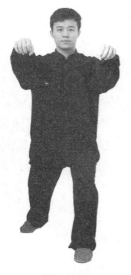

图 7 - 61

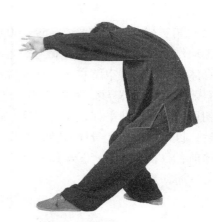

图 7 - 62

（3）鹿戏的动作要领：

①腰部侧屈拧转，侧屈的一侧腰部要压紧，另一侧腰部要借助上举手臂后伸，得到充分牵拉。后脚脚跟要蹬伸，固定下肢位置，加大腰腹部的拧转幅度，运转尾闾。动作可配合呼吸，两掌向上划弧摆动时吸气，向后伸抵时呼气。

②提腿向前跨步要有弧度，落步显轻灵，体现鹿的安舒神态。

③身体后坐时，两臂前伸，胸部内含，背部形成横弓状；头前伸，背后拱，腹收缩，臀内敛，形成竖弓状，使腰背部得到充分的伸展和拔长。动作可配合呼吸。身体后坐时，配合吸气。重心前移时，配合呼气。

（4）鹿戏的动作功效：

①腰部的侧屈和拧转，使整个脊柱充分旋转，可增加腰部力量，也可防止腰部脂肪的堆积。目视后脚跟，加大腰部在拧转时的侧曲程度，防止腰椎大小关节紊乱等症。

②中医认为，腰为肾之府。尾闾的旋转，可起到强腰补肾、强筋健骨的功效。

③两臂内旋前伸，肩背部的肌肉得到拉伸，对颈肩综合症、肩关节周围的炎症有防治作用；躯干拱背收腹，能矫正脊柱畸形，增强腰背部的肌肉力量。

④当向前方迈步的时候，要气沉丹田。身体重心后座时，气运命门，加强人的先天和后天之气的交流。尤其是重心后坐整条脊柱后弯，内夹尾闾，后凸命门，打开大椎，意在疏通督脉经气，具有振奋阳气的作用。

4. 第三戏　熊　戏

熊戏要表现出熊的憨厚沉稳、松静自然的神态。运势外阴内阳，以意领气；行步看似笨重拖沓，实际笨重的动作中蕴含内劲，沉稳之中显灵敏。

（1）第五式　熊运（图 7 - 63）

①动作一：两手握空拳成熊掌状，垂于下腹部；目视两拳。②动作二：以腰、腹为

轴，上体做顺时针摇晃；两拳沿右肋、上腹、下腹部划圆；目随之环视。③动作三、四：同动作一、二。④动作五至八：前四个动作左右反向的重复。⑤做完最后一动，两拳变掌下落，自然垂于体侧；目视前方。

（2）第六式 熊晃（图 7 - 64、65）

①动作一：左髋上提，牵动左脚离地，微屈左膝，握空拳成熊掌状，目视左前方。②动作二：左脚向左前方落地，右腿伸直；身体右转，左臂内旋前靠，左拳摆至左膝前上方；右拳摆至体后；目视左前方。③动作三：身体左转；右腿屈膝，左脚伸直；拧腰晃肩，两臂向后弧线摆动；右拳摆至左膝前上方；左拳摆至体后；目视左前方。④动作四：身体右转；左腿屈膝，右腿伸直；左臂内旋前靠，左拳摆至左膝前上方；右拳摆至体后；目视左前方。⑤动作五至八：同动作一至四，唯左右相反。⑥一左一右为一遍，共完成两遍后，左脚上步，开步站立；同时两手自然垂于体侧。两掌体侧前方45度方向举起，与胸同高，掌心向上；目视前方。肘关节屈，两掌内合下按，自然垂于体侧，目视前方。

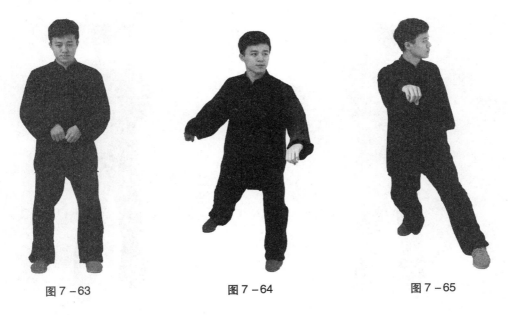

图 7 - 63   图 7 - 64   图 7 - 65

（3）熊戏动作要点：

①两掌划圆时手随腰动，要协调自然；两掌划圆是外导，腰腹摇晃为内引，意念内气在腹部丹田运行；动作可配合呼吸，身体上提时吸气，身体前俯时呼气。

②用腰方肌等收缩来牵动大腿上提，按提髋、起腿、屈膝的先后顺序提腿。

两脚前移，横向间距稍宽于肩，随身体重心前移，全脚掌踏实，使震动感传至髋关节处，体现熊步的沉稳厚实。

（4）熊戏的动作功效：

①活动腰部关节和肌肉，可防止腰肌劳损及软组织损伤；腰腹转动，两掌划圆，引导内气运行，可加强脾胃的运化功能。运用腰腹的摇晃，对消化器官进行体内按摩，可防止消化不良、腹胀纳呆、便秘腹泻等症。

②身体左右晃动，意在两肋，调理肝脾；提髋行走，提高髋关节周围的肌肉力量，提高平衡能力，有助于防止老年的下肢无力、髋关节损伤、膝痛等症。

　5. 第四戏　猿　戏

猿，机智灵敏，生性好动，善于攀树、纵跳，不知疲惫。习练猿戏时，外练肢体的轻灵敏捷；内练精神的宁静。从而达到外动内静、动静结合的境界。

（1）第七式　猿提（图7－66，67）

①动作一：（接上式）两掌在体前，手指伸直分开，再屈腕撮拢捏紧成"猿钩"，速度稍快。②动作二：两掌上提至胸，两肩上耸，收腹提肛；同时，脚跟提起，头向左转；目随头动，目视身体左侧。注意耸肩、缩胸、屈肘、提腕一定要充分。③动作三：头转正，两肩下沉，松腹落肛，脚跟着地；"猿钩"变掌，掌心向下；目视前方。④动作四：两掌沿体前下按落于体侧；目视前方。⑤动作五至八：同动作一至四，唯头向右转。⑥动作一至八是一遍，共完成两遍。

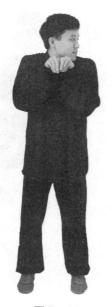
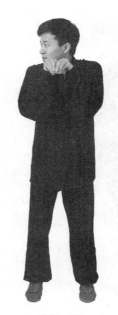

图7－66　　　　　　　　　　　　　图7－67

（2）第八式　猿摘（图7－68，69）

①动作一：左脚向左后方退步，脚尖点地，右腿屈膝；左臂屈肘，左掌成"猿钩"收至左腰侧；右掌向前方摆起，掌心向下。②动作二：左脚踏实，屈膝下蹲，重心转移到左脚，右脚收至左脚内侧，脚尖点地，成丁步；右掌向下经腹前向左上方划弧至头左侧；目随右掌动，再转头注视右前上方。③动作三：右掌内旋，掌心向下，沿体侧下按至左髋侧；目视右掌。右脚向右前方迈出一大步，左腿蹬伸；右腿伸直，左脚脚尖点地；右掌经体前向右上方划弧，举至右上侧后两掌变"猿钩"，左掌向前、向上伸举，屈腕撮钩，成采摘势；目视左掌。④动作四：重心后落，左掌由"猿钩"变为"握固"；右手变掌，落于体前，虎口朝前。左腿下蹲，右脚收至左脚内侧，脚尖点地，成右丁步；左臂屈肘收至

左耳旁，掌成托桃状；右掌经体前向左划弧至左肘下捧托；目视左掌。⑤动作五至八：同动作一至四，唯左右相反。⑥一左一右为一遍，重复两遍，完成最后一动后，左脚向左横开一步，两腿直立；同时，两手自然垂于体侧。两掌向身体侧前方45度举起，与胸同高，掌心向上；目视前方。屈肘关节，两掌内合下按，自然垂于体侧；目视前方。

（3）猿戏的动作要点：

①掌指撮拢变钩，速度稍快；按耸肩、收腹、提肛、脚跟离地、转头的顺序，上提重心；耸肩、缩胸、屈肘、提腕要充分；动作可配合提肛呼吸。两掌上提吸气时，稍用意提起会阴部；下按呼吸时，放下会阴部。

②眼要随上肢动作的变化左顾右盼，表现出猿猴眼神的灵敏；屈膝下蹲时，全身呈收缩状；蹬腿迈步，向上采摘，肢体要充分展开；采摘时变猿钩，手指撮拢快而敏捷；变握固后，成托桃状时，掌指要及时分开；动作以神似为主，重在体会其意境，不可太夸张。

（4）猿戏的动作功效：

猿钩的快速变化，意在增强神经—肌肉反应的灵敏性；两掌上提时，缩项、耸肩、团胸吸气，挤压胸腔和颈部血管；两掌下按时，伸颈、沉肩、松腹，扩大胸腔面积，可增强呼吸，按摩心脏，改善脑部供血；眼神的左顾右盼，有利于颈部运动，促进脑部的血液循环；提踵直立，可增强腿部力量，提高平衡能力。

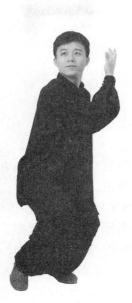

图 7 -68

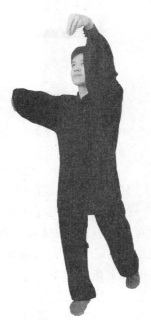

图 7 -69

6. 第五戏　鸟　戏

鸟戏取形于鹤。鹤，是轻盈安详的鸟类，人们往往寓意它的健康长寿。习练时要表现出悠然自得、昂然挺拔的神韵。两臂上提，伸颈运腰，真气上引；两臂下合，含胸松腹，气沉丹田。活跃周身经络，灵活四肢关节。

（1）第九式　鸟伸（图7-70，71）

①动作一：两腿微屈下蹲，两掌在腹前相叠。②动作二：两掌举至头上方，指尖向前；身体微前倾，提肩，缩项，挺胸，塌腰；目视前方。③动作三：两腿微屈下蹲；两掌相叠下按至腹前；目视两掌。④动作四：重心移至右腿，右腿蹬直，左腿伸直向后伸髋抬起；两掌分开成“鸟翅”，肩关节伸，摆向体侧后方；伸颈，挺胸，塌腰；目视前方。⑤动作五至八：与动作一至四相同，但左右相反。⑥动作一至八共重复两遍，完成最后一遍后，左脚下落，两脚开步站立，两手自然垂于体侧；目视前方。

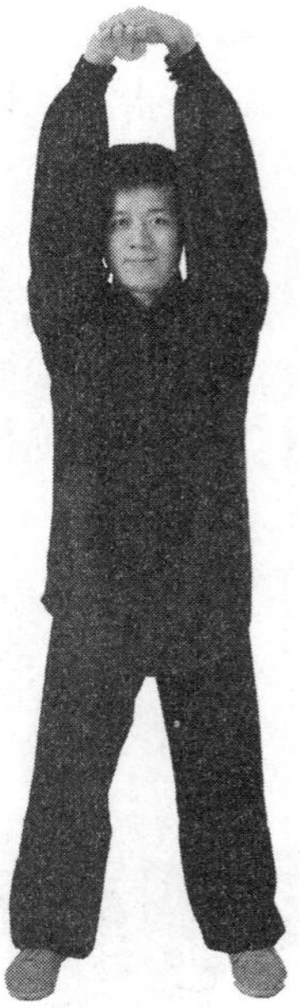
图7-70

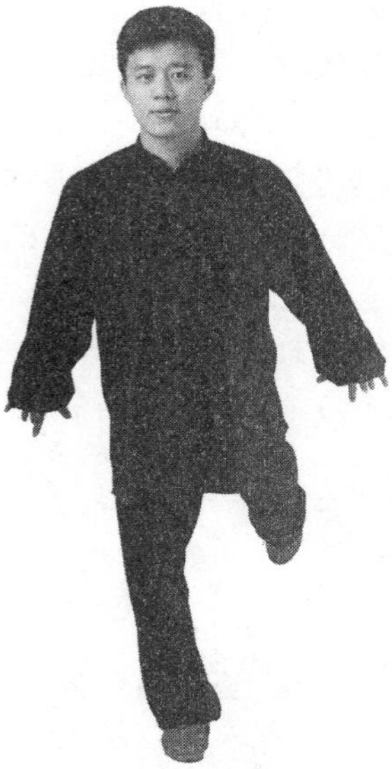
图7-71

（2）第十式　鸟飞（图7-72，73）

①动作一：接上式，两腿微屈，两手成鸟翅合抱于腹前，目视前下方；重心移至右腿，右脚伸直，左腿屈膝提起，小腿下垂，脚尖朝下；两掌成展翅状，在体侧平举向上，稍高于肩关节，掌心向下；目视前方。②动作二：左脚落至右脚旁，脚尖着地，两腿微屈；同时，两手下落，两掌合于腹前；目视前下方。③动作三：右脚伸直，左脚屈膝提起，小腿下垂；两掌举至头顶上方；目视前方。④动作四：左脚落至右脚旁，脚掌着地，两腿微屈；两掌合于腹前；目视前下方。⑤动作五至八：同动作一至四，唯左右相反。⑥动作一至八共重复两遍，完成最后一遍后，左脚下落，两脚开步站立，两手自然垂于体侧；目视前方。

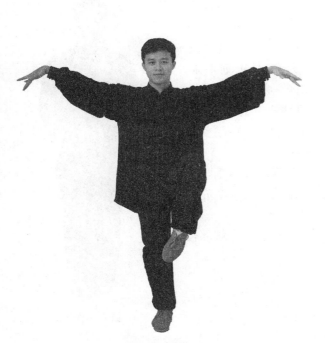

图7-72

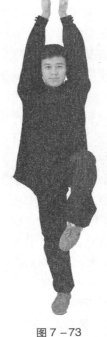

图7-73

（3）鸟戏的动作要点：

①注意动作的松紧变化，掌上举时，颈、肩、臀部紧缩；下落时，两腿微屈，颈、肩、臀部松沉。两臂后摆时，身体向上拔伸，并形成向后反弓状。两臂侧举，动作舒展，幅度要大，尽量展开胸部两侧；两臂下落内合，尽量挤压胸部两侧。

②手脚配合变化协调，同起同落。动作可配合呼吸，两掌上提时吸气，下落时呼气。

（4）鸟戏的动作功效：

①两掌上举吸气，扩大胸腔；两手下按，气沉丹田，呼出浊气，可增强肺的吐故纳新功能，增加肺活量，改善慢性支气管炎、肺气肿等病的病状。

②两掌上举，作用于大椎和尾闾，督脉得到牵动；两掌后摆，身体呈反弓状，任脉得到拉伸。这种紧松交替的练习方法，可增强疏通任、督两脉经气的作用；两臂上下运动可改变胸腔的容积，若配合呼吸运动可起到按摩心肺作用，增强血氧交换能力。

7. 收势　引气归元（图7-74）

（1）动作描述：

①动作一：两掌经体侧上举至头顶上方，掌心向下。②动作二：两掌指尖相对，沿体前缓慢下按至腹前；目视前方。③动作一、二重复两遍。④动作三：两手缓慢在体前划平弧，掌心相对，高于脐平；目视前方。⑤动作四：两手在腹前合拢，虎口交叉，叠掌；眼微闭静养，调匀呼吸，意守丹田。⑥动作五：数分钟后，两眼慢慢睁开，两手合掌，在胸前搓擦至热。⑦动作六：掌贴面部，上、下擦摩，浴面3～5遍。⑧动作七：两掌向后沿头顶、耳后、胸前下落，自然垂于体侧；目视前方⑨动作八：左脚提起向右脚并拢，前脚掌先着地，随之全脚踏实，恢复成预备势；目视前方。

（2）收势的动作要点：两掌由上向下按时，身体各部位要随之放松，直达脚底涌泉穴。两掌腹前划平弧动作，衔接要自然、圆活，有向前收拢之势，已将气息合抱引入丹田。

（3）收势的动作功效：引气归元就是使气息逐渐平和，意将练功时所得体内、外之气，导引归入丹田，起到和气血、通经脉、理脏腑的功效；通过搓手、浴面，恢复常态，收功。

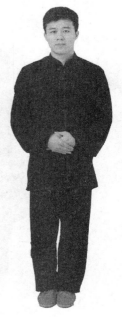

图7-74

三、易筋经

（一）什么是易筋经

1. 易筋经的源流和发展

（1）易，意为改变、脱换；筋，意为筋脉、肌肉；经，意为指南、方法。易筋经即为改变筋骨质量的一种方法指南。习练易筋经不仅能够改变筋骨肌肉的形态，还能够修身养性，抵御病邪。这种功法需要将意、气、形相结合，来达到最佳的锻炼效果。

（2）关于易筋经的起源有很多说法，一种认为其源于原始社会的"巫术"，至唐宋年间被一位僧侣改编，明代开始流传；另一种认为易筋经源于"五禽戏"和"八段锦"。易筋经历史悠久，凭借其对身体功能改善的强大功效，现在正在被更多的人习练。

2. 易筋经的功效

（1）长期习练易筋经可以使身心愉悦、身体强壮、益寿延年，调节机体功能。易筋经适合各年龄段的人群习练，儿童习练可以促进身体的生长发育；青年人习练可强壮身体，增加气力；中年人习练可调节情绪，缓解疲劳；老年人习练可改善体质，增强免疫力，延年益寿。

（2）易筋经可以强健筋骨。可以拉长肌肉、韧带、肌腱，使身体活动更加灵活；增强肌肉的力量，使身体强壮。

（3）易筋经可以缓解心理压力。由于习练易筋经要求身心要放松，意念清净专注，排除杂念，所以易筋经具有缓解心理压力的作用，使人在习练后心情愉悦，情绪放松，精力充沛。

（4）易筋经可以平衡阴阳，调节气血。习练易筋经沿着中医经络行气，调节气血的运行，使关窍通利，达到阴阳平衡，达到强身健体的锻炼效果。

（二）　易筋经的习练要领

习练易筋经要求心静体松，刚柔相济，身体和意念放松，适度用力，动作不可僵硬。在做动作时要求四肢、关节躯干尽量屈伸与扭转，以达到身体全方位的，多角度活动锻炼的目的。

（三）　基本动作讲解

1. 基本手型（图7-75～79）

（1）握固——拇指指尖抵在无名指根处，其余四指屈拢握住拇指成握拳状。
（2）柳叶掌——五指自然伸直并拢。
（3）荷叶掌——五指自然伸直张开。
（4）龙爪——五指伸直分开，拇指与小指相聚拢，食指与无名指相聚拢。
（5）虎爪——五指分开，一二指节屈曲，掌指关节伸展。

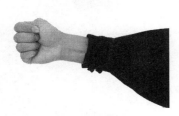

图7-75　握固

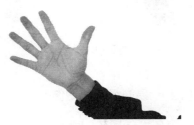

图7-76　柳叶掌

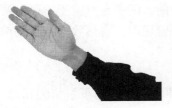

图7-77　荷叶掌

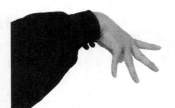

图7-78　龙爪

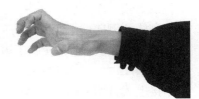

图7-79　虎爪

2. 基本步型（图7-80~82）

（1）马步—两腿分开，脚尖向前，间距为2~3倍的脚长，两腿屈曲半蹲，大腿略高于水平。

（2）弓步—身体直立，一腿向前跨出一大步，大腿与地面接近平行，膝不超过脚尖，脚尖内扣；后腿自然蹬伸，全脚掌着地，脚尖微内扣。

（3）丁步—双脚分开间距10~20厘米，两腿屈膝下蹲，前脚脚跟提起，脚尖虚点于另一脚内侧，如果左脚跟提起则为左虚步，反之为右虚步。

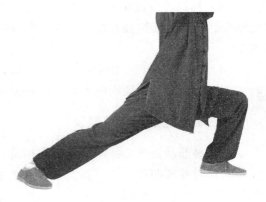

图7-80　马步

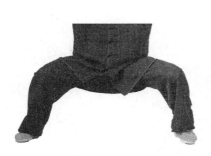

图7-81　弓步

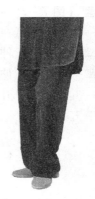

图7-82　丁步

（四）易筋经全套动作

1. 预备式（图7-83）

双脚并拢，身体直立，全身放松，双手自然下垂于体侧，五指并拢，下颌微收，百会虚领，头颈正直，目视前方。

2. 第一式　韦驮献杵第一势（图7-84）

接上式，左脚向左开半步，两脚平行，与肩同宽，两膝微曲，两手自然垂于体侧。两臂由身体两侧向前平举，与肩向平，掌心相对，指尖向前。两臂屈肘，自然收回，在胸前合掌，指尖上斜30°，使腋下虚空，目视前下方，稍作停顿。

3. 第二式　韦驮献杵第二势（图7-85）

接上式，两肘慢慢向两侧展开抬起，两掌根分开，两掌伸平，掌心向下，指尖相对。双手分开向前伸展平举，双臂平行，与肩同宽。两臂水平向左右分开至平举。五指成柳叶掌，坐腕立掌，足趾抓地，目视前下方。

4. 第三式　韦陀献杵第三势（图7－86）

接上式，松腕，两臂向前划弧至前平举，两臂向内屈曲，双手自然回收至胸前平屈，掌与胸间一拳间距。双掌内旋向上翻掌于耳垂下，肘关节外展，双掌沿耳外侧向上推，双手间距与肩同宽。随着双手高度的上升重心前移至前脚掌，缓慢提踵。两掌托至头顶，展肩伸肘，全身用力伸展，下颌微收，舌抵上腭，稍作停顿。

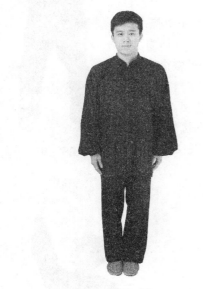

图7－83

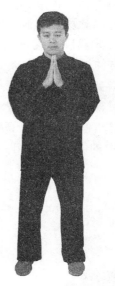

图7－84

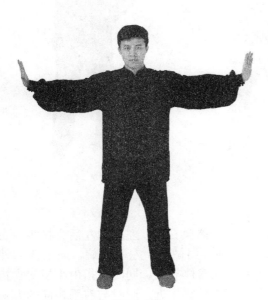

图7－85

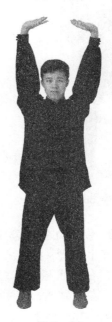

图7－86

5. 第四式　摘星换斗势（图7-87~90）

①左摘星换斗势，接上式，双手握拳缓缓由两侧落下，拳心向下，两臂落于侧上方，脚跟同时缓缓落下。双拳慢慢展开成掌，指尖分别指向左右两侧斜上方，目视前下方。②身体向左转，双膝微屈曲，腰向左转，右臂经体前沿对角线向左下方下摆至左髋外侧；左臂经左髋后下摆至体后，左手背轻贴在后腰上，头向左下转，目视右掌；同时双腿缓缓屈膝，腰带动肩，肩带动臂，臂带动腕，身体充分扭转。③双膝缓缓伸直，身体向回扭转至正向，身体直立，右手向右上方伸展，摆至右额上方，松腕，肘、腕、手指微微弯曲，掌心向下，指尖向左，左手保持，稍作停顿，右臂上摆时，目视右手，定势时目视右掌心，腰带动肩，肩带动臂，臂带动腕。静立片刻，左右手自然伸展，平举于左右。④"右摘星换斗势"与"左摘星换斗势"中的②③动作相同，方向相反。②③动作左右各重复3遍。

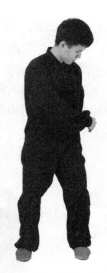

图7-87

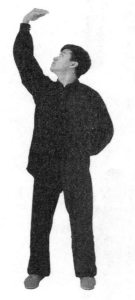

图7-88

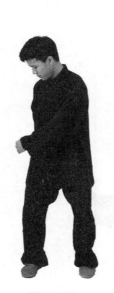

图7-89

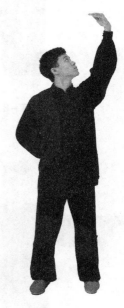

图7-90

6. 第五式　倒拽九牛尾势（图7-91~94）

①右倒拽九牛尾势，接上式，左右手缓慢落下，上体微右转，左脚向左后方撤步，右脚跟向内转动，右腿屈膝成右弓步，右手外旋于体前，肘微曲，左手内旋，向下向后伸展。重心后移，左腿微屈，右手继续外旋并屈肘收臂向身体靠近，同时手指由小指向食指依次弯曲成握固，拳心向上；左手继续内旋屈肘收臂向后腰靠近，同时与右手相同的方式握固，拳心向上；腰向右转，腰带动肩，肩带动臂，臂带动腕依次充分扭转，目视右拳。②重心渐渐前移，右腿屈膝，成右弓步，腰稍向左转，腰带动肩，肩带动臂，臂带动腕依

次相反相扭转回原位。重心前移至右腿，收回左腿，两脚与肩同宽，脚尖向前，两臂自然伸展向侧向平举，目视前方。③"左倒拽九牛尾势"与"右倒拽九牛尾势"动作相同，方向相反。上述动作重复3遍。

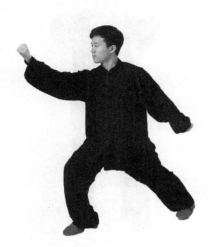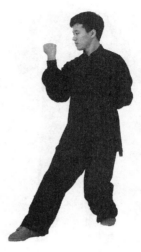

图7－91　　　　　　　　　　　　　图7－92

7. 第六式　出爪亮翅势（图7－95，96）

接上式，双臂向外翻转，掌心向前，双臂向前环抱于胸前，同时双臂内旋，间距小于胸宽，双手掌心相对，指尖向上。肩膀向后展开，充分扩展胸部，双手沿胸壁在肩臂的带动下收至腋前部，双手立掌向前推出，双臂平行，与肩同宽，由掌心相对逐渐变为掌心向前，推至前方时，五指分开，柳叶掌变为荷叶掌，指尖向上，逐渐用力，随着双掌推出逐渐瞪目。肩、肘、腕放松，将手臂收回至胸前。该动作重复3遍。

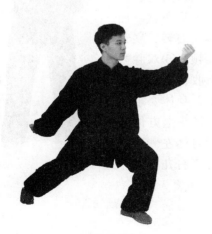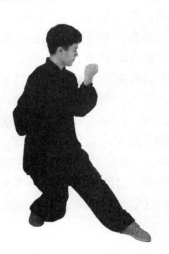

图7－93　　　　　　　　　　　　　图7－94

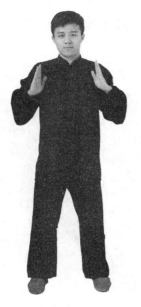
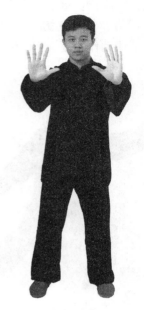

图 7 - 95　　　　　　　　　　　图 7 - 96

8. 第七式　九鬼拔马刀势（图 7 - 97 ~ 100）

①右九鬼拔马刀势，接上式，上体右转，同时左手内旋于胸前，左肘抬起，掌心向上，右手外旋降于左手下方，掌心向上，两掌掌心相对。双手分开，左手经胸前向右上方伸展，右手经右腋下穿过，在后腰处向左后方伸出，掌心向外。②打开身体，上体向左转动，带动双臂反向划弧摆动，左手向左下摆动，右手向左上摆动，右手摆至左额前时，屈肘绕头部半周，前臂在头后，中指按压耳廓，掌根贴于枕后；左手经身体左侧向体后下摆，屈肘，手背贴在脊柱上，掌心向后，指尖向上。身体向右转，展臂扩胸，两肘外撑，尽量扭转，目视右上方，稍作停顿。③双膝微曲，向左转体，向下蜷曲，胸廓内收，右臂向左下收，带动头部向左下转动，目视右脚跟；左手沿脊柱尽量向上推，身体要求充分的扭转，稍作停顿。双膝伸直，身体转正，右手经头上方伸展下落于身体右侧，左手经身体左侧向外伸展上举于身体左侧，双手成侧平举，目视前下方。④"左九鬼拔刀势"与"右九鬼拔刀势"中的②③动作相同，方向相反。②③动作左右各重复 3 遍。

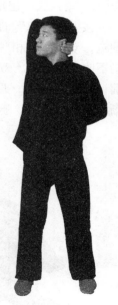

图 7 - 97

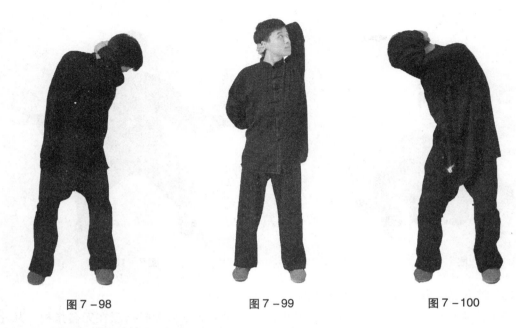

图 7 – 98　　　　　　　　图 7 – 99　　　　　　　　图 7 – 100

9. 第八式　三盘落地势（图 7 – 101 ～ 103）

①接上式，重心右移，左脚向左侧开半步，两脚与肩同宽，脚尖向前，两臂平举与肩同高，掌心向下，目视前下方。缓缓屈膝下蹲，同时沉肩垂肘，双掌逐渐用力，于体侧下按，两肘微曲，与髋关节同高，掌心向下，指尖指向外侧，目视前下方。下按时口发"嗨"音，感觉声音是被气顶出，音尽时舌尖抵在上下牙指尖。②下蹲至手与胯同高时，双掌向上翻转，掌心向上，双臂向上托举至与肩同高，两掌如托千斤，双膝渐渐伸直，慢慢起身，身体直立，目视前方。③共做 3 遍，第 1 遍微蹲，第 2 遍半蹲，第 3 遍全蹲。

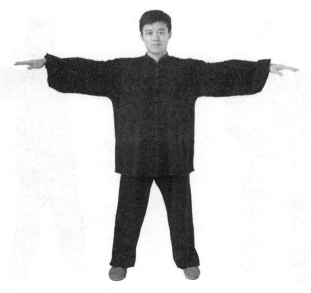

图 7 – 101

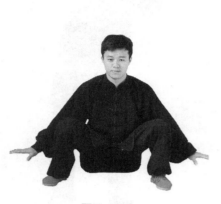

图 7 – 102

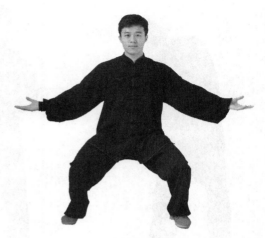

图 7 – 103

10. 第九式　青龙探爪势（先）（图 7 – 104~107）

①左青龙探爪势，接上式，左脚收半步，与肩同宽，先将大拇指点在无名指根，从小指起依次屈指双手握固，拳心向上，收于肋间。②右臂伸直，向右外上方抬起，同时由拳变掌，掌心向上，目随手动。至肩同高时松腕屈肘，掌变龙爪，经面前向左侧水平伸出，同时身体随着左转 90°，目视龙爪所指的方向。③右手向内收回至身体左侧，沿身体左侧下按至左脚外侧，掌心向下按至左脚外侧。躯干由左前屈转至右前屈，并带动右手经左膝或左脚前化弧至右膝或右脚外侧，膝不能打弯，依次屈指成握固，身体慢慢直立，右手变拳收于右肋间，拳心向上，始终目随手动。④"右青龙探爪势"与"左青龙探爪势"中②③动作相同，方向相反，②③左右动作各重复 3 遍。

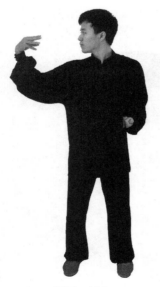

图 7 – 104

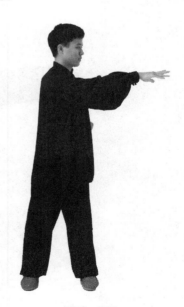

图 7 – 105

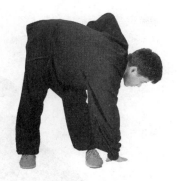

图 7 - 106

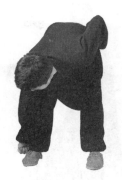

图 7 - 107

11. 第十式　卧虎扑食势（图 7 - 108 ~ 111）

①左卧虎扑食势，接上式，右脚内扣 45°，左脚收于右脚内侧，成左丁字步。②同时身体左转 90°，两手握固于两侧肋下，目随转体视左下方。左脚向前迈出一大步，成左弓步，右腿蹬直成左弓步状；同时两拳上提至肩下部，跨脚同时，身体左转 90°，两拳向前上方提至胸前，双拳内旋，由拳变为"虎爪"，手指绷紧，自下向上、向前扑按，如虎扑食，目视前方。由躯干涌动向前，自腰部至胸部逐节地前后环转屈伸，传递力量至双臂，带动双臂向下、向后、向上、向前充满弹性地环转一圈。③上体下俯，右腿屈曲，十指指腹下按着地，脚趾着地，前脚跟提起，腰向下塌，胸向上挺起，头向上仰，向上瞪目，稍作停顿。起身，重心后移，左腿收至右脚内侧，左脚尖内扣落地踏实，重心左移，右脚抬起，脚尖在左脚内侧点地，成右丁步。④"右卧虎扑食势"与"左卧虎扑食势"中的②③动作相同，方向相反，②③左右动作各重复 3 遍。

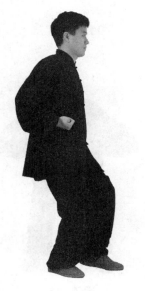

图 7 - 108

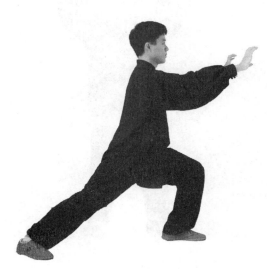

图 7 - 109

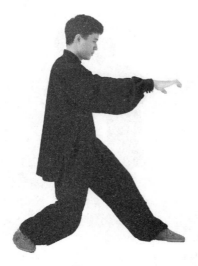

图 7-110

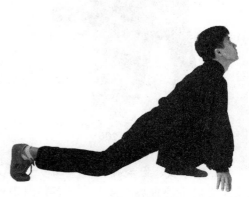

图 7-111

12. 第十一式 打躬势 (7-112~115)

①接上式，双腿开立，双手变掌，两臂外展侧平举，掌心向前，目视前方。双肘屈曲，双手掌掩住双耳，十指按在枕部，双手指尖相对，两手用食指弹拨中指敲打枕部7次，即"鸣天鼓"，目视前下方。②双手带动头向下屈曲，从头部、颈椎、胸椎、腰椎、骶椎逐节缓慢向下蜷曲牵引，两膝伸直，目视脚尖，至底端后稍作停顿。再反向由骶椎、腰椎、胸椎、颈椎、头部依此伸展，身体直立，两手掌保持掩耳，四指置于枕部后，指尖相对，目视前下方。③动作②重复3遍，逐渐加大躬伸的幅度。

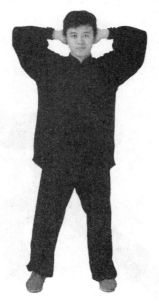

图 7-112

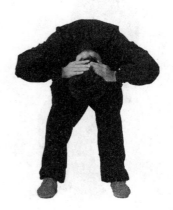

图 7-113

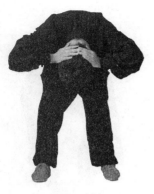

图 7 - 114

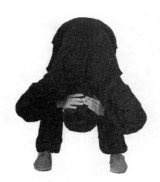

图 7 - 115

13. 第十二式 掉尾势（图 7 - 116 ~ 119）

①接上式，起身直立，两手猛然拔离双耳，双臂自然前伸，双手交叉相握，掌心向内，屈肘，双手向外翻转，双掌外撑，再屈肘将交叉的双掌收于胸前，转掌心向下，缓缓下按，目视前方。②手至底端时，头向左侧转动，同时尾闾向左前扭动，目视尾闾，即使不能看到，也要意想看尾闾。两手交叉不动，头转向前，目视前方。头向右后转，同时尾闾向右前扭动，目视尾闾。两手交叉不动，放松还原至体前屈。③动作②重复三遍。

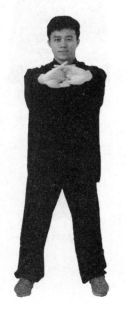

图 7 - 116

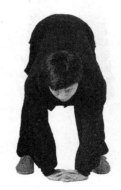

图 7 - 117

14. 收势（图 7 - 120 ~ 121）

两手分开，两臂外旋，同时上体直立，两臂经体侧向上举起成侧上举，掌心向上。松肩，肘向内屈曲，两掌经体前侧向下按至腹部，两臂放松还原，自然垂于体侧，重心右移，左腿收回并拢，舌顶上腭，目视前方。

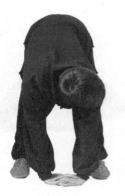

图 7 – 118

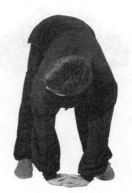

图 7 – 119

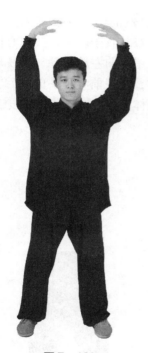

图 7 – 120

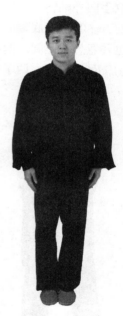

图 7 – 121

第三节　二十四式太极拳

一、概　述

（一）二十四式太极拳立身中正的要点

头正劲直，下颌微收，沉肩垂肘，含胸拔背，松腰敛臀。

（二）二十四式太极拳的基本动作

1. 基本手型

①拳—五指蜷曲，拇指压于食指、中指第二指节上。握拳不可太紧，拳面要平（图7－122）。②勾—五指第一指节自然捏拢，屈腕（图7－123）。③掌—五指自然舒展，掌心略含，虎口呈弧形（图7－124）。

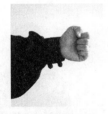

图7－122　拳

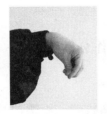

图7－123　勾

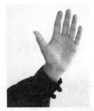

图7－124　掌

2. 基本步型

①开立步—两脚平行站立，距离与肩同宽，脚尖向前，两腿微屈，不要用力（图7－125）。②虚步—双脚前后分开，重心落于后腿，后腿屈蹲，大腿斜向地面，膝关节尽量不超过足尖全脚着地，脚尖外展45°；前腿微屈，足前掌或足尖点地，左腿在前为左虚步，右腿在前为右虚步（图7－126）。③独立步—单腿自然直立，不可太直，另一腿屈膝提起，小腿下垂，大腿高于水平，脚尖自然下垂（图7－127）。④弓步—两腿前后分开，前腿全脚着地，屈膝前弓，膝不超脚尖；后腿蹬伸，微屈不可完全伸直，全脚着地，脚尖外撇，两个脚横向距离约本人一脚宽度（图7－128）。⑤仆步—腿全蹲，膝与脚尖稍外撇；另一腿自然伸直平铺接近地面，脚尖内扣，全脚掌着地（图7－129）。⑥丁步—单腿微屈支撑体重，另一脚跟提起，脚尖点地于对侧脚内侧（图7－130）。

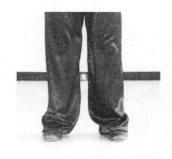

图 7 - 125　开立步

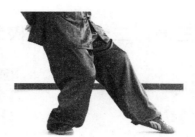

图 7 - 126　虚步

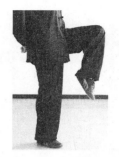

图 7 - 127　独立步

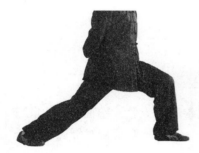

图 7 - 128　弓步

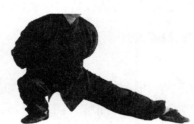

图 7 - 129　仆步

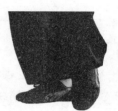

图 7 - 130　丁步

二、二十四式太极拳套路动作分解

1. 预备式（图 7 - 131）

身体自然直立，虚领顶劲，含胸拔背，松腰敛臀，两脚并拢，脚尖向前，两臂垂于体侧，全身放松，排除杂念，精神集中，两眼平视，神情自若。

2. 起　势

重心右移，左脚缓缓抬起，向左侧开立半步，与肩同宽，两脚平行，脚尖向前（图 7 - 132）。两臂缓慢自下而上向前方抬起至与肩同高，掌心向下，间距与肩同宽，自然伸直（图 7 - 133）。随即双臂自然下落，掌心下按，同时双腿缓缓屈膝下蹲（图 7 - 134）。动作过程中要求上体中正直立，沉肩垂肘，屈膝松胯，身体重心落于两腿中间，上下肢协调运动，动作不可僵硬或松垮。

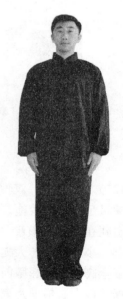

图 7 - 131

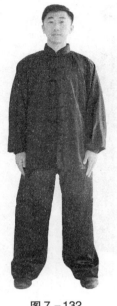

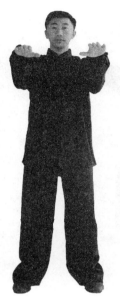

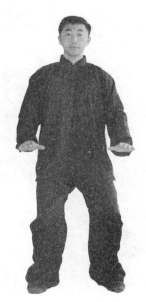

图 7 – 132   图 7 – 133   图 7 – 134

3. 左右野马分鬃

（1）左野马分鬃：①上体微向右转，重心移至右脚上，左脚收于右脚内侧呈丁步姿势，左手向右下划弧于腹前，右手向左上划弧于胸前，两手心相对成抱球状，目视右手（图 7 – 135）。②上体左转，左脚向左前方迈出，脚跟着地，后腿自然蹬伸，成左弓步，左右手随着转体分别向左上右下分开，左手高与眼平，手心斜向上，右手按于右胯旁，指尖向前，目视左手（图 7 – 136）。

（2）右野马分鬃：①上体稍向后坐，右腿微曲支撑身体重量，左脚尖翘起外展45°，重心前移至左腿，上体左转，随即右腿跟至左脚内侧，脚尖点地，同时左手内旋向左划弧于胸前，右手向左下划弧于腹前，两手掌心相对成抱球状，目视左手（图 7 – 137）。②上体稍右转，右脚向右前方迈出，重心前移，左脚自然蹬伸，成右弓步，右手高与眼平，手心斜向上，左手按于左胯，指尖向前，目视右手（图 7 – 138）。

（3）左野马分鬃：动作同前（1），不再重复（图 7 – 139）。

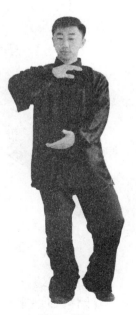

图 7 – 135

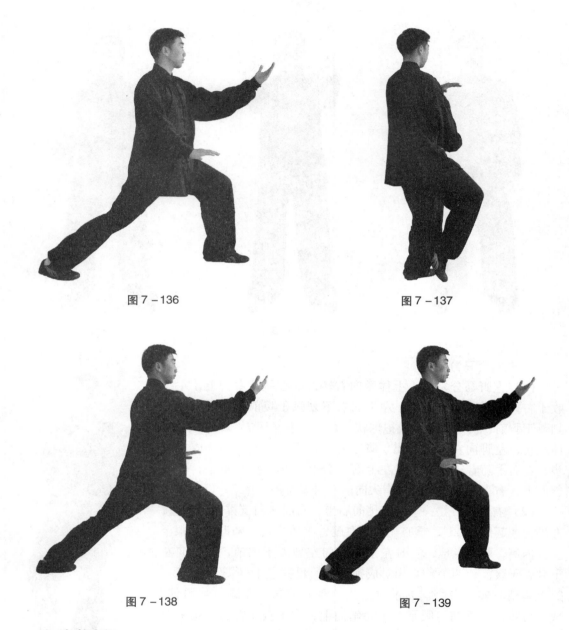

图 7 - 136　　　　　　　　　　　图 7 - 137

图 7 - 138　　　　　　　　　　　图 7 - 139

4. 白鹤亮翅

①上体微向左转，重心向前移，带动右脚向前跟半步，同时左手内旋，右手外旋同时向前下划弧，两手心相对成抱球状，目视左手（图 7 - 140）。②身体向右转动，同时右脚踏实，重心落于右脚，右手经面前弧形上摆至右额前上方，指尖向上，掌心斜对太阳穴，左脚跟抬起，脚尖点地于右脚内侧，目视右手（图 7 - 141）。③上体左转，左脚向前迈出，脚尖在前方点地，同时左手向左下划弧并按于左胯前，掌心向下，指尖向前（图 7 - 142）。

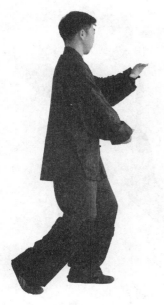

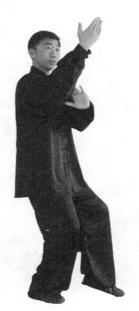

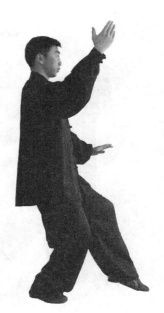

图 7 – 140 图 7 – 141 图 7 – 142

5. 左右搂膝拗步

（1）左搂膝坳步

①上体微左转，左脚收回至右脚内侧，脚尖点地，同时右手经面前向下缓落，掌心向内，随即身体略右转，右手向下向后方划弧至右肩外，屈臂，沉肩垂肘，手与耳同高，手心向上；身体右转同时，左手由左侧摆起，经面前向右上方划弧至右肩前，掌心向下，目视右手（图 7 – 143）。②上体左转，左脚向左前迈出，同时左手自然下落至腹前，右手屈臂至耳侧（图 7 – 144）；③右腿蹬伸，重心前移，成左弓步，右手由耳侧向前推出，指尖高度与鼻尖相平；左手自腹前过左膝搂过落于左胯旁，指尖向前，目视右手（图 7 – 145）。

（2）右搂膝坳步

①上体后坐，右腿屈膝，重心慢移至右腿后，左脚尖外摆，重心前移，右腿向前跟步，脚尖点地于左腿内侧呈丁步姿势，同时，左手臂翻掌外旋，向上向后方划弧至左肩外，掌心向上，与左耳同高；右手经面前向左向后上方划弧于左肩侧，掌心向下目视左手（图 7 – 146）。②上体右转，右脚向前迈出，左手屈臂至耳侧，右手自然下落至腹前（图 7 – 147）。③左腿蹬伸，重心前移成右弓步，同时，左掌由耳侧向前推出，指尖高度与鼻尖相平；右手自腹前过右膝搂过落于右胯旁，指尖向前，目视左手（图 7 – 148）。

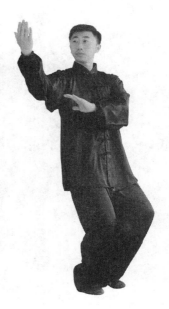

图 7 – 143

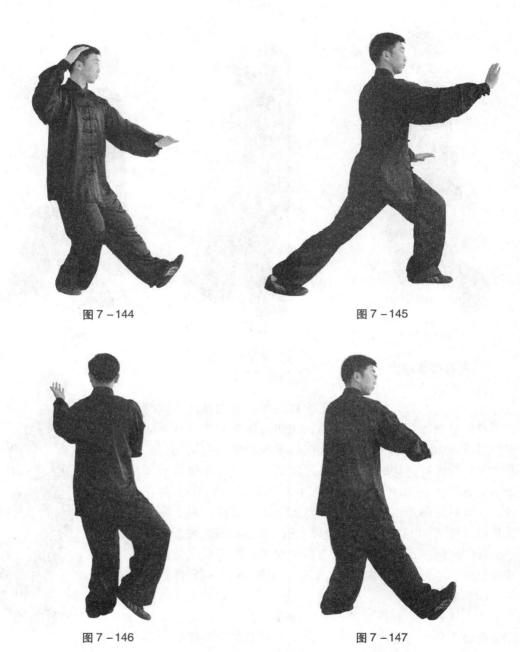

图 7 - 144   图 7 - 145

图 7 - 146   图 7 - 147

（3）左搂膝拗步：与"右搂膝拗步"动作相同，方向相反（图 7 - 149）。

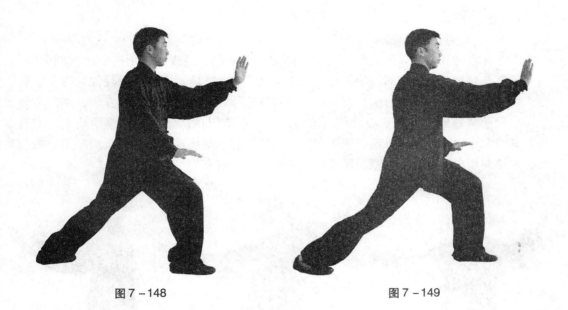

图 7 –148   图 7 –149

6. 手挥琵琶

重心移至左腿，右腿向前跟半步，随即重心后移，右脚踏实呈外展45°姿势，身体后坐于右脚上，同时，右手顺时针向上向右弧形摆动（图 7 – 150）；接上动，左脚提起向前迈出，以左脚跟虚点地，同时左臂屈曲，左手自下向上挑起，与鼻尖向平，掌心向右，右手屈臂手于左肘内侧，掌心向左，目视左手（图 7 – 151）。

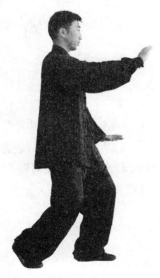

图 7 –150

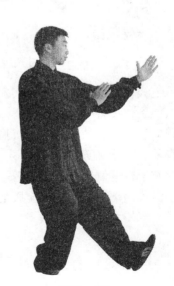

图 7 – 151

7. 左右倒卷肱

（1）右倒卷肱

①上体右转，右手臂外旋掌心向上，同时自然下落，经腹前由下向后上方画弧平举，与头同高，目视右手，同时左手外旋掌心向上（图7-152）。②左脚轻轻提起收于右脚内侧，右臂屈肘，右手收于耳侧，沉肩垂肘，目视左手（图7-153）。③左脚向斜后方迈出一步，脚前掌着地，逐渐重心后移，落地踏实，右脚以前脚掌为轴将脚掌转正，成右虚步，同时右手自耳侧向前推出，双手交错相对后，右手继续前推，做到沉肩坠肘，腕与肩平，左手向后向下成弧线后收至腹前，掌心向上，眼看右手（图7-154）。

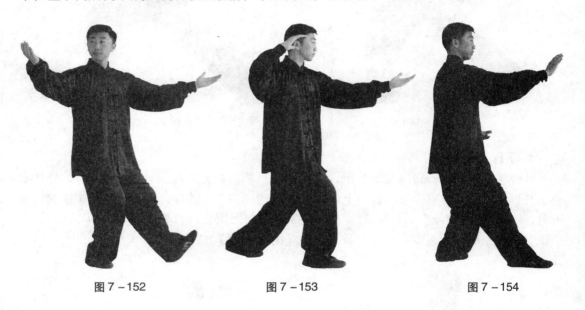

图7-152   图7-153   图7-154

（2）左倒卷肱

①承上式，上体左转，左手向左后方划弧举起，与头同高，掌心向上，目视左手；右手腕自然伸展，手臂外旋掌心向上（图7-155）。②重心左移，右脚轻轻提起收于左脚内侧，左臂屈肘，左手收于耳侧，沉肩垂肘，目视右手（图7-156）。③右脚向斜后方迈出一步，脚前掌着地，逐渐重心后移，落地踏实，左脚以前脚掌为轴将脚掌转正，成左虚步，同时左手自耳侧向前推出，双手交错相对后，左手继续前推，要求沉肩坠肘，腕与肩平，右手向后向下成弧线后收至腹前，眼看左手（图7-157）。

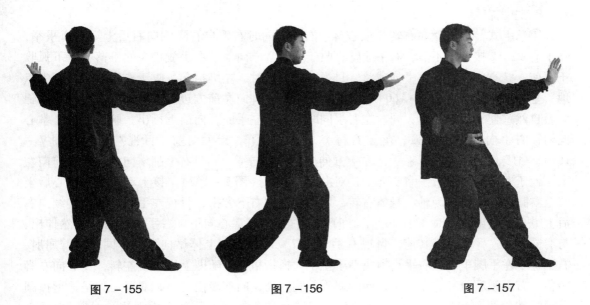

图 7 – 155   图 7 – 156   图 7 – 157

（3）右倒卷肱：动作与第一次"右倒卷肱"相同（图 7 – 158）。

（4）左倒卷肱：动作与第一次"左倒卷肱"相同（图 7 – 159）。

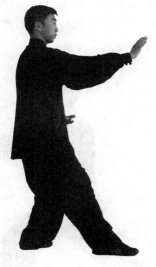

图 7 – 158

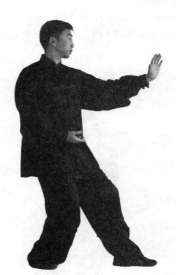

图 7 – 159

8. 左揽雀尾

①承上式，上体微向右转，重心落于右腿，同时右手自右腰侧向右后上方划弧平举，高于肩平。②接上动不停，右手曲臂，收于胸前掌心向下，右手放松自然下落，延下弧收于腹前，掌心向上，双臂呈抱球状，目视右手。同时，左脚抬起，收于右脚内侧，脚尖点地，呈左丁步姿势（图 7－160）。③上体左转，左脚向左前方迈出，随即重心前移，右腿向后自然蹬伸，成左弓步，同时左右手同时分开，左手曲臂向前上掤出，腕与肩平，掌心向内；右手向右下方划弧，落于右胯旁，掌心向下，指尖向前，目视左前臂（图 7－161）。④身体微向左转，左手向左上方伸出，翻掌向下，同时右手翻掌向上，经腹前向左上方伸于左前臂下，右手掌心向上正对左肘尖位置（图 7－162），接上动不停，重心后坐移至右腿，同时以腰为轴，身体右转，双手一同向右下方将，目视左手，经腹前继续向右后上方自然摆出，此时左手外旋掌心向上，右手内旋掌心向下，右手向右后方自然伸出，与肩同高，左臂平屈于胸前，目视右手（图 7－163）。⑤上体微向左转，同时右臂屈肘，右手置于左手腕里侧，右手小拇指贴于左手大拇指指根，随即上体继续左转，重心向左脚转移，右脚跟后蹬，成左弓步，同时双手与胸同高，向前慢慢挤出，双臂与胸呈弧形撑圆目视腕部（图 7－164）。⑥接上动不停，双臂自然前伸（右手经左手上侧），同时双臂内旋掌心向下，随即双臂左右分开与肩同宽，高于肩平（图 7－165）；随即，上体后坐，重心后移，右腿屈腿座胯，左脚尖翘起，同时双臂屈肘回引下按，收于双肋（图 7－166）；承上动，右腿蹬伸，重心前移成左弓步，同时双手延左右外弧线向斜上方按出，双手与肩同高，双手间距与脸同宽，注意手臂不可完全伸直，做到沉肩坠肘，目视前方（图 7－167）。

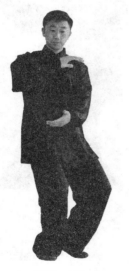

图 7－160

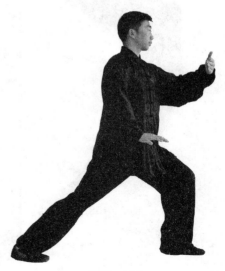

图 7－161

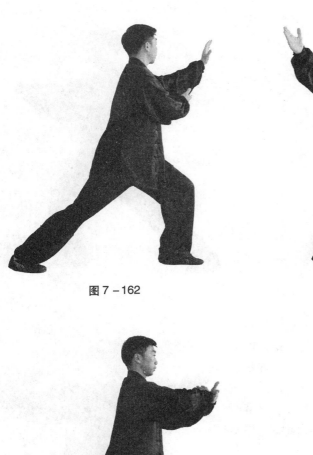

图 7 - 162

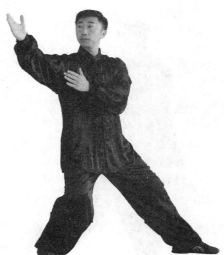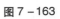

图 7 - 163

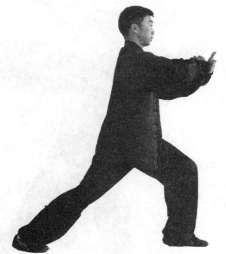

图 7 - 164

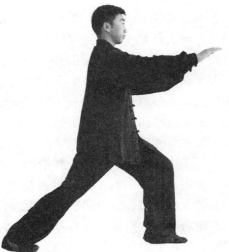

图 7 - 165

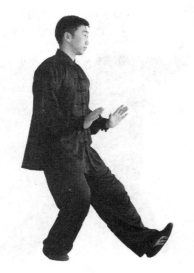

图 7 – 166

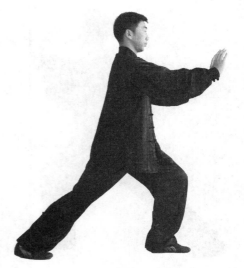

图 7 – 167

9. 右揽雀尾

①承上式，上体后坐，重心移至右腿，左脚尖内扣，向右转体 90°，同时左手不动，右手经面前向右水平弧形摆动，指尖高与眉齐，目视右手，摆至双臂与胸的夹角略小于 180°时，双掌心斜向外侧，高与肩平（图 7 – 168）；随即，重心左移，左手自然曲臂，收于胸前，掌心向下，右手向下划弧曲臂，收于腹前，掌心向上，与左手相对，双手成抱球状；同时右脚抬起，收于左脚内侧，脚尖点地，呈右丁步，目视左手（图 7 – 169）。②上体右转，右脚向右前方迈出，重心前移，左腿向后自然蹬伸，成右弓步，同时左右手同时分开，右手曲臂向前上掤出，腕与肩平，掌心向内，手臂与胸腔呈圆弧形；左手向左下方划弧，落于左胯旁，掌心向下，指尖向前，目视右

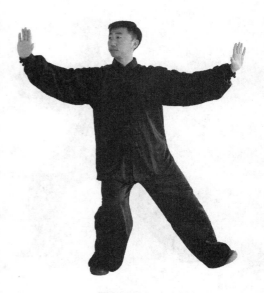

图 7 – 168

前臂（图 7 – 170）。③身体微向右转，右手向右上方伸出，翻掌向下，同时左手翻掌向上，经腹前向右上方伸于右前臂下，左手掌心向上正对右肘尖位置（图 7 – 171），接上动不停，重心后坐移至左腿，同时以腰为轴，身体左转，双手一同向左下方将，目视右手，经腹前继续向左后上方自然摆出，此时右手外旋掌心向上，左手内旋掌心向下，左手向左后方自然伸出，与肩同高，右臂平屈于胸前，目视左手（图 7 – 172）。④上体微向右转，同时左臂屈肘，左手置于右手腕里侧，左手小拇指贴于右手大拇指指根，上体继续右转，重心向右脚转移，左脚跟后蹬，成右弓步，双手向前慢慢挤出，双臂与胸呈弧形撑圆，目

视手腕部（图7－173）。⑤接上动不停，双臂自然前伸（左手经右手上侧），同时双臂内旋掌心向下，随即双臂左右分开与肩同宽，高于肩平（图7－174），随即，上体后坐，重心后移，左腿屈腿座跨，右脚尖翘起，同时双臂屈肘回引下按，双手收于双肋前（图7－175）；承上动，左腿蹬伸，同时重心前移成右弓步，双手延左右外弧线，向斜上方按出，双手间距与脸同宽，注意手臂不可完全伸直，做到沉肩坠肘，目视前方（图7－176）。

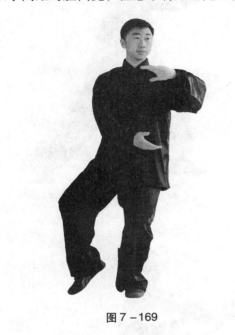

图7－169

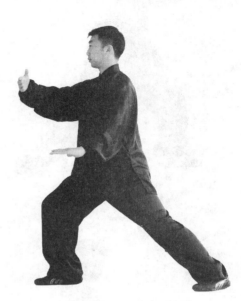

图7－170

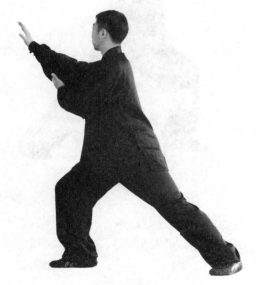

图7－171

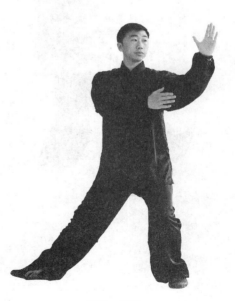

图7－172

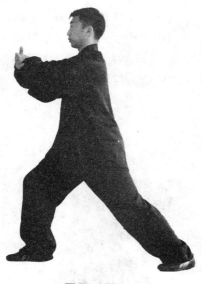

图 7 –173

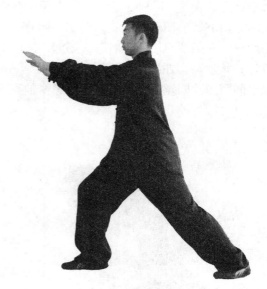

图 7 –174

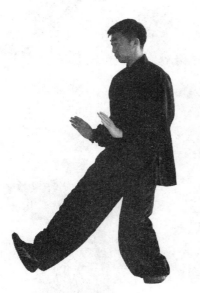

图 7 –175

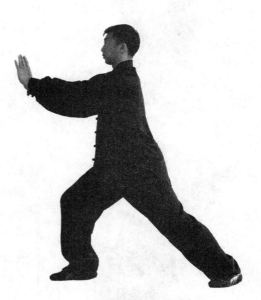

图 7 –176

10. 单　鞭

①承上式，上体后坐，重心后移，同时上体左转，右脚内扣90°，左手掌心向外，延上弧线向左划弧，高与眉齐，右手向左下方划弧成掌心向内，目视左手（图7－177）。②重心右移，左脚内收于右脚内侧，脚尖点地，同时右手从下向上再向右上方划弧，手心翻转向外，由掌变为勾手；左手下落，经腹前向右上划过至右前臂内侧，掌心向内，目视左手（图7－178）。③上体左转，左脚向左前方迈出，先脚跟着地至全脚掌踏实，重心前移成左弓步，左手自胸前翻转向左侧推出，掌心向前，指尖与眼相平，左臂微屈，目视左手（图7－179）。

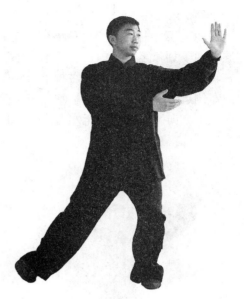

图 7 –177

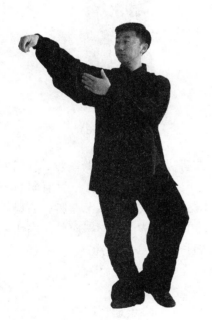

图 7 –178

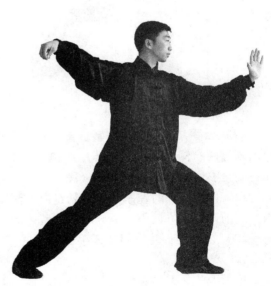

图 7 –179

11. 云 手

（1）云手一：①身体微右转，重心向右腿移动，左脚内扣90°，同时左手掌心向内经腹前向下划弧至右肩前；右手由勾手变掌，掌心斜向外，目视右手（图7－180）。②上体左转，重心左移至左脚，右脚抬起收靠近左脚内侧，双脚一拳距离，同时左手由脸前划过向左侧运转，过人体中线翻掌，至左前方，高与肩平，掌心斜向外；右手掌心向内经腹前向左上方向下划弧，划至左臂内侧，目视左手（图7－181）。

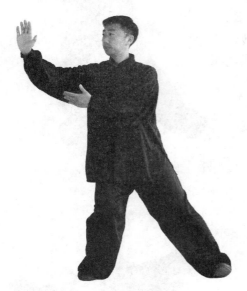

图7－180

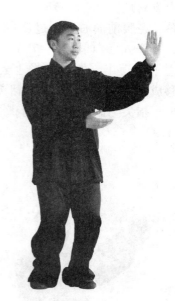

图7－181

（2）云手二：①上体右转，重心右移至右腿，左脚提起向左侧横跨一步，同时右手经脸前划过向右侧运转，过人体中线翻掌，掌心斜向外；左手掌心向内经腹前向右上方划弧，划至右臂内侧，目视右手（图7－182）。②上体左转，重心左移至左脚，右脚抬起收靠近左脚内侧，同时左手由脸前划过向左侧运转，过中线翻掌，掌心斜向外；右手掌心向内经腹前向左上方向下划弧，划至左臂内侧，目视左手（图7－183）。

（3）云手三：动作同"云手二"。

12. 单 鞭

①承上式，上体右转，右脚脚掌着地，重心右移，左脚尖点地，同时右手经脸前划过向右侧运转，过人体中线翻掌，掌心斜向外，随即右掌变为勾手；同时左手经腹前向右下方划弧，划至右臂内侧，目视右手（图7－184）。②上体左转，左脚向左前方迈出，重心向左脚转移，成左弓步，左手经脸前划过，过中线翻转向左推出，目视左手（图7－185）。

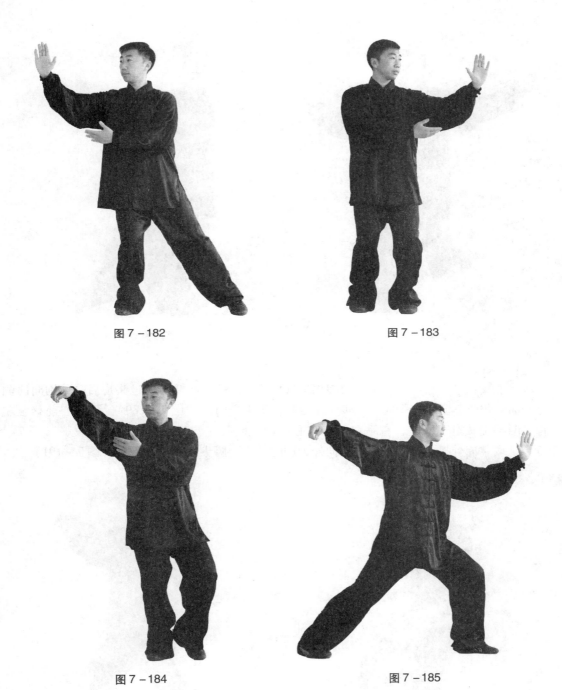

图 7 – 182

图 7 – 183

图 7 – 184

图 7 – 185

13. 高探马

重心移至左脚，右脚跟进半步后，重心后移至右脚，身体稍右转，两手心翻转向上（图 7 – 186），曲臂右掌经耳旁向前推出，掌心向前，指尖与眼同高；左手收至腹前，掌心向上，同时左脚尖点地呈左虚步（图 7 – 187）。

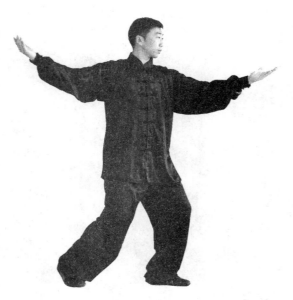

图 7 - 186

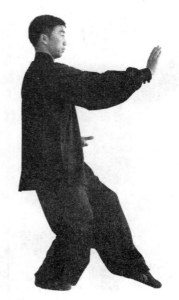

图 7 - 187

14. 右蹬脚

接上式，左手至右背穿出，两腕相交（图 7 - 188）。两臂上举过头顶后，分别向两侧分开向下化弧，同时左脚向左上步呈左弓步，脚尖稍向外（图 7 - 189）。随重心前移至左脚，两手交叉抱于胸前，右手在外，掌心向内，同时左腿直立，右脚提膝收腿（图 7 - 190），两掌向外撑开与肩平，掌心向外，同时右脚勾脚尖向右前方蹬出（图 7 - 191）。

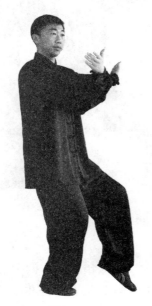

图 7 - 188

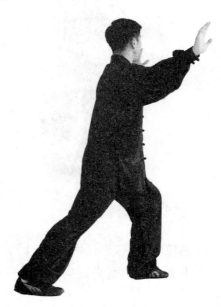

图 7 - 189

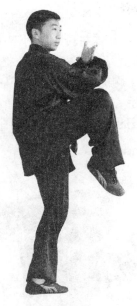
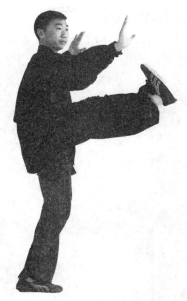

图 7 - 190

图 7 - 191

15. 双峰贯耳

①右腿屈膝收回，小腿下垂，脚面自然伸展，左臂右收与右臂相平，掌心翻转向上收于右膝两侧，目视前方（图 7 - 192）。②左腿屈膝，重心下移，右脚向右前方迈步，重心移向右脚，成右弓步，同时，双手收至腰两侧并由掌变拳，经身体两侧向前上方划弧至面前，与耳平齐，双拳拳眼相对成钳状，拳面成倒八字，拳眼斜向下，目视右拳（图 7 - 193）。

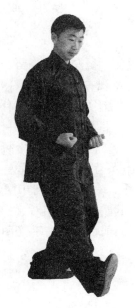
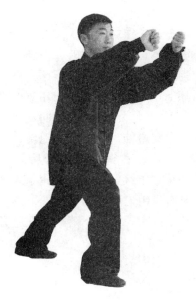

图 7 - 192

图 7 - 193

16. 转身左蹬脚

①承上式，上体后坐，重心移至左腿，右脚尖内扣，上体左转，同时双手由拳变掌，两臂向左右分开（图 7 - 194）；重心右移，随即右脚蹬直站立，左脚向上提起，膝与腰平，呈右脚独立姿势，双手下沉，经下弧向内交叉合抱于胸前，掌心向内，左手在外，目视左前方（图 7 - 195）。②双手左右分开，划弧平举，手心向外，与头同高，同时左脚勾脚尖，向左上方慢慢蹬出，左手的方向与左脚蹬出的方向相同，目视左手（图 7 - 196）。

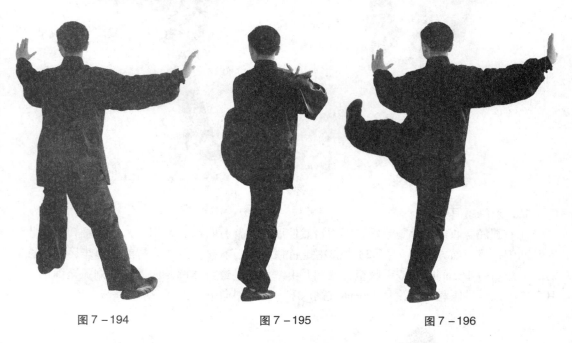

| 图 7 - 194 | 图 7 - 195 | 图 7 - 196 |

17. 左下式独立

①承上式，身体略左转，左腿屈膝下落收回于右脚内侧，呈左丁步姿势，同时右手由掌变为勾手，左手经上划弧落于右肩前，掌心向右后方，目视右手（图 7 - 197）。②右腿缓缓屈膝下蹲，左腿沿地面向左侧伸出，左脚横向姿势，全脚掌着地，呈左仆步姿势，同时左手向下划弧，沿左腿内侧向左侧穿出，右手刁勾不动，目视左手（图 7 - 198）。③上体左转，右腿蹬伸，重心向左腿转移，左膝屈曲，成左弓步，同时左手向上挑起，掌指向上，掌心向右，右臂内旋于身后，勾尖向后上方，身体保持直立，目视左手（图 7 - 199）。④重心继续前移，右脚提起、平屈、脚尖自然下垂，右膝屈曲高于腰部成左独立式，同时右手由勾手变为掌自然下落，经体侧向上屈肘提起，肘与膝相对，指尖向上与眼同高，掌心向左；左手下落按于左胯旁，掌心向下，掌指向前，目视右手（图 7 - 200）。

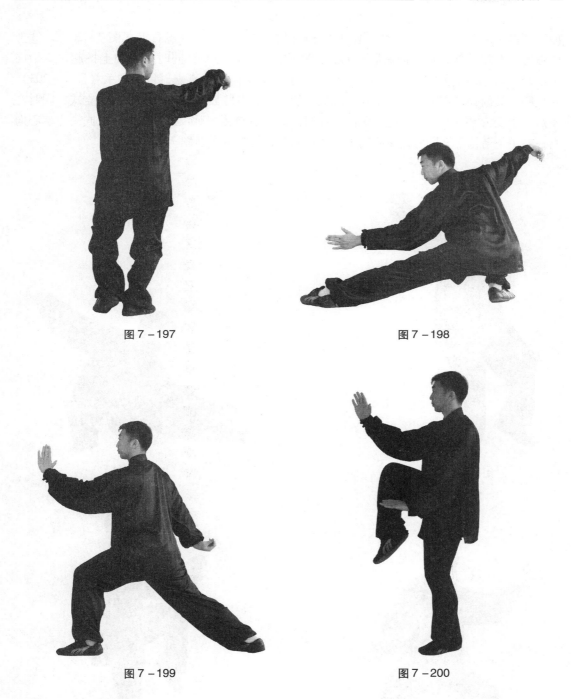

图 7 – 197　　　　　　　　　图 7 – 198

图 7 – 199　　　　　　　　　图 7 – 200

18. 右下式独立

①右腿缓缓落下，脚掌着地，重心右移，左脚以脚尖为轴，脚跟内旋90°，重心左移，右脚脚尖点地，呈右丁步姿势，上体稍向左转，同时左臂自然伸直向左侧上提，左手由掌变为勾手，勾尖向下，右手经左上划弧落于左肩前，掌心向左后方，目视左手（图7 – 201）。②左腿缓缓屈膝下蹲，右腿沿地面向右侧伸出，右脚全脚掌着地，呈右仆步姿势，同时右手

向下划弧，由左大腿内侧沿大腿内侧向右侧穿出，掌指向前，目视右手（图7－202）。③上体右转，左腿蹬伸，重心向右腿转移，右膝屈曲，成右弓步，同时右手向上挑起，掌指向上，掌心向左，左臂内旋于身后，勾尖向后上方，身体保持直立，目视右手（图7－203）。④重心继续前移，左脚提起、平屈、脚尖自然下垂，左膝屈曲高于腰部成右独立式，同时左手由勾手变为掌自然下落，经体侧向上屈肘提起，肘与膝相对，指尖向上与眼同高，掌心向右；右手下落按于右胯旁，掌心向下，掌指向前，目视左手（图7－204）。

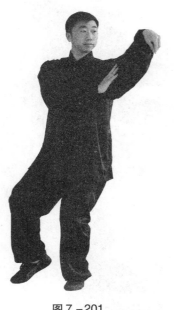

图7－201

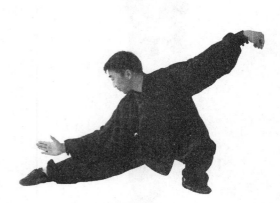

图7－202

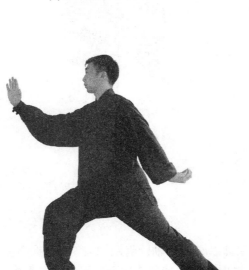

图7－203

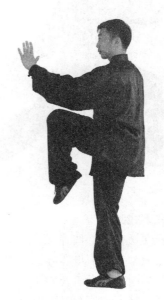

图7－204

19. 左右穿梭

（1）右穿梭：①承上式，右腿屈膝，重心下移，身体微左转，左脚落于左前方，脚尖外撇，右脚收于左脚内侧，脚尖点地，呈右丁步，右手向左下划弧至腹前，左手曲臂翻掌向下，置于胸前，两手掌心相对成抱球状，目视左前臂（图7-205）。②上体右转，右脚向右前方迈出，重心前移成右弓步，同时右手向右上方翻掌，掌心向外，架于右额上方；左手自然下落于左腰间，再向前上方推出，与鼻同高，目视左手（图7-206）。

（2）左穿梭：①重心后移，右脚尖内扣，重心移至右脚，左脚收于右脚内侧，脚尖点地，同时双手于胸前抱球（左下、右上），目视右前臂（图7-207）。②上体左转，左脚向左前方迈出，重心前移成左弓步，同时左手向左上方翻掌，掌心向外，架于左额上方；右手自然下落收于右腰间，再向前上方推出，与鼻同高，目视右手（图7-208）。

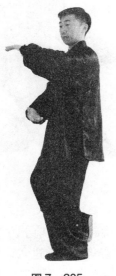

图7-205

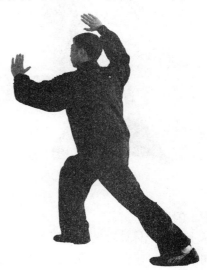

图7-206

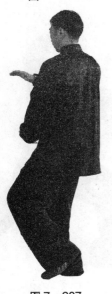

图7-207

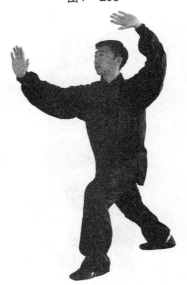

图7-208

20. 海底针

承上式，右腿向前跟进半步并踏实，重心移至右腿，左脚抬起屈腿回收，同时左手下落于体前，右手向后向上提于耳旁（图7-209）。身体微向左转，右腿下蹲，左脚向前伸出，脚尖点地，成左虚步，上体保持直立，同时右手自耳旁斜向下插出，掌心向左；左手下按与坐胯旁（图7-210）。

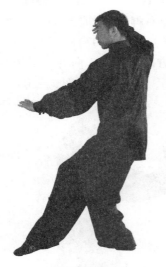
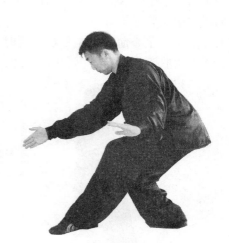

图7-209 图7-210

21. 闪通臂

承上式，上体微右转，左手搭于右手腕内侧，右手向上挑起至右额前上方（图7-211），左脚向前迈出一步，重心前移，成左弓步，同时左手呈立掌姿势，向前进掌，指尖向上，右臂内旋，掌指向前，掌心斜向外，做撑架姿势，两手对拉，眼看左手（图7-212）。

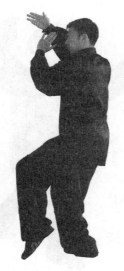
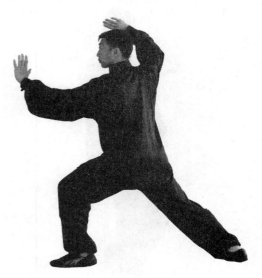

图7-211 图7-212

22. 转身搬拦捶

①承上式，上体后坐，重心移至右脚，左脚内扣，上体回身右转，重心移至左脚，右脚收回至左腿旁，同时右手由掌变拳，经外侧划弧下落，曲臂回收于腹前；左手弧形上举，经头顶下按于胸前，掌心向下，目平视前方（图 7 – 213）。②右脚屈腿前伸，足跟着地，同时左手继续下按，右手经腹前、胸前，至下颚位置，以拳背方向向前翻打出去，高于眼平，左手置于左胯侧，掌心向下，掌指向前，目视右拳（图 7 – 214）。③接上动不停，身体略右转，右脚脚趾外展 45°，重心前移至右腿，同时右手内旋，拳心向外，经外弧收于右腰间；随即左脚向前迈出一步，脚跟着地，同时左手经外弧向前向右划弧拦出，至身体中线，高与胸平，掌心向右，目视左掌（图 7 – 215）。④重心前移，成左弓步，同时右拳自腰间向前方缓缓打出，与胸相平，要求手臂不能完全伸直，做到沉肩坠肘；左手收于右前臂内侧，目视右拳（图 7 – 216）。

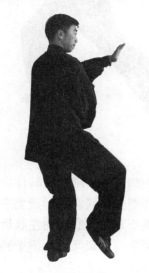

图 7 – 213

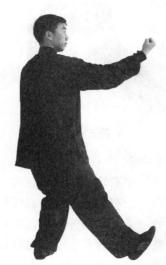

图 7 – 214

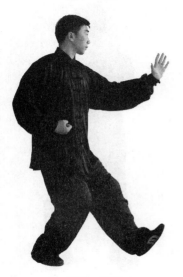

图 7 – 215

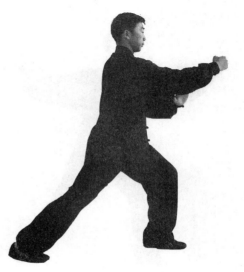

图 7 – 216

23. 如封似闭

承上式，左手收于右前臂下方向前穿出，右拳变掌，同时双臂外旋，掌心斜向上，上体后坐，同时双手经外弧曲臂内旋回收于胸前，掌心向前，重心前移（图7-217），成弓步，同时双手经外弧向前推出，至双手高与胸平，双掌间距略小于肩宽，目视前方（图7-218）。

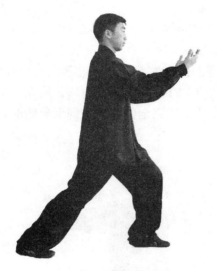
图7-217

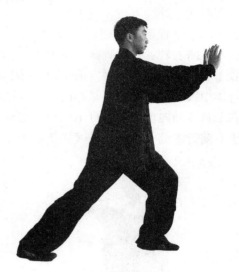
图7-218

24. 十字手

承上式，向右转体，重心右移，右腿屈坐，左脚尖内扣，右手随向右转体向右平摆划弧，摆至面前，右脚外展，呈右弓步，右手继续向右平摆划弧，同左手形成侧平举，双掌成立掌姿势，掌心斜向外侧，目视右手（图7-219）。重心左移，右脚向左收回半步，两脚与肩同宽，成屈腿开立步，同时双手自外侧向下划弧至腹部，交叉向上举于胸前，右手在外，左手在内，双掌掌心向内，两腕成十字形，目视前方（图7-220）。

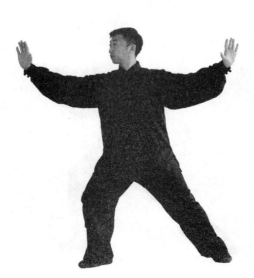
图7-219

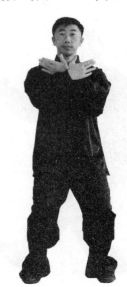
图7-220

25. 收 势

承上式，左手经右手上侧，双臂自然前伸平举，分开与肩同宽，高与肩平，掌心向下，掌指向前（图7－221），随即双腿缓缓伸直，同时双臂缓缓下落于身体两侧，成开立步姿势后（图7－222），收左脚与右脚并齐，目视前方（图7－223）。

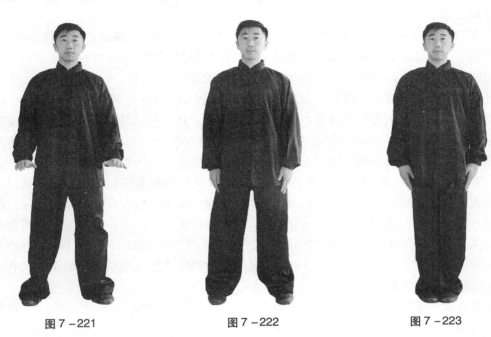

图7－221   图7－222   图7－223

第四节 传统运动疗法的现代研究

一、导引的现代研究

（一）导引对人体的调节机制和作用

"导气令和，引体令柔"是对导引价值功能最好的归纳，揭示讲究呼吸吐纳的调节，追求"模仿动物"的肢体活动协调锻炼的功效。导引强调导气和引体，因此通过意念调节呼吸是导引具有养生学意义的原因之一，下面就这一影响因素进行阐述。

导引是一种主动性自我调治的方法，人体在意念的引导下可以使机体处于相对安静的状态，状态的改变可以使交感神经的紧张性下降、兴奋呼吸中枢、调节植物神经系统。间接影响副交感神经对机体内脏器官活动的调节。当人体处于安静状态时在副交感神经的调节下呼吸就会变的深、长、匀、细，此时还伴有心跳减缓、血压下降、瞳孔缩小、消化系统的活动增强等一系列的生理变化。此外，导引还对大脑皮层有保护性抑制作用，能够使大脑细胞缓解由不良刺激造成的神经功能紊乱，从而让人放松身心得到充分的休息。

这些生理变化在一定程度上可以使内脏器官在得到一定程度锻炼的同时达到保存能量、恢复体力。传统导引术与武术都重内在意念的锻炼和身体运动的调息练气，通过意念引导、调息作用借此达到内在的修为。

研究表明：习练健身气功易筋经功法的人，体内血清超氧化物歧化酶活性显著提高，丙二醛的含量显著降低，这将促进氧自由基的清除和减轻细胞或组织的过氧化损伤。因此，习练易筋经功法对延缓人体衰老有很好的辅助效果[4]。

导引术历代均被医家、道家、儒家、佛家等用于人体的保健和预防，而且其"治未病"的中医预防保健思想广泛渗透在导引养生文化中。适宜的运动能够促进肢体与脏腑器官的强健以及人体内环境循环系统的协调平衡。与此同时，外界生存环境对人体经络"血脉也影响颇大，要避免自然环境、气候的变化对人体生理机能产生不良刺激等等。

"治未病"是传统导引功法的重要内容，以激发自身抗病愈病机能为目的，通过自我身心的积极调摄和修炼，发挥主观能动性，是创造绿色安全的健康保健治病新途径，在未病先防、已病防变、愈后防复3个环节中，均可以发挥重要的作用。传统导引术就是在这种"圣人不治已病治未病"的思想影响下，进行积极的实践与总结，形成了一系列具有独特价值功能的保健养生功法。各种导引术无论是它的养生思想还是功能价值，都具有预防保健和康复的科学价值内涵。

导引有缓慢柔和的特点，适于老年人养生保健之用，对身心有渐进性的良性调节作用。研究发现，马王堆导引术锻炼能改善练习者的消极情绪，提高积极情绪，从而改善心境状态。运用"中医导引术"进行中风后的运动康复治疗，结果表明，早期常规康复配合导引治疗更有利于患肢运动功能和日常生活能力的恢复。

在种类繁多的传统导引术中，祛病导引最早且与中医发展是并行，同时还是中医康复最重要的治疗手段之一。原始社会时期，人们就已经通过生活实践学会了"汤熨针石"，此外还会采用肢体舞动来活动四肢、宣导气血，从而达到治疗疾病的目的。

导引养生术可以促进人体"精、气、神"系统的整体效应，生命整体的组成谓之"元精、元气与元神"，三者紧密联系，被视为养生"内三宝"。导引术的锻炼既讲究调身、调气，更讲究调神。三者之间即保持的相互联系、相互促进的系统关系为身心健康提供基本保障。

"阴阳平衡"是中国古老的传统哲学思想，也是中医养生思想的基础方法论之一。对人体而言阴阳学说中的（阴精）物质和（阳气）功能是相互对立统一的两个方面，代表两种对立的性状与运动趋向。阴阳平衡理论可谓是人体脏腑之间、气血之间的"阴平阳秘"健康状态的标准。阴阳的偏盛偏衰即"阴胜则阳病，阳胜则阴病"这是导致疾病产生的最根本的原因。所以只有"调整阴阳，补偏救弊，促进阴平阳秘，恢复阴阳的相对平衡，是治疗疾病的基本原则[5]。"导引养生术以中医养生理论为基础进行发展，并且始终不抛弃阴阳学说作为其健身、疗病、保健的理论依据。对在人体保健活动中的导引养生术，就是促进与保持人体的相对平衡，维持生命活动的正常进行，起到防病、治病和健身的作用。因此，导引养生术具有调整阴阳与补偏救弊的积极作用。

中医学养生所谈的"脏腑调合"不仅指人体内的五脏六腑等实质性器官，更重要的是指一个生理或病理学方面的概念，也就是中医理论的"藏象学说"。中医藏象学说表达了脏与脏、脏与腑、腑与腑、脏腑与机体组成的皮、肉、筋、脉、骨等各脏器的生理、病理现象与人体的五官相互联系、相互影响。根据中医藏象学说中脏器之间相表里的作用，传统导引术利用主动对脏器以及肢体的锻炼有效地调整脏腑功能，并且通过脏腑器官的功能调整达到对全身组织器官的良好调节，最终达到有病祛病、无病强身的保健作用[5]。

导引养生术遵循"经络"促进"疏通"的系统整体功能在古人长期医疗实践中，人们在运用砭石、推拿、导引等方法对人体经络进行治疗与保健过程中积累了相当丰富的经验，并在解剖知识与哲学思想的影响下，进一步形成了中医经络学说。人体生命这个复杂的活动过程可通过脏腑经络的调节作用提高机体的正气，加强抗御外邪的功能，使机体的活动保持一种协调的动态平衡。正如中医针灸、推拿利用刺激经络穴位进行治疗保健。经络的"适应原样效应"就是可将身体兴奋的状态通过经络的调节使之抑制；将原本抑制的状态可调节为兴奋，这是一种良性的双向调节作用。经络的调节、感应等功能可以畅通气血、濡养脏腑器官，既可使机体通过锻炼得到抵御外邪侵袭的能力，在医疗上又可循经诊断、治疗纠正异常的气血脏腑功能。所以说，传统导引术遵循"经络"原理，进行意念存想、肢体运动等动静相兼、形神合修的锻炼，"疏通经络气血"达到强健身体、祛邪治病的目的。

传统导引养生术对人体的健身效应主要体现在它的系统整体性方面，其锻炼表现出通过调息放松入静、肢体运动配合呼吸调节、入神会意等主要方法特征。因此，在呼吸、动作和意念的相互配合活动中，人体的基本身体素质、呼吸系统、血液系统、神经免疫系统和心理健康状态等的相互协调对身体内环境产生良好地整体生理效应。

（二）　导引在当代所具有的时代意义

身体素质主要是由速度、耐力、力量、柔韧、平衡和灵敏等组成。传统导引养生术通过人体主动进行的肢体运动、呼吸配合调节、心理暗示与意念的融合等运动实现对身体素质机能的有效提高。研究表明：适宜的力量训练对中老年人的力量适应性有增长作用；老年人的负荷阻力训练不仅在力量增长上有统计学的显著意义，而且对肌肉生理变化也产生显著影响，即通过训练可使中老年人肌肉的线粒体体积增加。传统导引术在缓慢柔力的运动刺激中拉伸肌肉、增强关节的活动幅度，使肌肉、骨骼、韧带得到有效地刺激锻炼，有助于中枢神经系统中的交感神经的紧张性得到缓解，促进人体情绪的有效改善。在中老年人的健身效果方面，这种传统导引养生术使身体素质能够得到更好的提高[6]。

传统导引养生术在预防保健和康复方面均具有现代医疗保健价值。以内修外炼为主的道家导引健身养生术充分利用导引行气的保健与康复方法，使导引养生术有了更为科学的实用价值。有关研究表明：健身气功五禽戏不仅有利于肥胖女性降低体脂；而且对中老年人的骨密度有明显改善。所以说，五禽戏功法不仅能预防而且还能够改善随着年龄增长而产生的骨代谢紊乱。

现代相关研究，在对易筋经、五禽戏、六字诀、八段锦的健身效果研究中表明，这些功法练习，中老年受试者在握力方面力量都有提高，锻炼效果明显。坐位体前屈是反映中老年人躯干、腰、髋关节的柔初性、灵活性以及肌肉活动幅度的重要指标。经过 3 个月锻炼，受试者坐位体前屈前后变化很大，柔韧度增加明显[7]。由此表明，传统导引功法相对躯干、腰、髋关节活动比较多，健身效果好。如易筋经中的"打躬势""掉尾势"，经常牵拉各关节的韧带和肌肉，使身体各活动关节软骨交替地受到加压和减压作用，使关节液由关节腔渗入软骨，引起关节软骨增厚，而且运动中枢神经系统对骨骼肌调节功能的改善，使主动肌收缩时对抗肌充分放松，降低了运动的阻力，保证了运动幅度的加大。中老年人保持较好平衡能力是其能够独立生活的保证，通过不同功法锻炼，采用闭目单脚站立来反应受试者的平衡能力，其结果在平衡能力方面都有好的变化。在反应灵敏性的指标方面，受试者也相对有提高，但改善并不明显。这可能是由于功法的运动特点，注重"意、气、神"及"动作舒缓"，在反应方面的改善不是比较明显。由此得出，传统导引养生术的锻炼，不同种类导引流派在身体素质锻炼效果方面基本一致，都能够达到改善身体素质的目的[8]。

人身三宝"精、气、神"，三者相互依存转化的关系，其中"气"是人体生命活动最基本的物质基础，呼吸可以促进细胞内的新陈代谢，在人体的生命活动过程中具有非常重要的作用，主要表现："一是促进免疫组织和免疫细胞的形成，发挥了调节免疫平衡，确保免疫功能稳定的作用；二是通过与精、神的密切关系组成了维持生命系统代谢的精、气、神生命三大要素。精气神常说与现代生化代谢中物质—能量—信息自组织系统存在着特异的逻辑关系和有趣的理论重叠，精气神是生命体系其高度有序的涨落机制的终极基础。因此，"气"在人体生命活动中有着十分重要的作用，可谓生命之根本[9]。"

呼吸系统对于机体的生理机制，是机体内外环境的气体交换作用，通过人体的呼吸来维持机体新陈代谢，新陈代谢是人体生命活动的最基本生理功能。传统导引养生术锻炼体现的是形神兼备、动静相兼的调身、调息和调心三调运动，在整个锻炼过程中，尤其重视呼吸配合调身与调心修炼，这既是三调系统的基础，也是三调系统中的轴心区，进而达到精、气、神合一的相和谐状态。导引养生术在长期实践过程中，形成了特定的收视返听、排除杂念使身体处在松静自然的精神状态，从而在缓慢细长呼吸的状态中意守丹田，即将精神意识集中于下腹部，进行深长、细缓、均匀的腹式呼吸。通过这种呼吸方式不断练习，既兴奋呼吸中枢调节植物神经系统，也促进气血循环，达到生理上的"内环境稳定"状态，保持身体健康、减少疾病。历代养生家在追求养生保健祛病方面均非常重视对"气"锻炼，汉代时期《引书》中就强调"气"对人体保健养生的作用，如"人之所以善蹶，蚤（早）衰于阴，以不能节其气也。故善能节其气而实其阴，则利其身矣。"在道教养生术中的胎息术以及内丹术等，均讲究呼吸修炼对身体保健的重要性。《原气长生辟谷法》书中有述："其偶有疲倦不安，便导引闭气，以攻所患，……不烦针药灸刺，凡行气欲除百病，随所在作念之，头痛念头，足痛念足，和气往攻之，从时至时，便自消矣。"《胎息经》幻真注说："修道者常伏其气于挤下。"汉末荀悦《申鉴俗嫌篇》中说："邻挤二寸谓之关，故长气者以关息。关者，所以关藏呼吸之气，……故道者，常致气于关，是为要术。"唐人孙思邈《备急千金方》中说："引气从鼻入腹，足则停止，有力更取，久住气闷，从口细细吐出尽，还从鼻细细引入[10]。"

在传统导引养生术运用腹式呼吸方式进行呼吸与动作意念的配合，这种呼吸无疑加大了横膈膜的运动幅度，调动更多的吸气与呼气肌的参与收缩，这种强调意到气到的导引呼吸运动，既增加了肺活量，又提高了肺部的气体交换效率，从而使呼吸系统得到有效的锻炼。研究表明，通过易筋经、五禽戏、八段锦、六字诀养生功法分别对中老年人进行实验，对实验前后的血压、肺活量、运动前后安静心静和运动过程中的心率测试，其中运动中心率强度分别达到了一般中老年要求达到的有氧健身运动的靶心率。实验结果表明，传统导引养生具有对心肺功能良好的改善作用，是对中老年人群呼吸系统调节改善的健身功法体系[7]。

血液循环是人体生存的基础，是由心脏和血管所组成的循环系统。人体的工作能力主要是靠心血管系统的血流量输送所需氧来决定的。从运动生理角度分析，人体如果经过适量运动，将会刺激人体内部各器官组织等增加代谢水平，心输出量相应加大，长期锻炼直接促进心血管系统功能的加强，满足身体的各组织、器官、肌肉等的氧需求量。传统导引养生术从技术动作来分析，其本身技术特点就是强调的一种舒缓的意气神相合的整体性运动，其肢体的运动是由躯体的旋转、开合、屈伸等外柔内力，内外相合的阴阳相交挤压运动来对肌体内脏器官起到按摩等作用，促进心脏的果血输出量。长期坚持传统导引术锻炼，将会提高人体内血液循环系统的调节、适应能力。

从目前人类疾病谱来看，心脑血管疾病已成为目前世界上危害人类健康、发病率最高的一种血液疾病。作为心血管疾病它主要是由于血液中总胆固醇含量较高、缺乏运动、以及动脉血管的硬化或狭窄使血液对心脏等供血不足而产生的系列心血管疾病。实验证明，有氧运动既可促进人体血液循环、调节情绪，又可以改变血压、改善身体成分以及提高血液胆固醇降低血脂。胆固醇的升高可以降低人体患冠心病的危险性，在对易筋经、五禽戏、六字诀、八段锦的实验中，受试者血清浓度表现出下降趋势；血清浓度有上升趋势，呈显著性水平。表明健身气功具有改善中老年人脂类代谢紊乱具有积极作用。

随着现代社会的快速发展，电子信息时代虽然为人类带来了快速、便捷的服务，但另一方面也对人类心理与生理带来沉重负担。社会生产方式和生活、交通条件的改善、大量的新异刺激使我们的生活方式发生着很大的变化。生活环境的激烈竞争、压力过大使人们身心疲惫，常常处于亚健康的状态。许多人患上失眠、焦虑、抑郁、神经衰弱等精神疾病。这就从多方面对人类的健康产生不良影响，心脑血管疾病、高血压、糖尿病、恶性肿瘤以及颈腰椎疾病、半身不遂等诸多疾病。现代社会人类在享受便捷的同时也承受着"文明病"的困扰，在当前的社会背景下，人们追求健康长寿的愿望变得更为迫切。

然而这些相关的现代文明病，目前的西方药物是无法完全解决的，传统导引术具有积极治疗相关慢性疾病的独特价值，对面临人类健康所出现的现代文明疾病问题具有十分积极的时代意义和作用。西方不少的学者与科学家把目光转向了中国东方所独特的生命哲学与养生方法，因为西方不少的学者们越来越认识到健康与生命的多维现象，健康是人们的肉体与精神处于平衡与和谐状态的体现，而不健康则是有机体内外系统的平衡出现失调。当今出现的大疲至病、积劳成疾、早衰以及养尊处优缺乏运动的人群等，导引养生术的实践功能与保健预防思想是非常适合这些人群。此外导引养生术也是最适宜中老年人群的现代科学养生之道。

中国传统的导引养生文化正好契合时代健康保健的需要，即人的自我体悟修炼达到修身养性的精神境界、人与社会相融合的人际关系和谐、人与自然相统一的和谐生活。同时，这与世界卫生组织提出的健康理念不谋而合。世界卫生组织及现代医学均倡导若要保持人类健康，就必须重视日常的身体预防保健，提高自身抵抗疾病的免疫力。这与中国传统医学"治未病"的思想相吻合，正如《内经素问四气调神大论》曰："是故圣人不治已病治未病，不治已乱治未乱，此之谓也。夫病已成而后药之，乱已成而后治之，譬犹渴而穿井，斗而铸兵，不亦晚乎"。

中医气功养生学与传统运动养生学是中国传统养生文化中互为其根的中国特色健身养生文化。传统导引术在中医理论基础上依据身体"阴阳平衡""经络畅通"而促进"脏腑功能调和"，进而使人体保持旺盛的"精、气、神"整体效应。这是对现代体育健身的补充和完整，是对现代健康新理念的完整检释。

传统的导引养生术对于防治疾病、强身健体的属性价值在当代具有十分重要的意义和作用。导引追求传统导引养生术独特的呼吸、意念、运动相结合的肢体运动在强身健体方面，主要体现为一种动中有静，静中含动，将人体内外相结合的特征。从运动形式和运动效果来看，它是适合不同年龄段人群进行形神俱练的健身方法，尤其是中老年人群。导引养生术有许多流派，不同人群可选择适合自己年龄、体质特征的导引术。如根据青少年活拨好动的特点，可选择五禽戏等仿生导引术，有利于提高身体素质，亲近大自然。中青年可选择一些肢体形式既优美又可强身壮力、减轻压力的导引术式，如易筋经、八段锦等。从老年人身体状况来选择，可趋向于有医疗保健功效的导引术式。这样，既有保健、康复的作用，又可保持老年人的身体机能健康，诸如有陈希夷二十四气导引坐功图、五脏导引法等，这些功法均具有保健、健身、调和心态、舒缓心理压力等现代健身价值。

二、太极拳的现代研究

（一）太极拳对人体调节机制和作用

太极拳是一种合乎生理和体育原理的健身运动，又是一种疗病治病的有效手段。大量文献资料表明，练习太极拳可以提高人们全身各系统器官的机能，增强体质，达到有病治病，健身防病的作用。

当前太极拳健身原理的研究大体可归纳为"心理健康增进说""免疫促进说""体质促进说"和"经络疏通说"四种。在阐述太极拳健身效益时，研究者大抵重视太极拳运动的以下四个方面特征：一是"心静体松，动静结合"的内功拳特质；二是"缓慢柔和、连绵不断"的中等强度有氧运动性质；三是"节节贯串，劲走螺旋"的大小肌群共同参与的整体性运动；四是"意识、呼吸和动作"密切配合富有韵律的运动。其现代研究主要体现在以下几点：

健身效果

持续 4 周的太极拳锻炼即可对习练者产生健身效果，在一定的时间内习练时间越长，对习练者的影响面越广。如孙威等[11]在研究中选择习练太极拳的受试者使其进行持续 16 周的太极拳锻炼，每周 5 次，每次 1h，运动强度控制在最大心率的 55% - 65%，分别在实验前和实验的第 4、8、12、16、20、24 周进行观测指标的测试。发现习练太极拳的受试者从第 4 周开始 TIME - SLO/SLC 显著性增加，从第 8 周开始 DX - SLO/SLC、DY - SLO/SLC 显著性减少。18 周的太极拳锻炼可显著改善老年人的肌力，如 Zhu YQ[12]等的研究显示 18 周的 24 式太极拳锻炼可显著改善老年人四肢的力量与功能，研究中制定的运动处方为，每周 5 次，每次 60min。另 Sun W[13]等的研究 1 年规律性的太极拳锻炼可显著提高老年人的神经肌肉反应性。

在习练太极拳改善平衡力方面，27 周的太极拳运动即可产生显著的健身效果，表现为显著降低安静时心率和提升肺活量，显著提高肌力、反应时和平衡能力。刘生杰[14]等对太原市中老年妇女人群参加太极拳锻炼后的健身效果的研究得出以上的结果，其在研究中为锻炼着制定的太极拳运动处方为 4 天/周，60min/天，运动强度为低强度的 24 式简化太极拳。

陈炜[15]的研究显示进行 1 年的太极拳锻炼人群的生存质量及慢性病的患病率显著优于不锻炼人群，其选择研究的太极拳锻炼的人群每周锻炼不少于 3 次，每次不少于 30min。

此外。毛红妮[16]发现 20 周的太极拳锻炼结合口服钙较单纯口服钙可显著提高绝经后女性的 L2 - 4 骨密度，研究中要求每次进行中等强度太极拳运动 30min，心率控制在 110 次/min。

心理影响

国内外的研究显示连续 3 个月的太极拳锻炼可显著改善习练者的心理状态。如 Wieczorrek G[17]等的研究显示 3 个月的太极拳锻炼可显著改善习练者的焦虑、抑郁状态及身体健康状态（SD - 12）。

花静[18]对太极拳练习的各时间变量对中年人积极情绪的影响作了较为全面的调研，研究发现，在练拳年限变量上，练拳 1 - 2 年的积极情绪分数显著高于练 3 - 5 年的被试（P < 0.05），且显著高于练拳 5 年以上的被试（P < 0.05），练拳 3 - 5 年的被试与练拳 5 年以上的被试之间没有显著差异（P > 0.05）；在每周练拳频率变量上，每周练拳 4 - 7 次的被试的积极情绪显著高于每周练拳 1 ~ 3 次的被试（P < 0.01）；每周练拳 7 次以上的被试的积极情绪显著高于每周练拳 1 ~ 3 次的被试（P > 0.05），每周练拳 4 - 7 次的被试与每周练拳 7 次以上的被试积极情绪水平差异不显著（P > 0.05），但每周练拳 4 - 7 次的被试积极情绪分数均值要高于每周练拳 7 次以上的被试；在练拳时长变量上，每次练拳 30 - 90 分钟的被试积极情绪水平显著高于每次练拳的 30 分钟以内被试（P > 0.05）；每次练拳 30 - 90 分钟的被试积极情绪水平与每次练拳 90 分钟以上的被试积极情绪水平差异不显著（P > 0.05），但是每次练拳 30 - 90 分钟的被试积极情绪平均分高于每次练拳 90 分钟以上的被试。

治疗疾病

在治疗疾病方面，太极拳一般作为辅助性治疗方式与常规药物合用，研究显示 4 周的太极拳锻炼即可对某些疾病显效，但不同疾病需要的锻炼时长并不相同。

6 周持续的太极拳锻炼可改善老年人膝骨性关节炎疼痛。Brismée JM[19] 等的研究显示太极拳锻炼进行到 6 周时老年人膝股性关节炎的疼痛症状即可改善，12 周改善更为明显。

12 周的太极拳锻炼即可改善慢性心力衰竭患者的身心症状，如 Yeh GY[20] 等的研究要求被试进行 12 周的太极拳锻炼，结果显示探索了太极拳锻炼对慢性心力衰竭患者的身心知觉的改善效果。Carbonell – Baeza A[21] 等的研究显示，四个月的太极拳锻炼可显著改善纤维肌痛男性的柔韧性、纤维肌痛症状和生活质量。Romero – Zurita A[22] 的研究显示 28 周的太极拳锻炼可显著改善女性纤维肌痛患者的疼痛及生活质量。

4 周的太极拳锻炼结合药物治疗对早期帕金森病的治疗即可显著优于单纯药物治疗。朱毅等[23] 的研究显示 4 周的太极拳锻炼辅助药物治疗即可较单纯药物治疗显著改善早期帕金森病患者的 UPDRSIII 运动检查评分和 Berg 评分量表的评分，研究中要求患者每周五天，每天 2 次练习健身气功二十四式太极拳。

慢性阻塞性疾病稳定期，6 周的太极拳锻炼即可显著改善相关指标及生活质量。杜舒婷等[24] 针对太极拳锻炼改善慢性阻塞性疾病患者稳定期的各项身体指标的研究发现，6 周的太极拳锻炼即可显著升高 FEV1% 预计值，显著降低 mMRC，显著降低 BODE 指数（P < 0.05），并显著降低 SGRQ 评分中的活动分及影响分；12 周后在以上改变的基础上，BMI 显著下降，SGRQ 评分中的症状分显著降低（P < 0.05），其研究中太极拳锻炼的具体处方为，持续 12 周锻炼，每周 7 天，每天锻炼 6 小时。

停训效应

太极拳的停训效应针对不同的方面表现并不相同。在习练太极拳改善平衡力方面，孙威等[11] 发现 8 周的停练阶段，太极组受试者的平衡能力指标未有显著性变化。毛红妮[16] 探讨了太极拳锻炼结合口服钙对绝经后女性骨密度的影响，发现，停止锻炼 20 周后，结合太极拳锻炼的被试骨密度有所降低，但降低的程度显著小于单纯口服钙的被试。而 Brisme JM[25] 针对太极拳改善老年人膝骨性关节炎疼痛的研究显示，停训后 6 周所有的改进均消失了。

（二） 太极拳在当代所具有的时代意义

太极拳堪称中国武术的代表作，在华夏的历史长河中发源，在大浪淘沙的激流中传承，在世人的青睐中发展。如今，太极拳已经成为一种"健身符号"，迎合着现代人类的需要，强身健体、益寿延年已经成为太极拳运动的主色调和主旋律。追至近古走来的太极拳从众多的武术项目中脱颖而出，以其强劲的态势饮誉世界。

当前，太极拳已经成为一项世界性的运动，传播到世界五大洲的一百多个国家和地区，深受世界人民的喜爱。全世界人民不分种族、性别、年龄、社会地位、贫富差距都可以练习太极拳，因此太极拳已经成为了世界之拳。近邻武术太极拳联盟成立后，其注册会员已经达到万人。德国把太极拳视为中国古典哲学的表现，其出版的武术杂志其名字为《中国哲学与太极拳》。澳大利亚成立了太极拳学院，学员上至总理夫人，下至平民百姓。国际武术联合会通过决议将今后每年的5月定为"世界太极拳健身月"。

1995年，在美国白宫老年人问题的会议上，把太极拳作为一个重要的健康手段介绍给美国大众，并且在有线电视网络上，分别在重要新闻和专题报告中多次插播，同时也插播了有关太极拳的一些科学知识和套路表演，在美国引起了强烈的反响。美国有的学者开始重视太极拳研究，并发现了太极拳的奥妙和它的健身价值，因而积极倡导，推动太极拳运动及其研究。美国人已开始把太极拳列入科研项目，美国政府以及一些科研部门、大专院校十分重视太极拳科研。例如美国国家卫生研究院拨款65万美元支持某大学医学院把"关于太极拳防止老年人跌跤的功能"的课题列入科研项目。

由于太极拳运动在解决老年人身心健康等方面的潜在优势，在增进老年人身心健康，防病治病方面有重要作用，已引起日本政府和学者的高度重视。如日本学者认为太极拳是很好的健身运动，可以修身养性，延年益寿。

中国60岁及以上老年人口为1.43亿，2014年已达到2亿，2026年将达到3亿，预计2037年将超过4亿，2051年可能会达到最大值，之后一直维持在3亿至4亿的规模。老年人的健康状况直接影响到生产力的发展、国力的增强、经济的增长。关注老年人的健康是国家发展、社会进步的需要。我国老龄化现象严重，而老年人有着特有的生理疾病、精神卫生问题以及老年期特有的心理问题等，使得老龄化对经济发展的影响和制约格外引人瞩目。面对人口老龄化带来的新问题、新情况，党和政府采取了一系列措施和政策。其中对老年人的健康，生活给予了充分的关注，广泛地开展了老年人的体育活动。因此，进行运动对老年人健康的影响方面的研究是很有必要的。

太极拳运动量小而功效大，特别适合老年人。太极拳讲究自然、安稳、轻松、柔和，与一般体育运动项目相比，其强度和运动量较小，所以更适合老年人练习。太极拳以适应生理变化为其主要原则，纯以婉和为主，可以调养气息、通畅气血，而不使人体生理功能失其常度。

从太极拳的本质特征和功能体系的研究分析可以发现，通过正确习练太极拳除可保证有良好的身体素质外，还能有助于培养人的高尚品德、哲学修养、一丝不苟的态度、强烈的责任感，以及由对民族传统的尊重上升至爱国热情。同时，实践证明，太极拳也可较好地提高人的自信心，持之以恒的毅力，正确的人际关系，自我控制能力、挫折承受能力等心理素质。以上均为实现人才素质培养和教育的重要因素。

伴随普通高校太极拳教学的日益深入，教学水平不应原地踏步，停滞不前。根据经多年的教学实践和探索，以当代教学论为依据，终身体育和实现人才素质的全面发展为目标，针对目前太极拳教学尚存的不足，张旭光在研究中提出在太极拳的教学中应该"德""技"并重，"艺""意"并传，以期施教者更好的认清太极拳的本质特征，把握教学长远目标。大学生是国家建设的主要人才，与现代社会的发展息息相关，其整体素质的好坏直接关系到国家未来的前途。而对其全面培养的关键时期是在校学习阶段，主要体现在知识技能的积累、强健体魄的形成和心智的逐渐成熟。

通过对目前太极拳运动的研究状况来看，关于太极拳运动的研究成果已有很多，但多数是对一些中老年人常见病进行太极拳练习前后的调查或实验结果进行分析。从技法谈健身方面进行研究，并不能从科学的、系统的、全面的理论高度分析与解释太极拳运动的健身作用。

太极拳运动必须向多元化发展，21世纪，中国社会必将会发生深刻的变化；一方面国民经济高速发展，人民物质生活水平快速提高，必然会产生更多更高的精神文化追求；另一方面，日益激烈的竞争，紧张的工作和生活不可避免地带来种种弊端需要宣泄与排除，为了顺应社会发展，太极拳必需多元化发展，突出其健身、医疗、娱乐等功能。

太极拳具有医疗心血管疾病、免疫系统等疾病的功能，诸如冠心病气管炎等慢性疾病，但是这方面的工作还远不够系统深入。运动医学界应该提供每个拳式和不同的拳式组合所产生的运动负荷的实验数据。结合临床，对于不同疾病的不同时期，辨症施治、开出不同的运动处方。这是21世纪太极拳发展的重要方向之一。

顺应时代发展需要，太极拳运动必须向多元化发展，充分发挥其健身功能。太极拳不同于其他健身活动，它具有厚重的武术文化内涵，只有系统、深入地研究太极拳文化，研究传统的太极拳与太极拳技击，分析、研究其心理学、生理学、生物力学机制，才有可能使太极拳运动健康发展。太极拳作为中国武术的优秀代表，集中体现了中国传统文化对武术的影响，挖掘太极拳包含的中国传统文化内涵和核心价值；以太极拳交流为平台，发挥太极拳在世界文化交流中的桥梁和纽带作用，加快世界了解中国传统文化的步伐，提高中国与世界文化交流中的话语权地位，将具有深远的意义和重大的影响。

以健身为目的的太极拳运动，一直是太极拳运动的主流。新中国成立以来，原国家体委和广大的太极拳民们在这方面做了大量的工作。各式太极拳可供不同年龄、不同体质、不同喜好的人群选择。练拳地域之广、人数之多，远非其他拳种能及。现存问题是如何引导拳民们把拳练得更好更美，更具文化色彩。

通过练拳，放松自然，从容愉快，心胸越加豁达，而且越松静自然，越能凝聚精气神，越能体会到劲力，越无为才能越有无不为的效应。练拳体验的是一种率真的生命状态，外形温和存威不露，沉雄大度，内存宽容、平和、同情、理解、感觉细腻柔和，为人有真挚同情心，向往人性的丰富，追求人的审美状态。这种武学精神正是现代人所缺少的。这是武学中的文化情怀。

练拳可以悟道，可以得大智慧。以德体道，道德并重。"德"是至德，是自然大道的内在本性，求德是求大智慧。通过练拳去感悟宇宙一人生大系统的规律，自然的天人的和谐次序，体会中华文化整体辩证的运动观，一种超越时空的大思维，这种认识论能够透破很多理论误区。太极拳行拳作势即是在武术之中运化太极之理，学拳明理，由拳入道，一招一式都要达到本然的层次才能参透。有德有道，有大智慧，人生才不会误入歧途，这样做何事而不成就呢，这就是无为无不为的道理了。从心性修养之德来说，人的心性修养若能到回归自然，天地人相和谐，这就是人性异化的复归，这就是习练太极拳健康长寿养生的真谛。

◎ 思考题

1. 传统运动疗法的定义。
2. 导引对人体的调节机制和作用。
3. 太极拳在当代所具有的时代意义。
4. 请结合自身的实践，探讨"拳练千遍，其义自见"在传统运动疗法的学习与普及推广中的作用。

◎ 参考文献

[1]杨天才.《周易正义》研究[D].福建师范大学,2007.

[2]杨黎明.太极拳与辩证法[J].体育学刊,1997,04:49-50.

[3]牛佳.太极拳与为人之道[N].珠江商报,2013,06:20.

[4]苗福盛,李野,刘祥燕.健身气功易筋经对血清免疫球蛋白及补体活性的影响[J].辽宁师范大学学报(自然科学版),2009,02:258-260.

[5]施仁潮,气功导引祛病健身法.上海科学技术文献出版社,上海:1992.

[6]田野,运动生理学高级教程.高等教育出版社,北京:2003.

[7]魏胜敏.传统导引养生对中老年人的身体素质和机能的影响[J].吉林体育学院学报,2011,03:4-7+86.

[8]张铁明,谭延敏.秧歌舞锻炼对老年女性健身作用的实验研究[J].武汉体育学院学报,2006,05:49-52.

[9]孙广仁,中医基础理论.中国中医药出版社,北京:2001.

[10]张荣明著,中国古代气功与先秦哲学.上海人民出版社,上海:2011.

[11]孙威,毛德伟,逢峰,王琳.太极拳和快走练习对老年女性平衡能力的影响[J].中国体育科技,2012,05:75-80.

[12]Zhu YQ,Peng N,Zhou M. Effect of Tai Ji Quan Training on Strength and Function of Lower Limbs in the Aged[J]. Zhongguo Zhong Xi Yi Jie He Za Zhi. 2016 Jan;36(1):49-53.

[13]Sun W,Zhang C,Song Q,Li W,Cong Y,Chang S,Mao D,Hong Y. Effect of 1-year regular Tai Chi on neuromuscular reaction in elderly women:a randomized controlled study[J]. Res Sports Med. 2016 Apr-Jun;24(2):145-56.

[14]刘生杰,郭显德.太极拳与广场舞对中老年妇女健身效果的比较研究[J].中国体育科技,2013,05:103-105.

[15]陈炜.太极拳锻炼对提高中老年人生存质量的效应研究[D].广州中医药大学,2006.

[16]毛红妮.太极拳锻炼结合补钙对绝经后女性骨密度的影响[J].中国康复医学杂志,2009,09:814-816.

[17]Wieczorrek G,Weber U,Wienke A,Egner E,Schr? der J,Vogt A,Müller-Werdan U,Weber A6,Steighardt J,Girschick C,Schlitt A. Adherence to Phase Ⅲ Cardiac Rehabilitation Programs:A Prospective,Randomized Comparison between a Conventionally Conducted Program and a Tai Chi-Based Program[J]. Sportverletz

Sportschaden. 2016 Apr 11:84 - 87.

［18］花静. 太极拳运动对中年人积极情绪影响的研究［D］. 河北师范大学,2015.

［19］Brismée JM,Paige RL,Chyu MC,Boatright JD,Hagar JM,McCaleb JA,Quintela MM,Feng D,Xu KT, Shen CL. Group and home - based tai chi in elderly subjects with knee osteoarthritis:a randomized controlled trial ［J］. Clin Rehabil. 2007 Feb;21(2):99 - 111.

［20］Yeh GY,Chan CW,Wayne PM2,Conboy L. The Impact of Tai Chi Exercise on Self - Efficacy,Social Support,and Empowerment in Heart Failure:Insights from a Qualitative Sub - Study from a Randomized Controlled Trial［J］. PLoS One. 2016 May 13;11(5):e0154678.

［21］Carbonell - Baeza A,Romero A,Aparicio VA,Ortega FB,Tercedor P,Delgado - Fernández M,Ruiz JR. Preliminary findings of a 4 - month Tai Chi intervention on tenderness,functional capacity,symptomatology,and quality of life in men with fibromyalgia［J］. Am J Mens Health. 2011 Sep;5(5):421 - 9.

［22］Romero - Zurita A1,Carbonell - Baeza A,Aparicio VA,Ruiz JR,Tercedor P,Delgado - Fernández M. Effectiveness of a tai - chi training and detraining on functional capacity,symptomatology and psychological outcomes in women with fibromyalgia［J］. Evid Based Complement Alternat Med. 2012;2012:614196.

［23］朱毅,李建兴,李凝,金宏柱,华亮,董卿. 太极拳对早期帕金森病运动控制的影响［J］. 中国康复理论与实践,2011,04:355 - 358.

［24］杜舒婷,邢彬,王春霞,丁连明,杨福兵,刘珍兰,朱磊. 太极拳运动对慢性阻塞性肺疾病患者BODE 指数和 SGRQ 评分的影响［J］. 中国运动医学杂志,2013,05:403 - 407 +419.

［25］Brismée JM,Paige RL,Chyu MC,Boatright JD,Hagar JM,McCaleb JA,Quintela MM,Feng D,Xu KT, Shen CL. Group and home - based tai chi in elderly subjects with knee osteoarthritis:a randomized controlled trial ［J］. Clin Rehabil. 2007 Feb;21(2):99 - 111.

第八章 肌肉骨骼功能障碍的中医康复

○ 本章提示

　　肌肉骨骼功能障碍的康复是现代运动防护的重要组成部分，而且肌肉骨骼的中医康复也是中医康复技术综合应用的重要领域之一。本章较为全面地概述了肌肉骨骼中医康复学，介绍了软组织损伤和骨折的中医康复学治疗，并着重就颈椎病、腰椎间盘突出症、肩关节周围炎、脊柱侧凸症、骨关节炎等常见疾病的中医康复学治疗进行阐述。本章从临床实际出发，相关治疗技术的介绍较为全面，除了评价体系、处理原则、经络腧穴的手法治疗以及运动处方的应用等，有些技术如中药、针刺、针刀等或有提及，请学习者结合从业资质选择使用或熟悉了解。

第一节　概　述

一、肌肉骨骼中医康复学的定义

肌肉骨骼中医康复学（musculoskeletal rehabilitation）是康复医学的一个分支学科，它研究肌肉骨骼系统功能障碍的原因、评定与治疗的方法以及伤残预防等问题，并运用物理疗法、作业疗法、假肢和矫形器技术以及职业训练等手段，改善或代偿肌肉骨骼系统的功能，使患者能够回归家庭和社会。

二、肌肉骨骼中医康复学的特点

（一）整体康复

整体观是中医康复学理论与方法的出发点。肌肉骨骼中医康复学对于疾病的康复治疗及病后的摄生调养，都主张从整体出发，包括人与自然一体观、人与社会一体观、人的形神一体观三部分内容。

（二）辨证康复

辨证是中医康复的前提和依据，康复则是根据辨证的结果确立具体的治则和方法，辨证康复观的核心内容在于辨证与辨病相结合。肌肉骨骼中医康复医疗是从临床辨证开始的。其康复对象以肌肉骨骼为主，因此，在其临床辨证中也应围绕这一内容。如辨肌肉骨骼功能障碍的原因、性质、程度、形成等，以及根据中医学八纲辨证和脏腑经络气血辨证的方法，辨别寒热虚实的性质等。

（三）综合康复

中医康复学的主要着眼点在于功能及其障碍，并从康复的角度研究和处理有关功能障碍的评定、治疗、训练、代替、代偿和适应等问题。因此，中医康复学是一门以功能为中心的医学。肌肉骨骼中医康复学对功能恢复的要求是达到"自立"，既能独立地完成必需的功能活动，同时又能适应环境。

（四）早期康复

肌肉骨骼伤病的康复从临床处理的早期就已开始，康复医师及治疗师参与临床治疗计划。较严重的骨与关节损伤，绝大多数需要手术治疗，但在术后，部分会遗留严重的功能障碍。造成功能障碍的主要原因是肿胀、伤口感染、骨折畸形愈合或不愈合、组织缺损、瘢痕粘连、肌肉萎缩、关节僵硬等因素。如果康复早期介人，就可能避免许多并发症的发生，提高手术疗效，达到事半功倍的效果。

（五）与骨科相互渗透

骨科治疗的最终目标是功能恢复。骨科精湛的手术为骨伤患者功能恢复创造极好的条件，但要达到预期目标，必须强调康复治疗，特别是运动疗法才能实现功能的最大恢复，也就是使临床治疗收到最佳疗效。康复医学已渗透到骨科临床各方面，从受伤到手术后，从组织愈合到功能恢复，从职业训练到回归社会，都需要康复治疗。

骨科是一门专业性很强的学科。近年来，骨科的发展日新月异，各种新手术方法、新技术、新材料不断出现。因此，康复专业人员必须努力学习骨科的基本知识，掌握常见病、多发病的诊断和治疗方法，对术后患者进行康复时，须了解手术过程。如果缺乏这方面的知识，就难以与骨科医师沟通，并取得他们的信任，也难以胜任肌肉骨骼伤病的康复工作。学习骨科知识是开展肌肉骨骼康复的前提条件。

另一方面，骨科的医务工作者，尤其是医师首先要有康复医学的理念，现代骨科疾病的治疗已经不能停留在仅仅是吃药、手术的阶段。在我国大城市的大医院中，手术设备、内固定置入物及人工关节等都与国外几乎没有差别，手术技巧也不比外国人差。但是治疗的最后效果并不是比手术，而是要看病人最终功能恢复的结果，这就需要康复医学的干预。

（六）专业性强

肌肉骨骼康复学是一门专业性很强的学科。其基础涉及运动学、残疾学、生物力学、发育学、物理治疗学、作业治疗学以及假肢矫形器设计制作原理等。

评定是治疗的基础，没有评定就无法进行治疗。不同类型的骨关节损伤，其康复治疗方案是不同的，即使是同一类型的损伤，对于各个患者的治疗方案也是不一样的；即使是同一患者，在损伤的不同病理阶段，其治疗方法也是不同的。因此，熟悉或掌握骨科临床检查方法、诊断要点和治疗原则用以指导康复治疗是非常重要的。否则，康复治疗达不到预期效果，甚至适得其反。

康复治疗技术是肌肉骨骼康复学的重要内容。这些技术需要专业的技术人员根据治疗方案予以实施，以改善患者的功能障碍。

（七）以治疗小组方式工作

康复医师、骨科医生、各种康复治疗师、护士及社会工作者组成一个治疗小组（team work），共同负责肌肉骨骼患者的诊断、治疗、评定及康复等。以物理治疗、作业治疗、假肢矫形器为最主要的康复治疗手段，来具体地、分别地实施康复处理。患者入院后即开展术前康复训练、手术体位训练、术前康复宣教，术后立刻开展早期临床康复，出院后继续康复治疗。

康复治疗中的一些重要问题，如停止制动和开始负重的时机等，常需骨科医师与康复医师协商决定。康复目的与步骤也可由双方讨论决定。这一工作模式使康复与临床密切结合，有利于康复工作的开展，有利于取得骨科医师的信任与支持，为早期临床康复的开展提供了保证。

（八）与其他学科的关系

肌肉骨骼中医康复学还与运动医学、物理医学、老年医学、心理学、生物医学工程学、社会学、中医学、中医康复学等有密切联系，这些学科的有关部分还成为肌肉骨骼中医康复学的一个重要组成部分。

（九）防重于治

中医早在《内经》中就提出了"治未病"的概念《素问·四气调神大论》曰：圣人不治已病治未病，不治已乱治未乱，此之谓也。大病已成而后药之，乱已成而后治之，譬犹渴而穿井，斗而铸锥，不亦晚乎。《灵枢·逆顺》亦云：上工治未病，不治已病。皆已成为传统康复方法学防治疾病的重要原则。

"治未病"思想，主要体现在未病先防和既病防变两个方面。"未病先防"，就是在疾病尚未发生之前，采取某些预防措施避免其发生。如古代医家创立"五禽戏"，模仿虎、鹿、熊、猿、鸟五种动物的动作来锻炼身体。此外，人们还用太极拳、八段锦、易筋经等健身方法锻炼身体，增强体质，提高抗病能力。"既病防变"，就是在得病之后特别是发病之初，针对疾病发展过程中可能出现的病情加重趋势和已经萌芽的先兆症状，及早采取有效措施加以治疗，以阻止或扭转病情的发展和传变，促使疾病朝痊愈方向转化。

三、肌肉骨骼中医康复学的内容

肌肉骨骼中医康复学的内容涉及基础学科、康复评定、康复治疗、疾病康复。

（一）基础学科

肌肉骨骼中医康复学是一门应用性很强的临床学科，有其独特的基础科学。由于肌肉骨骼中医康复学所解决的功能障碍主要在运动系统、神经系统，因此，它与其他临床专科有一些交叉与联系。其基础课程包括：解剖学、运动学、运动生理学、生物力学、病理生理学、医学心理学、物理学、医学工程学、中医学、中医康复学、中医骨伤科学以及相关的临床各科的基本知识等。

（二）康复评定

康复评定又称功能评定，是康复治疗的基础。用来客观、准确地检查、判断患者功能障碍的程度、范围。功能评定的内容包括测试方法的理论与技术，还有如何评定和分析测出的结果。功能评定可以在器官功能、个体自我自理能力和参与社会生活能力这三个层次上进行。

1. 评定的目的

检查、判断患者功能障碍的性质、部位、范围、程度；确定尚存的代偿能力和功能恢复潜力；估计功能障碍的发展、转归和预后；确定康复目标；制定出可行的康复治疗措施；判定康复治疗效果；决定康复治疗后患者回归及去向。

2. 评定过程

（1）初期评定在患者入院初期完成。目的是全面了解患者功能状况和障碍程度、致残原因、康复潜力，据此确定康复目标和制定康复治疗计划。

（2）中期评定在康复疗程中期进行，目的是了解经过一段时间的康复治疗后功能的改变情况，并分析其原因，以此作为调整康复治疗计划的依据。

（3）后期评定在康复治疗结束时进行，估计总的功能状况，从而评价康复治疗的效果，提出今后重返社会或进一步康复处理的建议。

3. 评定的基本方法

肌肉骨骼中医康复学常用的康复评定技术有：

（1）躯体功能评定：评定的内容主要有关节活动度评定、肌力评定、上下肢功能评定、平衡与协调功能评定、步态分析、感觉功能评定等。

（2）日常生活活动能力评定：常用的标准化的基本 ADL 评定有 Barthel 指数、Katz 指数、PULSES、修订的 Kermy 自理评定等。常用的工具性 ADL 评定有功能活动问卷、快速残疾评定量表等。

（3）神经肌肉的电生理学检查：检测项目主要有肌电图检查、神经传导速度测定、时值及强度－时间曲线诊断。

（4）生存质量评定：生存质量是指个体生存的水平和体验，这种水平和体验反映了病、伤、残患者在不同程度的伤残情况下，维持自身躯体、精神以及社会活动处于一种良好状态的能力和素质。常用评定量表有世界卫生组织生存质量评定量表（WHOQOL－100 量表）和健康状况 SF36（36－item short－form，SF－36）。

（5）职业能力评估可采用功能评估调查表。

4. 康复评定的特点

（1）评估的重点：重点放在与生活自理、学习、劳动有关的综合性功能上，如站立行走功能、日常生活活动功能等。

（2）广泛使用量表进行评估：例如评价日常生活活动能力用的 Barthel 指数和功能独立性评定等。这些指数和量表在方法学上具有标准化、定量化的优点。

（3）重视专项的综合评估：为不同的疾病或残疾拟订不同的检查指标和评定标准，例如关节置换术、类风湿关节炎等各有专门的功能评估量表，针对性强，能较确切地全面反映患者的功能状态。

（4）分析性检查与综合性评估相结合：分析性的检查是单项的，只提供一个侧面的材料，如关节活动度检查、肌力检查等。这些检查还不足以为评价复杂的活动功能提供依据，因此还要采用综合性的功能检查，如手功能检查、步态检查等，才能对复杂的、有目的的活动作出有参考价值的评估。

（三） 康复治疗

康复治疗以康复训练为主要手段，更重要的是主动训练，辅以其他有效方法，如药物、手术、祖国传统医学方法等。其主要康复治疗方法有：

1. 物理疗法

物理疗法（physical therapy，PT）包括运动疗法和理疗。运动疗法是物理疗法的主要部分，是康复治疗中最重要和最常用的功能训练方法。它是通过运动对身体的功能障碍和功能低下进行预防、改善和功能恢复的治疗方法。应用被动运动、主动运动、主动助力运动、抗阻运动等各种运动方法来训练患者，如肢体瘫痪后如何设法引起运动，如何改善关节活动、增进肌力、增强运动的协调性、提高平衡能力等。总之，有针对性地循序渐进地恢复患者丧失或减弱了的运动功能，同时预防和治疗肌肉萎缩、关节僵直、骨质疏松、肢体畸形等并发症的发生。常用的运动疗法包括关节活动范围的训练、肌力训练、本体感觉训练、站立行走训练、医疗体操、医疗运动、手法治疗、牵引、中国传统运动疗法（太极拳、八段锦等）。

理疗主要是应用除力学因素以外的电、光、声、磁、水、冷、热等各种物理因子治疗疾病，促进患者功能的康复。

2. 作业疗法

作业疗法（occupational therapy，OT），是针对患者的功能障碍，从日常生活活动、手工操作劳动或文体活动中，选出一些针对性强，能恢复患者减弱了的功能和技巧的作业，让患者按照指定的要求进行训练，以逐步恢复其功能，从而提高患者的生活能力，使其能自理生活和进行学习。在自理生活方面，常选用进食、梳洗、穿衣、从床上到轮椅等活动。在手工操作方面，常选用木工、手工制作等。在文体活动方面，常选用套环、拼七巧板、绘画及各种有康复价值的游戏等。对于活动困难者，作业治疗人员还可为他们配置克服困难的自助具，如患者手握持困难，可为他们准备粗柄勺，以便握持。对装配上肢假肢矫形器以及配备特殊轮椅者，进行操纵和使用训练。为某些需要辅助具的患者配置辅助具等（主要是上肢，为方便日常生活或训练用）。

3. 假肢和矫形器的应用

假肢是弥补人的肢体缺损和代偿肢体功能的人工肢体，适用于上下肢截肢后患者使用，以部分代偿已丧失肢体的功能，使截肢者恢复一定的生活自理和工作能力。

矫形器以往称之为支具或支架，现统称为矫形器。用于四肢和其他部位，预防或矫正畸形，支持或协助功能运动，限制关节异常活动，缓解神经压迫。治疗骨骼、关节、神经、肌肉疾病时，用以补偿功能活动，某些矫形器的适当使用甚至可取代手术。

4. 康复护理

根据总的康复治疗计划，在对残疾者的护理工作中，通过体位处理、心理支持、膀胱护理、肠道护理、辅助器械使用指导等，促进患者康复，预防继发性残疾。

康复护士是康复治疗小组重要成员之一。她（他）的主要任务在于与其他康复专业人员共同协作，对患者施行符合康复要求的专业护理和必要的功能训练，预防并发症，防止继发性残疾，减轻残疾的影响，提高患者生活自理能力，使患者最大程度地康复并回归社会。

康复护理具体内容包括：防治长期卧床的不良反应（例如早期活动防止废用综合征，定时翻身防压疮，鼓励患者尽量主动做各种活动，防治大小便功能障碍等）；指导患者自主做日常生活活动（如穿衣、吃饭、洗漱等）；配合训练患者的肢体运动功能（如坐、站、走等做好患者的心理康复工作等。

5. 心理疗法

心理是脑的功能对客观现实的反映，患者心理往往存在不同程度的改变。心理疗法（psychotherapy）是通过观察、谈话、实验和心理测验（智力、人格、精神、心理等），对患者的心理异常进行诊断后，再采用精神支持疗法、暗示疗法、行为疗法、松弛疗法、音乐疗法等对患者进行训练、教育和治疗，从而减轻或消除症状，改善心理和精神状态，使患者的疾病治疗和恢复得以顺利实现。

6. 中国传统康复疗法

祖国医学的中药、按摩、推拿、针灸等已有数千年的历史，特别是中医疗法对功能障碍性疾病的治疗有一定效果，尤其对骨折、瘫痪、肌肉关节挛缩、疼痛、四肢功能障碍等有明显疗效。

7. 就业咨询及职前训练

根据患者的职业兴趣、专长、能力及身心功能状况，对其就业潜力和可能性作出分析，对适宜参加的工种提出建议，对尚需进行专门的就业适应训练者，进行就业前训练。

四、肌肉骨骼中医康复学的常用检查和治疗方法

肌肉骨骼伤病的处理需要完善的病史和细致的体格检查。康复评定是对病伤残者功能障碍进行客观、准确、量化地评定和分级，通过康复评定估计功能障碍的发展、转归和预后，判定功能恢复的潜力，制定康复治疗方案。中医康复学的康复评定是在整体、辨证、功能、预防康复观的指导下，运用四诊评定方法与现代康复医学评定方法相结合，对病伤残者的功能障碍进行全面、系统的综合评定。

（一）一般临床检查

1. 问 诊

问诊的主要目的是对康复对象进行病史调查。康复医疗病史的重点是调查患者的残疾情况、生活自理能力以及工作能力等。对康复患者的问诊应根据康复完整病历的要求去进行，康复患者完整病历的特点应包括残疾情况的描述。

（1）主诉：应包括主要症状、功能障碍的部位及程度。
（2）现病史：除详细记录主诉病情的发展过程外，应包括发病前机体功能状态情况，按时间顺序记叙症状发生的先后和产生功能障碍的时间过程。

（3）既往史：除记录以往一般的病史情况外，还应重点记录与现在病情，特别是与功能障碍有关的病史，并注意患者对以往疾病压力的反应。因为既往的外伤、疾病或手术等，可能给患者留下后遗症，也可能被现在疾病重新激发或合并发作等。

（4）家族、心理社会史：主要收集有关患者所处的家庭、社会环境的信息，包括民族习惯、婚姻状况、近期经济来源、家庭关系能否提供足够的精神上和经济上的支持以及家庭居住条件等，从而确定社会因素对患者的影响。同时注意患者以前的社会适应能力，以利于预测患者对当前残疾的应付情况等，还应详细调查患者是否有家族遗传病史。

（5）个人史：应包括患者的文化程度、职业特长、技能类型、学习工作经历、生病前后的职业及身体条件能否胜任本职工作等情况。

（6）业余爱好：了解患者的业余爱好，确定其适宜参加的各种业余文体活动。这些对于康复患者非常重要。

2. 望　诊

（1）一般情况观察：对病人进行检查时应仔细观察：①局部皮肤有无红肿、色素斑及静脉怒张。②有无创面、伤口及窦道，以及肉芽组织与分泌物情况。③有无肌肉萎缩，关节挛缩及震颤。

（2）静态观察：从前、后、侧等不同方向，和站、坐、卧不同体位观察患者躯干和肢体的姿势，两侧是否对称。

（3）动态观察：嘱患者行走及做伸展、旋转、蹲屈、站立、握拳及对掌等动作，观察躯干及肢体有无异常活动或活动障碍。

3. 触　诊

（1）压痛部位的确定对诊断很重要：①先嘱患者用手指指出疼痛部位，以作参考。②检查时，先从正常组织开始施压，逐渐向痛区中心移动。③触诊的力度应先轻后重，禁忌使用暴力或猛然用力。④应反复核实压痛点的准确部位，观察压痛的深浅度，有无放射痛。

（2）软组织触诊：①注意局部皮肤的温度、湿度、张力及弹性。②有无肿胀及肿胀程度和性质。③有无瘢痕、瘢痕成熟程度，与深部组织有无黏连。④包块注意其部位、大小、硬度及移动度、有无波动感，与周围组织的关系。⑤有无异常活动及摩擦感。⑥肌力及肌张力有无改变。

4. 叩　诊

（1）有局部叩击痛者，常提示病变部位深。

（2）沿肢体纵轴叩击有疼痛者，常提示有骨质损伤或炎性改变。

（3）棘突部位的叩击痛，常提示脊柱的损伤或结核性病变。

5. 量　诊

（1）肢体长度测量

检查时应使两侧肢体处于对称位置，利用骨性标志，测量肢体的长度，然后两侧比较。常用肢体长度测量方法：①躯干：脊柱中立位，自枕外隆突至尾骨尖。②上肢：自肩峰至桡骨茎突或中指指尖。③上臂：自肩峰至肱骨外上髁，或自肱骨大结节至肱骨外上髁。④前臂：自肱骨外上髁至桡骨茎突，或自尺骨鹰嘴至尺骨茎突。⑤下肢：自髂前上棘经髌骨中线至内踝下缘，或自脐至内踝下缘。⑥大腿：自髂前上棘至髌骨上缘，或股骨大转子至膝关节外侧间隙。⑦小腿：自腓骨头顶点至外踝下缘，或膝关节内侧间隙至内踝下缘。

（2）肢体周径测量

检查时选两侧肢体相对应的同一平面，用皮尺测量后对照。常用的测量部位有：①上臂：肩峰下 10cm。②前臂：尺骨鹰嘴下 10cm。③大腿：髌骨上缘 10cm。④小腿：髌骨下缘 10cm。

（二）单项检查

1. 关节活动范围测定

关节活动范围（range of motion，ROM）是指关节的远端骨朝向或离开近端骨运动的过程中，远端骨所达到的新位置与开始位置之间的夹角，即远端骨所移动的度数。

ROM 有各种不同的测量和记录方法，如使用量角器测量、线测法、可展性金属线测量、图解描记法、电子测角仪等，其中，量角器使用最为普遍。

ROM 测量记录通常采用中立位 0°法，这是美国矫形外科学会（1992 年）推荐的关节测量和记录方法，即中立位 0°法。中立位 0°法将关节的中立位设置为 0°，以此计算关节向各个方向活动的度数并记录。

2. 肌力评定

肌力是指肌肉收缩的力量。肌力评定是肌肉功能评定的重要方法，尤其是对肌肉骨骼系统病损及周围神经损伤患者的功能评定十分重要。同时，肌力评定也是评定康复治疗疗效的重要指标之一。

肌力评定方法有徒手肌力评定和器械肌力评定。在器械肌力评定方面，需要应用等长测力仪、等张测力仪或等速测力仪等，根据需要选用不同的测试仪器。

3. 感觉检查

感觉（sensation）是人脑对直接作用于感受器的客观事物的个别属性的反映，个别属性有大小、形状、颜色、坚实度、湿度、味道、气味、声音等。感觉功能评定可分为浅感觉检查、深感觉检查、复合感觉检查。

4. 步态分析

评测患者的一般步态，如步幅、步频、步宽，以及行走时站立相和摆动相步态。

（三）综合性评定

综合性评定针对不同的疾病或残疾制订不同的综合评定标准，对复杂的、有目的的活动作出有参考价值的评估，例如全髋关节置换术后采用的 Harris 标准和 Charnley 标准，全膝关节置换术后采用的 HSS 膝关节评分系统等。

（四）特殊检查法

1. 肩峰撞击征

检查者以手扶患侧前臂，使之于中立位前屈、上举，肩袖、大结节附着点撞击肩峰的前缘，出现肩痛为阳性，见于肩撞击综合征（impingement sign）。

2. Adson 检查方法

患者坐位，肩关节外展90%肘关节伸直。一边用一只手检查桡动脉搏动，一边嘱病人将头转向被检查的肩关节。然后，嘱病人后伸头部的同时将上肢推向后方并且旋后。同时嘱病人深吸气，并保持吸气状态（Valsalva 检查）。脉搏消失为阳性。本试验的机制为前斜角肌紧张，将第一肋骨上移，使胸廓出口狭窄。

3. Thomas 试验

病人仰卧，一侧膝关节靠近患者的胸部并保持住，确认下腰椎部分平放在检查台，在髋关节屈曲性痉挛时，伸直的腿将会屈曲膝关节，使大腿从台面抬起。这一试验常用于排除关节屈曲性挛缩。

4. "4" 字试验

这一试验用于评估髋关节的功能障碍。病人仰卧，髋关节屈曲，外展并外旋。要求病人将检查侧腿的外踝放在伸直的健侧腿的膝关节上方，如果这一手法引起患者的疼痛，试验结果阳性。下压检查侧膝关节可增大检查的幅度，下压引起疼痛提示髋关节的病变，因为在此位置髋关节受到挤压。

5. Lachman 试验和反 Lachman 试验

这两个试验用来检查由于前或后交叉韧带损伤导致的胫骨向前或向后的过度活动。病人仰卧或俯卧位，屈膝约30°角。检查者用一只手固定大腿，另一只手试图向前（Lachman 试验）或向后（反 Lachman 试验）移动胫骨。阳性结果提示有前交叉韧带或后交叉韧带损伤。检查时须与对侧作比较。

6. 轴移试验

病人仰卧伸髋，检查者一只手握住患足向内侧旋转胫骨，另一只手置于膝关节的外侧同时施加外翻和屈曲的力。当在 25°到 30°角屈曲时，有一种突然的反跳感，可以感觉并且看到股骨外髁在胫骨平台上向前跳动，此为阳性结果，表明前交叉韧带断裂。当进一步屈膝时，胫骨会突然复位。

7. McMurray 试验

用来检查内侧和外侧半月板，病人仰卧位，完全屈膝，足后跟抵住臀部。检查者一只手放在膝关节，拇指及示指在关节线水平，另一只手内旋胫骨；如果旋转时患者疼痛且伴有咔哒声，则提示外侧半月板损伤。同样，外旋胫骨可以检查内侧半月板。此试验亦可在不完全屈膝的情况下进行。膝部越伸展，半月板越靠前的部分越能被检查到。

8. 研磨试验（Apley 试验）

用来评价膝关节内外侧的疼痛是源于半月板损伤还是侧副韧带损伤。病人俯卧位，屈膝90°角，检查者用自己的膝部固定的同时向内侧和外侧旋转胫骨，在挤压旋转时出现疼痛提示半月板损伤。上提病人足部以使胫骨与股骨分离，同时内旋和外旋胫骨，如果在牵拉并旋转时出现疼痛，则极大可能是韧带损伤。

9. 侧方应力试验

先将膝完全伸直，然后屈至 30°位，分别作膝的被动外翻和内收检查。双侧对比，若内侧疼痛，伴有侧方异常活动，说明内侧不同结构的损伤；外侧疼痛说明外侧半月板或关节软骨可能有损伤。检查者向相反方向施以内翻应力，以检查外侧副韧带、关节囊及内侧半月板、关节软骨。

10. 浮髌试验

如果怀疑膝有大量积液，可以嘱病人仰卧，尽量伸膝，向下推动髌骨。液体会流向两侧后积聚于髌下，导致髌骨向上反弹。

11. 侧屈位椎间孔挤压试验

病人坐位，头稍后仰并向患侧，下颌转向健侧，检查者双手放在病人头顶向下挤压，如引起颈部疼痛，并向患侧手部放射，即为阳性。最常见于 $C_{5,6}$ 病变，此时疼痛向拇指、手及前臂放射。

12. 后仰椎间孔挤压试验

坐位，头稍后仰，医生双手交叉放在病人头顶向下挤压，如引起疼痛，并向患侧上肢放射，即为阳性。

13. 椎动脉扭转试验

椎动脉在颈椎横突椎动脉孔中穿过，当颈椎骨质增生或颈椎间盘病变刺激，可使椎动脉孔相对变窄，此时令病人仰头，并向侧方快速旋转时，如出现头晕、恶心、呕吐或视物不清等症状时，说明椎动脉被牵拉，即为阳性。

14. 拾物试验

主要用于小儿，在地上放一物品，令病人去拾，观察拾取动作是否与正常人一样，如腰椎病变或僵直时，病人必须屈双膝双髋而使脊柱保持伸直位。

15. 直腿抬高试验

病人平卧，检查者一手握病人足跟，保持对侧腿伸直位，一般能将足跟抬高 90°左右，而无腘窝部疼痛，如有腰椎间盘突出，并压迫一侧坐骨神经根时，直腿抬高 30°－60°时，引起放射性疼痛，并向足部反射。此时，为增加坐骨神经牵拉强度可被动使踝关节背伸，如有椎间盘突出症时，坐骨神经的窜痛将明显加剧，此方法又称为直腿抬高加强试验（Lasegue 征）

16. 跟臀试验

俯卧位，患者屈膝，使足跟靠近臀部，这时股神经与股前侧肌群受到牵拉而出现股前方放射痛。本试验在腰大肌脓肿、脊柱强直、股四头肌挛缩、骶髂关节病变时，也有疼痛，应注意鉴别。

（五）常用治疗方法

治疗方法是达到治疗目的的重要手段。

1. 关节活动技术

关节活动技术的目的是增加或维持关节活动范围，提高肢体运动能力。其方法有：①主动运动；②主动助力运动；③被动运动。

持续被动活动是利用专用器械使关节进行持续较长时间的缓慢被动运动的训练方法。训练前可根据患者情况预先设定关节活动范围、运动速度及持续被动运动时间等参数，使关节在一定活动范围内进行缓慢被动运动。其特点有：①与一般被动运动相比，其特点是作用时间长，同时运动缓慢、稳定、可控而更为安全、舒适；②与主动运动相比，持续被动活动不引起肌肉疲劳，可长时间持续进行，同时关节受力小，可在关节损伤或炎症时早期应用且不引起损害。

2. 软组织牵伸技术

牵伸是指拉长挛缩或短缩软组织的治疗方法。其目的主要为改善或重新获得关节周围软组织的伸展性，降低肌张力，增加或恢复关节的活动范围，防止发生不可逆的组织挛缩，预防或降低躯体在活动或从事某项运动时出现的肌肉、肌腱损伤。根据牵伸力量的来源，牵伸方式和持续时间，可以把牵伸分为手法牵伸、器械牵伸和自我牵伸三种。

3. 肌力训练技术

肌力训练是根据超量负荷的原理，通过肌肉的主动收缩来改善或增强肌肉的力量。方法有非抗阻力运动和抗阻力运动。非抗阻力运动包括主动运动和主动助力运动，抗阻力运动包括等张性（向心性、离心性）、等长性、等速性抗阻力运动。

4. 关节松动技术

关节松动技术是治疗者在关节活动允许范围内完成的手法操作技术，属于被动运动范畴，用于治疗关节功能障碍如疼痛、活动受限或僵硬，具有针对性强、见效快、患者痛苦小、容易接受等特点。手法分级以澳大利亚麦特兰德的 4 级分法比较完善，应用较广。Ⅰ、Ⅱ级用于治疗因疼痛引起的关节活动受限；Ⅲ级用于治疗关节疼痛并伴有僵硬；Ⅳ级用于治疗关节因周围组织黏连、挛缩而引起的关节活动受限。

5. 牵引技术

牵引是应用力学中作用力与反作用力的原理，通过手力、机械或电动牵引装置，对身体某一部位或关节施加牵拉力，使关节发生一定的分离，周围软组织得到适当的牵伸，从而达到复位、固定，减轻神经根压迫，纠正关节畸形的一种物理治疗方法。

根据牵引作用的部位分为脊柱牵引和四肢关节牵引，脊柱牵引又分为颈椎牵引和腰椎牵引；根据牵引的动力分为手法牵引、机械牵引、电动牵引；根据牵引持续的时间分为间歇牵引和持续牵引；根据牵引的体位分为坐位牵引、卧位牵引和直立位牵引。

6. 本体感觉训练技术

本体感觉是包含关节运动觉和位置觉的一种特殊感觉形式，主要包括：①关节位置的静态感知能力；②关节运动的感知能力（关节运动或加速度的感知）；③反射回应和肌张力调节回路的传出活动能力。关节本体感觉及肢体协调性的训练应贯穿整个康复过程。

7. 站立与步行训练技术

站立训练指恢复独立站立能力或者辅助站立能力的锻炼方法。良好的站立是行走的基础，因此，在行走训练之前必须进行站立训练。步行训练指恢复独立或者辅助下行走能力的锻炼方法。

第二节　软组织损伤的中医康复学治疗

一、定　义

凡是各种暴力或慢性劳损等原因所造成的皮肤、皮下组织、筋膜、肌肉、肌腱、韧带、关节囊、滑膜、关节软骨盘、软骨、椎间盘、纤维环、腱鞘、神经和血管等软组织的损伤统称为软组织损伤。

二、病因病机

引起软组织损伤的原因较多，有机械力作用因素，如打击、挤压、碾挫等；有物理因素，如高温、寒冷等；有化学因素，如酸、碱等，有生物因素及机体健康状态低下，气候变化，年龄等因素。不同的因素可造成不同的损伤，致伤因素决定着损伤的性质。

中医学认为软组织损伤的病因有两类：外因和内因。

（一）外　因

主要指外力的伤害，与外感六淫之邪关系密切。其外力包括直接外力、间接外力和慢性劳损，是软组织损伤的主要致病因素。直接外力是指外来暴力直接作用于肢体局部，引起直接受损部位的急性软组织损伤；间接外力是指外来暴力远离作用部位，因传导而引起的急性软组织损伤；慢性劳损是指人体某一部位长时间、单调和反复的过度用力动作积劳成伤。

（二）内　因

指受人体内部因素影响而致软组织损伤的因素，常与身体素质、生理特点（年龄、解剖结构）和病理因素有着十分密切的关系。体质强壮、气血旺盛、肝肾充实，则筋骨强盛，抵御外力和风寒湿邪侵袭的能力强，不易发生软组织损伤；而体弱多病、气血虚弱、肝肾不足，则筋骨痿软，抵御外力和风寒湿邪侵袭的能力弱，易发生软组织损伤。儿童筋骨发育不全，易发生扭伤；青壮年活动和运动多，易造成筋的扭挫伤和撕裂伤等；中老年易出现劳损性、退行性疾病。解剖结构正常，抵御外力的能力强；解剖结构异常，抵御外力的能力也就相应减弱。另外人体解剖结构有强弱之分，有些部位的解剖结构本身较弱，就容易损伤。人体组织的病变与软组织损伤的发生亦有密切关系，内分泌代谢功能障碍、骨关节疾病等，均可引起筋的病变。

软组织损伤后，必然出现一系列病理变化。轻的损伤，多仅表现为局部组织损害，继而是损伤的修复过程，全身性反应微小，严重损伤时，可表现出较明显的全身性反应，病理变化相对复杂。一般说，软组织损伤后的基本病理病化有充血和水肿、局部贫血、出血，并继而发生组织纤维变性、坏死等无菌性炎症反应。当外来暴力或劳损作用于软组织，引起组织出血或渗液，形成血肿或肿胀，常在二者开始吸收或机化或瘢痕化，导致组织粘连或使正常的解剖结构发生微细变化或畸形。损伤组织可发生钙化、骨化刺激和压迫周围组织而产生临床症状。晚期可发生肌肉萎缩严重时影响肢体功能运动。

三、临床分类

（一）根据暴力形式分类

1. 扭 伤

系指间接暴力使肢体和关节突然发生超出正常生理范围的活动，外力远离损伤部，伤位多在关节周围，其关节及关节周围的筋膜、肌肉、肌腱、韧带、软骨盘等过度扭曲、牵拉，引起的损伤、撕裂、断裂或错位。

2. 挫 伤

系指直接暴力打击或跌仆撞击、重物挤压等作用于人体，引起该处皮下、筋膜、肌肉、肌腱等组织损伤。挫伤症状以直接受损部位皮下或深部组织损伤为主，轻则局部血肿、瘀血，重则肌肉、肌腱断裂，关节错位或神经、血管严重损伤。

3. 碾挫伤

系指由于钝性物体的推移挤压与旋转挤压肢体，造成以皮下及皮下组织、筋膜、肌肉、肌腱、韧带与神经、血管等深部组织的严重损伤，易造成局部的感染和坏死。

（二）根据病理变化分类

1. 瘀血凝滞

系指外力作用于肢体，造成筋膜、肌肉、韧带的络脉受伤，但无断裂或只有微小的撕裂。局部可有疼痛、肿胀，但不致引起严重的功能障碍。

2. 筋位异常

系指外力作用于肢体，造成筋歪、筋翻、错缝等，局部可有瘀肿，肌腱、韧带等位置发生改变。

3. 断裂伤

系指外力作用于肢体，造成肌肉、肌腱、韧带的断裂，伤后导致肢体严重的功能障碍和明显的疼痛、肿胀、瘀斑、畸形等临床表现。

（三）　根据软组织损伤的病程分类

1. 急性软组织损伤

又称新伤，是指由突然暴力所引起的新鲜损伤，一般不超过 2 周。有明显的外伤史，局部疼痛、肿胀、瘀斑、血肿、功能障碍等比较明显。

2. 慢性软组织损伤

亦称陈伤，系由急性软组织损伤失治或治疗不当、不彻底所形成的慢性损伤，一般超过 2 周以上。慢性劳损造成的软组织损伤也属于此类。

四、临床表现

（一）　主要症状

软组织损伤的主要症状是疼痛、瘀肿和功能障碍。

1. 疼　痛

软组织损伤后，由于外界伤害性刺激因素和内在性致痛物质的作用，均可表现出不同程度和不同性质的疼痛。一般说，急性损伤疼痛较剧烈，慢性损伤疼痛多呈胀痛、酸痛或因活动牵拉而作痛，皮肤及皮下组织损伤疼痛较轻，肌肉、韧带损伤则疼痛明显，神经挫伤表现出麻木感或电灼样的放射痛，肌肉，神经，血管损伤后可立即出现持续性疼痛，肌腱，筋膜等损伤后疼痛呈间断样加剧疼痛。

2. 肿　胀

软组组损伤，尤其在组织疏松和血管丰富的部位，由于损伤组织内反应性无菌性炎症和浆液性渗出及血管破裂出血等因素，可出现明显的组织肿胀。

3. 瘀　斑

由于损伤后组织内积血，可在伤后 2－3 天后出现瘀斑，呈暗蓝色。随着血液成分的吸收与分解而逐渐变成橙色，常需数周或数月才可完全消退到正常状态。

4. 功能障碍

软组织损伤早期由于保护性疼痛反应使主动活动受限或组织本身损伤而限制了功能活动，在后期则可能因组织不能完全再生，伤部形成瘢痕或局部粘连，肌腱断裂，发生畸形而使功能障碍。

（二）　急性软组织损伤

1. 软组织损伤初期

肢体受到急性损伤后，受伤处由于创伤反应致使气血瘀滞，脉络不通，而产生局部的剧烈疼痛。神经挫伤后则有麻木感或电灼样放射性剧痛。局部脉络受损，血溢脉外，伤后迅速肿胀，出现瘀血斑，其肿胀程度与外力的大小和损伤的程度有关，在 2～3 天内瘀聚凝结。由于损伤而致不同程度的功能障碍。

2. 软组织损伤中期

受伤 3 ~ 4 天后，瘀血渐化，肿胀开始消退，瘀斑转为青紫，皮肤温热，疼痛渐减。至伤后 10 ~ 14 天，软组织损伤轻者可获康复，软组织损伤重者肿胀消退亦较显著，疼痛明显减轻，功能部分恢复。

3. 软组织损伤后期

重证软组织损伤 2 周以后，瘀肿大部分消退，瘀斑转为黄褐色，疼痛渐不明显，功能轻度障碍，此种残余症状约经 3 ~ 5 周全部消失，功能亦可恢复。少数患者如筋断裂伤、神经损伤等恢复期较长，或余肿残存，或硬结如块、肌肉僵凝、肌力柔弱、疼痛隐约、动作欠利，迁延更多时日，最后可成为慢性软组织损伤。

（三） 慢性软组织损伤

症状缺乏典型的演变过程，因患病部位不同，劳损的组织结构不同，可有各不相同的症状，或隐痛，或酸楚，或肿胀，或功能障碍，症状常因劳累或受风寒湿邪而加重。必须根据不同部位的特殊症状进行辨证分析。

无论是急性还是慢性软组织损伤，要仔细确定主要的压痛点，压痛部位往往就是损伤所在部位，在慢性软组织损伤患者尤为重要。同时要注意检查关节活动功能情况以及关节有无异常活动，对于严重软组织损伤患者，必要时可做 x 线检查，以排除骨折和脱位。

五、诊断

软组织损伤的诊断，一般可根据损伤病史、全身反应及局部表现和适当的辅助检查手段，作出明确的诊断。进行诊断时，应注意确定有无损伤存在、损伤的部位和性质、损伤的轻重，有无合并伤等，并注意观察病情变化以及进行全面系统的体检。临床上常见的诊断方法有以下一些。

1. 问 诊

即通过对患者的询问达到了解病情的目的，包括主诉（有疼痛、肿胀，功能障碍和发病时间等方面的内容），问受伤姿势、问受伤时间，问受伤原因，问受伤部位，问恶寒或发热情况、问疼痛性质、问肢体功能情况及问伤后治疗经过等主要内容。

2. 望 诊

即通过对病情的观察的诊断方法之一；主要有下述内容：望患者神色及形态，望患者局部皮肤色泽及局部肿胀程度或畸形表现等。

3. 闻 诊

即利用医者的听觉了解病情的诊断方法。软组织损伤可闻及的内容有下述几种：关节弹响声、肌腱与腱鞘的摩擦音及关节摩擦音等。

4. 切 诊

即医者运用双手在患者体表进行触摸的诊断方法，切诊的方法有触摸，挤压、叩击，旋转、屈伸等动作技巧，切诊的内容有：触摸压痛处、畸形处，异常活动处、肿块处及局部皮温等。

5. 体　检

进行全身和局部系统，全面的体格检查。

6. 肌电图检查

肌电图检查通过记录骨骼肌生物电的情况而用于确定神经损伤的部位及判断神经肌肉损伤的程度和预后情况。

7. 实验室检查

实验室的化验和生化检查主要用于严重的软组织损伤，是了解病情变化和指导临床治疗的指标之一，以及作为与其他疾病的鉴别诊断手段之一。

8. 关节镜检查

关节镜作为诊疗关节疾患和损伤的一种器械，目前尚多用于膝关节的检查。关节镜检查是一种有价值的辅助诊断方法，具有准确率高、合并症少的特点，临床使用应在严格的无菌条件下进行，防止感染的发生。

9. 影像学检查

（1）X 线检查

在软组织损伤诊断方法上的 X 线检查主要用于与骨折、脱位及骨病等疾病的相鉴别，有时可作为对韧带、肌腱、软骨损伤的诊断参考。

（2）电子计算机横断扫描（CT）

CT 在诊断软组织损伤上的应用主要用于确诊腰椎间盘突出症、椎管狭窄及推测软组织病变的性质和范围等。

（3）核磁共振成像（MRl）

MRI 诊断方法可用于脊髓出血、梗塞、水肿、炎症、肿瘤、空洞、坏死、硬化等外伤或病变，对软组织有良好的观察效果。

六、检查方法

软组织损伤的临床检查法有下述方面的内容：

1. 肢体关节活动范围测量法

（1）关节活动范围的测量

临床上常用的是中立位 0°法，即以中立位为 0°计算。实际测量时应除去关节周围的附加活动，注意个体差异，必要时应进行双侧关节活动的测量并对比。

人体各关节活动的正常范围如下：

颈部：前屈 35～45°，后伸 35～45°，侧屈左右各 45°，旋转左右各 60～80°。

腰部：前屈 90°，后伸 30°，侧屈左右各 30°，旋转左右各 30°。

肩关节：前屈 90°，后伸 45°，外展 90°，内收 40～45°，内旋 80°，外旋 30°，上举 90°。

肘关节：屈曲 135～150°，过伸 10°，旋前 60～80°，旋后 80～90°。

腕关节：掌屈 50～60°，背伸 30～60°，外展 25～30°，内收 30～40°。

掌关节及指间关节：掌指关节屈曲 90°，近侧指间关节屈曲 90°，远侧指间关节屈曲 60°，掌指关节过伸 60°。

第一掌指关节：外展 60°，对掌 60°。

髋关节：前屈 90～100°，后伸 40°，内收 25°，外展 45°，内旋 40°，外旋 40°。

膝关节：屈曲 145°，过伸 15°。

踝关节：背屈 35°，跖屈 45°。

（2）肢体长度的测量

躯干长：颅顶至尾骨端。

上肢全长：肩峰至中指末端。

上臂全长：肩峰至肱骨外髁。

前臂全长：桡骨小头至桡骨茎突。

下肢全长：髂前上棘至内踝端。

大腿全长：髂前上棘至髌骨中心。

小腿全长：髌骨中心至内踝端。

（3）肢体周径的测量

测量肢体肿胀或萎缩的程度以了解病情及评估疗效。一般使用卷尺进行测量，并与健侧相应部位对比。

2. 神经系统检查法

软组织损伤常可引起神经系统的障碍，故对神经系统的检查是必要的，临床上主要有下述几方面内容：

（1）感觉检查

感觉检查包括触觉、痛觉、温度觉，位置觉和震动觉等方面，检查出的感觉改变应作详细记录。

（2）运动检查

主要包括肌容积、肌力、肌张力检查三方面。

肌容积检查，主要注意肌肉的外形，检查其有无肿胀或萎缩。

肌力检查：一般将完全麻痹与正常的肌力之间分为六级，标准如下：

0 级：肌肉完全麻痹、肌肉动力完全消失；

I 级：肌肉动力微小，不能带动关节活动；

II 级：肌肉动力可带动水平方向关节活动，但不能对抗地心引力；

III 级：可有抗重力而不抗阻力的活动关节；

IV 级：可抗阻力活动关节，但较正常人差。

V 级：正常肌力。

肌张力检查：肌张力增强见于上运动神经元损害，肌张力减弱见于下运动神经元损害。

（3）反射检查

包括浅反射、深反射和病理反射等。

浅反射有腹壁反射，提睾反射、肛门反射。

深反射有肱二头肌反射（由颈 5~6 支配）、肱三头肌反射（由颈 6~7 支配）、桡骨膜反射（由颈 5~8 支配），膝腱反射（由腰 2~4 支配）、跟腱反射（由骶 1~2 支配）。

病理反射有霍夫曼氏征（阳性者提示上运动神经单位损害），巴彬斯基氏征（阳性者提示椎体束病变），髌阵挛、踝阵挛等。

3. 特殊检查法

（1）脊柱部检查

头顶叩击试验：适用于诊查颈椎病或脊柱损伤。方法：患者端坐，医者一手平置患者头顶，另一手握拳叩击头顶，患者若感颈部疼痛不适或向上肢窜痛、麻木，即为阳性。

臂丛神经牵拉试验：适用于诊查颈椎病。方法：患者端坐，医者一手握患者病侧手腕，另一手放在患者病侧头部，双手向相反方向推拉，若患者感到疼痛并向上肢放射，即为阳性。

椎间孔挤压试验：适用于诊查颈椎病。方法：患者端坐，头部略偏向患侧侧后方，医者双手交叉按压其头顶向下施压，若患者感到颈痛并向上肢放射，即为阳性。

直腿抬高试验：适用于诊查腰椎间盘突出症及坐骨神经痛等。方法：患者仰卧，两腿伸直，分别作直腿抬高动作，然后再被动抬高。正常时其抬高幅度相等，若一侧下肢抬高幅度降低且不能继续抬高，并伴有下肢放射性疼痛，即为阳性。

屈髋伸膝试验：适用于诊查坐骨神经痛。方法：患者仰卧位，医者使其下肢尽量屈髋屈膝，然后逐渐伸直膝关节，若在伸膝过程中出现下肢放射痛，即为阳性。

髋膝屈曲试验：阳性者提示腰部软组织扭挫伤或劳损或腰椎椎间关节、腰骶关节、骶髂关节病变。方法：患者仰卧，医者用双手扶住患者双膝使其尽量屈曲髋、膝关节，并向头部方向推压面使臀部离开检查床，若腰骶部发生疼痛，即为阳性。

骶髂关节分离试验：（即："4"字试验）适于诊查骶髂关节病变。方法：患者仰卧位，医者将患者伤肢屈膝后作盘腿状放于对侧膝上，然后一手扶住对侧髂骨，另一手将患膝向外侧按压，若骶髂关节发生疼痛，即为阳性。注意，进行本试验应排除髋关节本身病变。

分腿试验：适用于诊查骶髂关节病变。方法：患者仰卧于床边，健侧腿在床上，一患侧腿垂于床边，医者一手握住健侧膝部使其屈膝屈髋，另一手扶住患侧大腿用力下压垂于床边的大腿，使髋关节尽量后伸，若骶髂关节发生疼痛，即为阳性。

（2）上肢检查

肩关节外展上举试验（疼痛弧）：阳性者提示冈上肌肌腱炎。方法：患者上肢外展上举 0~60°不痛，60~120°疼痛，再上举至 120~180°不痛，即为阳性。

搭肩试验（即杜加氏征）：阳性者提示肩关节脱位及肩部骨折。方法：令患者手搭在对侧肩上，正常情况下肘部能贴近胸壁，当肘不能贴近胸壁时为阳性。也可令患者前壁及肘部贴靠胸壁触摸对侧肩部，如手不能触及对侧肩部，即为阳性。

网球肘试验：阳性者提示肱骨外上髁炎。方法：患者前臂旋后位时伸直肘关节，无疼痛，若前臂在旋前位并将腕关节屈曲再伸肘时，引起肱骨外上髁处疼痛，即为阳性。

握拳尺偏试验：适用于诊查桡骨茎突腱鞘炎。方法：患者伤腕握拳，拇指握于拳心内，医者一手握患者腕上，另一手将患腕向尺侧倾斜，若患者桡骨茎突部疼痛即为阳性。

屈腕试验；适于诊查腕管综合征。方法：医者将患者伤侧手腕屈曲，：同时压迫正中神经 1~2 分钟，患者手掌掌侧麻木感加重，疼痛并可放射至食，中指，即为阳性。

（3）下肢检查

托马斯氏征：适用于诊查髋关节的屈曲挛缩畸形等病变。方法：患者仰卧位，尽量屈曲健侧大腿并贴近腹壁，使腰部紧贴于床面，克服腰前凸增加的代偿作用，再让患者伸直患肢，若患肢不能伸直平放于床面，即为阳性。

臀中肌试验：适用于诊查髋关节不稳或臀中、小肌无力等病变。方法：患者健侧单腿站立，患侧抬起，骨盆向上提，该侧臀皱襞上升则属阴性，若再使患侧腿独立，健侧腿抬起，健侧骨盆及臀皱襞下降，即为阳性。

浮髌骨试验：适用于诊查膝关节腔积液，方法：患者膝关节伸直，股四头肌松弛，医者一手在其髌上方挤压，将髌上囊区的液体压挤到髌骨下方，另一手食指向下压髌骨，若出现髌骨有浮动感，即为阳性。

膝关节侧副韧带牵拉试验：适用于诊查膝关节侧副韧带损伤或断裂。方法：患者膝关节伸直，军者一手握住小腿下端，将小腿外展（或内收），另一手握住膝上外侧（或内侧）向内（或外）推，若膝内侧（或外侧）出现疼痛和异常活动，即为阳性。

抽屉试验：适用于诊查膝交叉韧带松弛或断裂。方法：患者仰卧位，伤肢屈曲，医者双手握住膝部下方，向前后推拉，若小腿有过度前移或后移，即阳性。过度前移提示前交叉韧带病变，过度后移提示后交叉韧带病变。

麦氏征：适用于诊查膝半月板损伤。方法：患者仰卧，医者一手握膝，另一手握足，先使患肢尽量屈膝屈髋，然后使小腿充分外展外旋或内收内旋，并逐渐伸直，在伸直过程中膝部若出现疼痛或弹响，即为阳性。若外展外旋时呈阳性征，提示外侧半月板损伤，若内收内旋时呈阳性征，提示内侧半月板损伤。

半月板研磨试验：适于诊查半月板及膝侧副韧带损伤。方法：患者俯卧位，医者双手握住患者伤肢的足部并屈膝 90°，然后医者双手用力沿小腿纵轴向下挤压并做外展、外旋或内收、内旋活动，若膝关节内出现疼痛，即为阳性。如将小腿向上牵拉并作旋转活动，若膝部出现窄痛，即为阳性。前者阳性提示半月板损伤，后者阳性提示膝侧副韧带损伤。

膝伸屈试验：适用于诊查半月板损伤。方法：患者侧卧位，患肢离开检查床面，令患者做膝关节伸屈活动，使小腿的重力挤压内、外侧半月板，若出现弹响声或疼痛，即为阳性。

七、治　疗

软组织损伤的治疗应以辨证论治为基础，要严格贯彻首重气血、筋骨并重、标本兼治、内外结合的治疗原则。既要注意局部损伤的变化，又要重视脏腑、气血的盛衰；既要注意内服药物的治疗，又要重视外用药物的运用；并以八纲辨证和经络、脏腑、气血等辨证为治疗依据，根据损伤的虚实、久暂、轻重或缓急等具体情况，而选择应用不同的治疗方法。

软组织损伤的治疗方法有理筋手法、药物、针灸、小针刀、水针、固定及练功等疗法。因软组织损伤后的病情、病程及预后的差异很大，所以临床上多采用综合的治疗方法，以达到提高疗效、缩短疗程的目的。

（一）理筋手法

理筋手法是治疗软组织损伤的最主要方法，它是术者运用指、掌、腕、臂的劲力，直接作用于患者的损伤部位，通过各种手法的技巧及其力量以调节机体的生理、病理变化，达到治病疗伤、正复伤愈、强壮身体的治疗目的。手法治疗的原理和作用归纳起来有：活血化瘀、消肿止痛，整复错位、滑利关节，舒筋活络、软化瘢痕，松解粘连、消除狭窄，温经散寒、调和气血等。

手法适用于急、慢性软组织损伤，滑膜嵌顿，关节错缝、半脱位，肌肉萎缩，组织粘连，关节僵硬，骨关节炎引起的肢体疼痛、活动不利等。

对诊断尚不明确的急性脊柱损伤伴有脊髓症状患者，局部肿胀严重的患者，有严重心、脑、肺疾患的患者，有出血倾向的血液病患者，可疑或已明确诊断有骨关节、软组织肿瘤的患者，骨关节感染性疾病（骨髓炎、骨结核等）的患者，妊娠期妇女，传染性皮肤病及精神病不能合作的患者等均禁用手法治疗。

选用手法要以软组织损伤的主症为主，同时顾及兼症。新伤手法操作宜轻，陈伤手法宜较重。急性软组织损伤要求手法稳、妥、准，一次手法成功，避免增加损伤，减少患者痛苦。

手法要求先轻后重，轻时不宜虚浮，重时切忌粗暴；活动范围由小到大，速度先慢后快；手法均匀、柔和、持久、深透有力。自始至终贯彻稳、准、巧的原则，即在临床运用时要充分把握手法的连续性、节律性、自然性及时间与力度，还需将各点有机地紧密联系，不可断然分开。

每次手法治疗顺序可分为准备手法、治疗手法和结束手法3个阶段进行。要注意手法的感觉及异常反应，摆正医患之间的体位，辨证施治。手法不应引起患者的剧烈疼痛和加重病情，若在施术中出现剧烈疼痛，或术后引起病情日益加重等异常反应，应及时注意，立即调整手法或暂停手法治疗，查明原因。

（二）药物治疗

应从整体着眼，以辨证论治为基础，贯彻局部与整体兼顾、内治与外治结合的原则；同时辨病与辨证相结合，将软组织损伤的发生、发展、转归的连续性及阶段性与三期辨证分治用药结合起来。（详见第六章第四节 伤科常用方药）

（三） 针灸治疗

损伤初期一般多痛处局部取穴与邻近部位取穴相结合，早期以泻法为主，留针 5～10 分钟，可收到止痛、消肿、舒筋等功效；损伤中、后期与慢性劳损者主要是痛处局部取穴与循经取穴相结合，对证施治，用平补平泻法或补法，可收到消肿止痛、舒筋活络等功效，促使血脉通畅，肌肉、关节的功能恢复正常；对于损伤后期而有风寒湿邪者，可在针刺后加用艾灸、拔火罐等以温经止痛，其疗效更佳。

（四） 小针刀疗法

小针刀疗法是近年来在临床上广泛使用的一种新的治疗方法，它使针刺疗法的针和手术疗法的刀融为一体，实际上是一种闭合性手术疗法。

小针刀施术的着眼点放在调整软组织损伤疾患中导致人体组织的动态平衡失调之上。软组织损伤后造成筋的粘连、挛缩和疤痕，小针刀通过剥离粘连、缓解痉挛、松解疤痕，而达到疏通阻滞、柔筋通脉、促进气血运行的作用。运用小针刀疗法，要掌握其适应证和禁忌证、操作方法和注意事项，才能取得良好的效果。并要严格执行无菌操作规程，防止发生感染。

（五） 水针疗法

水针疗法是通过对软组织损伤的部位及邻近腧穴，直接注射药液进行治疗的一种方法，以达到抑制炎症的渗出、改善局部的营养状况、消肿止痛等作用，同时又起到了针刺穴位的作用。

常用的注射药物有复方丹参注射液 2～6 ml，复方当归注射液 2～6 ml，隔日 1 次，10 次为 1 个疗程；0.5%～2% 盐酸普鲁卡因 2～10 ml 加醋酸泼尼松龙 12.5～25 mg，每周 1 次，3 次为 1 个疗程。

水针疗法要严格无菌操作，防止感染发生，注射部位要准确，尤其是胸背部要防止损伤内脏。有高血压、溃疡病、活动性肺结核的患者禁用类固醇激素类药物，以防加重病情。

（六） 固定治疗

大多数软组织损伤通过手法及药物治疗和适当休息，不用固定即可治愈。对肌腱、韧带的撕裂伤等比较严重的软组织损伤，以及肌腱、韧带断裂缝合后应给予必要的固定，让损伤的组织有一个静止舒适的休息体位，以减轻疼痛，解除痉挛，防止损伤的加重，为软组织损伤的修复创造有利的条件。常用的固定方法有绷带或弹力绷带固定法、胶布固定法、纸板固定法、木夹板固定法和石膏固定法等。

（七） 练功活动

又称功能锻炼，是治疗软组织损伤不可缺少的重要组成部分，是加速损伤愈合过程，防止肌肉萎缩、关节粘连和骨质疏松，帮助肢体恢复正常功能活动的一项重要步骤。指导患者进行积极、有效、循序渐进的功能活动锻炼，使之尽快康复。

第三节　骨折的中医康复学治疗

一、定　义

骨或软骨组织的完整性或连续性遭到部分或全部破坏者，称为骨折。骨折的治疗在中医骨伤科治疗学上占有重要的地位，其复位、固定、练功活动和药物治疗四个方面均各有独特的优点。

二、病因病机

（一）外　因

1. 直接暴力

系外力直接作用于骨骼局部并引起骨折者。在工矿交通事故、斗殴伤及战伤中多见。这类骨折多为横断骨折或粉碎骨折，骨折处的软组织损伤较严重。若发生在前臂或小腿，两骨骨折部位多在同一平面。如为开放性骨折，则因打击物由外向内穿破皮肤，故感染率较高。

2. 间接暴力

指通过传导、杠杆或旋转等作用引起远离外力作用的部位发生骨折者。多在骨质较弱处造成斜形骨折或螺旋形骨折，骨折处的软组织损伤较轻。若发生在前臂或小腿，则两骨骨折的部位多不在同一平面。如为开放性骨折，则多因骨折断端由内向外穿破皮肤，故感染率较低。

3. 筋肉牵拉

由于肌肉突然猛烈收缩引起附着点处发生骨折，以撕脱性骨折为多见。如跌倒时股四头肌剧烈收缩可导致髌骨骨折。

4. 疲劳骨折

骨骼长期反复受到震动或形变，外力的积累，可造成骨折。多发生于长途跋涉后或行军途中，以第2、3跖骨及腓骨干下 1/3 疲劳骨折为多见。这种骨折多无移位，但愈合缓慢。

（二）内　因

1. 年龄和健康状况

年轻体健，筋骨坚韧，不易受损；年老体弱，缺少运动锻炼或长期废用者，其骨质脆弱、疏松，遭受外力作用容易引起骨折。

2. 骨的解剖位置和结构状况

幼儿骨膜较厚、胶质较多，易发生青枝骨折；18 岁以下青少年，骨骺未闭合，易发生骨骺分离。骨折易发生在解剖薄弱部位或应力集中部位，如肱骨下端扁而宽，前面有冠状窝，后面有鹰嘴窝，中间仅有一层较薄的骨片，这一部位就容易发生骨折。在骨质的疏松部位和致密部位交界处是应力集中部位，也易发生骨折。

3. 骨骼病变

骨组织本身存在病变，如先天性脆骨病、营养不良、佝偻病、甲状腺机能亢进症、骨感染和骨肿瘤等，常为导致骨折的内在因素。

外力作用于人体，还可由于年龄、健康状况、解剖部位、结构、骨骼是否原有病变等内在因素的差异，而产生各种不同类型的损伤。不同的致伤暴力又可有相同的受伤机理。例如，屈曲型脊椎压缩性骨折可因从高处坠下，足跟着地而引起，亦可因建筑物倒塌，重物自头压下而发生，但两者都要具备同一内在因素——脊柱处于屈曲位。因此，致伤外力是外因，而受伤机理则是外因和内因综合作用的现象。

（三）骨折移位

骨折移位的程度和方向，一方面与暴力的大小、作用方向及搬运情况等外在因素有关，另一方面还与肢体远侧段的重量、肌肉附着点及其收缩牵拉力等内在因素有关。骨折移位方式有 5 种，临床上常合并存在。

1. 成角移位

两骨折段之轴线交叉成角，以角顶的方向称为向前、向后、向内，或向外成角（图 8－1①）。

2. 侧方移位

两骨折端移向侧方。四肢按骨折远段、脊柱按上段的移位方向称为向前、向后、向内或向外侧方移位（图 8－1②）。

3. 缩短移位

骨折段互相重叠或嵌插，骨的长度因而缩短（图 8－1③）。

4. 分离移位

两骨折端互相分离，且骨的长度增加（图 8－1④）。

5. 旋转移位

骨折段围绕骨之纵轴而旋转（图 8－1⑤）。

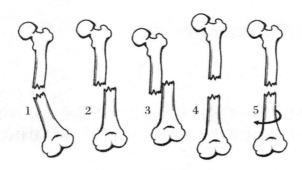

图 8 − 1　骨折的移位方式

三、分　类

对骨折进行分类，是决定治疗方法、掌握其发展变化规律的重要环节。分类的方法甚多，兹将主要的分类方法介绍如下：

（一）根据骨折处是否与外界相通分类

1. 闭合骨折
骨折断端不与外界相通者。

2. 开放骨折
有皮肤或黏膜破裂，骨折处与外界相通者。

（二）根据骨折的损伤程度分类

1. 单纯骨折
指不伴有神经、重要血管、肌腱或脏器损伤者。

2. 复杂骨折
指除骨折外尚伴有临近神经、重要血管、肌腱或脏器损伤者。

3. 不完全骨折
骨小梁的连续性仅有部分中断者。此类骨折多无移位。

4. 完全骨折
骨小梁的连续性全部中断者。管状骨骨折后形成远近两个或两个以上的骨折段。此类骨折多有移位。

（三）根据骨折线的形态分类

1. 横断骨折
骨折线与骨干纵轴接近垂直（图 8 − 2①）。

2. 斜形骨折

骨折线与骨干纵轴斜交成锐角（图8－2②）。

3. 螺旋形骨折

骨折线呈螺旋形（图8－2③）。

4. 粉碎骨折

骨碎裂成3块以上，称粉碎骨折。骨折线呈"T"形或"Y"形时，又称"T"型或"Y"型骨折（图8－2④）；骨折线呈星芒状向四周辐射，称"星状骨折"。

5. 青枝骨折

多发生于儿童。仅有部分骨质和骨膜被拉长、皱折或破裂，骨折处有成角、弯曲畸形，与青嫩的树枝被折时的情况相似（图8－2⑤）。

6. 嵌插骨折

发生在长管骨干骺端密质骨与松质骨交界处。骨折后，密质骨嵌插入松质骨内，可发生在股骨颈和肱骨外科颈等处（图8－2⑥）。

7. 裂缝骨折

或称骨裂，骨折间隙呈裂缝或线状，形似瓷器上的裂纹，常见于颅骨、肩胛骨等处。

8. 骨骺分离

发生在骨骺板部位，使骨骺与骨干分离，骨骺的断面可带有数量不等的骨组织，故骨骺分离亦属骨折的一种。见于儿童和青少年（图8－2⑦）。

9. 压缩骨折

松质骨因压缩而变形，如脊椎骨及跟骨等（图8－2⑧）。

10. 爆裂骨折

松质骨骨折时，其骨折块向四周移位者，多见于椎体及跟骨。

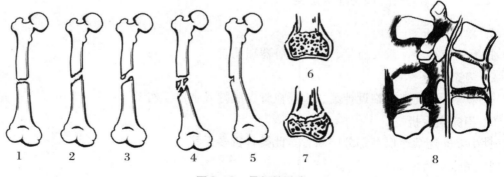

图8－2　骨折的种类

（四）根据骨折整复后的稳定程度分类

1. 稳定骨折

指复位后不易发生再移位者，如裂缝骨折、青枝骨折、嵌插骨折、横形骨折等。

2. 不稳定骨折

指复位后不易或无法维持对位者，如斜形骨折、螺旋形骨折、粉碎骨折等。

（五）根据骨折后就诊时间分类

1. 新鲜骨折

伤后 2～3 周以内就诊者。

2. 陈旧骨折

伤后 2～3 周以后就诊者。

（六）根据受伤原因分类

1. 外伤骨折

骨折前，骨质结构正常，纯属外力作用而产生骨折者。

2. 病理骨折

骨质已有病变（如骨髓炎、骨结核、骨肿瘤等），经轻微外力作用而发生骨折者。

3. 应力骨折

又称疲劳骨折，指由于骨组织长期承受过度的压应力，逐渐引起受力最大一侧的骨膜及骨小梁断裂，并渐而扩大波及整个断面者。

四、诊　断

在骨折辨证诊断过程中，要防止只看表浅伤、不注意骨折，只看一处伤、不注意多处伤，只注意骨折局部、不顾全身伤情，只顾检查、不顾患者痛苦和增加损伤。通过询问受伤经过，详细进行体格检查，必要时做 x 线摄片检查，综合分析所得资料，从而得出正确诊断。

（一）受伤史

应了解暴力的大小、方向、性质和作用形式（高处跌下、车撞、打击、机器绞轧等），及其作用的部位、受伤现场情况、受伤姿势状态等，充分地估计伤情，为选择治疗提供重要依据。

（二）临床表现

1. 全身情况

轻微骨折可无全身症状。一般骨折，由于瘀血停聚，积瘀化热，常有发热（体温约38.5℃），5～7 天后体温逐渐降至正常，无恶寒或寒战，兼有口渴、口苦、心烦、尿赤便秘、夜寐不安，脉浮数或弦紧，舌质红，苔黄厚腻。如合并外伤性休克和内脏损伤，还有相应的表现。

2. 局部情况

（1）一般情况

①疼痛：骨折后脉络受损，气机凝滞，阻塞经络，不通则痛，故骨折部出现不同程度的疼痛、直接压痛和间接压痛（纵轴叩击痛和骨盆、胸廓挤压痛等）。

②肿胀：骨折后局部经络损伤，营血离经，阻塞络道，瘀滞于肌肤腠理，而出现肿胀。若骨折处出血较多，伤血离经，通过撕裂的肌膜及深筋膜，溢于皮下，即成瘀斑，严重肿胀时还可出现水疱、血疱。

③活动功能障碍：由于肢体失去杠杆和支柱作用，及剧烈疼痛、筋肉痉挛、组织破坏所致。一般来说，不完全骨折、嵌插骨折的功能障碍程度较轻，完全骨折、有移位骨折的功能障碍程度较重。

（2）骨折特征

①畸形：骨折时常因暴力作用、肌肉或韧带牵拉、搬运不当而使断端移位，出现肢体形状改变，而产生畸形，如成角、旋转、短缩畸形等。

②骨擦音：由于骨折断端相互触碰或摩擦而产生，一般在局部检查时用手触摸骨折处而感觉到。

③异常活动：骨干部无嵌插的完全骨折，可出现好像关节一样能屈曲旋转的不正常活动，又称假关节活动。

畸形、骨擦音和异常活动是骨折的特征，这三种特征只要有其中一种出现，即可在临床上初步诊断为骨折。但在检查时不应主动寻找骨擦音或异常活动，以免增加患者痛苦、加重局部损伤或导致严重的并发症。骨折端移位明显而无骨擦音，则骨折断端间或有软组织嵌入。

（三）X线检查

诊断骨折，借助X线检查对于了解骨折的具体情况有重要参考价值。X线摄片检查能显示临床检查难于发现的损伤和移位，如不完全骨折、体内深部骨折、脱位时伴有小骨片撕脱等。

尽管X线检查对于骨关节损伤的诊断如此重要，但只应该借助它来检查印证临床的现象，帮助确定骨与关节损伤的存在与否，而决不应单纯依赖它去发现损伤，否则便有可能为照片的假象所蒙蔽。有些无移位的腕舟状骨、股骨颈骨折早期，或肋软骨骨折，X线片不容易发现。当X线片与临床其他诊断有矛盾，尤其是临床上有明确体征，而X线片显示阴性时，必须以临床表现为主，或是再做进一步检查，从而发现问题；或是加摄健侧X线片，予以对比；若临床仍不能排除骨折，应在2~3周后，再行摄片加以证实或排除。

五、治　疗

治疗骨折时，必须在继承中医丰富的传统理论和经验的基础上，结合现代自然科学（如生物力学和放射学等）的成就，贯彻动静结合、筋骨并重、内外兼治、医患合作的治疗原则，辩证地处理好骨折治疗中的复位、固定、练功活动、内外用药的关系，尽可能做到骨折复位不增加局部组织损伤，固定骨折而不妨碍肢体活动，促进全身气血循环，增强新陈代谢，使骨折愈合和功能恢复齐头并进，并减轻患者痛苦、加速骨折愈合。

表8-1　成人常见骨折临床愈合时间参考表

骨折名称	时间（周）
锁骨骨折	4-6
肱骨外科颈骨折	4-6
肱骨干骨折	4-8
肱骨髁上骨折	3-6
尺、桡骨干骨折	6-8
桡骨远端骨折	3-6
掌、指骨骨折	3-4
股骨颈骨折	12-24
股骨干骨折	8-12
股骨粗隆间骨折	7-10
髌骨骨折	4-6
胫腓骨干骨折	7-10
踝部骨折	4-6
跖部骨折	4-6

（一）复　位

复位是将移位的骨折段恢复正常或近乎正常的解剖关系，重建骨骼的支架作用。在全身情况许可下，复位越早越好。复位的方法有两类，即闭合复位和切开复位。闭合复位又可分为手法复位和持续牵引。持续牵引既有复位作用，又有固定作用。

1. 手法复位

应用手法使骨折复位，称手法复位。绝大多数骨折都可通过手法复位取得满意的效果。手法复位要求及时、稳妥、准确、轻巧而不增加损伤，力争一次整复成功。

（1）复位标准

①解剖复位：骨折之畸形和移位完全纠正，恢复了骨的正常解剖关系，对位（指两骨折端的接触面）和对线（指两骨折段在纵轴上的关系）完全良好时，称为解剖复位。解剖复位可使骨折端稳定，便于早期练功，骨折愈合快，功能恢复好。对所有骨折都应争取达到解剖复位。

②功能复位：骨折复位虽尽了最大努力，某种移位仍未完全纠正，但骨折在此位置愈

合后，对肢体功能无明显妨碍者，称为功能复位。对不能达到解剖复位者，必须达到功能复位。功能复位的要求按患者的年龄、职业和骨折部位的不同而有所区别。例如，治疗老年人骨折，首要任务是保存其生命，对骨折复位要求较低；然而，对于年轻的舞蹈演员、体育运动员，骨折的功能复位则要求很高，骨折复位不良则影响其功能。关节内骨折，对位要求也较高。功能复位的标准如下：

对线：骨折部位的旋转移位必须完全矫正。成角移位若与关节活动方向一致，日后可在骨痂改造塑形时有一定的矫正和适应，但成人不宜超过 10°，儿童不宜超过 15°。成角若与关节活动方向垂直，日后不能矫正和适应，故必须完全复位。膝关节的关节面应与地面平行，否则关节内、外两侧在负重时所受压力不均，继发创伤性关节炎。上肢骨折在不同部位，要求亦不同，肱骨干骨折一定程度成角对功能影响不大；前臂双骨折若有成角畸形将影响前臂旋转功能。

对位：长骨干骨折，对位至少应达 1/3 以上，干骺端骨折对位至少应达 3/4 左右。

长度：儿童处于生长发育时期，下肢骨折缩短在 2 cm 以内，若无骨骺损伤，可自行矫正；成人则要求缩短移位不超过 1 cm。

（2）复位前准备

①麻醉：采用麻醉可使局部肌肉放松，便于复位操作。局部麻醉是新鲜闭合性骨折的常用麻醉方法。局部麻醉时，无菌操作必须严格，以防骨折部感染。在骨折局部皮肤上先作少量皮内注射，将注射针逐步刺入深处，当注射针进入骨折部的血肿后，可抽出暗红色的陈旧血液，然后缓慢注入麻醉剂。四肢骨折用 2% 普鲁卡因注射液 10 – 20 ml。麻醉剂注入血肿后，即可均匀地分布于骨折部。通常在注射后 10 分钟，即可产生麻醉作用。对简单骨折，完全有把握在极短时间内获得满意复位者，也可以不用麻醉。

②摸诊：在麻醉显效后、手法复位前，要结合肢体畸形和 x 线照片的图像，先用手触摸骨折部，手法宜先轻后重，从上到下，从近端到远端，了解骨折移位情况，以便进行复位。

（3）复位基本手法

四肢各部分都有彼此拮抗的肌群。在复位时，应先将患肢所有关节放在肌肉相对松弛的位置，以利于复位。

骨折复位必须掌握以远端对近端的复位原则，即"以子求母"。于复位时移动远断端（子骨）去凑合近断端（母骨）为顺，反之为逆，逆则难以达到复位的目的。

复位后需检查对位情况。观察肢体外形，触摸骨折处的轮廓，与健肢对比，并测量患肢的长度，即可了解大概情况，X 线透视或摄片检查，可进一步肯定复位的效果。不宜在 X 线透视下反复做手法复位，因日久可对术者造成损害。

2. 切开复位

指通过外科手术切开骨折部的软组织，暴露骨折段，在直视下将骨折复位。术中应注意严格的无菌操作，操作应轻柔，切忌粗暴；尽量减少对周围软组织的损伤，避免对血管、神经的损伤；避免过多剥离骨膜，对直视下难以判断复位情况者，可术中摄片。

（二）固　定

固定是治疗骨折的一种重要手段，复位后，固定起到主导作用和决定性作用。已复位的骨折必须持续地固定在良好的位置，防止再移位，直至骨折愈合为止。目前常用的固定方法分外固定和内固定两类。外固定有夹板、石膏绷带、持续牵引和外固定架等；内固定有钢丝、螺丝钉、克氏针、钢板、髓内针等。

（三）练功活动

练功活动是骨折治疗的重要组成部分，骨折经固定后，必须尽早进行练功活动，以促进骨折愈合，防止发生筋肉萎缩、骨质疏松、关节僵硬以及坠积性肺炎等并发症。必须根据具体的骨折部位、类型、骨折稳定程度，选择适当的练功姿势，在医护人员指导下进行练功活动。动作要协调，循序渐进，逐步加大活动量。练功活动从复位、固定后开始，并且贯穿于整个治疗过程中。

1. 骨折早期

伤后 1~2 周内，患肢局部肿胀、疼痛，筋骨正处于修复阶段，容易再发生移位。此期练功的目的是消瘀退肿，促进血液循环，主要通过患肢肌肉做舒缩活动。例如前臂骨折时，可做轻微的握拳及手指屈伸活动，上臂仅做肌肉舒缩活动，而腕、肘关节不活动。下肢骨折时可做股四头肌舒缩及踝部屈伸活动等。健肢及身体其他各部关节也应进行练功活动，卧床患者需加强深呼吸练习并结合自我按摩等。练功时以健肢带动患肢，次数由少到多，时间由短到长，活动幅度由小到大，切忌粗暴的被动活动。

2. 骨折中期

两周以后患肢肿胀基本消退，局部疼痛逐渐消失，瘀未尽去，新骨始生。此期练功的目的是加强去瘀生新、和营续骨能力，防止局部筋肉萎缩、关节僵硬以及全身的并发症。应继续进行患肢肌肉的舒缩活动，并在医务人员的帮助下逐步活动骨折部上下关节。动作应缓慢，活动范围应由小到大，至接近临床愈合时应增加活动次数，加大运动幅度和力量。例如股骨干骨折，在夹板固定及持续牵引的情况下，可进行撑臂抬臀、屈伸髋、膝等活动；胸腰椎骨折做飞燕点水、五点支撑、三点支撑法等活动。

3. 骨折后期

骨折已临床愈合，夹缚固定已解除，但筋骨未坚，肢体功能未完全恢复。此期练功的目的是尽快恢复患肢关节功能和肌力，达到筋骨强劲、关节滑利。练功的方法常取坐位、立位，以加强伤肢各关节的活动为重点，如上肢着重各种动作的练习，下肢着重于行走负重训练。在练功期间可同时进行热熨、熏洗等。部分患者功能恢复有困难时，或已有关节僵硬者可配合按摩推拿手法以协助达到活血舒筋通络之功。

（四）药物治疗

内服与外用药物是治疗骨折的两个重要方法。以"瘀去、新生、骨合"作为理论指导。内服和外用药物，对纠正因损伤而引起的脏腑、经络、气血功能紊乱，促进骨折的愈

合均有良好作用。（详见第六章第四节　伤科常用方药）

第四节　常见疾病的中医康复学治疗

一、颈椎病

（一）定　义

颈椎病是由颈椎间盘变性、突出及其邻近骨关节与软组织病变累及周围神经根、脊髓、脊椎、椎动脉、交感神经而出现相应临床表现者称为颈椎病。是中年以上年龄的人常见的一种疾病。颈椎病发病率约为 10%～15%。颈椎慢性劳损，轻微外伤，退行性变以及先天性畸形等，常是此病的重要原因。

（二）病因病机

中医对颈椎病没有专门论述，根据颈椎病各型的临床表现，分属"痹证""痿证""头痛""眩晕"等证范畴，多因督脉受损，气血滞涩，经络痹阻，或气血不能环周所致。我国古代经典医著《素问·骨空论》中就有关于颈椎病的论述："大风颈项痛，刺风府……噫嘻在背下侠脊旁三寸所，厌之合病者呼噫嘻，噫嘻应手"。这里不但描述了颈椎病症状、治法，同时对本病的检查也有独到的方法。"噫嘻穴"按现代解剖部位相当于肩胛背神经出处，肩胛背神经是一束来自颈 5 神经根与胸神经根合干的神经。其压迫表现为颈、肩、背、腋、侧胸壁的酸痛和不适。

《灵枢·大惑论》指出"邪中于项，因逢其虚，其入深，则随目系，以入于脑，人脑则脑转，脑转则引目系急，目系急则眩以转矣"，从病因、病理、病位上对现代所分类的椎动脉型与交感神经型颈椎病给予了形象的描述。

《灵枢.海论》篇："脑为髓之海，其输上在于盖，下在风府，……髓海有余，则轻劲多力，自过其度；髓海不足，则脑转耳鸣，胫酸眩冒，目无所见，懈怠安卧"，《灵枢·口问》篇"故上气不足，脑为之不满，耳为之苦鸣，头为之苦倾，目为之眩。"对脊髓型和椎动脉型颈椎病进行论证，认为椎动脉供血不足可影响脑髓的功能。

清代胡延光《伤科汇纂·绝台骨》载有："有因挫闪及失枕而颈强痛者"。"失枕"即现代"落枕"，现代医学认为，"落枕"即为颈椎关节紊乱，滑膜充血，水肿，嵌入，关节囊松弛而引起疼痛，属现代医学分类的颈型（肌型）或部分神经根型颈椎病。

（三）辨证用药

1. 风寒湿型

［辨证要点］由于患者长期伏案低头工作或感受风寒湿邪，发病较急，颈部酸痛沉重，

肩臂疼痛、麻木、酸胀，畏风怕寒，得温则舒，舌质淡，苔白，脉象浮紧。

[治法]　祛风通络，散寒除湿

[方药]　防风加葛根汤加减：

防风10g、麻黄3 g、川芎10g、当归10g、秦艽10g、肉桂39、片姜黄10g、羌活10g、威灵仙10g、白芷10g、葛根10g、茯苓10g、生薏苡仁12g、芍药10g、甘草6g、生姜6g、大枣6g。

方中以防风、麻黄祛风散寒；川芎、当归、秦艽、肉桂、片姜黄活血通络；羌活、威灵仙、白芷、葛根散风解肌止痛；茯苓、生薏苡仁健脾渗湿；芍药、甘草缓急止痛；生姜、大枣和中调营。

2. 气虚血瘀型

[辨证要点]　头晕，头胀痛或跳痛，转动头部即发生眩晕，甚至发生晕厥，跌倒，以中老年为多发，舌质暗淡，苔白，脉细弱或细弦。

[治法]　益气活血。

[方药]　补中益气汤合通窍活血汤加减：

人参6g、白术12g、黄芪12g、当归12g、川芎9g、赤芍9g、红花9g、桃仁9g、麝香100mg、生葱10g、柴胡6g、升麻3g、蔓荆子9g、甘草9 g、生姜9g、大枣9g。

方中以人参、白术、黄芪益气；当归、川芎、赤芍、红花、桃仁活血通络；麝香、生葱通窍；柴胡、升麻、蔓荆子具升提之力；甘草、生姜、大枣和中。

3. 肾精不足型

[辨证要点]　头晕，耳鸣，疲倦乏力，健忘，头空痛，视物模糊，听力下降，转头时加重。偏于阴虚者，五心烦热，舌质红，脉弦细数；偏于阳虚者，四肢不温，形寒怯冷，舌淡，脉沉细无力。

[治法]　偏阴虚者治以补肾滋阴，偏阳虚者治以温肾助阳。

[方药]　补肾滋阴宜左归丸为主方：

熟地15 g、山药10g、枸杞子15g、山萸肉15g、菟丝子15g、鹿角胶10g、龟板胶10g。

方中熟地、萸肉、菟丝子、牛膝、龟板胶补益肾阴；鹿角胶可填精补髓。五心烦热可加知母、黄柏、丹皮、菊花、地骨皮滋阴清热。

温肾助阳宜右归丸：

熟地15g、山药10g、枸杞子15g、山萸肉15g、菟丝子15g、鹿角胶10g、杜仲15g、肉桂10g、当归15g、炮附子8g。方中熟地、萸肉、杜仲补肾，附子、肉桂、鹿角胶益火助阳。形寒肢冷用附子、肉桂辛温刚燥不宜久服，可改用仙灵脾、巴戟天等温润之品。两方用于治疗颈性眩晕多配合活血化瘀药物如当归、川芎、丹参、葛根等。

4. 痰浊中阻型

[辨证要点]　眩晕，头痛，困重如蒙，胸闷恶心，食少多寐，身体肥胖，苔白腻，脉濡滑。

[治法]　燥湿祛痰，健脾和胃

［方药］半夏白术天麻汤加减：

陈皮 12g、法半夏 12g、茯苓 12g、炙甘草 9g、白术 9g、天麻 9g、葱白 9g、郁金 9g、石菖蒲 9g。本方用二陈汤燥湿祛痰，白术健脾，天麻熄风而治眩晕，加葱白、郁金、菖蒲以通阳开窍。

5. 肝肾亏损型

［辨证要点］发病缓慢，肢体沉重，肌肉萎缩，运动无力，持物及走路不稳，甚至瘫痪，二便失禁，舌红少苔，脉细数。

［治法］补益肝肾

［方药］虎潜丸加减：

狗骨 10g、牛膝 10g、锁阳 10g、陈皮 10g、白芍 12g、黄柏 20g、知母 10g、熟地 12g、龟板 20g。方中狗骨与牛膝合用可壮筋骨；锁阳温肾益精；白芍养血柔肝；黄柏、知母、熟地、龟板滋阴清热。酌加鹿角胶 10g 温肾补阳；炙黄芪 20g、党参 12g、当归 12g、鸡血藤 30g 补气养血。

（四）针刺治疗

1. 体针疗法

（1）选穴

主穴：病变部位夹脊穴、风池、大椎、肩髃、曲池、外关、足三里、绝骨。

配穴：身柱、肾俞、环跳、肩井、天宗、阳池、中渚。

随症加减：头痛加太阳、率谷；肩肿痛加秉风、天宗；上肢麻木加手三里、合谷、八邪穴；下肢麻木加阳陵泉、八风穴；头晕加四神聪、百会、三阴交；恶心加内关；痰湿加丰隆、照海；血虚加阴陵泉、血海。

（2）针刺手法

每次选上述穴位 4~6 个，颈型、神经根型用泻法；椎动脉型、交感神经型、脊髓型用补法。得气后留针 30 分钟，每日或隔日 1 次，10 次为 1 疗程，每疗程间隔 3~5 天。

2. 电针治疗

选用上述处方 4~6 穴，进针得气后，用脉冲电治疗仪予以通电，用连续波，频率 100~150Hz，强度以患者能忍受为度，留针 30 分钟，每日 1 次，10 次为 1 疗程，疗程间隔 3~5 天。

注意：风池、风府等靠近延髓部位的穴位禁止应用电针治疗，防止意外事故发生。

3. 水针治疗

（1）注射液穴位注射

选用当归注射液、复方丹参注射液或野木瓜注射液 10 ml 注射于夹脊穴或阿是穴，每穴 0.5~1 ml。隔日注射 1 次，10 次为 1 疗程，疗程间隔 1 周。

（2）注射液静脉滴注

川芎嗪注射液 80 mg 加入 50% 葡萄糖注射液 500 ml 中，静脉滴注，治疗椎动脉型颈椎病，每天 1 次，14 次为 1 疗程。

葛根素注射液 0.4 g 加入 0.9% 氯化钠注射液 250 ml 中，静脉滴注，治疗椎动脉型颈椎病，每天 1 次，14 次为 1 疗程。

（五）其他疗法

1. 中药外敷治疗

鹅透膏敷治：取鹅不食草 250 g、透骨草 500 g、水泽兰 500 g、生川乌 75 g、生草乌 75 g、制马钱子 75 g，将上药共研细末，贮瓶备用。每次取药末 60 g，先用 200 ml 水煮沸 5~8 分钟，再加 45% 酒精（或白酒）20 ml，调匀，然后装入纱布袋内，待温度适宜时，贴敷于夹脊穴或压痛点处，并以纱布包扎固定。每日 1 次，每次敷 2-3 小时，3 天更换药末 1 次（每次更换药末均按上法处理），6 次为 1 疗程，疗程间隔 3~5 天。

草乌散热敷：取红花、生艾叶、生草乌、生川乌、川椒、骨碎补、透骨草、海桐皮、乳香、没药各 10 g，粉碎成粗末，装入纱布袋中，加白酒、米醋、水各 500 ml，浸泡 2 小时后，煮沸 30 分钟，将布袋晾至 40-50℃，稍挤去多余液体，将药袋放于颈部，凉后再稍加热。每次 30-50 分钟，每天 3 次，10 天为 1 疗程。

2. 推拿治疗

推拿手法治疗与分型无关。为了防止发生意外事故，治疗时应手法轻柔，先进行影像学检查，除外椎体滑脱、椎间盘突出造成的椎管狭窄。如有椎管狭窄，切不可行推拿治疗。推拿手法治疗对于椎孔、椎间孔较大或软组织损伤者疗效较好。

［治疗原则］活血通络，理筋整复，解痉止痛。

［常用穴位］夹脊穴、风池、天柱、大椎、肩井、天宗、曲池、小海、外关、合谷。

［常用手法］舒筋手法、端提牵引法、牵引旋转法、理筋复原法。

［治疗步骤］

（1）舒筋手法

患者取坐位，医生立于患者背后，用㨰法施于颈项部三线：颈正中线风府至大椎，颈两侧线风池至肩井，冈上肌以及背部竖脊肌。一指禅点按风池、风府，按揉颈项部两侧韧带、肌肉，由上至下数遍，继而按揉肩井以及天髎、天宗等穴。拿风池以及颈项部，由上而下数遍。直擦颈项部韧带以及两侧肌肉，以透热为度。以上手法能使颈部肌肉放松，经络疏通，关节松解，为治疗手法做准备。

（2）端提牵引法

医生立于患者背后，双手从患颈两侧以虎口卡在下颌和后枕部，用力向上端提，约 2~3 分钟。

（3）牵引旋转法

此法用于钩椎关节旋转移位患者。在上法的基础上，助手站在患者侧方，扶住患者肩部以固定。医生立于患者背后，一手托住下颌及后枕部向上牵引，另一手拇指推顶患椎的棘突，嘱患者放松颈部，头向患侧旋转，当不能再转动时，医生稍加用力推顶移位的患椎，可听到颈部"咔嚓"响声。再用同法向另一侧旋转，患者多于当时即感颈椎轻松。

（4）理筋复原法

接上法，医生站在患者背后，用单手提拿，小鱼际滚动颈椎两侧软组织，反复5-7次，双手提拿两侧肩井、上肢部软组织，并点揉两侧肩胛提肌、背阔肌数遍。

注意事项：颈椎手法治疗时切忌粗暴，禁止使用暴力、蛮力和过大幅度的手法。老年人应避免使用扳法。另外颈椎牵引重量应适当，注意颈部生理曲线，根据每个病人的具体情况，适当确定前屈角度。

3. 针刀治疗

颈椎病除椎间盘突出，颈椎骨质增生外，由于颈椎生物力学平衡失调，大多伴有颈椎周围软组织的无菌性炎症、粘连、挛缩、结疤，可刺激、卡压穿行其间的血管、神经而引起症状。同时，粘连、挛缩的颈椎周围组织，可牵拉其附着的椎骨发生力平衡失调，导致颈椎椎体的整体或局部发生移位，以及压应力、拉应力的异常改变，进而加重椎体的骨质增生，更进一步刺激压迫周围的血管、神经、脊髓而产生一系列颈椎病临床症状。朱汉章创立了针刀医学，应用针刀切割、剥离、松解的方法，使其粘连、挛缩、结疤的软组织得到治疗。松解了粘连、卡压刺激，使症状得到解除。

手术方法及步骤：

（1）根据临床症状，触诊检查，影像学检查结果进行精确定位、定点，用龙胆紫进行标记。

（2）备皮患者采取俯卧低头位，颈下垫一高约15cm的枕头，下巴抵住床头，以保持头颈部稳定，然后将颈部上至枕外隆突，外至耳乳突的范围常规备皮。

（3）消毒。术野按外科手术要求常规消毒，铺巾，医生戴一次性口罩、帽子和无菌手套。

（4）于上述手术治疗定点，按针刀闭合性手术的四步进针规程，颈椎的针刀手术入路和手术方法进行治疗。术后创可贴敷贴刀口。

（5）手法矫正骨关节移位，矫正后颈托固定1周。

4. 灸 法

（1）针上加灸

上述穴位针刺得气后留针不动，将艾段套在针柄上，从艾段下端点燃施灸（为避免艾火散落灼伤皮肤，可剪一圆纸片，中留小孔，施灸前先覆盖于针处皮肤上）。每穴每次施灸2-3壮，或5-15分钟。每日或隔日1次，10次为1疗程。疗程间隔3~5天。

（2）艾卷温和灸

每次选用4~6个穴位，每穴施灸5-10分钟，每日灸治1~2次，10次为1疗程。疗程间隔3~5天。

（3）艾炷隔姜灸

每次选用4~6个穴位，每次每穴施灸3-6壮，艾炷如枣核大，每日灸治1次，7~10次为1疗程。

5. **颈部的运动锻炼**

（1）仙鹤点头

双手虎口叉腰，低头作划圆动作，使颏部尽力接触第一领扣。

（2）犀牛望月

仰头，面部与屋顶平行（或颏颈面在顶中央线后方）。

（3）金龟摆头

左及右歪头，耳垂尽量触到肩峰处。

（4）金龙回首

头左右旋转，先用头部旋转，再以颏尽力接触肩峰。

上述四个动作按节律反复进行。六次为一节，反复进行六节。头部活动实行为了锻炼颈肩部肌肉，每个动作都要缓慢，尽量到位。切忌颈部肌肉松弛状态下的摇头动作，此动作可使椎骨间的软组织进一步损伤。

6. **传统体育康复法**

（1）八段锦

可多练"五劳七伤往后瞧、摇头摆尾去心火、两手攀足固肾腰"三式。

（2）易筋经

可多练"韦驮献杵三式、摘星换斗、倒拽九牛尾、九鬼拔马刀、饿虎扑食、打躬式、躬尾式"等。

（3）太极拳

可据病情练全套或某几式。

7. **康复注意事项**

（1）避免损伤、注意保暖

外伤是引起颈椎发生退变的常见原因；在温度低的情况下，易出现颈部肌肉痉挛等不适，因此应注意保暖和防潮湿。

（2）合适的枕头高度

枕头的高度以侧卧时与肩同高为宜，一般为 12–15cm。枕头宜置于颈后，保持头部轻度后仰，使之符合颈椎的生理曲度。

（3）纠正与改变不良体位

注意调整桌面或工作台的高度，长时间视物时，应将物体放置于平视或略低于平视处，长时间工作时应定时改变头颈部体位，定期远视，床上屈颈看书、看电视是一种不良习惯，应予改正。

（4）加强预防

加强对颈椎病预防和保健知识的了解，预防或减少颈椎病的复发。

二、腰椎间盘突出症

（一） 定义及流行病学

腰椎间盘突出症又称髓核突出（或脱出）症，或腰椎间盘纤维环破裂症，是因腰椎间盘变性，纤维环破裂，髓核突出刺激或压迫神经根、马尾，而引起的一种疾病；属于中医学中"腰痛""腰腿痛""肾痹"的范畴。临床常表现为腰部疼痛、下肢麻木疼痛或放射性疼痛及感觉障碍，甚至下肢无力、行动不便、小便困难、便秘等一系列症状。

据流行病学统计，人群中60%～80%者一生中曾发生过下腰痛，大约有39%的腰痛与椎间盘突出有直接关系，椎间盘突出是下腰痛及坐骨神经痛的主要因素之一。本病多发于青壮年，20～40岁间占80%左右，青少年少见，约占手术证实椎间盘突出症患者的3%以下。体型肥胖者发生机率大于瘦人。男性与女性之比为（7～12）：1，这与男性劳动强度大及外伤机会多有关。椎间盘突出在腰椎各节段均可发生，尤以第四、第五腰椎及第五腰椎、第一骶椎的椎间盘发生率最高，可占90%以上。高位腰椎间盘突出症占3%～5%，两处同时突出者占5%～10%，三处以上同时突出者较少见。

（二） 病因及病理

一般来说，椎间盘从20－30岁开始变性。在日常生活和劳动中，由于负重和脊柱运动，椎间盘经常受到来自各方面的挤压、牵拉和扭转等作用，容易发生椎间盘退变、纤维环弹性减弱，在此基础上如有突然较大的外力作用或反复劳损，可导致纤维环破裂，髓核突出，突出的髓核刺激或压迫神经根和硬膜囊，而出现腰腿疼痛、麻木等一系列症状。

中医学认为腰椎间盘突出症的发生主要为感受风寒湿邪，邪克腰部经脉，致使经脉痹阻，气血运行不畅；或过度劳累或扭挫、跌仆外伤，致使腰部经脉筋肉受损，瘀血阻滞而发病；或年老体弱，久病体虚或禀赋不足，肾精亏少，腰府失养，而发疾病。总之，中医学认为，跌仆扭挫或受风寒湿邪为腰椎间盘突出症发生的诱发因素，经脉阻滞、气血运行不畅是疼痛出现的病机。当然，也有少数单纯因严重跌仆损伤而致者，则与损伤筋肉、瘀血留滞有关，如《景岳全书·腰痛》曰"跌仆伤而腰痛者，此伤在筋骨而血脉凝滞"。

（三） 临床表现与诊断

1. 症 状

（1）腰痛

是本病最早出现的症状，发生率在90%以上，多数患者有数周或数月的腰痛史，或有反复腰痛发作史，腰痛程度轻重不一，严重者可影响翻身和坐立。一般休息后疼痛减轻，咳嗽、喷嚏或用力时疼痛加重。

（2）下肢放射痛与麻木

疼痛沿坐骨神经分布区域放射，一般是从下腰部向臀部、大腿后方、小腿外侧及足部放射。疼痛性质呈刺痛或电击样痛，常伴有麻木。多为一侧疼痛，少数也可有双侧疼痛。

（3）感觉异常

患肢可有发凉、发胀等自主神经受累的表现。

（4）大小便障碍

当椎间盘组织压迫马尾神经时可出现大、小便障碍，鞍区感觉异常。

2. 体　征

（1）脊柱侧凸

多数患者有不同程度的脊柱侧凸，可凸向健侧或患侧，是椎间盘突出的重要体征。

（2）腰部压痛点和放射痛

在椎间盘突出的棘突旁 1～2cm 处有明显压痛，并向同侧臀部及坐骨神经方向放射。若查不到压痛点，叩击下腰部也可引起放射痛。

（3）脊柱运动受限

100% 的患者不同程度地存在活动受限，在早期是功能性的，但病程长者也可有疼痛性后伸受限。

（4）可出现阳性试验

如直腿抬高试验及加强试验阳性、跟臀试验阳性、咳嗽征阳性、仰卧挺腹试验阳性、颈静脉压迫试验和屈颈试验阳性。

（5）腱反射、肌力及皮肤感觉改变

70% 的患者反射减弱或消失，可据此判断椎间盘突出的部位和程度。L3－L4 椎间盘突出时，大腿前侧及小腿前内侧痛觉减退甚至麻木感，伸膝肌力减弱，膝腱反射减弱或消失；L4－L5 椎间盘突出时，小腿前外侧、足背内侧、拇趾痛觉减退，拇趾背伸肌力减弱；L5－S1，椎间盘突出时，小腿和足的外侧以及足底痛觉减退，跟腱反射减弱或消失。

3. 影像学检查

X 线正、侧位片提示脊柱侧凸或腰椎生理性前凸消失或椎间隙变窄。

腰椎 CT 检查可显示病变椎间隙有块状阴影突入椎管，硬膜囊和神经根受压。

MRI 可直观显示病变部位及硬膜囊受压程度，可显示椎间盘纤维环破裂及游离的髓核碎片。

4. 诊断标准

根据病史、症状表现、体征及辅助检查可诊断。可参考以下标准：

（1）腰痛及腿痛呈典型的坐骨神经区域分布。

（2）皮肤感觉麻木，按神经区域分布。

（3）直腿抬高较正常减少50%，床边伸膝实验可引起远近两端的放射痛。

（4）出现 4 种神经体征中的两种征象（肌肉萎缩、运动无力、感觉减退和反射减弱）。

（5）与临床症状、体征相符合的影像学检查征象。

（四） 康复问题

1. 疼 痛

是腰痛患者典型的问题。急性疼痛一般由致病因素直接导致，通过及时有效的治疗，其疗效大多良好。慢性疼痛病因较为复杂，是康复治疗的重点。

2. 功能障碍

包括腰椎活动度受限、腹、背肌力减退、腰椎稳定性下降、脊柱侧弯及神经损伤等，对日常生活能力、工作能力等均有很大影响。

3. 心理障碍

部分慢性患者对疾病产生恐惧心理，影响治疗效果，加重原有的功能障碍，或导致心因性躯体功能障碍。很多患者还会在治疗中及痊愈后采用消极的保护措施，如过度的休息和限制活动、防寒保暖、保护腰部等，不仅降低了正常的生理功能，而且易致复发。

（五） 康复治疗

1. 康复治疗的目的

通过治疗减轻椎间盘承受的内压，促进突出物缩小回纳，解除神经根压迫，促进炎症的消退，松解粘连，缓解疼痛；通过增强腰背肌肌力训练，改善脊柱稳定性，巩固疗效，减少复发。

2. 康复治疗原则

在病程急性期以消除或缓解疼痛为首要目的，随着症状的缓解，治疗目的和方法需及时转向恢复正常活动、加强局部和全身性的功能锻炼。

3. 适应证和禁忌证

非手术疗法是腰椎间盘突出症康复治疗的重要方法，约有90%以上的患者通过非手术疗法而使症状得到缓解或治愈。如经保守治疗半年以上无效，或治疗后症状影响日常生活及工作者，可行手术治疗。

（六） 康复治疗方法

1. 卧床休息

平卧可使椎间盘内压降至最低水平，且肌肉松弛有利于突出物的回纳和椎间盘的修复，有利于消肿及症状缓解。卧床宜采用硬板床，取自由体位。严格的卧床不宜超过1周，若卧床时间过长可引起肌萎缩、骨质疏松及造成心理障碍，不利于功能恢复。离床活动时宜用腰围保护。

2. 腰椎牵引

牵引治疗对腰椎间盘突出疗效显著，是非手术治疗腰椎间盘突出的首选方法。通过牵引，可使腰椎的椎间隙增大，产生负压，并使后纵韧带紧张，起到向前推压作用，有利于突出的髓核回纳，缓解对神经根的压迫；使痉挛的肌肉放松，有助于疼痛的缓解；纠正腰椎小关节的位置异常。牵引方法为：患者仰卧于牵引床上，髋膝关节屈曲约60°，或双下肢自然伸直,用两个牵引套分别固定胸部和骨盆进行对抗牵引。牵引重量可从自身体重的60%开始,逐渐增加到相当于自身体重或增减10%左右,每次牵引30min,每天1~2次。牵引中患者一般感到疼痛减轻或有舒适感。

3. 理 疗

理疗可提高局部组织温度,改善血液循环及组织代谢,促进炎症的消散吸收,消除神经根水肿,加速损伤修复,直接或间接地达到消除疼痛的目的,在腰椎间盘突出的治疗中应用广泛。常用的方法有中频电疗法、短波透热疗法、超短波疗法、超声波疗法、磁疗、红外线治疗等。

4. 运动疗法

长期的腰痛会伴有躯干部、臀部及患肢肌力的减弱,而躯干肌力的不足,就会影响脊椎的稳定性。腰椎间盘突出症患者常存在腰背肌和腹肌的减弱,影响了腰椎的稳定性,是腰痛迁延难愈的原因之一,因此在临床上应重视腰背肌和腹肌的锻炼,使腹肌与腰背肌保持适当平衡,维持良好姿势及保持腰椎的稳定。一般当患者症状初步缓解后,宜尽早开始卧位时的腰背肌和腹肌的锻炼。常用的腰肌锻炼方法有:①仰卧挺胸;②仰卧半桥;③俯卧撑;④俯卧燕式。每一动作重复6~20次,开始时重复次数宜少,以后酌情增加。腹肌锻炼方法可采用:①双上肢平伸抬头;②下肢平伸抬起。以上姿势维持4~10s,重复4~10次。

5. 药物治疗

发病急性期,可使用解痉、消炎、脱水、镇痛以及改善局部血液循环的药物,给药途径可口服或静脉点滴,或硬脊膜外药物注射。病程恢复中还应给予神经细胞营养药物。

6. 手术治疗

对保守治疗无效或经常反复发作的患者,可进行手术治疗。手术后的康复治疗与非手术康复治疗的方法基本相同。

(七)中医康复治疗

腰椎间盘突出症的中医康复方法主要有:中医心理康复法、中药康复法、针灸康复法、推拿康复法等。

1. 中医心理康复法

疼痛是腰椎间盘突出症常见症状,疼痛除可增加患者的恐惧或不安,又可影响饮食、睡眠及精神状态。故中医情志康复应以"心身统一,治神为先"的思想出发,掌握语言交流和非语言交流,如态度、姿势、行为表现等。医者要具有同情心,语言亲切,态度诚恳,努力创造一种良好的氛围,倾听患者主诉,注意七情调整,采用情志引导法,给予患者心理安慰,帮助建立积极的情绪。而良好的情绪,能够使气血流畅,增强脾肾功能,从而使食欲增进,减轻患者的紧张焦虑,增加战胜疾病信心,提高康复效果。

2. 中药康复法

腰椎间盘突出症患者经过积极、适宜的中医药治疗均可获得满意的恢复,实践证实中医药在治疗腰椎间盘突出症中显示出独特的疗效和作用。

本病辨证以"表里虚实"为纲目，凡起病缓慢，病程长，呈慢性反复发作，痛势绵绵而喜按揉，多为里证、虚证；感受外邪、跌仆损伤所致者，病程短，发病急骤，疼痛剧烈拒按，多属表、属实。同时，应注意辨别疾病寒热阴阳属性，腰部重痛无力，卧时不能转侧者，属湿；腰部冷痛，得热则舒者，属寒；腰部热痛，遇冷痛减者，属湿热；刺痛拒按，痛处固定者，属瘀血。

该病临床常见证型有瘀血型、寒湿型、湿热型、肾虚型四型。

（1）中药内治法

①瘀血型

治法：活血化瘀，行气通络止痛。

方药：桃红四物汤（《医宗金鉴》）加减，药用当归、赤药、川芎、鸡血藤、丹参、桃仁、灵脂、制香附、元胡、郁金、泽泻、全虫、川牛膝、木瓜。

若因闪腰岔气、跌仆损伤或过度屈曲所致，伤后腰部疼痛难忍，走窜作胀，不能屈伸俯仰，转侧困难，咳嗽、深呼吸时有剧烈牵扯痛，疼痛可向臀部、大腿放射，舌质紫，脉弦涩，加枳实、厚朴、木香、苏木、地龙、土鳖虫等。

②寒湿型

治法：祛风除湿，温经通络，散寒止痛。

方药：独活寄生汤（《备急千金要方》）加减，药用独活、秦艽、防己、白芷、桑寄生、茯苓、肉桂、制附子、当归、细辛、杜仲、玄胡、川牛膝、木瓜。

若寒邪偏盛以冷痛为主，拘急不舒者，可加制附片；湿邪偏盛，痛而沉重为著，苔厚腻者，可加苍术。

③湿热型

治法：清热利湿，理筋通络。

方药：四妙散（《丹溪心法》）加减，药用苍术、黄柏、牛膝、薏苡仁、忍冬藤、木瓜、地龙、虎杖、防己、海桐皮、蚕砂。

若见腰酸口干、手足心热者，可加女贞子、旱莲草等；热象偏重，可加栀子、泽泻、木通。

④肾阴虚型

治法：滋补肾阴，柔筋通络。

方药：左归丸（《景岳全书》）加减，药用当归、山药、黄精、山萸肉、白芍、阿胶（烊）、女贞子、旱莲草、鹿角胶（烊）、龟版胶（烊）、怀牛膝、炙甘草、鸡血藤。

若虚火甚者，可加知母、黄柏、龟版。

⑤肾阳虚型

治法：温补肾阳，舒筋养络。

方药：右归丸（《景岳全书》）加减，药用熟地黄、山茱萸、枸杞子、鹿角胶、菟丝子、杜仲、当归、肉桂、制附子、补骨脂、淫阳藿、牛膝、白花蛇。

若病程日久舌暗有瘀斑者，可加桃仁、红花、鸡血藤等。

（2）中药外治法

常选用艾叶熏蒸法，将艾叶 500 g 加入水 2500 ml，煮沸，倒入药盆，患者平卧于床上，下置药盆，以药蒸气熏蒸患处。每日 1 次。

3. 针灸康复法

针灸在腰椎间盘突出症的康复过程中有广泛且重要的应用，并取得了较好的疗效。

（1）毫针疗法

以突出椎间盘所在华佗夹脊穴及其上下相邻夹脊穴、腰阳关、环跳、阳陵泉、委中为主穴。

急性期配阿是穴、大肠俞、秩边、昆仑。行针使得气感下传至足为佳。一般用泻法，不留针，每日 1 次，至病缓解或消失为止。缓解与恢复期配肝俞、肾俞、膈俞、风市、大肠俞、血海、悬钟、解溪。毫针刺法，以补为主或平补平泻，得气后留针 30 min。每日 1 次，至症状消失为止。

若腰痛明显，病痛在督脉，配腰眼、悬枢、命门、长强、肾俞、气海俞、大肠俞、上髎、次髎。毫针捻转行针，不做提插，使局部有放散针感，一般针感不向下肢传导。若臀部肌肉、股后肌紧张，小腿麻疼，病痛在足太阳膀胱经，配肾俞、大肠俞、秩边、殷门、承扶、承山、昆仑。毫针强刺激，使针感传导足部。若股外侧麻木、足部麻木，病痛在足少阳胆经，配风市、悬钟、太溪、解溪、侠溪、丘墟。毫针可提插捻转行针，使针感传导致足部。常规方法针刺上述穴位，平补平泻。留针 20～30 min，隔日 1 次，15 次为 1 个疗程。

（2）艾灸疗法

①艾条灸：以督脉、足太阳膀胱经穴、足少阳胆经穴三阳经穴为主，包括肾俞、腰阳关、命门、膈俞、大肠俞、关元俞、气海俞、次髎、阿是穴、环跳、秩边、阴陵泉、委中、阳陵泉、足三里、承山、三阴交、昆仑等。每次取上穴 3～5 个，以患者感到温热而不烫为度。每穴灸 10 min，阿是穴可灸 20 min，每日 1 次。

②隔姜灸：取上穴 3～5 个，上垫切薄扎孔姜片，置中等大小艾炷于姜片上，点燃施灸。每日 1 次或隔日 1 次，每穴灸 10 壮。

③隔蒜灸：取大椎至长强一线，施术方法同隔姜灸，每半月施治 1 次。

④瘢痕灸：取上穴 2～4 个，灸用小号艾炷，灸至皮破。灸后以消毒干纱布覆盖穴位。并嘱患者吃羊肉、鱼类、豆腐等，促使灸疮透发。一般于 1 周内施灸部位化脓，此时可用创可贴外敷，4～5 d 疮面即可痊愈。

（3）其他针灸疗法

①耳针疗法：选取肾上腺、神门、交感、压痛区等刺激穴位，取坐骨神经点；用王不留行籽或磁珠粘贴刺激，使得感痛区发热。

②皮肤针疗法：选择压痛区域和委中等穴位，用皮肤针重叩出血，加拔火罐，起到疏通经络、活血化瘀的作用。痛势较剧者亦可用委中刺络放血。

③穴位注射疗法：取腰夹脊穴、环跳、风市、阳陵泉、悬钟、昆仑、殷门、飞阳等穴。用复方当归注射液、复方丹参注射液、黄芪注射液、复方骨肽、神经营养药（甲钴

胺、维生素 B$_1$、维生素 B$_{12}$、胞磷胆碱等）等注射入腰部压痛点或相应穴位，隔日 1 次。

4. 推拿康复法

推拿康复腰椎间盘突出症，中医学已积累了丰富的临床经验，主要通过按揉、震颤、攘动、斜扳、摇抖、旋转、复位等综合手法，以疏经通络、行气活血、解痉止痛，达到整复腰椎畸形、改善突出髓核与神经根的关系、解除神经根压迫和有利于神经根水肿消除的康复目的。腰椎间盘突出症分为急性发作期、缓解与恢复期，采取的推拿方法也有所不同。

（1）急性发作期

此期神经根水肿和无菌性炎症明显，推拿康复宜舒经通络、解痉止痛为法，以理筋手法为主，重点在腰部、臀部及患肢。沿督脉和膀胱经从上至下分别实施揉、攘、扳、点、推、按拿等手法，按摩 3～5 遍，使患者肌肉得到放松，但操作时间不宜过长。

（2）缓解与恢复期

以滑利关节、整复错缝、补肾壮腰为法，用理筋与整复手法相结合，如选用斜扳法、后伸扳法以纠正后关节紊乱，减轻突出物对神经根的刺激或压迫；选用拇指或肘尖点按腰部阿是穴、大肠俞、肾俞、环跳，以舒筋通络、活血止痛；选用具有温通作用的平推理筋手法补肾壮腰。

临床上，推拿康复腰椎间盘突出的手法很多，但应根据病情轻重、病程长短和神经根受压症状的特点等具体情况而辨证施治、灵活运用。如对腰椎间盘突出症伴骨质疏松者，治疗以柔和的理筋手法为主，不做按压类及扳动类手法；如伴骶髂关节损伤者，应先纠正骶髂关节位置，常选用单髋后伸复位法和屈膝屈髋按压复位法；如伴有腰椎不稳定者，不做后伸类手法，以免加重腰椎失稳。总之，推拿康复手法要求轻、柔、稳、准，准确把握力度，切忌生、硬、猛。

（八）传统体育康复法

我国劳动人民在长期防病治病过程中，总结了许多腰椎间盘突出的康复操，主要以增加腰背肌和腹肌的训练来强化腰背肌力量、促进腰部肌肉及筋膜的血液循环、恢复功能和防止复发为原则。大体上可以选用五禽戏、洗髓易筋经、太极气功、保健功等。洗髓易筋经重点做神龙绞柱、旋转腰胯等动作，各做 20－30 次；太极气功重点做转身望月、捞海观天、推波助浪等，各做 20－30 次；保健功做搓腰、搓尾闾、揉膝、搓涌泉等各 200 次。具体分述如下：

1. 康复操作

（1）急性发作期

挺腰晃臀：侧卧位，患腿在上（如两腿痛，则以剧痛的腿在上）。患者以上身挺胸来带动挺腰，臀部随着晃动而一挺一晃，往返各 3～5 次。撑腿壮腰：仰卧位，两腿随意放置，或微收或竖撑膝，以腰脊为支点，使臀部做向左、右沿床摆动，再挺腹向上、向下而一起一伏，往返各 3～5 次。拳抬挺腰：仰卧位，患者以两手握拳放在腰骶部两侧，用劲稍抬挺起腰骶部，往返 3～5 次。抵腰往后瞧：患者以两手握拳，以两拳峰抵压顶住腰部疼痛处或两肾俞，然后向左右转体（缓慢的小幅度），并往后瞧。

（2）缓解与恢复期

扭腰往后瞧。左弓步，右手向胸前轻甩，左手向身后轻甩，眼望身侧左下方，然后上右脚成右弓步（或左脚向后一步），两手动作轻便交换，眼望身的右侧下方。往返向前（或能向后）各 3~5 次。握脚起撑功。坐床上，身前俯，两手握两脚前掌，以脚外侧着床，身略起，再前俯，然后身体抬起，复再俯，使脚帮着床，往返 1~3 次。叉腰提足跟。两足跟靠拢，两足尖外分（或两足分开与肩宽，或两足并拢），提起足跟，以脚的前掌着地，两手叉腰，虎口朝下，目须平视，少腹提气，自然呼吸 9 次后，足跟放平。如能站稳，可逐步增至呼吸 81 次。丁步健腰。左脚尖朝前，右脚尖对左脚凹，以臀部由右向左旋转 8~16 次，左右同之，此为导引疗法。拍腰打膝。两腿分站与肩同宽，身向左侧前俯，左手背拍腰，右手拍打左膝外侧（如年老、体弱、多病者，两手可交替做一手拍腰，另一手拍腹，身体徐缓微转，往返各 8~16 次），左右同之。往返 1~5 次。倒退走路。选择较宽敞的地方，自然地倒退走路，要求全身放松，两手自然摆动，双下肢交替摆动，以髋关节运动为主，膝关节尽量伸直。

体育锻炼时，根据腰椎间盘突出的部位、类型和病程，选择上述 4~6 项锻炼项目交替进行。锻炼时动作要柔和轻缓，运动强度和运动量要循序渐进。如在运动疗法结束后配合适当手法按摩，可增强运动后的康复效果。

2. 气功康复法

（1）吐纳归原

坐、卧、站位均可。吸气时轻轻鼓腹、挺腰，呼气时微微收腹、松腰还原，一吸一呼，往返 8~32 次。

（2）风摆荷叶

两脚分站与肩同宽，两手虎口朝下扶撑两腰侧，以中指按于痛点。然后，腰部做向左、右轻微缓转，继向前、后稍微俯仰，再向两侧交替微微晃摆，往返各 3~5 次。

（3）运气牵引

两脚分站，吸气时，头往上虚灵顶劲，意使各脊椎得以按顺序排直，同时两手握拳运劲往下撑按，呼气时还原。当吸气时，身体稍微有点增高，但两脚要求踏实站稳。如此呼吸，一上一下，往返 8~16 次。

3. 饮食康复法

腰椎间盘突出症的患者应少食多餐，多吃蔬菜、水果及豆类食品，使机体得到必需的、均衡的营养素，以维持机体的营养平衡。

（1）常用食疗药物

①血瘀型：进食易消化、营养丰富如木耳、鳝鱼等食物，多食水果及韭菜、醋、酒、油菜苔等具有活血化瘀作用的食品，忌肥甘厚味食物。可在食物中加入三七、红花、鸡血藤等中药。

②寒湿型：饮食应温热清淡易消化、营养丰富，宜进温经通络食物，如酒、黄鳝、樱桃、蛇肉等。忌肥甘厚腻、生冷食物，以免损伤脾胃，加重病情。可在食物中加入桑寄

生、独活、木瓜、五加皮等中药。

③湿热型：饮食以清淡爽口为主，多食豆浆、藕汁、番茄、冬瓜、赤小豆、薏苡仁、绿豆等蔬菜水果，多饮茶水或清凉饮料，忌辛温燥热及煎炸之品。可在食物中加入茵陈、泽泻、车前子等中药。

④肾虚型：肾阴虚型患者平时宜食如柿子、银耳、芝麻、冰糖、乌骨鸡、鸭肉等清淡食物，忌辛辣醇酒炙博及肥甘厚味等热性食物，以免生痰化热或生痈疡，可在食物中加入沙参、麦冬、天冬、枸杞等中药。肾阳虚型患者饮食应忌生冷瓜果等凉性食物，宜食温补暖性食物，如羊肉、狗肉、鲫鱼、牛奶、韭菜、山楂、胡桃仁、饴糖等以补益肾精，可在食物中加入鹿茸、肉苁蓉、虫草、杜仲等中药。平时还应多食富含纤维素类食物，如竹笋、芹菜、苹果、香蕉等，以保持大便通畅。

（2）常用药膳

①三七丹参粥：三七 10 ~ 15 g，丹参 15 ~ 20 g。洗净，加入适量清水煎煮取浓汁，再把米 300 g 加水煮粥，待粥将成时加入药汁，共煮片刻即成。每次随意食用。适于血瘀型。

②樱桃酒：樱桃 500 g，五加皮 50 g，白酒约 2500 ml。将樱桃洗净晾干，加入五加皮，再添加 60 度白酒，瓶满后密封瓶口，每日振摇 1 次，1 周后可以服用。每日 20 ~ 30 ml，每日 2 次。适于寒湿型。

③冬瓜薏仁汤：冬瓜 500 g 切片，与薏苡仁 30 g 加适量水共煮，小火煮至冬瓜烂熟为度，食时酌加食盐调味。每日 1 剂，分 3 次食用。适于湿热型。

④银耳羹：银耳 100 g，炙杜仲 10 g，冰糖 50 g。将炙杜仲放入锅内，加水煎熬，取药液 1 000 g。将药液倒入锅内，加银耳和清水适量，置武火烧沸，再用文火熬 3 ~ 4 h，使银耳稀烂，再冲入冰糖溶液，每次随意食用。适于肾虚（阴虚）型。

⑤猪肾煲杜仲：猪肾 2 个，杜仲 15 g，核桃肉 30 g。先将猪肾切开洗净，与杜仲、核桃一起炖熟后，去杜仲、核桃肉，加入少许食盐食用。适于肾虚（阳虚）型。

4. 自然康复法

（1）矿泉浴

地下热冷泉调和成 38 ~ 40℃，患者仰卧位浸泡 15 min，具有促进血液循环作用。对腰椎间盘突出症伴发的下肢肌肉萎缩，通过水中的抵抗训练，促进代谢过程，增强肌肉的强度，而使症状得到改善。

（2）泥浴

除头、胸及足外全身埋敷 15 min，具有变换环境、缓解紧张效果。

此外，空气浴、森林浴、日光浴可根据患者具体情况选择运用。

5. 传统物理康复法

具有镇痛、消炎、促进组织再生、兴奋神经肌肉和松解粘连等作用，在腰椎间盘突出症的康复过程中是不可缺少的手段。

（1）皂荚熨法

取皂荚碾碎，与食盐各 500 g 同炒热。趁热装入袋中，熨腰腿痛疼部位冷却后更换。每日 1 次。

（2）热熨法

①川椒、干姜、桂心各0.5 kg，浸于3.5 kg黄酒中，另将棉布袋1只亦浸于酒中，药浸10 d，布袋浸1 d。取出药物，装入布袋，覆于腰部，以烙铁熨布袋，使药力借热力透入，每日1次，10次为1个疗程。②生川乌、细辛、牛膝、杜仲、狗脊、独活、川芎、乳香、没药、千年健，将上述诸药混合烘干，研末备用。治疗前先嘱患者取相应的舒适体位，暴露患部皮肤，每次取药末20～30 g，用40%乙醇（内溶冰片适量）调成充分潮湿状，放纱布袋内，置于患处，外加热源TDP灯照射，以患者感温热舒适为度。

6. 娱乐康复法

可指导患者参加多种娱乐活动，如听一些旋律优美的乐曲，或根据体力及关节活动的具体情况，选择一些动作轻快、活动关节较多的舞蹈娱乐康复。如此既可以调摄情志，又可有助于肢体功能的恢复。其他如风筝、钓鱼等疗法亦可选用，以共奏调身、娱神之效。

（九）康复注意事项

1. 注意腰部姿势长期弯腰工作者的腰腿痛及腰椎间盘突出的发病率均较高。纠正的方法是改善腰部姿势，避免长时间的一个姿势工作。

2. 及时治疗腰痛对于平素经常腰痛的患者，应查明腰痛的原因，及时治疗，减少腰椎间盘突出的发病率。

3. 加强腰、腹部肌肉锻炼加强腰部和腹部肌肉锻炼，可增加腰椎的稳定性，减轻腰椎负荷，对椎间盘有保护作用。

4. 注意腰部保暖。

三、肩关节周围炎

（一）定义及流行病学

肩关节周围炎，简称肩周炎（scapulohumeral periarthritis），中医又名冻结肩、漏肩风或五十肩等，是肩关节周围肌肉、肌腱、滑膜及关节囊等病变而引起的肩关节疼痛和运动功能障碍综合征。

本病多见于40岁以上的中老年人，尤其以50岁左右多见，与退行性病变有明显关系，女性发病率高于男性，多见于体力劳动者。一部分患者有自愈趋势，仅遗留有轻度功能障碍，大部分患者如得不到有效的治疗，有可能严重影响肩关节的功能活动。

（二）病因及病理

1. 病　因

确切的病因仍不十分明了，可能与软组织退行性变、肩关节损伤、肩关节活动减少、颈椎疾患、内分泌系统疾病、神经系统疾病、免疫功能方面的改变、姿势失调有关。

（1）软组织退行性变

如冈上肌腱炎、肱二头肌腱炎、肩峰下滑囊炎、关节囊炎，这些慢性炎症和损伤，均可波及关节囊和周围的软组织，引起关节囊的慢性炎症和粘连。

（2）肩关节损伤

肩部挫伤、肱骨外科颈骨折和肩关节脱位等损伤，由于局部出现炎性渗出，疼痛及肌肉痉挛，会导致肩关节囊和周围软组织粘连，而发生肩关节的冻结。

（3）肩关节活动减少

肩关节脱位、上肢骨折、外科手术后固定时间过长或脑外伤、脑卒中后瘫痪侧肢体肩关节所处的状态，使肩关节活动减少，造成局部血液循环不良，淋巴回流受阻，炎性渗出淤积，日久纤维素沉着，粘连形成，导致关节囊挛缩和周围软组织粘连。

（4）颈椎源性肩周炎

指由于颈椎病引起的肩周炎。其特点是先有颈椎病的症状和体征，而后发生肩周炎的症状，它是颈椎病的一种临床表现或者说是一种临床类型，而不是肩关节与周围软组织退行性改变的结果。

（5）其他疾病诱发

如冠心病、精神心理因素、内分泌紊乱、糖尿病等。

2. 病理与分期

本病的主要症状是疼痛与肩关节功能活动受限。按肩周炎的发生与发展大致，其病理过程可分为三个时期：急性期（早期）、慢性期（中期，又称粘连期）、恢复期。各期之间无明显界限，各期病程长短不一，因人而异，差别很大。早期表现为肩关节周围肌肉、肌腱、滑膜、韧带及关节囊等软组织发生慢性无菌性炎症，肩关节活动受限；以后随着病情发展，肩关节周围软组织广泛受累，发生慢性炎症，造成关节内外粘连，进入冻结期；再后，经治疗或自然恢复，疼痛自然缓解，肩关节功能活动逐渐好转，进入恢复期。具体如下述：

（1）急性期

肩周炎的早期，肩部自发性疼痛，其疼痛常为持续性，表现不一。有的部分病人呈急性发作，但多数是慢性疼痛经过，有的只感觉肩部不舒适及束缚感。疼痛多局限于肩关节的前外侧，可延伸到三角肌的抵止点，常涉及肩胛区、上臂或前臂。活动时，如穿上衣时耸肩或肩内旋时疼痛加重，不能梳头洗脸，患侧手不能摸背。肩疼有时会迅速加重，表现为夜间重，病人不敢患侧卧位。肌肉痉挛和疼痛导致逐渐出现肩关节活动范围减少，特别是外展和外旋受限最为显著。此期肩部外观正常，局部压痛点多位于结节间沟、喙突、肩峰下滑囊或三角肌附着处、冈上肌附着处、肩胛内上角等处。

（2）慢性期

肩痛逐渐减轻或消失，但肩关节挛缩僵硬逐渐加重呈冻结状态。肩关节的各方向活动均比正常者减少20%～50%，严重时肩肱关节活动完全消失，只有肩胛胸壁关节的活动。梳头、穿衣、举臂、向后结带均感困难。病程长者可出现轻度肌肉萎缩，多见于三角肌、肩胛带肌。压痛轻微或无压痛，此时持续时间较久，通常为2～3个月。

（3）恢复期

肩痛消失，个别病人可有轻微的疼痛。肩关节慢慢地松弛，关节的活动也逐渐增加，外旋活动首先恢复，继则为外展和内旋活动。恢复期的长短与急性期、慢性期的时间有关。冻结期越长，恢复期也越慢，病期短，恢复也快。整个病程短者 1～2 个月，长者发病可达数年。

（三）临床表现与诊断

1. 症　状

本病的主要症状是疼痛与肩关节功能活动受限。

（1）疼痛

多数患者呈慢性发病，隐袭进行，常因外展、上举肩关节时引起疼痛才被注意。也有少数患者疼痛较重。主要表现为肩部周围阵发性疼痛，常因天气变化及劳累而诱发，以后逐渐发展到持续性疼痛，并逐渐加重。疼痛性质可呈钝痛、刀割样痛和刺痛等，夜间往往加重而不能入睡，不能向患侧侧卧。肩部受牵拉时，可引起剧烈疼痛，有时可放射到前臂和手。

（2）功能活动受限

肩关节各方向活动受限，以外展、外旋、后伸受限最显著。特别是当肩关节外展时，出现典型的"扛肩"现象，梳头、穿衣等动作均难以完成。严重时，肘关节功能亦受限，屈肘时手不能摸肩。病程长者，可出现肩胛带肌萎缩，尤以三角肌萎缩多见。

2. 体　征

（1）压痛点检查

可见冈上肌腱、肱二头肌长、短头肌腱及三角肌前、后缘有明显的压痛。

（2）活动障碍

肩关节表现为前屈、后伸、外展、内旋、外旋等活动范围减小。

（3）肌肉萎缩

肩关节周围肌肉尤以肱二头肌、三角肌等废用性萎缩为明显，肌力下降。

对于本病依据临床症状和体征一般不难做出诊断。X 线检查多呈阴性，对诊断无直接帮助，但可以排除骨关节疾患。

（四）康复问题

1. 疼痛

疼痛是肩周炎的主要症状，疼痛剧烈，往往夜间加重，严重影响睡眠。

2. 肢体活动障碍

肩周炎患者常因肩部疼痛、肌肉痉挛、关节囊和肩部其他软组织的挛缩及粘连而直接导致肩关节活动受限。

3. ADL 能力下降

患者由于疼痛及肩关节活动受限，导致梳头、穿衣、提物等基本活动明显受限。

4. 心理障碍

肩周炎患者可因严重而持续的疼痛造成情绪波动不稳，严重者可产生焦虑和忧郁，如果病程迁延较长则可能产生悲观失望。

（五）康复治疗

1. 康复治疗目标

肩周炎的发病可分 3 期，根据各期特点确定康复治疗的目标。

（1）急性期

一般持续 2~4 周，康复治疗目标是止痛，解除肌肉痉挛，加速炎症吸收，预防肩关节功能障碍的发生。

（2）慢性期

本期的病程不稳定，可持续数周、数月乃至 1 年以上。康复治疗应以主动或被动运动为主，使粘连减少到最小程度，恢复肩关节活动功能。

（3）恢复期

加强功能锻炼，使患者肩关节功能恢复正常或接近正常。

2. 康复治疗原则

对急性期患者，康复治疗应着重减轻疼痛，缓解肌肉痉挛，加速炎症的吸收，疼痛严重者可采取措施使局部暂时制动；对缓解期患者，应强调解除粘连，恢复肩关节活动功能。

3. 康复治疗方法

（1）药物疗法

急性期患者疼痛明显，需用药物控制，可选用消炎镇痛、缓解肌肉痉挛的药物，如水杨酸制剂、吲哚美辛（消炎痛）、布洛芬、双氯芬酸（扶他林）等。对疼痛明显并有固定压痛点者可用局部注射，该方法能止痛，松弛肌肉和减轻炎症水肿。常用醋酸泼尼松龙 $0.5~1.0$ ml，加 1% 普鲁卡因 $2~5$ ml 混合液，作痛点注射，每周 1 次，$2~3$ 次为 1 疗程。

（2）理疗

主要作用是促进血液循环，消炎止痛，松解粘连。可采用超短波或微波、音频、红外线、超声波等疗法。

（3）运动疗法

急性期主要是促进血液循环和炎症吸收、防止组织粘连和肌肉萎缩、预防关节活动受限；缓解期主要是松解粘连、发展肩关节周围肌肉的力量，从而逐步增加肩关节的活动度。根据不同的病情，选择不同的运动方法。

①徒手操立位进行

A：腰前屈，上肢自然下垂，双上肢交替做前后、左右摆动及画圈动作。

B：面对墙，足尖距墙一定距离，将患侧上肢前屈上举触墙，尽量上移至最高处。

C：患侧对墙，足与墙保持一定距离，将患侧上肢外展上举以指尖触墙，尽量上移至最高处。

D：背靠墙，屈肘，将上臂及肘部靠拢体侧并贴紧墙面，以双拇指触墙，再反向触胸。

E：双手体前相握，前屈上举过头顶，触枕部。

F：双手背后相握，以健侧带动患侧内收，再以拇指沿腰椎棘突上移至最高处。

②器械操立位进行。

A：棍棒操：双手体前握棒，对臂前屈上举左右摆动；双手背后握棒，臂后伸左右摆动，并屈肘上提；双手背后握棒，以健手握棒上端，患手反握棒下端，斜背棒并向健侧外上方拉推。

B：吊环操：双手握住吊环，通过滑轮装置，以健肢带动患肢做外展和前屈上举动作。

C：肩梯操：面对或侧对肩梯，前屈或外展患肢，用手指钩住肩梯牵拉患肩。

D：回转训练：面对回转训练器，调整手柄在滑动杠上的位置，使患肢伸直做绕环回转动作。

E：拉力操：面对、侧对或背对拉力器，患手握住拉力绳柄，拉动训练患肩相关肌肉。

③关节松动术

对肩周炎的关节松动手法治疗技术，可以改善肩部的血液循环及营养代谢、松解组织粘连、缓解疼痛。可对肩关节采用摆动、滚动、推动、旋转、分离和牵拉等手法。在急性期，因疼痛剧烈，应多用Ⅰ级手法，即在肩关节活动的起始端小范围的松动，以每秒 1～2 次的频率进行，时间为 45～60 s；在缓解期，因肩关节活动受限，应多用Ⅱ、Ⅲ级手法，即在肩关节活动范围内大幅度的松动，Ⅱ、Ⅲ级手法以是否接触关节活动的终末端来区别，时间为 60～90s。Ⅲ、Ⅳ级手法都接触终末端，对改善活动度效果显著，但若使用不当，可引起较明显的疼痛。每种手法可重复使用 2～3 次。

④作业疗法

A：改善关节活动度的动作，选择以肩关节内、外旋为中心的作业，如挂线练习。

肩关节外展 90°位施行的木框挂线训练：木框置于体侧，进行肩关节 90°的内、外旋拉径线练习；置于上方，得到屈曲位的外展。

肩关节 0°位作业：木框置于前下方，在较低的线框进行拉径线操作。

肩关节屈曲 90°位作业：通过拉径线操作可使肩关节得到水平内收、外展。

B：改善肩关节内、外旋和增强上肢伸展肌肌力的各种作业。

C：不同位置或动作改善肩关节伸展的作业：如砂纸磨光、推拉锯、推重物或推车等。

（六）中医康复治疗

1. 针灸治疗

针灸可舒筋行气、通络活血、止痛。取穴一般以肩关节局部穴位为主，选穴：肩髃、肩贞、阿是穴及阳陵泉、中平穴（足三里下 1 寸）。若肩前部疼痛，后伸疼痛加剧者加尺泽、阴陵泉；肩外侧疼痛、三角肌压痛、外展疼痛加剧者加手三里、外关；肩后部疼痛、肩内收时疼痛加剧者加后溪、大杼、昆仑、条口透承山。

2. 推拿治疗

推拿对肩周炎的治疗，急性期宜疏通经络、活血止痛；慢性期宜疏通经络、松解粘连、滑利关节。

患者坐位，医生站在患者患侧，用一指禅推法施治于患侧肩前部、上臂部及肩背部，往返数次，同时配合做肩部被动的外展及外旋；拿肩井、拿患肢，从肩部拿至腕部，按揉或点按肩髃、肩髎、天宗、肩贞、曲池、手三里、外关、合谷等穴位；弹拨肩前部痛点如喙突、结节间沟、肩上部三角肌止点部位的痛点、肩后部的痛点，弹拨痛点部位的条索样结节及肌腱张力较高处，由轻而重，由浅入深，反复弹拨，具有止痛及松解粘连作用；医生站于患者后方，一手扶肩、一手托住肘部，做肩关节摇法，幅度从小到大，摇动数次，然后医生一手固定患侧肩胛骨、另一手托住患肢肘部上抬，做患肩外展动作，逐渐加大扳动幅度，可用肩部扳法、上举扳法、内收扳法、后伸扳法、外展扳法，以松解粘连，恢复关节活动度；最后用擦法、揉法施治于患肩及上肢部；并搓抖患肢，结束治疗。

3. 中药治疗

可选用活血化瘀、通经活络、散寒祛湿药物辨证治疗。

（1）初期

为炎症期，肩部疼痛难忍，尤以夜间为甚，睡觉时常因肩部怕压而取特定卧位，翻身困难，疼痛不止，难以入睡。可选用柴胡 10g、当归 10g、白芍 15g、陈皮 10g、清半夏 10g、羌活 10g、桔梗 10g、白芥子 10g、黑附片 10g、秦艽 10g、茯苓 10g，以白酒作引，水煎服，每天 2 次。饭后服用。

（2）后期

如果初期治疗不当，将逐渐发展为肩关节活动受限，呈冻结状，影响日常生活，吃饭、穿衣、洗脸、梳头均感困难，严重者生活不能自理，肌肉出现萎缩。可用当归 30g、丹参 30g、桂枝 15g、透骨草 30g、羌活 18g、生地黄 30g、香附 15g、草乌 9g、忍冬藤 40g、桑枝 20g，水煎服，每天 2 次。

4. 传统体育疗法

可选用太极气功、太极拳、八段锦、易筋经等。

5. 康复注意事项

（1）在治疗同时应配合肩部功能锻炼，防止肩关节运动功能低下。

（2）要求患者坚持锻炼，持之以恒，循序渐进。

四、脊柱侧凸症

（一）定义与流行病学

脊柱的侧向弯曲畸形称为脊柱侧凸（scoliosis）。脊柱侧凸分为结构性脊柱侧凸（原发性、骨源性、肌源性、神经源性等）和非结构性脊柱侧凸（姿势性、代偿性、炎症性等）。本章节主要讨论原发性脊柱侧凸的康复。

原发性脊柱侧凸（又称特发性脊柱侧凸），是没有明确发病原因的结构性脊柱侧凸，好发于青少年，故又称为青少年脊柱侧凸。国内患病率为 1%～2%，以女性多见。

脊柱侧凸如不及时处理会逐渐加重，出现椎体变形、旋转，部分将发展成严重的畸形，患者可出现腰背痛、工作能力下降、心肺功能障碍、继发性骨关节炎等，少数可出现脊髓和神经受压并发症。所以应及早发现、及时治疗。

（二）　基本概念

1. 顶　椎
脊柱侧凸弧中旋转最明显、偏离脊柱中轴线最远的椎体称为顶椎。

2. 端　椎
位置最高或最低、且相对凹侧或凸侧斜度最显著的椎体称为端椎。

3. 脊柱弧
两个端椎之间的椎体构成脊柱弧。顶椎位于脊柱哪个节段，就称为哪个节段弧，如顶椎位于颈段称颈弧。

4. 肋骨隆突
由椎体旋转造成、在躯干前屈时最易显现的侧弯凸侧的肋骨凸起称肋骨隆突。通过肋骨最高点平面与水平面的交角，称隆突角（在躯干前屈90°时测量）。

5. 非结构性弧
脊柱弧无结构性的椎体改变，且在卧位时可被侧向屈曲矫正或矫正过度的弧。

6. 结构性弧
部分侧凸的脊柱缺乏柔软度，且卧位侧向屈曲不能完全矫正的弧。

7. 原发弧
数个弧中最早出现的弧。

8. 主　弧
最大的结构弧。

9. 代偿弧
在主弧上方或下方出现逆向弯曲以保持躯干平衡的弧。它可能是结构性弧。

（三）　主要功能障碍

脊柱周围软组织改变：脊柱凸侧肌肉、韧带等软组织长时间处于被拉长、松弛的状态，肌肉收缩力下降，可见肌萎缩；脊柱凹侧的肌肉、韧带等软组织长时间处于缩短状态，发生挛缩和粘连。由此引发一系列功能障碍，具体分述如下：

1. 脊柱活动范围下降
脊柱侧凸可造成骨盆倾斜、双肩歪斜不对称，影响了脊柱的活动范围。

2. 心肺功能及耐力下降
脊柱侧凸造成胸廓畸形使肺扩张受限、肺循环阻力增加，影响了心肺功能，身体耐力下降。

3. 疼　痛
由于姿势异常及不均衡负重，易引起腰背部软组织劳损，并可继发骨性关节炎，出现疼痛等症状。

4. 脊髓和神经受压

重症脊柱侧凸会引起椎管、椎孔变形，椎间盘突出，导致脊髓、神经根受压，出现肢体麻木无力及感觉功能障碍，严重者造成截瘫。

5. 心理障碍

严重畸形给患者精神和心理造成极大的压力，极易出现心理障碍。

（四）康复评定

1. 一般情况

包括年龄、性别、身高、坐高、肢长、背部疼痛史、畸形出现时间、心肺功能状况和家族史等。

2. 观　察

两肩是否对称，双侧肩锁关节、髂前上棘和腰凹的对称性，作腰前屈试验可以发现两侧背部是否对称。结构性侧弯可发现肋骨隆突畸形。可用方盘量角器和侧弯计确定躯干旋转度。

3. 影像学检查

X 线片、CT 检查可确定脊柱畸形类型、脊柱侧凸部位和严重程度、柔软度以及患者的骨成熟度。

（1）Cobb 角的测量

摄直立位脊柱正位片。沿端椎的上缘或下缘各作切线，两切线各自垂线的交角即 Cobb 角（图 8 - 3）。

（2）脊柱旋转的测量

通过观察后前位片上两侧椎弓根的位置，可粗略地观察脊柱的旋转程度。两侧对称并紧贴椎体侧缘，则无旋转移位；椎弓根离开椎体缘向中线移位为 1°旋转；移至椎体中线附近为 3°；1°和 3°旋转之间为 2°；越过中线则为 4°（图 8 - 4）。另外 CT 可精确地测量脊柱的旋转，明确脊髓受压情况。

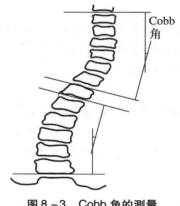

图 8 - 3　Cobb 角的测量

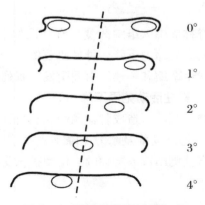

图 8 - 4　椎体旋转的测量方法

（3）骨成熟度（Risser 征）

髂嵴骨化呈阶段性，其骨骺自髂前上棘至髂后上棘循序出现。Risser 将髂嵴分成四等分来描述骨成熟度，即 Risser 征。骨骺出现至髂嵴的 25% 处为 1＋，出现至 50% 为 2＋，75% 为 3＋，骨骺全部出现为 4＋，骨骺与髂嵴融合为 5＋。

（4）肺功能评定

严重的脊柱侧凸可伴有胸廓畸形，影响心肺功能。可查肺容量、肺泡通气量、动脉血气分析等。

（5）心理状况评定

严重畸形者可因形体扭曲出现心理障碍，要进行心理功能评定。

（五）康复治疗

脊柱侧凸治疗方法有非手术治疗和手术治疗。非手术方法包括矫正体操、日常活动中的姿势治疗、电刺激、牵引、手法、矫形器等。治疗方法的选择主要根据脊柱侧弯 Cobb 角的大小，但还要结合患者的年龄、侧弯程度、侧弯进展情况及有无并发症等。①Cobb 角＜10°：日常活动中姿势治疗，配合矫正体操，定期随访（4～6 个月）；②Cobb 角 10° ~20°：除上述方法外，配合侧方体表电刺激，如有发展倾向，及时佩戴矫形器；③Cobb 角＞20°：穿戴矫形器为主要方法。配合矫正体操、姿势治疗、侧方体表电刺激等综合治疗，可以提高治疗效果；④Cobb 角＞45°或侧凸伴有旋转畸形严重者：选择手术治疗。手术前后仍需配合矫正体操和姿势治疗，以提高和巩固手术疗效。

1. 矫正体操

目的是牵拉脊柱凹侧挛缩组织，选择性地增强维持脊柱姿势的肌肉的力量，矫正脊柱两旁肌力的不平衡，恢复脊柱正常的排列顺序和应力分布，增强脊柱的稳定性。

（1）方法

通常在卧位或特定的体位下进行（以 T_3 为中心的侧弯采取胸膝位，以 T_6 为中心取肘膝位，以 T_8 为中心取手膝位）。因肩带、骨盆带的运动联系着脊柱的运动，因此可利用它来作矫正活动。如抬左上肢可使胸椎左凸，可用来矫正右侧胸凸，提左下肢使骨盆右倾引起腰椎右凸，可用来矫正腰椎左侧凸。同时进行上述动作，可矫治胸右腰左的侧凸。另外还可用沙袋增加负荷，增强锻炼效果。胸左腰右侧凸时的矫正体操，方法同上，方向相反。

垫上的不对称爬行练习也是一种方法。对于胸右腰左侧凸，练习时左臂和左腿尽量向前迈进，右臂右腿随后跟进，但始终不超越左臂左腿，方向沿右侧呈环行前进；对于脊柱胸椎凸向右者，练习时左臂右腿尽量向前迈进，右臂左腿随后跟进，但始终不超越左臂和右腿，方向为向右侧成环形前进。

（2）注意事项

①动作要求平稳缓慢，准确到位，每个动作至少保持 5 秒；

②重复 10～20 次/组，4～6 组/日；

③持之以恒，即使佩戴矫形器也不能中断（每天可卸下矫形器 1 小时，进行矫正体操

训练）；

④定期随访，接受指导。

2. 姿势训练

不仅有肌肉增强作用，同时可调整本体感觉系统及神经系统功能。

（1）方法

①姿势对称性训练：患者通过自我意识控制，保持坐位、站立位躯干姿势挺拔、对称。鼓励患者参加各种体育运动（主要为伸展、牵伸性运动），如游泳、杠上悬吊、体侧运动（举凹侧上臂）等。

②骨盆倾斜训练：患者仰卧位，屈髋屈膝，腰部紧贴床面，然后平稳而有节奏地抬起臀部，同时注意腰部不离开床面。掌握方法后，可在双髋和双膝完全伸直状态下训练。

③姿势反馈训练：可以借助镜子进行姿势的自我矫正。另外可用一种便携式姿势训练反馈装置，可以随时测出脊柱侧凸的情况，发出声音，提醒患者矫正姿势。

（2）注意事项

①提重物时，要左右交替进行，并注意姿势的对称性；

②最好背双肩书包；

③睡觉时取凹侧卧位，如取凸侧卧位，最好在主凸顶角下面垫一枕头。

3. 侧方表面电刺激

可增强肌肉力量，作用于侧凸肋间肌及腹背肌群可使侧凸脊柱获得矫正力。一般认为即时矫正 6°~8°以上比较满意。

（1）方法　采用矩形波单向系列脉冲式输出。波宽 200 微秒，频率 25~50Hz，刺激强度 50~80mA，肥胖者适当加大。临床上一般以肉眼观察侧凸在电刺激时即时矫正的程度及触摸棘突的移位程度来判断刺激强度是否足够。刺激时间为 6 秒，然后间断 6 秒，如此反复进行。电极板距约 6~16cm，放置于脊柱侧弯凸侧腋中线。开始当天治疗 3 次，每次半小时；第二天 2 次，每次 1 小时；第三天 1 次，共 1 小时。以后每天延长 1 小时，直至连续 8 小时夜间治疗。

（2）注意事项：

①第 1 个月治疗结束后应仔细检查以确定治疗效果，并分析治疗部位是否需要调整。②电刺激要坚持长期使用，直至脊柱骨发育成熟才有作用。一般需要几年甚至十几年。③刺激强度达到适宜强度之前（通常适应性刺激强度为 30~40mA），应有一个适应过程。故刺激剂量要逐渐增加，以免使患者产生畏惧感。④电刺激可引起皮疹、瘙痒、色素沉着等不良反应，可以更换电极位置或局部涂抹类固醇制剂，严重者暂时停止治疗。⑤侧方表面电刺激法一般不用于脊柱骨发育成熟的患者，对精神病或有心理障碍者也不宜使用。

4. 矫形器治疗

根据脊柱侧凸的不同部位，可选用两种矫形器，一种称为颈胸腰骶型矫形器（简称 CTLSO），其代表是 Milwaukee 矫形器；另一种称为胸腰骶型矫形器（简称 TLSO），代表是 Boston 矫形器，适用于侧凸中心位于 T_7 以下的脊柱侧凸。

（1）方法

须每天 23 小时连续佩戴矫形器，剩余 1 小时作矫正体操。同时还应作矫形器内体操并注意姿势训练。在骨成熟后密切观察下逐步停用支架。停止使用矫形器的具体步骤是：取下矫形器后 4 小时拍脊柱前后位片，如 Cobb 角无改变，可将矫形器使用时间减至 20 小时。4 个月后复查如无变化，每日佩戴矫形器时间可减为 16 小时。再过 3 ~ 4 个月若无变化减为 12 小时。再过 3 个月复查，去矫形器后 24 小时如 X 线片无改变，即可停止使用。观察期内如畸形加重则仍须恢复 23 小时佩戴。

（2）注意事项

①矫形器必须每天 23 小时连续佩戴，并应及时把佩戴后的反应告诉矫形师，以利及时调整。②佩戴矫形器期间应定期复查，并一直持续到骨骼发育成熟后。停止使用矫形器应在医生、矫形师的密切观察下逐步去除。③为了巩固矫正效果，佩戴矫形器期间须每日去除矫形器作矫正体操，另外需作支架内矫正体操，Blount 推荐的支架内体操具体方法为：骨盆后倾练习：仰卧位双下肢伸直或屈曲时收缩腹肌和臀肌，臀部上翘而腰部紧贴床面；俯卧位收缩腹肌和臀肌，同时尽力抬起头和双肩向后伸展；骨盆后倾练习的同时作俯卧撑；矫形器中收缩胸廓，使侧凸加压部位尽量和加压垫分离；深吸气同时使凹侧胸廓侧向扩张以填充支架内空隙。④制动限制了日常活动和体育娱乐活动，可以影响体格发育，并可引起躯干肌肉的废用性萎缩，同时可能对肺功能及心理因素产生消极影响。所以在支架治疗同时应加强运动疗法或电刺激。⑤定时检查固定部位皮肤，保持局部清洁。如皮肤有过敏反应，可局部使用抗过敏药物、采用隔离材料或改换矫形器材料。⑥随着年龄的增长，体型的变化，应及时更换矫形器，以保证治疗效果。

5. 牵引治疗

常作为侧凸手术前的辅助治疗。通过逐步牵伸凹侧挛缩的软组织使侧凸在手术中得到最大限度的矫正，同时可减轻变形脊柱对脊髓和周围神经的压迫，预防脊髓神经损伤。常选择头颅股骨牵引或头颅骨盆牵引的方法。对于轻型的脊柱侧凸患者，也可以采用普通腰牵或颈牵，以减轻变形椎体对神经的压迫，牵伸脊柱两旁的软组织，缓解由于脊柱变形引起的局部疼痛和肌痉挛。

6. 手术治疗

（1）手术指征

①对于生长发育中的一般侧凸宜先行非手术治疗，如果失败且 Cobb 角发展至 45°以上再行手术。另外，应参考脊柱的旋转畸形程度，如旋转畸形较严重，即使 Cobb 角小于上述限值，也应考虑及时手术。

②对于严重的脊柱侧凸，无论脊柱生长是否停止均须手术。

（2）方法

一般根据侧弯的类型选择不同的术式，同时行植骨融合，范围包括侧弯弧中发生旋转的所有椎体。常用的术式有：

①Harrington 装置和融合术：可用于胸椎、胸腰椎、腰椎和双重侧凸，该装置可以控制 Cobb 角，但不能控制旋转畸形和矢状面畸形。

②Luque 手术：此法比 Harrington 术牢固，术后甚至可不用内固定。一般适用于较小的侧凸。但手术要穿越椎板，增加了神经并发症的风险。

③Dwyer 装置：为前路手术。一般适用于腰椎侧凸伴后部组织缺损及胸腰凸伴明显前凸者。对于后凸畸形者禁用。该法缺点是难以纠正骨盆倾斜。

④Zielke 装置：为改良的 Dwyer 装置，对 3 个平面的畸形均有纠正作用。

⑤Cotrel – Dubousset 装置：更适用于腰椎侧凸。矫形固定范围也适用于腰骶段，可有效地矫正旋转畸形。

7. 康复教育

脊柱侧凸的预防十分重要，青少年要养成正确的站立及坐姿，平时读书写字时身体要端正，并注意书桌和椅子的适宜高度。另外，要避免背单肩书包。此外，要加强腰背肌、腹肌及肩部肌肉训练。尤其要强调的是，家长应引起高度重视，因为一些轻度的脊柱侧凸从身体外形上基本看不出来。所以，平时家长要多注意观察孩子的发育情况，如果出现异常，及时到医院就诊。

五、骨关节炎

（一）定义及流行病学

骨关节炎（osteoarthritis，OA）又称为骨性关节病、增生性关节炎或退行性关节病，是关节软骨退行性变和继发性骨质增生而导致的一种慢性、不对称的非炎症性疾病。其特征是关节软骨发生原发性或继发性的退行性病变，并在关节边缘发生骨赘。是关节炎中最常见的类型。多发生于负重大、活动多的关节，如髋、膝、踝等关节。本病常见于中老年人，发病率约3%，随年龄的增加发病率升高。随着世界人口老龄化，本病的发病率呈现逐年上升趋势。根据流行病学调查，国内的发病率高达8.3%，女性大于男性。超过60岁约25%的女性和15%的男性发生本病。国内调查551例骨关节炎中，40岁以下发病较少，占12%；60岁以上者占44.3%。此外，发病与种族、职业、性别等因素有关。

（二）病因及病理

1. 现代医学的病因及病理

根据有无局部或全身的致病因素，可将骨关节炎分为两类：原发性骨关节炎和继发性骨关节炎。

原发性骨关节炎的发病无明显病因，可能与年龄、遗传、体质、代谢等因素有关，主要为关节软骨的退行性病变。继发性骨关节炎是由其他疾病引起的骨关节机械性异常而导致的关节衰变，如创伤、骨骼先天性发育异常、畸形、骨骼的缺血性坏死等。

目前认为该病是生理上退化作用积累所造成的结果，骨关节炎最早的病理改变不是从滑膜开始，而是发生在关节软骨，表现为关节软骨纤维化、退行性变、软骨软化、糜烂、新骨形成，造成软骨下骨裸露，继发滑膜、关节囊及关节周围肌肉的改变，导致骨端硬化和周围骨赘的形成，最终出现骨膜、关节囊的疤痕化，邻近肌肉萎缩，以至关节活动受限，关节应力改变，关节不稳定、半脱位、屈曲性挛缩等一系列病理改变。

2. 中医学的病因病机

退行性骨关节病的病因病机：年老肾虚－骨失濡养、长期劳损－损及筋骨、寒湿日久－脉络痹阻，最终形成骨痹。

（1）肾主骨学说

《素问·六节脏象论》说"肾者主蛰，封藏之本，精之处也……其华在发，其充在骨"。指出了骨的健壮与肾精的旺盛有密切的关系。动物实验研究已经证实，用补肾活血汤治疗兔膝骨关节炎，能减轻病理性软骨层的多糖分解，拮抗软骨退变，验证了中国传统医学"肾主骨"的理论。

（2）气血学说

气血津液是构成机体的基本物质，亦是脏腑功能活动的产物，人体生命活动的动力源泉。气血有对骨关节的濡养滑利作用。《灵枢·本藏》说："经脉者，所以行血气而营阴阳，濡筋骨，利关节也。……是故血和则经脉流行，营覆阴阳，筋骨劲强，关节清利矣"。气血正常运行，四肢骨、筋、肌肉才能得到其营养和保护。气血运行受阻，就会发生瘀血等气滞血瘀的病变，而产生一系列包括骨关节异常的病理改变。有人应用活血止痛汤治疗兔膝骨关节炎，检测兔骨内血流变学和血流动力，结果显示通过活血化瘀可改善骨内血流动力学状态，从而达到保护关节软骨，防治骨关节炎的目的，从而证实了气血对骨关节炎的影响。

（3）力平衡学说

生命在于运动，中国传统运动医学渊源久远。在我国应用运动治疗的历史可追溯到史前时代，《吕氏春秋·本生篇》描述"出则以辇，务以自佚（自己求舒适而失去运动机会），命之曰招蹶（四肢痹蹶）之机"。《黄帝内经》也有导引（呼吸和运动锻炼），按跷（按摩和运动）等记载。长沙马王堆出土的西汉（公元前206年－公元前24年）帛画《导引图》描绘了导引动作40余幅，说明当时导引有相当发展。

汉末华佗创造的"五禽戏"模仿了五种动物（虎、熊、鹿、猿、鸟）的动作，采用全身性活动来锻炼，改善全身的功能活动，这种学术观点至今仍为人们所采用。唐代孙思邈的《千金方》及以后历代重要的中医著作中都有大量关于导引和养生的记载。宋代以后的太极拳、八段锦等健身运动，充实了导引的内容，至今仍为我国人民强身健体的重要健身方法。

运动锻炼能使人"血脉流通""并利蹄足"，从而调节人体应力的平衡。通过实验研究证实，把兔后肢在伸直位固定6周后，兔膝关节的软骨组织即可发生退行性改变。

（三）临床表现与诊断

临床主要表现为关节疼痛，早期为间断性钝痛，后期呈持续性逐渐加重，尤其是在活动和负重时疼痛加重，休息后减轻。若长时间保持一定体位，可出现关节暂时性僵硬，常发生于晨间或白天关节经一段时间不活动时。体位转换时，常感活动不便、疼痛。经活动后疼痛减轻，但若活动过多，疼痛又可加重。部分患者有关节活动障碍和"交锁"症状。

老年人都有不同程度的关节增生现象，只能称为"增生性改变"。只有在出现上述病理改变引起的关节疼痛、畸形、功能障碍和运动时可有摩擦响声时，方能称为老年退行性骨关节病。

检查可见病变关节肿胀、压痛、活动时摩擦感或有异常声响，病情重者可有肌肉萎缩及关节畸形。

X线片可见关节间隙变窄，骨赘形成，关节面不规则，软骨下骨硬化，可见囊腔形成，有时可见游离体。

本病的诊断不难，通过症状表现、X线检查可确诊，但要排除其他疾病的可能。

（四）康复问题

1. 骨关节炎与康复医学有什么关系

康复医学对于骨关节炎的预防、控制和治疗中的重要作用越来越被人们所重视。尤其强调采用科学的方式去预防。而对已经患病的关节，则采用积极地治疗方式。为防止关节的再损伤，或者因限制活动而造成的关节功能失调，制订高度个体化的康复治疗计划，以达到不同的治疗目标。严重的骨关节炎，需要进行关节镜手术，那么，手术后康复训练对恢复功能很重要。因此，应该说康复治疗是骨关节炎整体治疗的基础与关键。

2. 康复治疗有哪些内容呢

康复治疗的内容大体包括：关节功能评定、制订康复治疗计划、家庭康复指导、补充关节修复营养、心理治疗与疼痛控制指南等。这样系统的合理的有针对性的实施有效的康复计划，无疑可以缓解症状，增进关节活动范围。

（五）康复治疗

1. 康复治疗目标

减轻关节肿胀、缓解疼痛；维持和提高关节活动功能；增强患肢肌力和关节稳定；应用矫形器预防和纠正关节畸形。

2. 康复治疗原则

（1）急性期支具固定，防止畸形。

（2）注意休息，保护关节，避免过度活动。

（3）合理的药物治疗，减轻患者疼痛，控制炎症。

（4）应用合适的矫形器及辅助器具，以预防、矫正关节畸形，保护和补偿关节功能。

3. 康复治疗方法

（1）休息与合理运动

一般的骨性关节炎无须卧床休息，只要限制相关关节的活动量，就可达到休息的目的。但症状明显时要充分休息，症状缓解后进行适当的关节运动，以保持肌力和关节稳定性，若关节出现肿胀、疼痛加重时，则应卧床休息，以减少关节运动。

（2）药物治疗

主要应用消炎镇痛药和中成药，如阿司匹林、消炎痛、布洛芬、炎痛喜康等，中成药可选通痹丸、抗骨质增生丸、壮骨关节丸等。

（3）理疗

可根据情况选用直流电药物离子导入疗法、音频电疗、磁疗、短波、超短波、红外线、蜡疗、热水浴、矿泉浴、药物浴等，以促进血液循环、减轻肌肉痉挛、缓解疼痛。

（4）运动疗法

运动能够保持关节的柔韧性和提高肌肉力量。骨性关节炎时，活动量不宜过大，以免使病情加重，但长期不活动又易造成关节的僵硬，因此可采用小运动量的运动。

①关节运动：开始时以主动运动为主，范围应达到患者能忍受的关节最大活动度，随病情好转，可由主动运动逐渐过渡到辅助运动，以使关节能够达到其最大活动范围，然后进行抗阻运动。

②肌力练习：首先采用肌肉等长收缩练习，待疼痛缓解或解除固定后，进行等张肌肉收缩，直至抗阻练习。对膝关节炎患者，应注意增强股四头肌肌力训练，可强化膝关节的稳定性，有利于行走。训练方法是：患者平卧床上，下肢伸直，使股四头肌做等长收缩；或抬高下肢，两侧交替进行；或端坐于股四头肌训练椅上，做股四头肌等长和等张训练。若活动后无任何不适，可适当增加运动量；若活动后有短暂的疼痛，说明可耐受，但需注意控制运动量；若疼痛长时间不消失，说明活动量过大，需做调整。

（5）能量节约技术

应用合适的辅助装置，以最大限度发挥其生物力学功能，在最佳体位下进行行走和手部活动；戴（穿）用合适的自助具和衣着；改造家庭环境，以适应病情的需要；在生活中要注意休息，维持足够肌力；保持良好姿势；对不宜对抗重力的关节活动，可在消除重力的情况下进行。

（6）支具

为减少负重关节的负荷，防止关节进一步磨损，可采用各种支具，如腋杖、手杖等。

（六）中医康复治疗

1. 辨证分型施治

（1）肝肾亏损

［辨证要点］肌肉关节疼痛，僵硬畸形，肌肉瘦削，屈伸不利，畏寒，舌质或淡或红，舌苔白，脉沉细。

［治法］温补肝肾。

［方药］右归饮加独活寄生汤加减：

熟地24g、山萸肉12g、枸杞子12g、山药12g、杜仲12g、附子9g、肉桂6g、独活12g、寄生30g、牛膝12g、细辛3g、防风12g、茯苓9g。

方中熟地、山萸肉、枸杞子、山药、杜仲补肝益肾。附子、肉桂、独活、寄生、牛膝温肾散寒。细辛、防风、茯苓、甘草散风除湿。

（2）瘀血阻络

［辨证要点］肌肉关节疼痛剧烈，多呈刺痛感，部位固定不移，痛处拒按，局部肿胀，可有硬节或瘀斑，或面色暗，肌肤干燥无光泽，舌质紫暗，脉沉或细涩。

［治法］化瘀通络。

［方药］身痛逐瘀汤加减：

当归12g、红花12g、桃仁12g、川芎9g、五灵脂12g、没药9g、秦艽9g、防风12g、牛膝9g、地龙9g、羌活9g、甘草6g。

方中当归、红花、桃仁、川芎、五灵脂、没药活血化瘀止痛，秦艽、防风、牛膝、地龙、羌活散风通络，甘草调和诸药。

（3）风寒湿痹

［辨证要点］关节肿胀疼痛，屈伸不利，畏寒喜暖，舌质淡，苔白滑，脉沉弦。

［治法］散风除湿，温经通络。

［方药］蠲痹汤加减：

羌活12g、独活12g、桂心6g、秦艽12g、当归12g、川芎12g、炙甘草9g、桑枝12g、乳香9g、木香9g。

方中羌活、独活、秦艽、桂心、海风藤祛风、除湿、散寒；当归、川芎、炙甘草、桑枝、乳香、木香活血通络止痛。寒胜加附子9g、细辛3g；风胜加防风9g、白芷9g；湿胜加萆薢12g、薏苡仁12g。根据偏盛情况随证加减。

①风邪偏胜：可用防风汤加减：防风12g、当归12g、赤芍12g、杏仁6g、黄芩12g、秦艽15g、葛根12g、麻黄9g、甘草6g、茯苓15g、桂枝9g。

②湿邪偏胜：可用羌活9g、独活9g、桂枝9g、当归9g、川芎6g、木香5g、乳香6g、海风藤30g、桑枝30g、甘草5g、茯苓15g、薏苡仁15g。

③寒邪偏胜：可用乌头汤加减：川乌9g、麻黄9g、白芍12g、黄芪12g、甘草9g、蜂蜜15g、羌活9g、秦艽9g。

成药可用健步虎潜丸、抗骨质增生丸、六味地黄丸等。

2. 针灸治疗

（1）针刺

［主穴］膝眼、鹤顶、犊鼻、阳陵泉。

［配穴］血海、风市、阴陵泉、足三里、委中、绝骨。

［针法］每次选5～7个穴位，进针得气后中等刺激，留针30分钟，每天1次，10次为1疗程。

（2）灸法

①艾条温和灸选用上述穴位3～5个，用艾条点燃施灸，也可在针刺后施灸，每次20～30分钟，每日或隔日灸治1次，10次为1疗程，疗程间隔5天。

②艾炷隔姜灸每次选用3～5个穴位，每穴施灸3～6壮，艾炷如黄豆或蚕豆大小，放在鲜姜片上，每日或隔日灸治1次，10次为1疗程，疗程间隔5天。

（3）针刀治疗

患者仰卧位，膝下垫枕，选择手术点用龙胆紫定位作标记，局部按外科手术常规用碘酒、酒精常规消毒，铺无菌洞巾，术者戴无菌手套，口罩，帽子，按针刀手术常规进针法施术，用针刀对膝关节髌骨周围、髌上囊、髌下囊、髌下脂肪垫、交叉韧带、髁间嵴和内外侧副韧带及股二头肌、半腱肌、半膜肌、髂胫束等附着点处压痛点及骨质增生处的变性、结疤、粘连及挛缩的软组织进行切开松解等施术手术。针刀点依据病情而定，单膝 1 -5 点，双膝罹患者两膝交替治疗。术后 3 周内不得负重，拄双拐，以间断性下肢牵引和自我锻炼患肢屈伸功能为主，3 周后下肢负重训练，6 周弃拐行走，6 个月内不可长途行走或负重行走。

3. 推拿手法治疗

（1）强筋松弛法

以右手拇食指在内外膝眼处点、按、揉、推动 3～5 分钟，再在膝关节两侧、鹤顶穴各推、揉 3—5 分钟，以松解关节周围组织。

（2）牵拉晃膝法

术者一手握小腿下部，另一手握住膝关节两膝眼部或置于髌骨上缘，两手配合使膝关节作屈伸及旋转运动 10～15 次左右。

（3）加压屈膝法

患者膝关节已能屈至 90 度左右时，术者将一前臂压于膝关节下缘，一手握住踝关节上缘，让患者屈膝屈髋，医生双手尽量将膝关节向腹部弹压 5～6 次，以增加关节活动度。

（4）髌骨松解手法

患者仰卧位，膝关节伸直，术者用双手将髌骨向上、下、左、右四个方向用具有冲击力的推弹手法，使髌骨向四个方向活动。

注意：此手法应尽量轻柔，逐渐增加关节活动度，不可用力过猛，防止手法过重造成骨折、肌肉拉伤。每天进行 1～2 次，每次活动不少于 30 分钟。

4. 其他疗法

（1）熏洗治疗

方法一：威灵仙 50g、牛膝 50g、苏木 30g、络石藤 30g、透骨草 30g、伸筋草 24g、土鳖虫 24g、川乌 24g、草乌 24g、独活 24g、桑寄生 24g、红花 24g、赤芍 24g、川芎 24g、延胡索 24g、肉桂 24g。装入纱布袋内，放到特制熏蒸床电热锅中，加适量水浸泡后，加热至 50 - 80℃，随患者耐受程度调整温度。患者暴露患膝，俯卧于熏蒸床上，患膝对准电热锅上口，床单覆盖，使中药蒸气直接熏蒸患处，每次 30～40 min，每天 1 次；15 次为 1 个疗程。

方法二：荆芥 20g、防风 20g、公英 15g、地丁 15g、苦参 15g、艾叶 20g、红花 25g、川椒 25g、海桐皮 20g、五加皮 20g、透骨草 20g、细辛 15g、牛膝 20g、甘草 10g。上药加水 2000 ml，煎至 1500 ml，以不烫为度，熏洗患处，每剂药可连用 3 天，2 周为一个疗程，每日熏洗 2 次，每次约 20 - 30 min。治疗期间可适当减少活动。

（2）药酒

虎骨酒：虎骨50g、白酒1500g，治风湿骨痛；乌鸡酒：乌鸡1只、黄酒2500g，治风寒湿痹；乌蛇酒：乌梢蛇1条、白酒1000g，专治顽痹，关节冷痛。另外虎骨木瓜酒、国公酒、十全大补酒、三蛇酒等都有祛风湿，补气血，止痹痛的功效。

（3）饮食疗法

①汤　一般的骨关节痛，用牛筋、鹿筋、鱼胶、鲨鱼骨、乌蛇煲瘦肉或老鸡汤，有以形补形、祛风祛湿的功效。

②茶　苍耳威灵仙茶：苍耳子12g、乌龙茶叶5g、威灵仙12g、红糖50g，治风寒湿痹，关节疼痛。苡米防风茶：苡米30g、防风10g，治风湿热关节痛。灵仙木瓜茶：威灵仙10g、木瓜10g，治关节疼痛沉重，麻木不仁。桑枝茶：桑枝30g、白酒少许，治风寒湿痹，四肢挛缩。

（七）康复注意事项

1. 注意消除或避免致病因素，如避免机械损伤、维持良好的姿势。
2. 正确使用支具，减轻病变关节负重。
3. 疼痛剧烈时应注意休息，不予负重，以减轻症状。
4. 积极进行维持和提高关节功能性的锻炼。

○ 思考题

1. 肌肉骨骼中医康复学的特点是什么？
2. 肌肉骨骼中医康复学的常用检查和治疗方法是什么？
3. 软组织损伤的中医康复学治疗方法包括什么？
4. 常见肌肉骨骼功能障碍损伤的中医康复治疗方法有哪些？
5. 腰椎间盘突出症的康复治疗方法？
6. 颈椎病的康复治疗方法？
7. 肩关节周围炎的康复治疗方法？

○ 参考书籍

[1]施杞.中医骨伤科学,中国中医药出版社,北京:2005.

[2]陈立典,吴毅.临床疾病康复学,科学出版社,北京:2010.

[3]胡幼平.中医康复学,上海科学技术出版社,北京:2008.

[4]李建军.综合康复学,求真出版社,北京:2009.

[5]励建安.康复医学,科学出版社,北京:2008.

［6］姜贵云,张秀花．康复医学,北京大学医学出版社,北京;2008.

［7］黄学英．常见疾病康复学,中国中医药出版社,北京:2006.

［8］许健鹏,高文柱．中国传统康复治疗学,华夏出版社,北京:2005.

第九章 常见神经病损功能障碍的中医康复治疗

○ **本章提示**

　　本章阐述了临床常见神经病损功能障碍的中医康复治疗：就脑卒中、颅脑损伤、小儿脑性瘫痪、脊髓损伤和帕金森病的定义、病因及发病机制和临床表现进行概述，介绍了中医康复辨证和常用临床康复评定方法，较为全面地阐述了针灸、推拿、中药、传统运动疗法等中医康复治疗，是临床神经病损康复理论与实践的重要参考资料。

第一节　脑卒中的中医康复治疗

一、概　述

（一）定　义

脑卒中属中医"中风病"范畴。中风病是由于正气亏虚，饮食、情志、劳倦内伤等引起气血逆乱，产生风、火、痰、瘀，导致脑脉痹阻或血溢脑脉外，以突然昏仆、半身不遂、言语謇涩或不语、口舌歪斜、偏身麻木、饮水呛咳为主要临床表现的病证。根据脑髓神机受损程度的不同，有中经络、中脏腑之分。本病多见于中老年人，四季皆可发病，但以冬春两季最为多见。

脑卒中（stroke），又称脑血管意外（CVA）（cerebral vascular accident），是一组急性脑血管疾病。由于急性脑血管破裂或闭塞，导致局部或全脑神经功能障碍，持续时间超过24小时或死亡。按其性质分为缺血性卒中和出血性卒中。脑血管病目前已成为危害我国中老年人身心健康和生命的常见病，其发病率、致残率、死亡率均高，是导致人类死亡的三大疾病之一。脑血管病致残率高，给社会和家庭带来沉重负担。有效的康复治疗能加速脑卒中的康复进程，使患者获得最大限度的功能改善和提高自理能力，并且改善患者及其家属的生活质量。

（二）病因及发病机制

中医认为，本病的发生是多种因素所导致的，风、火、痰、瘀是其主要病因，病位在脑，与心、肝、脾、肾密切相关。肝肾阴虚，水不涵木，肝风妄动；五志过急，肝阳上亢，引动心火，风火相煽，气血上冲；饮食不节，恣食厚味，痰浊内生；气机失调，气滞而血运不畅，或气虚推动无力，日久血虚。当风火痰浊淤血等病邪，上扰清窍，导致"闭窍神匿，神不导气"时，则发生中风。发病机制主要为两个方面：一是筋失所养，一为经络阻滞，此二者为导致偏瘫的直接因素。

西医认为，血管壁病变、心脏病和血流动力学改变、血液病和血液流变学异常以及颈椎病压迫、颅外栓子等因素是造成脑血管意外的主要病因。缺血性卒中，由于局部脑组织血供障碍和受压，病灶中心出现水肿、变性、坏死，小病灶出现瘢痕机化和多个不规则的小腔隙，大病灶可以发展为囊腔，坏死部位局灶小血管发生破裂出血会加重病情。出血性卒中，出血的血块会逐渐被吸收，病灶中心周围有一个低密度区域称为"半暗带"，它是由于局部脑组织水肿所致，该部位脑细胞结构尚保持完整，只是细胞电活动消失，及时治疗其功能可以恢复。

（三） 临床表现

脑卒中的中医证候主症为神昏、半身不遂、言语謇涩或不语、口舌歪斜、偏身麻木、饮水呛咳。次症可见头痛、眩晕、呕吐、二便失禁或不通、烦躁、抽搐、痰多、呃逆。舌象可表现为舌强、舌歪、舌卷，舌质暗红或红绛，舌有瘀点、瘀斑；苔薄白、白腻、黄或黄腻；脉象多弦，或弦滑、弦细，或结或代等。而临床中脑卒中后的功能障碍主要表现为：

1. 失去肢体正常功能

脑卒中使高级中枢神经元受损，下运动神经元失去控制，反射活动活跃，患者的肢体不能完成在一定体位下单个关节的分离运动和协调运动，而出现多种形式的运动障碍。

（1）联合反应：在瘫痪侧肢体无随意运动时，由健侧肢体运动引起患侧肢体活动或肌肉收缩，称为联合反应。属于不随意、病理性运动。这是一种受脊髓控制的肢体运动，联合反应在偏瘫的早期明显，在恢复的中、后期逐渐减弱，并以固定的模式出现。上肢联合反应表现为双侧、对称性活动；下肢的联合反应内收、外展为对称性活动，屈曲、伸展为相反性活动，联合反应常造成患者上、下肢痉挛加重。

联合运动和联合反应是完全不同的概念，联合运动可见于健康人，是两侧肢体完全相同的运动，通常在要加强身体其他部位的运动精确性或非常用力时才出现，如打乒乓球或网球时非握拍手的运动。

（2）协同运动：协同运动是指偏瘫患者期望完成某项活动时不能做单关节的分离运动，只有多关节同时活动时才能将动作完成。共同运动时脊髓水平的运动，即使脊髓中支配屈肌的神经元和支配伸肌的神经元的联系，是一种交互抑制关系失衡的表现。

2. 反射亢进

脑损伤后，高级与低级中枢之间的相互调节、制约受损，损伤平面以下的各级中枢失去了上一级中枢的控制，正常反射活动丧失，原始的、异常的反射活动被释放，夸张地出现，引起反射性肌张力异常，表现为平衡反射、调整反射能力减弱，出现病理反射、脊髓反射、肌紧张反射（姿势反射）亢进，造成躯体整体和局部平衡功能的失调，影响了正常功能活动的进行。

3. 肌张力异常

在脑血管意外的不同时期表现不同，随着病情的自然恢复，肌张力也在发生变化，可以表现为：①肌张力低下逐渐恢复正常；②肌张力低下发展为肌张力增加，以后逐渐恢复正常；③肌张力低下发展为肌张力增加，持续处于肌痉挛状态；④持续处于低肌张力状态。患者的肌痉挛使肢体各肌群之间失去了相互协调控制，尤其手的精细、协调、分离运动被痉挛模式所取代。

4. 协调运动障碍

脑卒中后由于高级中枢对低级中枢控制异常，肢体各肌群之间失去了相互协调控制，正常的精细、协调、分离运动被粗大的共同运动或痉挛所取代，一般上肢较下肢重，远端比近端重，精细动作比粗大动作受影响明显，运动协调障碍在动作的初始和终止时最明显，尽管偏瘫侧肢体有肌肉收缩活动，例如用力屈肘、握拳，但这些动作是屈肌共同运动中伴随着痉挛出现而产生的，不能协调进行复杂的精细动作，无法随意恢复到原先的伸展位。

5. 平衡功能异常

人体的平衡功能是受中枢神经系统支配，受神经反射的调节，外周本体感觉、前庭感觉和视觉是平衡反射的感受器，还有各肌群间相互协调收缩，维持人体的坐，站和行走平衡。脑卒中患者的脑功能损害，加上各种反射活动异常、本体感觉障碍、视野缺损及肢体间协调控制能力的异常，平衡功能受到影响，表现出坐、立位不稳、步行困难，影响了许多日常功能活动的进行，致使一些患者长期卧床，妨碍进一步康复。

6. 其他功能障碍

除了上述的主要功能障碍外，患者还常伴有不同程度的感觉障碍、言语交流障碍、认知障碍、情感和心理障碍等，这些障碍都严重影响着功能的恢复。

二、康复评定

（一）中医康复辨证

1. 中风先兆

患者平素体质虚衰或素有形肥体丰，常表现眩晕、头痛，或一过性肢麻、言语謇涩、口舌歪斜。多有气候骤变，烦劳过度，情志相激，跌仆努力等诱因。若急性起病，以半身不遂、言语謇涩、口舌歪斜为首发症状者一般诊断不难。但若起病即见神志障碍者，则需进一步了解病史和检查。

2. 中经络型

症见手足麻木，口角歪斜，语言不利，甚或舌强语蹇，半身不遂，病位浅，多无神志改变。脉络空虚，风邪入中者苔薄白，脉弦滑或弦数；肝肾阴虚，风阳上扰者头晕头痛，耳鸣目眩，舌红苔黄，脉弦细而数或弦滑。基本分型归纳如下：

（1）肝阳上亢型 头晕头痛，面红目赤，烦躁易怒，呕吐呃逆，半身不遂，语言不利，肢体震颤，筋脉拘急，舌红苔黄，脉弦数。

（2）风痰阻络型 形体肥胖，胸腹痞满，神识昏蒙，半身不遂，口眼歪斜，四肢不温，喉中痰鸣，舌淡苔白腻，脉弦滑。

（3）气虚血瘀型 头晕心悸，面黄神疲，气短乏力，半身不遂，舌强语蹇，偏身麻木，舌紫暗或有瘀斑瘀点，脉细涩。

（4）痰热腑实型 形体肥胖，胸腹痞满，神识昏蒙，半身不遂，口眼歪斜，口黏痰多，腹胀便秘，舌红，苔黄腻或灰黑，脉弦滑。

（5）阴虚风动型 肢体麻木，心烦失眠，眩晕耳鸣，手足拘挛或蠕动，舌红，苔少，脉细数。

3. 中脏腑型

症见突然昏仆，不省人事，病位较深，病情危重。闭证：伴口噤不开，牙关紧闭，两手握固，面赤气粗，喉中痰鸣，二便不通，脉弦滑而数。脱证：伴目合口张，鼻鼾息微，手撒肢冷，二便失禁，脉细弱；如见汗出如油，瞳孔散大或两侧不对称，脉微欲绝或浮大无根，为真阳外越之危候。

（二）常用临床康复评定方法

脑卒中的康复评定可以从以下三个层面进行。

1. 损伤评定

（1）综合运动功能评定　常用评定量表有 Brunnstrom 分级、Fugl－meyer 分级、上田敏分级 Revimead 运动分级，主要反映肢体肌张力变化、粗大运动控制模式、瘫痪程度的变化。其中 Fugl－Meyer 法在感觉运动功能和平衡功能方面信度和效度较好，其缺点是在评定过于复杂和费时；上田敏法对于上、下肢、手指运动功能评定简易、快速但使用较局限；而 Brunnstrom 偏瘫功能评价法在临床中以其简便易于操作而应用广泛应用。

Brunnstrom 将脑血管意外后肢体偏瘫功能的恢复过程根据肌张力的变化情况分为六阶段进行评定。多数患者是按上述过程恢复的，从表 17－1 偏瘫不同阶段的特点中发现，功能障碍的恢复过程实际上是正常运动模式建立的过程（见表 9－1）。

表 9－1　Brunnstrom 偏瘫功能评价法

阶段	上肢	手	下肢
I	无任何运动	无任何运动	无任何运动
II	仅出现协同运动模式	仅有极细微的屈曲	无任何运动
III	可随意发出协同运动	可有钩状抓握，但不能伸指	坐和站位上，有髋．膝踝的协同性屈曲
IV	出现脱离协同运动的活动： 1. 肩伸展 0°，屈肘 90° 的情况下，前臂旋前、旋后； 2. 在肘伸直的情况下，肩可前屈 90°； 3. 手背可触及腰骶	能侧捏及松开拇指，手指有半随随意的小范围伸展	在坐位上，可屈膝 90° 以上，可使足向后滑向椅子后方，在足跟不离地情况下能背屈踝
V	出现相对独立于协同运动的活动： 1. 肘伸直时肩可外展 90°； 2. 在肘伸直时肩前屈 30°～90° 的情况下，前臂可旋前和旋后； 3. 肘伸直，前臂中立位可上举过头	可做球状和圆柱状抓握，手指可做集团伸展，但不能单独伸展	健腿站，病退可先屈膝后伸髋，在伸膝的情况下可背伸踝，可将踵放在向前迈一小步的位置上
VI	运动协调近于正常，手指指鼻无明显辨距不良，但速度比健侧慢（≤5 秒）	所有抓握均能完成，但速度和准确性比健侧差	在站立姿势上可使髋部外展到超出站起该侧骨盆所能达到的范围；在坐位上可在伸直膝的情况下，内、外旋下肢，并发足的内、外翻

（2）痉挛评定　常用量表有改良 Ashword 量表、等速肌力测试（被动活动中的阻力矩）、肢体摆动试验、肌电图检查，反映肌肉张力、关节活动范围变化。

（3）关节活动及肌力评估　徒手肌力评定（MMT）：受检者按照检查者的指令在特定的体位下完成标准动作，检查者通过触摸肌腹、观察受检者完成动作以及肌肉对抗肢体自身重力和由检查者施加阻力的能力，评定所测肌肉或肌群最大自主收缩能力的方法。

（4）平衡功能评定　对早期或卧床患者可以采用脑卒中姿势评定量表（PASS），对具备坐位平衡能力的患者可采用 Fugle – Meyer 运动功能评定中的平衡功能部分，对具有站立平衡能力的患者可采用 Berg 平衡量表（BBS）或平衡测试仪评定来评定。

（5）步态分析　让患者以自然方式重复行走，观察步态周期中不同时期的表现；也可采用 Holden 步行功能分级、计时测试、动态三维步态分析系统等。

（6）协调功能评定　评定内容包括指鼻试验、指–指试验、肢体放置、轮替试验、食指对指、拇指对指等。评定标准：判断动作是否直接、精确，时间是否正常，在动作中有无辨距不良、震颤、僵硬现象，病情良好者还可在加速或闭眼情况下的进行评定。

（7）吞咽评定　反复唾液吞咽测试（PSST）；一指试验；饮水实验；吞咽造影录像检查（VF）；其他如内镜检查、超声波检查、吞咽压检查。

（8）高级脑功能评定（言语、认知、心理）

① 言语障碍主要包括失语症和构音障碍，国内常用的失语症评定方法有汉语标准失语症检查和汉语失语成套测验（ABC）；国际常用的失语症评定方法有波士顿诊断性失语症检查（BDAE），日本标准失语症检查（SLTA），西方失语症成套测验（WAB）和 Token 测验。构音障碍评定内容主要包括呼吸功能评估、共鸣功能评估、发声器官功能评估（包括主观感知评估和客观性评估）、构音器官功能评估以及社会心理评估等。使用较普遍的是中国康复研究中心构音障碍评定法和改良 Frenchay 构音障碍评定法两种评定方法。

② 认知功能评定主要包括意识水平、警觉程度、注意力、记忆力、定向力、认知能力、计算力、判断力、抽象思维能力、知觉、结构能力、情感和行为能力等。常用的评定方法有：简易精神状态检查量表（MESSS）（见表 9 – 2）和蒙特利尔认知评估量表（Mo-CA），也可选用韦氏智力量表（WAIS）和韦氏记忆量表（WMS）。格拉斯哥昏迷量表（GCS）用以确定患者有无昏迷及昏迷严重程度。GCS 分数≤8 分为昏迷状态，是重度脑损伤，9～12 分为中度损伤，13～15 为轻度损伤。

表 9 – 2　简易精神状态检查表（分钟 i – mental state exa 分钟 ation，MMSE）

评价项目	答对	答错
1. 我要问您些问题来检查您的记忆力和计算力，多数都很简单		
（1）今年是公元哪年？	1	0
（2）现在是什么季节？	1	0
（3）现在是几月份？	1	0

评价项目	答对	答错
（4）今天是几号？	1	0
（5）今天是星期几？	1	0
（6）咱们现在是在哪个城市？	1	0
（7）咱们现在是在哪个区？	1	0
（8）咱们现在是在哪个医院？（或胡同、医院名或胡同名）？	1	0
（9）这里是第几层楼？	1	0
（10）这是什么地方（地址、门牌号）？	1	0

2. 现在在我告诉您三种东西的名称，我说完后请您重复一遍，请您记住这三种东西，过一会我还要问您，请仔细说清楚，每样东西一秒。这三种东西是："树""钟""汽车"。请您重复

树	1	0
钟	1	0
汽车	1	0

3. 现在请您算一算，从 100 减去 7，然后从所得的数减下去，请您将每减一个 7 后的答案告诉我，直到我说"停"为止：

100 减 7 等于（93）	1	0
93 减 7 等于（86）	1	0
86 减 7 等于（79）	1	0
79 减 7 等于（72）	1	0
72 减 7 等于（65）	1	0

4. 现在请您说出刚才我让您记住的是哪三样东西

树	1	0
钟	1	0
汽车	1	0

5.（检查者出示自己的手表）请问这是什么 　（检查者出示自己的铅笔）请问这是什么	1	0
6. 请您跟我说："四十四只石狮子"	1	0
7.（检查者给受试者一张卡片，上面写着"请闭上您的眼睛"）请您念这句话，并按上面的意思去做	1	0

8. 我给您一张纸，请您按我说的去做。现在开始：

续表

评价项目	答对	答错
用右手拿着这纸	1	0
用两只手把它对折起来	1	0
放在您的左腿上	1	0
9. 请您给我写一个完整的句子	1	0
10.（出示图案）请您按着这个样子把它画下来	1	0

每项回答正确计 1 分，错误或不知道计 0 分，不适合计 9 分，拒绝回答或不理解计 8 分。在积累总分时，8 分和 9 分均按 0 分计算。最高分为 30 分。文盲小于 17 分、小学小于 20 分、中学以上小于 24 分为痴呆。

③ 脑卒中患者的心理精神障碍主要表现为抑郁症或焦虑症。在患者的全面评价中应涵盖心理史，包括患者病前性格特点、心理疾病、社会地位及相关社会支持情况，临床上多采用汉密尔顿焦虑量表（HAMA）和汉密尔顿抑郁量表（HAMD）进行卒中后焦虑抑郁筛查。

（9）手作业能力评定 内容包括①患手放信封上，健手使用剪刀剪信封；②患手拿钱包，健手拿出硬币；③患手打伞 10s；④患手拿剪刀剪健侧指甲；⑤系健侧袖口的扣子。

评价标准：实用手 5 个动作均完成，辅助手只能完成 1 ~ 4 个动作，失用手 5 个动作均不能完成。

2. 活动受限评定

（1）日常生活活动能力评定（ADL）脑卒中后日常生活活动能力的障碍表现在穿衣、洗漱、进食、洗澡以及大小便处理等方面的能力减退。常用改良的 Barthel 指数判断患者能力丧失的程度，亦可采用 Katz 指数、功能独立性量表（FIM）评定。

（2）生存质量（Quality Of Life，QOL）评定 生存质量是指个体对自己在其生存的文化价值环境中生活时的地位及其与个体本身的目标、期望、标准及利害得失的看法及感觉。脑卒中急性期一般不作生存质量评定，多在出院前或随访中进行。评定方法常用访谈法、自我报告、观察法或标准化的量表评定。常用评定量表有世界卫生组织生存质量评定量表（WHOQOL - 100 量表）或其测定简表（QOLBREF）和健康状况评定（36 - Item Short - Form，ST - 36），目前都有中国版本出版。

3. 参与受限评定

包括就业能力评定和环境评定两个方面。就业能力是衡量患者社会功能的一个重要部分，可采用功能评估调查表（FAI）进行评定。该表每个项目分 0、1、2、3 四个级别的分数，是一个较全面的功能状态评价表。

三、中医康复治疗

（一）针 灸

一般脑卒中患者只要生命体征稳定就可以开始针灸治疗。

1. 体 针

弛缓性瘫痪，治疗时应尽快提高肌张力，促进肌力恢复，使患者及早摆脱弛缓状态。针刺时上肢以手阳明经穴为主，下肢多取足阳明经穴为主，小腿部以足太阳、少阳经穴位为主。可选取肩髃、曲池、手三里、外关、合谷、环跳、阳陵泉、足三里、解溪、昆仑等穴。得气后连接脉冲针灸治疗仪，采用疏波，每次治疗30分钟，1~2次/日。痉挛性瘫痪，在针刺选穴时应主要在偏瘫侧肢体相应的拮抗肌上选取，兴奋拮抗肌以对抗重力肌的痉挛。可选取肩髃、臂臑、天井、手三里、外关、髀关、承扶、委中、阳陵泉、悬钟等穴，得气后连接脉冲针灸治疗仪，采用密波或疏密波，每次治疗30分钟，1~2次/日；痉挛较重的患者，可在四肢末梢（手、足）行温针灸。

2. 头 针

头针治疗脑卒中具有较好的疗效，常用的有国际通用的头皮针标准线取穴法，头穴分区取穴法、头穴丛刺取穴法、头穴透刺取穴法，具体应用时可根据临床症状选择相应的治疗区进行治疗。毫针针体与皮肤呈15°角至帽状腱膜下，快速捻转2~3分钟，每次留针30分钟，留针期间可捻转行针2~3次，行针后鼓励患者活动瘫痪肢体。

3. 耳 针

可选取肝、肾、神门，脑干、枕、颞区等耳穴，或用王不留行贴敷，每3天换1次，辨证取穴。

（二）推 拿

对于脑卒中患者推拿可采用按、摩、推、拿、揉、捏、点穴等手法，以促进疏通经脉，缓解肢体痉挛，改善局部血液循环，预防压疮和静脉炎，促进患肢功能恢复。手法要平稳，由轻而重，以不引起肌肉痉挛为宜。推拿后还可进行各关节的被动活动，上肢主要是掌指关节和肩关节，下肢主要是踝关节，在做关节活动时，应注意活动幅度不宜过大和采用柔和手法。随着病情的逐渐恢复，可鼓励患者进行自我推拿。

（三）中 药

脑卒中急性期高热不退、痰热内闭清窍者可选用安宫牛黄丸，鼻饲或灌肠，1丸/次，每6~8小时1次；痰湿蒙蔽清窍者可灌服苏合香丸，1丸/次，每6~8小时1次鼻饲；脱证患者可以选择具有扶正作用的中药注射液，如生脉注射液、参脉注射液、参附注射液；腹气不通、大便秘结者，急用承气汤煎服或清洁灌肠，每日1次；呕血、便血者，给予云南白药或三七粉0.5~1g，每日3次，冲服或鼻饲。

恢复阶段大多表现为虚实夹杂病机，气虚血瘀者，宜益气活血，方用补阳还五汤加减。气虚明显者，加党参、太子参以益气通络；上肢偏废者，加桂枝以通络；下肢瘫软无力者，加川断、桑寄生、杜仲、牛膝以强壮筋骨；言语不利，加远志、石菖蒲、郁金以祛痰利窍；心悸、喘息，加桂枝、炙甘草以温经通阳；肢体麻木加木瓜、伸筋草、防己以舒筋活络；小便失禁加桑螵蛸、益智仁以温肾固涩。肝阳上亢者，宜平肝潜阳，方用天麻钩藤饮加减。伴头晕、头痛者加菊花、桑叶以疏风清热；心烦易怒明显者加丹皮、郁金凉血开郁；便干便秘加生大黄。阴虚风动者，宜滋养肝肾，潜阳熄风，方用镇肝熄风汤加减。挟有痰热者，加天竺黄、川贝母以清化痰热；心烦失眠者，加黄芩、栀子以清心除烦，加夜交藤、珍珠母以镇心安神；头痛重者，加生石决明、夏枯草以清肝熄风。风痰阻络者，宜祛风化痰通络，方用半夏白术天麻汤加减。痰热腑实者，宜通腑化痰，方用大承气汤加减。痰热甚者可加瓜蒌、胆南星清热化痰；热象明显者，加山栀、黄芩；年老体弱津亏者，加生地、麦冬、玄参。肝肾阴亏者，宜滋补肝肾，方用杞菊地黄丸加减。也可用中药熏洗法熏蒸烫洗患肢，常选取透骨草、荆芥、防风、桂枝、当归、苏木、牛膝、红花、桑枝等，每个肢体可熏蒸烫洗 20 分钟左右。

（四） 传统运动疗法

可选用内养功、五禽戏、八段锦、太极拳等中医传统功法康复技术。当肢体偏瘫不能活动时，选择内养功为主，即以静养气功为主，以默念字句、腹式呼吸、舌体起落、意守丹田等动作，来达到大脑静、脏腑动的目的。当肢体有一定的活动能力时，可选择五禽戏、八段锦或太极拳等功法进行锻炼。根据患者肢体运动情况选择适宜的动作进行康复锻炼，运动量逐渐增加，循序渐进，坚持锻炼，逐步提高肢体的肌力和关节的活动能力。

（五） 其 他

1. 运动疗法

（1）神经肌肉促进技术　比较有代表性的是 Bobath 技术、Rood 技术、Brunnstrom 技术及本体促进技术（即 PNF 技术）。具体应用时，可根据患者不同情况选用。

（2）牵张训练　通过对不同部位关节、肌肉的缓慢或快速牵拉，改变或调节肌张力，改善关节的活动范围，预防关节、肌腱组织的挛缩和畸形。

（3）肌力训练　肌力训练在偏瘫患者中的应用一直是一个有争议的问题。有学者认为单纯肌力训练会干扰运动控制协调，加重肌肉痉挛模式，影响肢体功能的恢复。但近年来的研究提示，痉挛肌本身也存在肌力减退问题。肌力训练在脑卒中患者康复治疗中仍不可缺少，尤其是在偏瘫的早期和恢复期。

（4）关节活动范围训练　当处于软瘫时，活动各关节范围不宜过大，不要牵拉关节，尤其是肩关节很容易发生半脱位和损伤。髋关节被动活动中，开始时幅度也不宜过大。在作屈髋屈膝位时应防止髋向外侧倒，以免损伤髋关节或内收肌群，从而发生骨化性肌炎。对于肌痉挛、关节活动范围也受到不同程度的影响者，活动时要避免突然快速的牵张，这样不仅不能改善活动范围，反而会加重肌痉挛，造成关节、肌腱、韧带的损伤。

（5）平衡训练　坐、立位平衡分为三级，即1级静态平衡，2级自动态平衡，3级他动态平衡。训练需从1级、2级开始，逐渐达到3级。通常把训练分为四步：①坐位平衡练习；②站立平衡练习；③坐位起立平衡；④步行平衡练习。

（6）步行训练　在分析步态的基础上，根据分析结果，针对引起步态异常的原因而采取相应的措施。偏瘫患者在功能恢复期中进行步行练习的基本条件：①站立平衡已达到3级或接近3级；②受累侧下肢能支撑身体3/4的重量（可用磅秤测定）；③受累侧下肢具有主动屈伸髋、膝能力。

（7）医疗体操　通过体操动作抑制异常的痉挛模式，恢复偏瘫肢体的功能；提高受累侧肢体的协调控制能力，改善受累侧肢体的关节活动范围；预防因长期制动所致的关节活动范围受限及失用性肌萎缩等并发症；降低外周血管阻力，改善外周血液循环。

2. 物理治疗

在脑卒中的康复治疗中可根据脑卒中患者的具体情况选择适当的物理因子疗法，如功能性电刺激、调制中频脉冲电疗法等可促进软瘫期肌张力的增加，改善肌力；热疗、水疗能够缓解肌痉挛；超声波、超短波、激光改善血液循环、消除炎症，缓解脑卒中患者并发的肩痛症状。

3. 作业治疗

鼓励患者早期利用非受累侧肢体进行日常活动，促进受累侧肢体功能的恢复。对于那些残留有不同程度功能障碍的患者，应指导其如何利用非受累侧肢体完成日常的穿衣、洗澡等活动，如何正确使用轮椅、拐杖和一些常用的生活助具。

4. 言语治疗

尽早地进行言语训练可提高患者残存的言语功能，改善患者的交流能力，促进患者全面康复。

5. 心理治疗

脑卒中患者的心理治疗在于早期发现问题，及时干预，恶性的情绪对患者全身的状况和各方面的功能都有着负面影响，治疗以心理干预和药物为主。

6. 康复工程

脑卒中病人在功能训练和日常生活中要使用或借助一些助行器、自助具或矫形器来矫正或改善其功能障碍，康复工程技术可为脑卒中后偏瘫患者提供这方面的服务。

第二节　颅脑损伤中医康复治疗

一、概　述

（一）定　义

颅脑损伤（traumatic brain injury，TBI）属中医"头部内伤病""头痛""眩晕"等范畴。是指致伤外力作用于头部导致头皮、颅骨、脑膜、脑血管和脑组织发生机械性改变，从而引起暂时性或永久性的神经功能障碍。包括头部软组织损伤、颅骨骨折和脑损伤。伤后出现神志昏迷，烦躁不宁，头晕头痛，恶心呕吐等症。

（二）病因及发病机制

中医理论认为，颅脑损伤患者在脑部受外力打击后，其脉络破裂，血液流出脉外，气机逆乱，气滞血瘀，淤血内停，脉络不畅，不通则痛；外伤已久，耗气伤血，气血亏损，血不养心，心气不足，而致脾气不足，心脾两虚，营血亏虚，不能上荣于脑髓，则致眩晕、头痛；日久伤阴，肝肾阴虚，肝阳偏亢，上扰清窍则头痛、不寐；日久心火旺不能下交于肾，肾水不能上承于心，肾虚不能上荣，脑海空虚，则头痛、不寐；外伤惊恐伤肾，久则肾精不足，脑海空虚；惊则气乱，心胆两虚，气血失调，脑失所荣而发病。

临床中颅脑损伤主要见于各种交通事故、坠落、爆炸、工矿事故、自然灾害、火器伤以及各种锐器、钝器对头部的伤害，常伴有身体其他部位的损伤。原发性脑损伤主要是神经组织和脑血管的损伤，表现为神经纤维的断裂和传出功能障碍，不同类型的神经细胞功能障碍甚至细胞的死亡。继发性脑损伤包括脑缺血、脑血肿、脑肿胀、脑水肿、颅内压升高等，这些病理生理学变化是由原发性损伤所导致的，反过来又可以加重原发性脑损伤的病理改变。

（三）临床表现

颅脑损伤后因致伤机制、受伤部位、伤情轻重、就诊时机等因素的不同，临床表现差异较大，主要表现以下几个方面特点：

1. 认知功能障碍

颅脑损伤后患者所表现的认知障碍由于损伤性质、部位、严重程度而各不相同，常见的认知功能障碍包括记忆障碍、失认症、失用症、定向能力障碍、注意力降低、思维能力障碍等。

2. 运动功能障碍

由于颅脑损伤形式多样，导致运动功能障碍差异很大。可出现痉挛、姿势异常、偏瘫、截瘫或四肢瘫、共济失调、手足徐动等。

3. 感知觉功能障碍

颅脑损伤时常可造成患者感知觉功能障碍，具体表现为物像障碍、空间关系紊乱、失认和失用四大类型。

4. 言语功能障碍

脑损伤后的言语功能障碍常见的有构音障碍、言语失用。

5. 行为功能障碍

脑损伤患者经受各种各样的行为和情感方面的困扰，对受伤情景的回忆、头痛引起的不适、担心生命危险等不良情绪都可导致包括否认、抑郁、倦怠嗜睡、易怒、攻击性及躁动不安。严重者会出现人格改变、类神经质的反应、行为失控等。

6. 迟发性癫痫

有一半患者在发病后 1/2～1 年内有癫痫发作的可能。它是神经元阵发性、过度超同步放电的表现。其原因是瘢痕、粘连和慢性含铁血黄素沉积的刺激所致。全身发作以意识丧失 5～15 分钟和全身抽搐为特征。局限性发作以短暂意识障碍或丧失为特征，一般持续数秒，无全身痉挛现象。

7. 日常功能障碍

主要由于认知能力不足及运动受限，在日常自理生活及家务、娱乐等诸方面受到限制。

8. 就业能力障碍

中重度患者恢复伤前的工作较难，持续的注意力下降、记忆缺失、行为控制不良、判断失误等使他们不能参与竞争性的工作。

9. 脑神经损伤

颅脑损伤患者经常造成 I、II、III、VI、VII、VIII 对脑神经损伤，其原因是它们在颅骨中的位置决定的，并造成相应的功能障碍。

二、康复评定

（一）中医康复辨证

本病首先注意辨别虚实，并区别瘀血是否兼夹痰浊，或伴气血亏虚，或兼脏腑虚损等。

1. 辨虚实

一般新发颅脑损伤者多属实证；日久者多有虚有实，或虚中夹实。病势较剧，疼痛剧烈，痛无休止者，多属实证；病势较缓，痛势悠悠，多表现为隐痛、空痛、昏痛，时作时止者，多属虚证，或虚实夹杂证。

2. 辨证型

颅脑损伤患者大致可见以下五种证型：

（1）瘀阻脑络型：伤后头痛，痛处固定，痛如锥刺，或神识不清，伴头部青紫、瘀肿，心烦不寐，舌质紫暗有瘀点，脉弦涩。

（2）痰浊上蒙型：头痛头晕，头重如裹，呆钝健忘，胸脘痞闷，或神识不清，或时作癫痫，舌胖，苔白腻或黄腻，脉濡滑。

（3）肝阳上扰型：眩晕头痛，耳鸣耳聋，每因烦躁、恼怒而加重，面色潮红，少寐多梦，泛泛欲吐，口干苦，小便黄赤，舌红苔黄，脉弦数。

（4）心脾两虚型：伤后眩晕，神疲倦怠，怔忡惊悸，心神不安，或昏愦，面色萎黄，唇甲无华，舌淡苔薄，脉细弱。

（5）肾精不足型：眩晕健忘，耳聋耳鸣，视物模糊，神疲乏力，腰膝酸软，或昏迷不醒，或发脱齿摇，或失语，或肢体痿软不用，舌淡或红，苔少或薄，脉沉细或弦细。

（二）　常用临床康复评定方法

1. 损伤严重程度的评定

颅脑损伤的严重程度主要通过意识障碍程度来判断，昏迷的深度和持续时间是判断颅脑损伤严重程度的指标。常用的有格拉斯哥昏迷量表（Glasgow coma scale，GCS）和盖尔维斯顿定向力及记忆遗忘检查（Galveston oriengtation and amnesia test，GOAT）。格拉斯哥昏迷量表是目前国际上普遍采用的评定颅脑损伤患者意识障碍程度的量表，该量表从检查患者睁眼反应、言语反应和运动反应 3 个方面制订出具体评分标准，以三者的总分表示意识障碍严重程度。GOAT 是评定伤后遗忘的客观可靠的方法，该方法主要通过向患者提问的方式了解患者的连续记忆是否恢复。

2. 认知功能的评定

颅脑损伤后认知功能障碍较常见，主要涉及感知、意识、记忆力、理解力、注意力、专注力、思维能力、推理能力和解决问题的能力等。常用的方法有：Rancho Los Amigos（RLA）认知功能分级、神经行为认知状态测试（NCSE）、洛文斯顿作业疗法认知评定成套测验（LOTCA）、Rivermead 行为记忆能力测验（RBMT）和韦氏记忆量表（WMS）、执行功能障碍的行为评估法（BADS）等。

3. 行为障碍的评定

颅脑损伤患者常表现出许多行为方面的异常，对行为障碍的评定主要依据症状，靠观察记录。如患者的日常生活、与人交往、康复治疗过程中行为的依从性、主动性与被动性，行为的意志力，行为的多少、倾向，睡眠的情况，攻击行为和自杀行为等方面。

4. 运动功能障碍的评定

目前国际上统一的运动功能评定方法主要有：Brunnstrom 运动评定法，Fugl - Meyer 评定法，Rivermead 运动指数等。

5. 言语障碍的评定

颅脑损伤患者言语障碍的特点是言语错乱、构音障碍、命名障碍、失语等。失语的评定可采用北京医科大学汉语失语成套测验（aphasia battery of Chinese，ABC）以及中国康复研究中心版的标准失语检查；构音障碍的功能评定采用由河北省人民医院康复中心修订的 Frenchay 构音障碍评定法。

6. 情绪障碍的评定

情绪障碍在颅脑损伤后很常见，表现也多种多样，如淡漠无情感、神经过敏、情绪不稳定、易冲动、攻击性、抑郁及焦虑等；而且在病程的不同时间表现也有所不同。对于有抑郁症状的患者可用汉密尔顿抑郁量表（HAMD）和抑郁自评量表（SDS）进行评定；对于有焦虑症状的患者，可采用汉密尔顿焦虑量表（HAMA）和焦虑自评量表（SAS）进行评定。

7. 日常生活活动能力的评定

颅脑损伤患者多伴有认知障碍，所以在评定日常生活能力时，宜采用含认知项目的评定量表，如功能独立性评定法（FIM），既包含了躯体功能，也评定了交流认知和社会功能。

8. 其他评估指标

（1）体感诱发电位检查：对预后具有相当敏感性和特异性（73%~95%），如异常诱发电位越少，在 3 个月内越能取得较好恢复，如明显出现诱发电位异常，但进行了康复治疗，最大恢复时间仍可能延长至 13 个月。

（2）瞳孔有无反射：有瞳孔反射者 50% 可获得良好恢复至中度残疾的范畴，无瞳孔反射者则只有 4%。

（3）前庭 - 眼反射：冰水灌注昏迷患者耳内，如无前庭 - 眼反射，常表明有严重脑干功能失常，其死亡率可高达 85%~95%。

三、中医康复治疗

（一）针　灸

1. 体　针

急性期治疗选用醒脑开窍针刺法，选穴以阴经和督脉为主，主穴取人中、内关、三阴交，辅穴：极泉、尺泽、委中，配穴：吞咽困难加取风池、翳风、完骨，言语障碍加取廉泉、金津、玉液，手功能障碍加取合谷。行针手法以泻为主，每次治疗 30 分钟，1~2 次/日，10 次为 1 个疗程。恢复期上肢可取肩髃、臂臑、天井、手三里、外关、合谷等穴；下肢可取环跳、承扶、髀关、伏兔、殷门、阳陵泉、足三里、丰隆、悬钟等穴，针刺得气后连接脉冲针灸治疗仪，采用密波或疏密波，每次留针 30 分钟，1~2 次/日，10 次为 1 个疗程。

2. 头　针

头针的取穴方法较多，如国际通用的头皮针标准线取穴法、头穴分区取穴法、头穴丛刺取穴法、头穴透刺取穴法，可根据患者不同程度的功能障碍选相应的刺激区进行治疗。毫针针体与皮肤呈 15° 角至帽状腱膜下，快速捻转 2~3 分钟，每次留针 30 分钟，留针期间可捻转行针 2~3 次，每次留针 30 分钟或数小时，1 次/日，10 次为 1 个疗程。

3. 耳针法

选取耳穴脑干、心、额、枕、交感、耳尖、皮质下等 3~5 个，手足麻痹、僵直者，加肢运中枢、脾；左侧手足不便者，加肺、大肠；手足不便者，加脾；痰多者，加气管、内分泌、耳背脾；头晕头痛者，加晕点、垂前。在穴区消毒后，用 32 号 1 寸毫针针刺（深度以不透耳廓软骨为宜）或王不留行按压，中强刺激以患者能忍受为度，留针 30 分钟，留针期间行针 2~3 次，每日治疗 1 次，每次针一侧耳朵，双耳轮换针刺，10 次为 1 疗程，疗程间休息 2~3 天。

4. 梅花针叩刺

可选取头部顶区、顶前区、运动区、督脉及膀胱经腧穴，常规消毒后在相应区域内叩刺，针尖与皮肤呈现垂直接触，频率一般 70~100 次/分，轻叩 2~3 遍，根据患者体质、年龄选择叩刺强度，以微出血为宜。

5. 穴位注射法

药物可选用当归注射液、川芎嗪注射液等，穴位取体穴或头部阿是穴，根据脑外伤后遗症的不同选取有效的药物注射在相应的穴位上。

（二）推　拿

推拿手法主要选择揉法、㨰法、推法、拿法等放松类手法，具体操作时要轻柔、缓慢、有节律地进行，不宜用强刺激手法。如在头部可做前额分推法、枕后分推法，配合揉按百会、风池、印堂、太阳等穴，也可以指导患者做头部自我按摩，以助疏通头部经脉；四肢部：上肢从大椎穴至手指方向，揉、滚、捏、拿主要伸肌和屈肌及重要穴位，重点刺激极泉、曲池、手三里、外关、合谷等；下肢从腰部至足趾连拍 6 次，并按、点、揉重要穴位，如冲门、血海、足三里、三阴交、太冲、解溪等；项背部：患者俯卧，沿脊柱两侧，用掌根揉法、㨰法由上至下，重点在厥阴俞、膏肓、心俞、肝俞、肾俞等穴位，其后用大鱼际揉法沿督脉从大椎揉至尾骨末端，偏阴虚者自上至下，偏阳虚者自下而上，每日 1 次，5~10 次为 1 个疗程。推拿疗法可以降低肌张力、改善肢体功能，能促进、加快肢体功能康复，对脑细胞的恢复、卧床并发症的预防也有很好的作用。

（三）中　药

1. 瘀阻脑络型

治宜祛瘀生新，通窍活络；方药血府逐瘀汤加减。

2. 痰浊上蒙型

治宜健脾燥湿，化痰降逆；方药温胆汤加减。

3. 肝阳上扰型

治宜镇肝熄风，滋阴潜阳；方药镇肝熄风汤、天麻钩藤饮加减加减。

4. 心脾两虚型

治宜健脾养心，调畅气机；方药归脾汤加减。

5. 肾精不足型

治宜补益填精，充养脑髓；方药六味地黄丸加减。

（四）传统运动疗法

气功以及太极拳等传统体育运动可促进运动功能的平衡、协调，改善颅脑损伤后肢体功能，亦可用于颅脑损伤后遗症自主神经功能紊乱症，并促进气血运行和化生，养心怡神定志，疏通经脉筋骨，因从而改善发病后患者的生活质量。

（五）其　他

1. 运动疗法

急性期需保持良肢位、维持肌肉和软组织的弹性、预防挛缩或关节畸形。生命体征稳定、神志清醒，应尽早进行深呼吸、肢体主动运动、床上活动和坐位、站位练习。恢复期通过运动控制训练抑制异常运动模式，使颅脑损伤患者重新恢复机体的平衡、协调及运动控制功能。

2. 物理因子疗法

可采用温热疗法，如蜡疗、温水浴、红外线等，改善血液循环，减轻疼痛；冷疗如长时间冷敷、快速冰水浸泡，可抑制肌梭的活动，降低神经传导速度，缓解肌痉挛；通过FES刺激痉挛肌的拮抗肌收缩来抑制痉挛肌；通过振动疗法（用振幅 $1 \sim 3mm$，频率100 $\sim 300Hz$ 的高频器）作用于拮抗肌，引起该肌及其协同肌兴奋，使痉挛肌放松；通过生物反馈疗法放松痉挛肌，提高拮抗肌的兴奋性。

3. 作业疗法

颅脑损伤患者由于肢体运动功能障碍、情绪异常、精神、行为失控等原因，而不能自我料理日常生活，作业治疗对其功能恢复有着特殊的意义，如治疗性作业训练（体操棒训练、板钉训练、滚筒运动、操球训练等）和日常生活活动能力训练（床与轮椅间的转移、轮椅训练、进食、洗漱、修饰、入厕、更衣、入浴等训练）等。训练中应尽量充分调动患者的主观能动性，逐渐减少他人的帮助，以达到最大限度的生活自理。

4. 认知障碍的治疗

认知康复是在脑功能受损后，通过训练和重新学习，使患者重新获得较有效的信息加工和执行行动的能力，以减轻其解决问题的困难和改善其日常生活能力的康复措施。认知功能训练是提高智能的训练，应贯穿在治疗的全过程。方法包括记忆力、注意力，理解判断能力，推理综合能力训练等。

5. 言语疗法

对于构音障碍以及吞咽障碍，通过言语康复治疗师有针对性地采取发声、分辨等练习，提高言语能力。同时认知障碍的改善相应的言语障碍也逐渐好转。

6. 心理疗法

通过采用说服、解释、启发、鼓励、对比等心理治疗方法，调动患者积极性，提高其战胜伤残的信心。

7. 行为障碍的治疗

对行为异常的康复目标是积极消除他们的不正常的、不为社会所接受的行为，促进他们的亲社会行为。稳定、限制的住所与结构化的环境，是改变不良行为的关键。

第三节　小儿脑性瘫痪的中医康复治疗

一、概　述

（一）定　义

小儿脑性瘫痪属中医"五迟""五软"等病证的范畴。五迟：立迟、行迟、语迟、发迟、齿迟，是指小儿语言、行走、生发、长牙的生长发育迟缓于正常同龄儿童。五软：头项软、口软、手软、脚软、肌肉软，主要表现为头项软弱歪倒、口肌咀嚼无力、手脚软废不用、肌肉松弛软弱，是小儿筋脉肌肉松软无力之证。

脑性瘫痪（cerebral palsy，CP）简称脑瘫，是一组持续存在的中枢性运动和姿势发育障碍、活动受限症候群，这种症候群是由于发育中的胎儿或婴幼儿脑部非进行性损伤所致。脑性瘫痪的运动障碍常伴有感觉、知觉、认知、交流和行为障碍，以及癫痫和继发性肌肉、骨骼问题。

（二）病因及发病机制

本病病因有先后天之分，先天因素如父母精气不足，导致胎儿禀赋不足，精血亏虚，不能充养脑髓；或其母孕中受惊吓或抑郁悲伤，扰动胎气，以致胎儿发育不良。后天因素如各种原因引起的产时脑部损伤；或外伤、感染热毒等原因引起脑部损伤；或小儿初生，脏腑精气怯弱，护理不当，致气血亏损，伤精耗神，脑髓及四肢百骸、筋肉脉失养。

病机要点为先天不足，或后天失养，或病后失调，致使精血不足，脑髓失充，五脏六腑、筋骨肌肉、四肢百骸失养，形成亏损之证。脑为元神之府，亏损之证导致智力低下，反应迟钝，语言不清，咀嚼无力，时流涎水，四肢无力，手软不能握持，足软不能站立。或感受热毒，损伤脑络，后期耗气伤阴，脑髓及四肢百骸、筋骨失养，导致本病。本病以虚证为主，日久不愈可兼夹瘀血实邪。

（三）临床表现

由于诱发因素、病理表现不同，小儿脑性瘫痪的临床表现较为复杂，不同的脑瘫患儿具有不同的临床表现，同一个患儿在不同时期也可以表现不同，但是一般具有如下特点：

1. 肌张力异常

脑瘫患儿的肌张力可高可低，甚至在不同时期可发生改变，如肌张力低下逐渐转变为肌张力增高；

2. 动作及姿势异常

脑瘫患儿具有异常的运动模式和异常的姿势;

3. 原始反射和姿势反应异常

脑瘫患儿常表现为原始反射延迟或消失、平衡反应或保护性反应减弱或延迟出现;

4. 运动发育迟缓

脑瘫患儿的运动发育一般不能达到同龄正常儿童的发育水平。

5. 合并和继发障碍

除以上主要障碍外,常见合并障碍有智力低下、言语障碍、认知障碍、情绪及行为异常、癫痫发作、听力障碍、视觉障碍、感觉功能障碍等;继发障碍主要有关节的挛缩变形,肩关节、髋关节脱位,骨质疏松,骨折,脊椎侧弯等。

二、康复评定

(一) 中医康复辨证

1. 先天亏损,肾精不足

肢体痿弱,抬头或坐立、步行困难,囟门迟闭,毛发枯槁,智能低下,语音不清,精神萎靡,面色无华,舌淡苔薄,脉沉细弱。

2. 肝肾阴虚,风气内动

肢体强直,筋脉拘急,或手足徐动,足履不正,眼面牵掣,语言不利,耳目不聪,手足心热,潮热盗汗,情绪烦躁,舌红少苔,脉弦细数。

3. 后天失养,脾胃虚弱

精神倦怠,肢体瘫痪,身体消瘦,少气懒言,哭声低微,面色萎黄,食少纳呆,腹胀便溏,咀嚼无力,涎出不禁,或智力低下,舌淡苔薄,脉细弱。

4. 气虚血瘀,筋脉失养

肢体痿弱,筋脉拘急,或有四肢刺痛、麻木,肌肤甲错,毛发枯槁,智力低下,神疲自汗,舌紫暗或有瘀斑瘀点,脉细涩。

(二) 常用临床康复评定

通过临床康复评定方法确定患儿的发育水平、障碍的类型和程度、异常姿势与反射的状态、肌力和肌张力的正常与否等,为设计合理的康复治疗方案提供依据。强调整体评定的重要性,重视脑瘫患儿异常发育特点即脑的未成熟性和异常性,注意原发损伤和继发障碍。以正常儿童整体发育对照,进行身心全面的评定。

1. 运动发育落后的评定

(1) 头部控制:正常的婴儿一般 4~6 个月时已经能良好地控制头部,在任何体位下都可以翻正头部,并始终将头部保持在正中位置。但迟缓型和徐动型脑瘫患儿头翻正能力降低,对于头部的控制不好,表现为抬不起头和异常姿势。

（2）翻身：一般6~8个月的婴儿能独立地翻身，动作流畅。迟缓型、痉挛性、手足徐动型脑瘫患儿由于肌张力异常、异常反射与发育迟缓的存在，妨碍肩部与骨盆间的相对旋转而不能完成翻身动作。

（3）跪、爬：正常婴儿7~12个月时可以四点跪，18个月时可以直跪；7~8个月时开始腹爬，9个月可以四肢爬，10个月以后可以爬高。应注意患儿以上动作的出现时间。

（4）站立：8个月的婴儿开始能扶着栏杆站起来，至10个月已能独立站稳。

（5）行走：正常的小儿12-18个月就具备了行走的能力，而且逐渐平稳。脑瘫患儿由于颈、躯干的控制不好、肌张力异常及没有足够的肌力等，最终导致患儿不能行走或行走姿势异常，如双腿交叉、用脚尖行走等。

2. 姿势发育的评定

姿势发育又称粗大运动发育，主要指小儿整体性动作行为的发育。小儿姿势发育的顺序，可参照表（9-3）。对于姿势发育的评定，可选择 Peabody 运动发育量表（Peabody delopmental motor scale，PDEMS），脑瘫儿童粗大运动功能评估（gross motor function measure，GMFM）。

表9-3 小儿姿势发育的顺序

体位	年龄	姿势及动作
1. 俯卧位	新生儿	头朝向一侧，臀部高于头部
	8周	头可上举45°
	12周	头可上举45°~90°
	16周	头可上举90°
	20周	用前臂支持躯干
	24周	用双手支持躯干
	28周	用单手支持躯干，对侧手可拿玩具
	36周	向后退身体
	40周	用腹部爬
	44周	用手和膝爬
	48周	偶尔用脚爬
	52周	可走蹒跚步
2. 仰卧位	新生儿	脸转向一侧，四肢半屈曲，可上举上肢
	1个月	近端肢体出现紧张性颈反射
	3个月	四肢出现近似对称性姿势
	4~5个月	脸可居正面，四肢屈曲的对称性姿势，吮吸足趾
	6~7个月	能灵活性地翻身

续表

体位	年龄	姿势及动作
3. 扶起	分娩时	上下肢屈曲，颈伸展
	24～72 小时	下肢外展、肘伸展、颈伸展
	2 个月	下肢外展上肢伸展、颈半抬位，扶着躯干前屈，短时是坐着
	3 个月	半扶着时，颈和躯干平行，颈部的稳定时间延长
	4 个月	颈和躯干平行成直线，有时下肢可屈曲
	5～6 个月	扶起时颈和躯干成直线，四肢屈曲状，助力下可抬起上肢
	6 个月	扶起时颈部可前屈
	7 个月	上肢屈曲，下肢半伸展
	12 个月	下肢伸展，但不能从床上抬起
	24 个月	上下肢可伸展，颈和躯干可成直线坐起来
4. 坐位	5 个月	支持腰部可以坐着
	6 个月	支持双手可以坐着
	7 个月	松开双手仍可以坐住
	8 个月	身体可以转动
5. 站着、步行	新生儿	原始性步行、阳性支持反应
	1～2 个月	半伸展位
	4～5 个月	站立时双下肢呈屈曲状
	6 个月	站立时可支持体重
	9 个月	可扶着站立
	11 个月	出现交替迈步
	12 个月	可独自站立
	14－15 个月	可独自步行
	24 个月	可上下楼梯（2 足一阶式）
	36 个月	上下楼梯（上：一足一阶式，下：2 足一阶式），可骑自行车
	48 个月	可蹦跳

3. 原始反射的评定

（1）拥抱反射（Moro 反射）：用手将小儿两肩拉起，使头背屈，但不离床，突然松手，出现拥抱相，双上肢外展，拇示指末节屈曲．各指扇形展开，肩和上肢内收，屈曲，呈现连续的拥抱样动作，下肢亦伸展，足趾展开，小儿多有惊吓状，此为拥抱相；正常 0～3 个月消失。伸展相：两上肢突然向外伸展，迅速落在床上，正常 3～6 个月消失。不出现以上反应则为阴性。肌张力增高时该反射亢进；手臂屈肌痉挛时此反射减弱或消失；肌张力低下或早产儿呈阴性。如果此反射持续存在表示有大脑损伤，运动发育会有障碍。

（2）紧张性迷路反射（TLR）：使小儿腹卧位时头稍前屈，则四肢屈曲，两腿屈曲于腹下；使小儿仰卧位时被动屈曲肢体，伸肌占优势，正常4个月左右消失，痉挛型脑瘫此反应增强延长。

（3）非对称性紧张性颈反射（ATNR）：仰卧位使小儿头部转向一侧，可见颜面侧上下肢伸直，对侧上下肢屈曲为阳性，否则为阴性。正常此反射2~3个月消失，过早消失可能有肌张力不全；强反应或持续存在则见于锥体束或锥体外系的病变，是重症脑瘫的体征，可阻碍小儿翻身动作。

（4）握持反射：手握持反射（palmar grasp）：刺激小儿尺侧手掌，引起小儿屈曲握物，正常2~3个月消失，过强反射或持续存在可见于痉挛型瘫痪或核黄疸，不对称见于偏瘫、脑外伤；足握持反射（plantar grasp）：仰卧位触碰婴儿组织足趾球部见足趾屈曲，正常12个月后消失，该反射确如提示有脑损伤，或行走之前该反射必须消失；

（5）交叉伸展反射（crossed extension）：仰卧位使一侧下肢屈曲、内旋并向床面压迫，可见对侧下肢伸展；使屈曲侧的下肢伸展，可见对侧伸展的下肢屈曲，正常1~2个月左右消失，此反应延长表示有脑损伤。

（6）躯干侧弯反射（galant）：小儿呈直立位或俯卧位，手划小儿侧腰部，可引起躯干向刺激侧弯曲，正常3~6个月后消失，偏瘫时一侧减弱或消失，手足徐动型脑瘫往往亢进或持续存在。

4. 自动反应的评定

（1）翻正反应：颈翻正反应（neckrighting）：仰卧位将头向一侧回旋，见整个身体也一起回旋为阳性反应，正常10个月出现，5岁消失；躯干翻正反应（bodyrighting）：仰卧位使下肢和骨盆向一侧回旋，小儿主动将头抬起，翻至侧卧位后，由于皮肤的非对称性刺激，身体又主动回到仰卧位，正常2岁出现，5岁后消失。

（2）平衡反应：倾斜反应（tilting reaction）：将小儿仰卧或俯卧于平衡板上左右倾斜，小儿头直立，一侧上下肢屈曲，一侧上下肢伸直，正常6个月后开始出现；坐位反应（sitting）：包括前方、侧方、后方平衡反应，让小儿取坐位，向前、侧方、后方推小儿身体，此时小儿上肢主动向前、侧方、后方伸展支撑，正常时前方平衡6个月出现，侧方平衡7个月出现，后方平衡10个月出现；立位反应（hopping）：使立位小儿主动前后迈步，一侧下肢向另一侧伸出，支持身体保持不倒，正常时前方平衡12个月出现，侧方平衡18个月出现，后方平衡24个月出现。

（3）保护性伸展反应（parachute）：又称降落伞反应，支撑小儿腋下，使头向下由高处接近床面，小儿出现两上肢对床呈支撑反应为阳性，否则为阴性。此反应正常时6个月出现，维持终生，6个月仍未出现为四肢瘫痪或痴呆。

5. 其他方面的评定

对伴有感知认知功能障碍、言语障碍、听力和视觉障碍者，应对患儿进行相应评定。

三、中医康复治疗

（一）针　灸

1. 头　针

可取顶颞前斜线，下肢功能障碍加顶中线、顶旁 1 线，智力障碍加额中线，腰脊功能及平衡功能障碍加枕上正中线、枕下旁线。每次视具体病情选 2~3 线（区），采取毫针平刺，每日 1 次，每次留针 20~30 分钟，每隔 5 分钟快速捻转 1 分钟，10 次为 1 疗程。需注意囟门未闭者禁针囟门区域。

2. 体　针

根据不同证候选取体针配穴，如上肢瘫可选配肩髃、曲池、手三里、外关等，下肢瘫可选配环跳、风市、阳陵泉、解溪、申脉等，言语障碍可选配通里、廉泉、承浆、金津、玉液等，智力低下可选配神门、风池、风府等，耳聋配耳门、听宫、听会、太溪等，颈软可选配天柱、颈百劳、大椎等，腰部软瘫可选配命门、肾俞、腰眼、腰阳关等。操作时毫针多采用补法，每日 1 次，需注意靠近重要器官的穴位不得留针，安全部位可留针 10~15 分钟，10 次为 1 疗程。

3. 耳　针

可选取心、肾、神门、枕、皮质下、交感等，毫针刺，每次 3~5 穴，每次留针 20~30 分钟，每日 1 次，亦可用王不留行籽贴压。

（二）推　拿

推拿治疗此类疾病，多以推、按、揉、拿、擦患肢局部及相关的穴位，以达到疏通经络、行气活血、改善局部血液供应、缓解肌肉痉挛、改善肢体关节活动的目的。它没有针刺的痛苦和服药的不便，易被患儿接受。

痉挛型多用揉法、摩法；迟缓型用拿、提以及按、叩打法；僵直、震颤、共济失调等用揉摩法。伴癫痫者，重按耳后、枕部、肝俞；失语重按哑门、天柱；斜视重按太阳、睛明。此外捏脊法作为小儿推拿术的一种重要手法，也常用于治疗脑瘫患儿，通过捏提的方法作用于小儿的督脉与足太阳膀胱经，不仅能疏通经络，调和阴阳，还能改善脏腑功能，提高免疫力。

（三）中　药

脑瘫的主要症状及分型可参照西医分型标准，在不同的分型中常见以下几种不同的中医辨证分型而施治。

1. 先天亏损，肾精不足型

治宜益肾填精，健脑壮骨。方药河车大造丸加减。

2. 肝肾阴虚，风气内动型

治宜滋补肝肾，熄风解痉。方药大定风珠汤加减。

3. 后天失养，脾胃虚弱型

治宜健脾益气，培补后天。方药补中益气汤加减。

4. 气虚血瘀，筋脉失养型

治宜补气养血，活血通络。方药补阳还五汤加减。

（四）其　他

1. 运动疗法

小儿脑瘫常用的康复方法有 Bobath 疗法、Vojta 疗法、上田法等。Bobath 疗法特点是在患儿身上选择一些控制运动的关键点；对痉挛的部位采用反射抑制模式进行抑制，待肌张力下降后，让患儿逐渐进行主动的、小范围的、不引起痉挛的关节活动；或通过平衡、防护、翻正反射引起运动，然后再负重取得平衡等，用以训练对运动的控制等。Vojta 疗法是通过对身体一定部位的压迫、刺激，诱导产生全身的反射性运动的方法，也称诱导疗法。即通过正常姿势和运动的诱导，达到抑制和阻止异常运动的发生和发展的目的。通过反射性翻身运动和反射性腹爬运动反复规则的出现，逐步将移动易化为随意运动的综合能力。

2. 引导式教育（conductive education）

引导式教育的目的就是要通过各种手段诱导出所要达到的目标，引导出功能障碍者学习各种功能动作的场面。引导式教育适应不同年龄的脑性瘫痪，尤其是 3 岁以上小儿脑瘫和手足徐动型脑瘫效果最好。但对于极重度智力低下，听不懂他人问话、不能与人简单交流的患儿引导式教育不适用，因为达不到理解课题并使之意识化的目的。

3. 物理治疗

可用水疗法来改善患儿感觉功能、平衡功能、协调性，降低肌张力，扩大关节活动范围，提高肌力等。还可利用蜡疗、红外线疗法、泥疗法等温热疗法降低肌张力，缓解痉挛。另外可配合生物反馈疗法、功能性电刺激和痉挛肌电刺激等治疗以促进肌肉功能、协调肌群运动、改善和增加局部血液循环。

4. 作业治疗

通过应用有目的、经过选择的作业活动，有针对性地对患儿进行训练，如日常生活活动能力训练，手的技巧性训练，职业训练，从事社会活动和娱乐活动训练等，以最大程度地提高患儿的生活自理能力，改善知觉、认知功能，培养其学习与社会交往能力，使其能生活自理，回归社会。

5. 言语治疗

脑性瘫痪的患儿大多伴有不同程度的言语障碍，主要表现为语言发育迟缓和构音障碍。言语障碍的存在常常导致患儿智力、社交等方面障碍，因此需要给予特殊的训练。此外，脑瘫患儿的言语训练提倡早期治疗，最好能在 6 岁前进行，同时鼓励家庭成员参与。

6. 心理治疗

脑瘫患儿常见的心理行为问题有自闭、多动等症状。心理的康复非常重要，正确的心理治疗、健康的家庭环境，增加与同龄儿交往都有助于患儿正常的心理发育。

7. 康复工程

对于脑瘫后肌痉挛或肌无力引起的功能丧失或肢体畸形，可以采用支具治疗；对于脑瘫伴有严重残疾的患儿，影响到下肢的行走，可用拐杖辅助行走，不能行走可用轮椅代步；各种生活能力的辅助用具可以改善患儿的日常生活能力，如抓物器、系扣器等，这些对于提高脑瘫患儿参与社会生活水平等，都具有重要的意义。

第四节　脊髓损伤的中医康复治疗

一、概　述

（一）定　义

脊髓损伤属中医"痿病"范畴。痿病系指外感或内伤，使精血受损，肌肉筋脉失养以致肢体弛缓、软弱无力，甚至日久不用，引起肌肉萎缩或瘫痪的一种病证。痿者萎也，枯萎之义，即指肢体痿弱，肌肉萎缩。凡手足或其他部位的肌肉痿弱无力，弛缓不收者均属痿病范畴。因多发生在下肢，故又有"痿躄"之称。

脊髓损伤（spinal cord injury SCI）是由于各种不同伤病因素引起的脊髓结构、功能的损害，造成损伤水平以下运动、感觉、自主神经功能障碍，使患者丧失部分或全部工作能力、活动能力和生活自理能力。颈髓损伤造成四肢瘫痪称四肢瘫，胸段以下脊髓损伤造成躯干及下肢瘫痪而未累及上肢时称截瘫。

（二）病因及发病机制

脊髓损伤的原因颇为复杂。外感温热毒邪，内伤情志、先天不足、房事不节、饮食劳倦、跌打损伤以及接触神经毒性药物等，均可致使五脏受损，精津不足，气血亏耗，肌肉筋脉失养，而发为痿病。其发病机制如下：

1. 肺热津伤，津液不布

感受温热毒邪，高热不退，或病后余热燔灼，伤津耗气，皆令"肺热叶焦"，不能布送津液以润泽五脏，遂成四肢肌肉筋脉失养，痿弱不用。

2. 湿热浸淫，气血不运

外感湿热之邪，或久居湿地，冒受雨露，感受寒湿之邪郁遏化热，或饮食不节，生冷肥甘太过，损伤脾胃，脾不能运化水湿而内生湿热，若湿热未及清除，濡滞肌肉，浸淫经脉，气血不运，肌肉筋脉失养而发为痿病。

3. 脾胃受损，精血不足

脾胃为后天之本，气血生化之源，五脏六腑，四肢百骸赖以温煦滋养。若素体虚弱，久病成虚，或饮食不节，脾胃受损，脾胃既不能运化水谷以化生气血而精血不足，也不能转输精微，五脏失其润养，筋脉失其滋煦，故发为痿病。

4. 肝肾亏损，髓枯筋痿

素体肝肾亏虚；或因房色太过，乘醉人房，精损难复；或因劳役太过而致肝肾亏损；或五志失调，火起于内，耗灼精血，均可致肝肾亏损。肝血不足，肾精亏虚，肝不主筋，肾不主骨，髓枯筋痿，肌肉也随之不用，发为痿病。另外，也有因实致虚者，如湿热留滞不化，下注于肝肾，久则亦能损伤，导致筋骨失养。

总之，脊髓损伤病位在督脉，与肝、肾、肺、脾诸脏相关。脊髓损伤多表现为肝肾不足，痰瘀阻滞经脉，阳气不足以温煦四肢百骸，以致肌肉筋骨失去濡养，肺气不宣，久之则阳损及阴，导致阴阳两虚。

临床中脊髓损伤多见于车祸、高处坠落、挤压伤、运动创伤和枪伤等，也可由脊髓炎、脊髓肿瘤、脊柱结核等病所导致。西医认为，脊髓损伤后表现为组织出血、水肿、退变和坏死。6 小时内出血累及全灰质，12 小时波及白质，中心灰质开始坏死，24 小时灰质与周围白质均坏死。脊髓损伤持续性加重的原因除了创伤导致出血、微循环障碍、水肿外，还有自由基蓄积、细胞膜破坏、钙离子进入组织过多、神经递质阿片类等多种生化改变，这些改变加重了脊髓损伤。脊髓损伤病变呈进行性或持续性加重，因此伤后 6 小时内是抢救的最佳时期。

（三）　临床表现

脊髓损伤患者因受伤程度、部位及复合伤情况不同，其临床表现也各不相同。

1. 运动功能障碍

高位颈髓（颈1-4）损伤可出现中枢性四肢瘫痪，肌张力增高，腱反射亢进，病理反射阳性。胸段以下脊髓损伤引起躯干及下肢瘫痪；脊髓休克期呈现弛缓性瘫痪，一般持续 6 周以上或更长时间。脊髓休克期结束后，脊髓锥体束受损的患者出现痉挛性瘫痪。马尾神经受损出现弛缓性瘫痪。

2. 感觉功能障碍

损伤平面以下各种感觉减退或消失，完全性脊髓损伤患者鞍区（会阴区）感觉消失。

3. 膀胱直肠功能障碍

脊髓损伤会造成脊髓反射中枢与皮层高级中枢的联系障碍，从而出现尿潴留或尿失禁。直肠功能障碍可出现腹泻、便秘或大便失禁。

4. 呼吸功能障碍

颈 4 以上颈髓损伤因膈肌瘫痪而不能呼吸；胸腰椎移行部以上的脊髓损伤时，因肋间肌麻痹而导致呼吸功能低下。

5. 自主神经反射障碍

主要表现为阵发性高血压、损伤平面以上出汗、面部潮红、搏动性头痛、眼花、视物不清、心动过缓等症状。

6. 性功能障碍

脊髓损伤患者多有不同程度的性功能和生育功能障碍。

7. 其他并发症

脊髓损伤可出现痉挛、关节挛缩、肌肉萎缩、压疮、深静脉血栓、骨质疏松等并发症。

二、康复评定

（一）中医康复辨证

脊髓损伤辨证要点大致可分为两点：①辨虚实，凡起病急，发展较快，肢体力弱，或拘急麻木，肌肉萎缩尚不明显，属实证；而起病缓慢，渐进加重，病程长，肢体弛缓，肌肉萎缩明显者，多属虚证；②辨脏腑，发生于热病过程中，或热病之后，伴咽干咳嗽者，病变在肺；若面色萎黄不华，食少便溏者，病变在脾胃；起病缓慢，腰脊酸软，遗精耳鸣，月经不调，病变在肝肾。痿病具体可见以下五种证型：

1. 肺热津伤型

发病急，病起发热，或热后突然出现肢体软弱无力，可较快发生肌肉瘦削，皮肤干燥，心烦口渴，咳呛少痰，咽干不利，小便黄赤或热痛，大便秘结，舌红苔黄，脉细数。

2. 湿热浸淫型

起病较缓，逐渐出现肢体困重，痿软无力，尤以下肢或两足痿弱为甚，兼见微肿，手足麻木，扪及微热，喜凉恶热，或有发热，胸脘痞闷，小便赤涩热痛，舌红苔黄腻，脉濡数而滑数。

3. 脾胃亏虚型

起病缓慢，肢体软弱无力逐渐加重，神疲肢倦，肌肉萎缩，少气懒言，纳呆便溏，面色㿠白或萎黄无华，舌淡苔薄白，脉细弱。

4. 肝肾亏损型

起病缓慢，四肢痿弱无力，腰脊酸软，不能久立，或伴眩晕、耳鸣、遗精早泄，或月经不调，甚至步履全废，腿胫大肉渐脱，舌红少苔，脉沉细数。

5. 脉络瘀阻型

久病体虚，四肢痿弱，肌肉瘦削，手足麻木不仁，四肢青筋显露，可伴有肌肉活动时隐痛不适，舌质暗淡或有瘀点、瘀斑，脉细涩。

（二）常用临床康复评定

1. 脊髓损伤水平的确定

神经损伤水平是指运动、感觉功能仍然保留完好的最尾端的脊髓节段水平。确定损伤平面时，该平面关键肌的肌力必须大于等于 3 级，该平面以上关键肌的肌力必须大于等于 4 级。但脊髓 $T_2 \sim L_1$ 节段的运动损伤平面难以确定，故主要以感觉损伤平面来确定。为通过运动和感觉评定迅速地确定损伤水平，美国脊髓损伤学会（American Spinal Injury Association，ASIA）选出一些关键性的肌肉（key muscle）和关键性的感觉点（key sensory areas），通过对这些肌肉和感觉点的检查，可迅速地确定损伤水平。

2. 运动功能的评定

采用 ASIA 运动指数评分法（motor index score，MIS）。检查项目为十块脊髓神经节段的运动神经轴突所支配的关键肌，通过徒手肌力检查法（manual muscle testing，MMT）进行肌力测试和分级。关键肌是确定神经平面的标志性肌肉，通过对关键肌运动能力的检查和总的运动评分，可以判断脊髓损伤的神经平面、部分保留区和残损分级（见表 9-4）。

表 9-4　ASIA 运动指数评分法

评分（左侧）	脊髓节段	关键肌	评分（右侧）
	C_5	屈肘肌（肱二头肌、肱肌）	
	C_6	伸腕肌（桡侧伸腕长、短肌）	
	C_7	伸肘肌（肱三头肌）	
	C_8	中指屈指肌（指深屈肌）	
	T_1	小指外展肌	
	L_2	屈髋肌（髂腰肌）	
	L_3	伸膝肌（股四头肌）	
	L_4	踝背屈肌（胫前肌）	
	L_5	足拇长伸肌	
	S_1	踝跖屈肌（腓肠肌、比目鱼肌）	

评定时分左、右两侧进行，各关键肌所得分与测得的肌力级分别相同，分值从 1 分~5 分，如测得肌力为 1 级，则评为 1 分。分别将左、右两侧各关键肌得分相加后得到运动总评分，最高得分左侧 50 分，右侧 50 分，共 100 分。运动评分越高，表示肌肉功能越佳。

3. 感觉功能的评定

为评定感觉功能，采用 ASIA 感觉指数评分（sensory index score，SIS）评定。选择身体两侧各自的 28 个皮节区关键点，分别检查各点的针刺觉和轻触觉，记于下表中（见表 9-5），每侧每点每种感觉正常为 2 分，两种感觉共 4 分，28 个感觉关键点的正常感觉功能总分为 224 分，分数越高表示感觉越接近正常。除评定外亦可按感觉指数评分的方式观察疗效。

表 9 - 5 ASIA 感觉指数评分

左						脊髓节段	关键感觉点	右					
痛觉（针刺）			轻触					痛觉（针刺）			轻触		
2	1	0	2	1	0			2	1	0	2	1	0
						C_2	枕骨粗隆两侧						
						C_3	锁骨上窝						
						C_4	肩锁关节顶部						
						C_5	肘前窝外侧（桡侧）						
						C_6	拇指近节背侧皮肤						
						C_7	中指近节背侧皮肤						
						C_8	小指近节背侧皮肤						
						T_1	肘前窝内侧（尺侧）						
						T_2	腋窝顶部						
						T_3	第 3 肋间						
						T_4	第 4 肋间						
						T_5	第 5 肋间（T_{4-6}的中点）						
						T_6	第 6 肋间（剑突水平）						
						T_7	第 7 肋间（T_{6-8}的中点）						
						T_8	第 8 肋间（T_{6-10}的中点）						
						T_9	第 9 肋间（T_{8-10}的中点）						
						T_{10}	第 10 肋间（脐）						
						T_{11}	第 11 肋间（T_{10-12}的中点）						
						T_{12}	腹股沟韧带中点						
						L_1	T_{12} 与 L_2 之间的 1/2 处						
						L_2	大腿前中部						
						L_3	股骨内髁						
						L_4	内踝						
						L_5	第 3 跖趾关节足背侧						
						S_1	足跟外侧						
						S_2	腘窝中点						
						S_3	坐骨结节						
						S_{4-5}	肛门周围（作为 1 个平面）						

4. 痉挛评定

目前临床多用改良 Ashworth 评定标准来评定痉挛程度。

5. 损伤程度的评定

脊髓损伤分为完全性脊髓损伤和不完全性脊髓损伤，是否为完全性脊髓损伤应以最低骶段（S_{4-5}）有无感觉和（或）运动功能为准。骶部的感觉功能包括肛门皮肤黏膜交接处感觉及肛门深感觉，运动功能是指肛门外括约肌有无自主收缩。

6. 日常生活活动能力评价

截瘫患者可采用改良 Barthel 指数进行评定。对于四肢瘫的患者用四肢瘫功能指数（quadriplegic index of function，QIF）来评定。

7. 神经电生理评定

神经电生理评定技术对脊髓的功能评定比较客观，灵敏度较高，其变化先于临床体征，在判断脊髓损伤程度、评价脊髓残存功能、手术监测、治疗评定等方面能做出客观、准确、全面、可靠的评定，为脊髓损伤预后的估计、治疗方案的选择及疗效判定提供了相对客观的指标。常用的神经电生理检查包括：运动诱发电位、脊髓诱发电位、皮层体感诱发电位、神经传导速度测定等。

8. 其他评定

对脊髓损伤的患者，还需要进行神经源性膀胱、性功能障碍、心理障碍和心肺功能的评定等。

三、中医康复治疗

（一）针　灸

脊髓损伤早期患者，脊柱不稳定，不宜俯卧位接受针治疗。

1. 夹脊电针疗法

取损伤平面上下各 1~2 个棘突旁的夹脊穴 2~4 对，将导线上下联接，正极在上，负极在下。痉挛性瘫用密波，弛缓性瘫用疏波，电流量以患者能耐受为度。上肢瘫痪可取肩髃、臂臑、曲池、外关、合谷等，下肢瘫痪可取环跳、承扶、委中、阳陵泉、承山、昆仑等；膀胱功能障碍者，可取中极、关元、气海等；直肠功能障碍者，可取八髎、下巨虚、上巨虚等穴。每日 1~2 次，每次 30min，10 次为 1 疗程。

2. 灸　法

具有温通经络、行气活血、祛寒逐湿等作用，对脊髓损伤阳虚寒凝所致的痉挛、小便失禁或潴留有一定疗效。

3. 穴位注射

可取肩髃、手三里、血海、足三里、阳陵泉、三阴交等穴，应用药物如丹参注射液、甲钴胺注射液、维生素 Bl 注射液、维生素 B12 注射液等进行穴位注射，隔日 1 次。

（二）中　药

中药治疗以扶正固本为基本大法。

1. 肺热津伤型

治宜清热润肺，濡养筋脉；方用清燥救肺汤加减。若壮热，口渴，汗多，则重用生石膏，还可加银花、连翘以清热解毒，养阴生津；若咳嗽痰多，加炙瓜蒌、川贝、桑白皮、知母润肺止咳化痰；咽干不利者，加百合、花粉、玉竹养阴生津；若身热退净，食欲减退，口燥咽干较甚者，证属肺胃阴伤，宜用益胃汤加山药、薏苡仁、生谷芽之类，益胃生津。

2. 湿热浸淫型

治宜清热燥湿，通利筋脉；方用加味二妙散加减。若长夏雨季，酌加藿香、佩兰芳香化浊；若形体消瘦，自觉足胫热气上腾，心烦，舌红或苔中剥，脉细数，为热甚伤阴，上方去苍术加生地、麦冬以养阴清热；如肢体麻木，关节运动不利，舌质紫，脉细涩，加丹参、红花、赤芍活血通络。

3. 脾胃亏虚型

治宜补中益气，健脾升清；方用参苓白术散合补中益气汤加减。脾胃虚者，易兼夹食积不运，当健脾助运，导其食滞，酌佐谷麦芽、山楂、神曲；气血虚甚者，重用黄芪、党参、当归，加阿胶；气血不足兼有血瘀，唇舌紫黯，脉兼涩象者，加丹参、川芎、川牛膝；肥人痰多或脾虚湿盛，可用六君子汤加减。

4. 肝肾亏损型

治宜补益肝肾，滋阴清热；方用虎潜丸加减。若肥人多痰，可用六君子汤补脾化痰；中气不足，可用补中益气汤；心悸气短者，加黄芪、当归益气生血；消瘦，舌质紫暗者，可用圣愈汤益气养血，再加桃仁、红花、牛膝活血化瘀；如肌肉麻木不仁，苔白腻者，加橘络、白芥子化痰通络；气虚血瘀者，治以益气活血、通经活络，方用补阳还五汤加减。

5. 脉络瘀阻型

治宜祛瘀通络；方用圣愈汤合补阳还五汤加减。手足麻木，舌苔厚腻者，加橘络、木瓜；下肢痿软无力，加杜仲、桑寄生、锁阳；若见肌肤甲错，形体消瘦，手足痿弱，为瘀血久留，可用圣愈汤送服大黄蛰虫丸，补虚活血，以丸图缓。

（三）推　拿

推拿疗法可以改善患肢的血液循环，防止肌萎缩，扩大、维持关节活动度，缓解肌痉挛。推拿疗法是瘫痪康复阶段不可缺少的治疗手段。常用的推拿手法有按、摩、揉、拿、搓、捶、拍等。可嘱患者取俯卧位，按揉百会穴，于腰背部施擦法，点按肺俞、肝俞、脾俞、肾俞、环跳、阳陵泉、足三里、委中、承山、昆仑等穴；施用拍法于督脉，以皮肤微红为度；施摇法、抖法于下肢局部。每次治疗30分钟，每日1~2次。

（四）传统运动疗法

脊髓损伤患者可以根据临床具体情况练习气功当中的放松功法，患者取仰卧姿势，全身放松，双目微闭，排除杂念，自然入静，意守丹田，吸气时要即刻提肛缩腹，在吸气过程中应慢、深、匀，以逐渐增加腹压，随着腹压增大腹腔内血管的阻力也随之增大，而此时胸腔内为负压，气道也处于相对扩张状态，可促使主动脉的血液向胸腔和头部流动，有利于支气管动静脉血液顺利通过气管平滑肌。呼气时慢慢舒肛展腹，将气徐徐呼尽。每晚睡前和清晨各做二次，每次 30 分钟。坚持训练可使呼吸肌得到有效锻炼，既能改善肺功能增加肺活量，又有利于对大脑的血氧供应，促进大脑中枢神经和植物神经系统的调节功能。早晨可练保肺功或导引行气功；上午、中午练静功，意守丹田，形成腹式呼吸；睡前加练 1 次睡前功，坐式为主，重症可配合半卧式，练功后可做保健功，或按摩胸部、腰背部、腹部，搓摩涌泉穴。以上功法可以改善脊髓损伤患者呼吸功能，促进血压循环、胃肠蠕动，预防肺感染、便秘等并发症。

（五）其　他

1. 运动疗法

脊髓损伤的早期应进行良肢位摆放、床上体位变换训练、床上 ROM 训练、呼吸及排痰训练、膀胱和直肠训练和床上肌力增强训练等，逐渐增加肌肉牵张训练、床上坐起训练、起立床站立训练和 ADL 训练等。由于每个患者的年龄，体质不同，脊髓损伤水平与程度不同，因此训练内容、强度均不同。

脊髓损伤中后期需进一步改善和加强患者残存功能，训练各种转移能力、姿势控制及平衡能力，尽可能使患者获得独立生活活动能力。进一步强化肌力、平衡等体能性训练，进行轮椅移乘、驱动训练，使患者掌握在不同环境下驱动轮椅的技巧；对有可能恢复站立或步行的患者，应使用相应下肢支具进行站立和步行训练，包括应用平行杠、拐杖站立和步行训练；对不能恢复步行的患者应加强残存肌力和全身耐力的训练及熟练轮椅技巧、日常生活技巧训练。

2. 物理治疗

脊髓损伤早期可选择超短波、离子导入、紫外线等理疗减轻损伤部位的炎症、改善神经功能；神经肌肉电刺激、调制中频电疗法可兴奋神经肌肉、促进肌肉收缩，防止肢体出现废用性肌萎缩，减少发生深静脉血栓的危险。脊髓损伤的中后期可选择功能性电刺激帮助脊髓损伤重建上下肢和膀胱功能，完成如抓握、步行等功能活动，促进随意协调控制运动的恢复。对于存在关节挛缩或肌肉痉挛的患者可选择石蜡疗法，来缓解肌肉痉挛、促进水肿消散。

3. 作业治疗

四肢瘫痪者训练日常生活活动能力尤其重要。吃饭、梳洗、上肢穿衣等活动能在床上进行时，就可过渡到轮椅水平；洗澡可在床上或洗澡椅上给予帮助完成；此外，ADL 训练应与手功能训练结合进行；借助自助具和手部支具代偿部分功能，环境控制系统及护理机器人可极大地帮助四肢瘫患者生活自理。大多数截瘫患者可独立完成修饰和个人卫生活动，其作业训练除保持生活自理能力外，要着重进行残存肌力增加的训练，如双下肢 ROM 训练和上肢躯干肌力强化等。其他作业疗法：包括转移训练、轮椅训练、工艺劳动动作（如编织等）、改善心理状态的作业训练、增强社会交往的训练以及休闲活动训练等，使患者出院后能适应个人生活、社会生活和工作的需要。

4. 心理治疗

几乎所有脊髓损伤患者在伤后均有严重的心理障碍，包括极度的压抑和忧郁、烦躁、甚至发生精神分裂症。应针对脊髓损伤患者不同的心理阶段，采用不同的方法，帮助患者解决心理问题，最大程度地调动患者参与康复的积极性。悲痛期耐心疏导防止其自杀，并为他们提供必须的社会支持；愤怒期多予以谅解；在适应阶段，积极帮助患者重塑自我形象，适应社会角色转变，重新设计未来，在社会中找到自己应有的位置，努力适应环境。

5. 康复工程

辅助器械的应用是脊髓损伤患者康复治疗的重要组成部分。如上肢支具，穿衣、进食、书写和居家等自助器具等自助具的应用，有利于动作的完成，主要用于改善和代偿功能。髋、膝、踝足矫形器可以使截瘫患者重新获得站立、行走能力。正确的根据适应症，选择相应的矫形器或支具，合理安装使用其他辅助器械，不仅可以提高脊髓损伤患者的生活自理能力，而且有利于患者心理和体质的全面康复，对提高患者的生活质量有重要的意义。

第五节　帕金森病的中医康复治疗

一、概　述

（一）定　义

帕金森病属中医"颤震"范畴，是以头部或肢体摇动颤抖，不能自制为主要临床表现的一种病证。轻者表现为头摇动或手足微颤，重者可见头部振摇，肢体颤动不止，甚则肢节拘急，失去生活自理能力。本病又称"振掉""震颤"。

帕金森病又称震颤麻痹，是一种慢性退行性疾病，以黑质多巴胺能（dopamine，DA）神经元变性缺失和路易小体（Lewy body）形成为病理特征，临床以静止性震颤、运动迟缓、肌强直和姿势步态异常为主要特征。

（二）病因及发病机制

中医认为帕金森病的病因较多，以内伤为主，尤以年老体衰多见。脑髓及肝、脾、肾等脏腑受损，而引起筋脉肌肉失养和/或失控而发生的病证，这是本病的主要病位和根本病机所在。若病及其中的任一脏腑或多个脏腑，筋脉肌肉失养和/或失控，则发生头身肢体不协调、不自主地运动而为颤震病。病理性质，虚多实少。病理因素为虚、风、痰、火、瘀。虚，以阴精亏虚为主，也有气虚、血虚甚至阳虚者，虚则不能充养脏腑，润养筋脉。风，以阴虚生风为主，也有阳亢风动或痰热化风者，风性善动，使筋脉肌肉变动不拘。痰，以禀赋痰湿之体为主，或因肺脾肾虚不能运化水湿而成，痰之为病，或阻滞肌肉筋脉，或化热而生风。火，以阴虚生内热为主，或有五志过极化火，或外感热毒所致，火热则耗灼阴津，肝肾失养，或热极风动而筋脉不宁。瘀，多因久病气血不运而继发，常痰瘀并病，阻滞经脉运行气血，筋脉肌肉失养而病。

现代医学认为帕金森病发病原因十分复杂，至今仍不完全清楚，可能与年龄增长、环境因素及遗传因素有关。发病机制是由于脑内黑质多巴胺能神经元变性、缺失引起，当多巴胺含量显著降低（超过80%），造成乙酰胆碱系统功能相对亢进，产生肌张力增高、运动减少等临床症状。

（三）　临床表现

本病起病隐袭，缓慢发展，逐渐加剧。症状常自一侧上肢开始，逐渐扩展至同侧下肢、对侧上肢以及下肢，即呈"N"字型进展。主要临床特征如下：

1. 震颤性功能障碍

起病初期震颤常不对称，多自上肢的远端开始，先累及同侧下肢，继之累及对侧上下肢，晚期可累及头、面、舌部及躯干等。大多数以手指、手腕和前臂的震颤最明显，常呈"搓丸"样动作等。随意运动时减轻或停止，情绪紧张时加剧，入睡后消失

2. 肌强直

主要表现为强直性肌张力增高。面肌强直，动作减少，形成所谓的"面具脸"。颈肌和躯干肌强直形成"屈曲体态"。受累肢体肌张力高，在关节被动活动时，伸屈均匀性的阻力增高，称"铅管样强直"。若伴有震颤时，在均匀的阻力中出现断续停顿，如同转动的齿轮感，称为"齿轮样肌强直"。肌强直限制了帕金森患者的活动程度，早期出现明显的笨拙，后期患者全身肌肉僵硬成为主要的问题。

3. 运动迟缓

运动迟缓是帕金森病一种特殊的运动障碍。可表现为多种动作迟缓，随意运动减少，动作启动困难。如坐下时不能起立；书写困难，而且越写越小，称为"小写症"；手指的精细动作变慢，握拳、松拳不协调等。

4. 姿势步态障碍

早期表现走路时下肢拖曳，随病情进展步幅逐渐缩短，行走时上肢协同摆动动作减少或消失，因躯干僵硬呈现头前倾、躯干前屈；晚期行走时上肢的协同摆动动作减少，步距缩短，结合屈曲体态，常见碎步前冲，不能及时停止，称为"慌张步态"。

5. 其他功能障碍

帕金森病患者还可出现吞咽困难、语言障碍、体位性低血压、皮脂腺分泌增高、流涎、汗腺分泌亢进、排尿困难、抑郁症、认知功能障碍等其他功能障碍。

二、康复评定

（一）中医康复辨证

帕金森病中医辨证要点：①辨标本：以病象而言，头摇肢颤为标，脑髓与肝脾肾脏气受损为本；从病因病机而言，精气血亏虚为病之本，内风、痰热、瘀血为标。②察虚实：本病为本虚标实之病，即机体脏气虚损的见症属正虚，痰热动风的见症属邪实。常见以下五种证型：

1. 风阳内动
风阳内动证肢体颤动粗大，程度较重，不能自制，眩晕耳鸣，面赤烦躁，易激动，心情紧张时颤动加重，伴有肢体麻木，口苦而干，语言迟缓不清，流涎，尿赤，大便干，舌红苔黄，脉弦。

2. 痰热风动
头摇不止，肢麻震颤，重则手不能持物，头晕目眩，胸脘痞闷，口苦口黏，甚则口吐痰涎，舌体胖大，有齿痕，舌红苔黄腻，脉弦滑数。

3. 气血亏虚
头摇肢颤，面色㿠白，表情淡漠，神疲乏力，动则气短，心悸健忘，眩晕，纳呆，舌体胖大淡红苔薄白，脉沉濡无力或沉细弱。

4. 髓海不足
头摇肢颤，持物不稳，腰膝酸软，失眠心烦，头晕痴傻，舌红苔薄白，或红绛无苔，脉细数。

5. 阳气虚衰
头摇肢颤，筋脉拘挛，畏寒肢冷，四肢麻木，心悸懒言，动则气短，自汗，小便清长或自遗，大便溏，舌淡苔薄白，脉沉迟无力。

（二）常用临床康复评定

1. 关节活动范围测量
可用关节量角器进行测量。

2. 肌力评定
不少帕金森病患者常有肌无力，但徒手肌力测试常不易检出。常用的肌力评定方法为等速测试、等长测试等，因此需借助一些专门的肌力测试装置。

3. 肌张力测定
大多采用 Ashworth 痉挛量表或改良 Ashworth 痉挛量表。

4. 平衡能力评定
常用的平衡量表主要有 Berg 平衡量表（Berg balance scale，BBS）、Tinetti 量表（performance – oriented assessment of mobility）、"站起 – 走"计时测试（the timed "UP & Go"

test）及功能性前伸（functional reach）、跌倒危险指数（fall risk index）等，此外还可应用平衡测试仪进行测定。

5. 步行能力评定

包括定性分析和定量分析两种方法。步态的定量分析可以利用器械或专门的设备，如卷尺、秒表、量角器等测量工具以及能留下足印的设备；或者利用电子角度计、肌电图、录像、高速摄影，甚至步态分析仪等设备，通过运动学参数、动力学参数、肌电活动参数及能量参数进行分析。步态的定性分析常用量表有 Hoffer 步行能力分级、Holden 步行功能分类。

6. 日常生活活动能力评定

可采用 Barthel 指数或 FIM 进行评定。

7. 综合评定

（1）韦氏帕金森病评定法（Webster's Parkinson's disease evaluation form）评定标准为每项 0~3 分，0 正常，1 为轻度，2 为中度，3 为重度，总分为每项累加分，1~9 分为早期，10~18 分为中度残损，19~27 分为严重进展阶段。

（2）修订的 Yahr 分期　这是目前国际上较通用的帕金森病病情程度分级评定法，它根据功能障碍水平和能力障碍水平进行综合评定。其中 Yahr Ⅰ、Ⅱ 级为日常生活能力一期，日常生活无需帮助；Yahr Ⅲ、Ⅳ 级为日常生活能力二期，日常生活需部分帮助；Yahr Ⅴ 级为日常生活能力三期，需全面帮助。

（3）帕金森病统一评分量表（unified Parkinson's disease rating scale，UPDRS）包括精神状态、日常生活能力、病情发展程度、治疗后的状态、治疗的副作用和并发症等方面。每部分分为 4 级，即 0-4 级，0 为正常，4 为严重障碍。

8. 其　他

根据帕金森病患者伴发的功能障碍可进行吞咽功能、言语功能、呼吸功能、认知功能、心理功能等评定。

三、中医康复治疗

帕金森病应采取综合的治疗措施，目前应用的治疗手段，无论药物、手术或康复治疗，都只能改善症状，不能阻止病情的发展，更无法治愈。康复治疗的目的在于减轻帕金森患者功能障碍的程度，延缓病情发展和改善生活质量。

（一）针　灸

1. 头　针

选取顶颞前斜线、顶旁 1 线、顶旁 2 线、顶中线和颞前线。每次视具体病情选 2~3 线（区），每次治疗 20~30 分钟，每 1 次，10 次为 1 疗程。

2. 体　针

针刺穴位主选百会、风池、大椎；以震颤为主可加选外关、合谷、阳陵泉、足三里、三阴交、太冲、肝俞等；善忘者可选配四神聪、内关、神门；颈项强直加夹脊；上肢强直加曲池、外关、合谷；下肢加阳陵泉、足三里、太冲、三阴交；吞咽困难加廉泉；言语障碍加哑门；流涎加颊车、地仓。

（二） 推拿疗法

对患者受累肢体施以放松手法，然后对肌肉关节进行持续牵伸，同时对关节活动度受限的患者有效改善关节挛缩，增加关节活动度。主要包括头部推拿、肢体躯干推拿两部分。肢体、躯干推拿按摩可减轻强直、震颤症状，面部按摩有助于改善表情肌功能。推拿疗法可疏通四肢经络，以缓解患者肌肉僵硬，防止关节挛缩，但是值得注意的是由于本病患者常伴骨质疏松，因此施行手法应注意柔和，忌用重手法，以免发生骨折等意外。

（三） 中　药

中医治疗帕金森病，立足于"滋肾补脑、健脾益气、燥湿化痰、缓肝熄风"。痰瘀同源，有血瘀征象者，应佐以活血化瘀。患者的年龄、性别、体质、累及脏腑不同，临床表现差异很大。又因疗程较长，随着治疗的进展，证候、症状都会发生变化，所以治疗时应根据患者的具体情况和不同病期辩证施治、随证加减，治疗则根据标本虚实，以扶正祛邪，标本兼顾为治疗原则，常采用填精补髓、益肾调肝、补气养血以扶正治本，清化痰热、熄风止痉、活血通络以祛邪为其大法。

1. 风阳内动型

治宜镇肝熄风，舒筋止颤；方用天麻钩藤饮合镇肝熄风汤加减。肝火偏盛，焦虑心烦，加龙胆草、夏枯草；痰多者加竹沥、天竺黄以清热化痰；肾阴不足，虚火上扰，眩晕耳鸣者，加牡丹皮、知母、黄柏；心烦失眠，加柏子仁、炒枣仁，丹参养血补心安神；颤动不止，加僵蚕、全蝎，增强熄风活络止颤之力。

2. 痰热风动型

治宜清热化痰，平肝熄风；方用导痰汤合羚角钩藤汤加减。若痰湿内聚，胸闷恶心，咯吐痰涎者，加煨皂角、白芥子以燥湿豁痰；震颤较重，加珍珠母、生石决明、全蝎；心烦易怒者，加天竺黄、郁金、牡丹皮；胸闷脘痞，加瓜蒌皮、苍术、厚朴；肌肤麻木不仁，加地龙、丝瓜络、竹沥；神识呆滞，加石菖蒲、远志。

3. 气血亏虚型

治宜益气养血，濡养筋脉；方用人参养荣汤加减。气虚运化无力，湿聚成痰，应化痰通络止颤，加半夏、白芥子、胆南星；血虚心神失养，心悸、失眠、健忘，加炒枣仁、柏子仁；气虚血滞，肢体颤抖，疼痛麻木，加鸡血藤、丹参、桃仁、红花。

4. 髓海不足型

治宜填精补髓，育阴熄风；方用龟鹿二仙膏合大定风珠加减。肝风甚，肢体颤抖、眩晕较著，加天麻、石决明、全蝎；阴虚火旺，兼见五心烦热，躁动失眠，便秘溲赤，加黄柏、丹皮、知母、元参；肢体麻木，拘急强直，加木瓜、僵蚕、地龙，重用白芍、甘草以舒筋缓急。

5. 阳气虚衰型

治宜补肾助阳，温煦筋脉；方用地黄饮子加减。大便稀溏者，加干姜、肉豆蔻温中健脾；心悸者加柏子仁、远志心安神。

（四）　传统运动疗法

气功以及太极拳等各种传统体育运动可以促进气血运行和化生，养心怡神定志，疏通经脉筋骨，因此有益于预防、延缓本病的发生，改善发病后患者的生活质量，值得推广。而在太极拳的训练过程中，人体重心不断在两足间移动，且运动方向也在不断变化，这是一种有效的动态抗重力保持，可不断调控身体重心位置，或改变支撑面重新获得身体重心平衡，提高姿势稳定性。

（五）　其　他

1. 运动疗法

主要训练内容包括关节活动范围训练、姿势训练、平衡能力和协调能力的训练、步行训练、放松和呼吸训练、面部动作训练等。

2. 物理治疗

温水浸浴和旋涡浴治疗、蜡疗、红外线、微波透热等对肌强直有缓解作用。利用神经肌肉电刺激治疗的两组电流交替刺激痉挛肌及拮抗肌，可达到松弛痉挛肌的目的，并可促进肢体血液循环、肌力和功能的恢复。

3. 作业治疗

作业疗法项目的选择必须参照患者的病情、体力、兴趣、生活与工作的需要，因人而异的进行。同时要参照医院、社区、家庭、环境的条件，因地制宜。此外作业治疗应强调患者主动参与。如患者主动性不足，应积极找出原因，随时调整治疗处方。

4. 言语治疗

运动减少性构音障碍是帕金森病的主要言语障碍，声音嘶哑是其主要言语特征。多数患者表现喉机能失调、粗糙声、气息音、声音震颤、单一音调和单一音量。主要的训练方法有呼吸训练、构音器官的训练、发音的训练、减慢言语速度、语音语调的训练及克服鼻音化的训练等。

5. 心理治疗

帕金森病为进展性疾病，患者多伴有精神症状，常见情绪不稳、抑郁、焦虑等，在训练时应加强心理辅导，使患者保持较为积极乐观的情绪状态，主动参与康复训练，以提高训练效果。

6. 康复工程

可以给患者配备合适的助行器以防止跌倒，注意调整助行器的高度，避免患者驼背；穿衣困难得可借助穿衣辅助具；房间地板无障碍，墙壁安装把手等。

○ 思考题

1. 脑卒中的定义和临床表现？
2. 脑卒中患者的康复评定和中医康复治疗主要包括哪些？
3. 试述颅脑损伤常见哪些临床表现、主要的康复评定方法和中医康复治疗。
4. 小儿脑性瘫痪的中医康复辩证和针灸治疗方法有哪些？
5. 如何确定脊髓损伤水平？脊髓损伤辩证要点？脊髓损伤的针灸治疗？
6. 帕金森病的中医康复辩证和中医康复治疗方法主要包括哪些？？

○ 参考文献

[1]王德瑜,邓沂. 中医养生康复技术[M]. 人民卫生出版社,北京:2014.

[2]郭海英,章文春. 中医养生康复学[M]. 人民卫生出版社,北京:2012.

[3]陈之罡,李惠兰. 中国传统康复治疗学[M]. 华夏出版社,北京:2013.

[4]唐强. 临床康复学[M]. 人民卫生出版社,北京:2012.

[5]励建安,毕胜. 康复医学[M]. 人民卫生出版社,北京:2014.

[6]周仲瑛. 中医内科学[M]. 中国中医药出版社,北京:2007.